胸壁外科

的
极简法则

王文林　著

暨南大学出版社
JINAN UNIVERSITY PRESS

中国·广州

图书在版编目（CIP）数据

胸壁外科的极简法则/王文林著. —广州：暨南大学出版社，2023.7
ISBN 978 - 7 - 5668 - 3655 - 7

Ⅰ.①胸…　Ⅱ.①王…　Ⅲ.①胸壁—胸腔外科学　Ⅳ.①R655.1

中国国家版本馆 CIP 数据核字（2023）第 078489 号

胸壁外科的极简法则
XIONGBI WAIKE DE JIJIAN FAZE
著　者：王文林

···

出 版 人：张晋升
统　　筹：杜小陆　黄　球
责任编辑：黄　球　王海霞
责任校对：刘舜怡　黄晓佳　林玉翠　陈慧妍
责任印制：周一丹　郑玉婷

出版发行：暨南大学出版社（511443）
电　　话：总编室（8620）37332601
　　　　　营销部（8620）37332680　37332681　37332682　37332683
传　　真：（8620）37332660（办公室）　37332684（营销部）
网　　址：http：//www. jnupress. com
排　　版：广州良弓广告有限公司
印　　刷：广州市快美印务有限公司
开　　本：787mm×960mm　1/16
印　　张：29.75
字　　数：485 千
版　　次：2023 年 7 月第 1 版
印　　次：2023 年 7 月第 1 次
定　　价：118.00 元

（暨大版图书如有印装质量问题，请与出版社总编室联系调换）

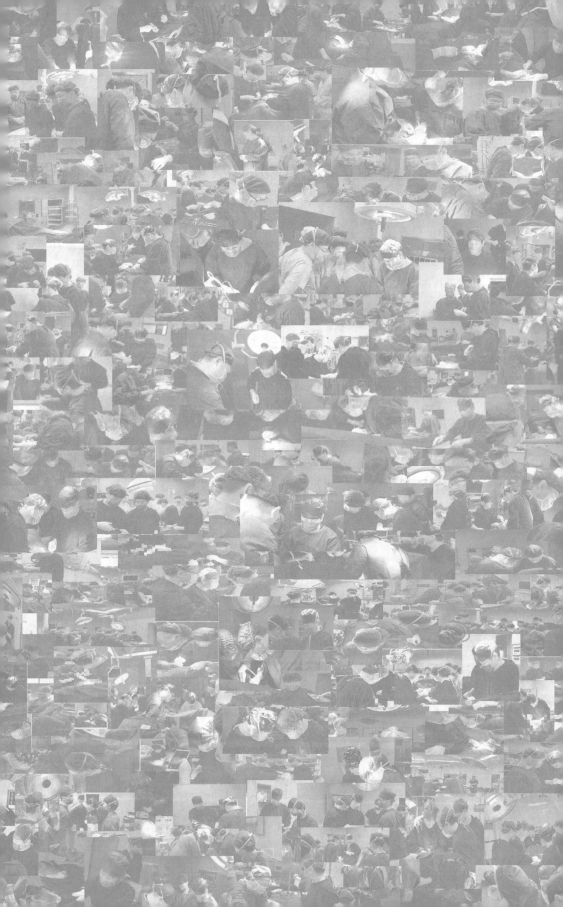

作者简介

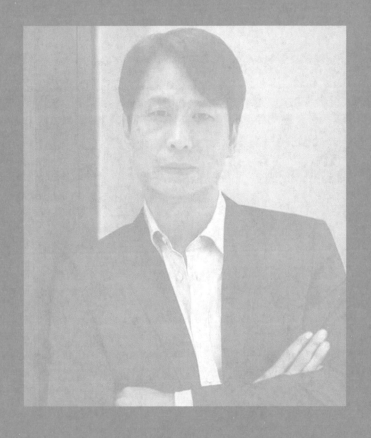

王文林，中国胸壁外科创始人，中国胸壁外科联盟主席，广东省第二人民医院胸壁外科研究院院长。1985 年考入第三军医大学，1990 年毕业获学士学位；2000 年毕业于第一军医大学获博士学位；2002—2004 年在中山大学第一附属医院完成博士后工作，后于原广州军区总医院心胸外科工作，2009 年转业到广东省第二人民医院任心胸外科主任。2008 年率先提出胸壁外科概念，经过 10 年不懈努力，于 2018 年 5 月 9 日创建了全球第一家独立的胸壁外科；2019 年，创建中国胸壁外科联盟并任主席，该联盟为全国第一家胸壁外科专业组织；2023 年 2 月 9 日，创建全球首家胸壁外科专科医院——广东省第二人民医院胸壁外科研究院。

　　在十余年的临床工作中，完成各类胸壁外科手术近万台，手术数量全球第一，所在科室是全国公认的胸壁外科手术中心。先后命名了沟状胸、鞍状胸、扁鸡胸、侧胸壁凹陷畸形、Wenlin 胸等多种胸廓畸形，设计了 Wang 手术、Wung 手术、Wenlin 手术、Willine 手术、Tesla 手术等多种手术方式，其中 Wang 手术被中国国家卫生健康委颁发的《手术操作分类代码国家临床版》3.0 收录并编码，成为官方认可的治疗漏斗胸的新术式。提出了干净手术、Bleedingless 手术、创可贴手术、数字材料等新概念，提出了治疗胸廓畸形的 Wenlin 法则，设计了各种畸形手术通用的 Wang 技术。构建了一整套胸壁外科理论体系，使胸壁外科最终从传统胸外科中脱离出来，成为一个独立的新临床专业。

　　在长期临床工作中，始终以病人为中心，以手术为中心，填补了国内大量技术空白，创造了多项世界纪录。完成了全球第一台双肺移植合并复杂胸廓畸形的同期手术、全球第一台窒息性胸廓发育不良合并先天性心脏病的同期手术、全球第一台直背综合征的胸壁重建手术、全球第一台继发性胸廓凹陷畸形与脓胸的同期手术、全球第一台 MatrixRIB 腔镜下的肋骨固定手术。完成了全球年龄最大的漏斗胸手术（74 岁）、年龄最大的鸡胸手术（59 岁）、年龄最大的窒息性胸廓发育不良手术（36 岁）、年龄最小的漏斗胸 Wang 手术（1 月龄）；完成了全球数量最多的窒息性胸廓发育不良手术（39 台）、Wenlin 胸手术（58 台）、鸡胸手术（559 台）、桶状胸手术（103 台）、肋弓畸形手术（133 台）、继发性胸廓畸形手术（59 台），以及数量最多的胸廓畸形手术失败后的再次手术（359 台），其中在窒息性胸廓发育不良、直背综合征、桶状胸、肋弓畸形、鞍状胸、扁鸡胸和继发性畸形等特殊畸形的手术中，拥有多项独创的自主产权技术，是全球范围内唯一能开展直背综合征、桶状胸、肋弓畸形、鞍状胸手术的医生。

　　在完成本院工作的同时，积极推广胸壁外科理念和技术，先后在全国 400 余家医院协助开展胸壁外科手术，在各级学术会议上传授手术经验，为中国胸壁外科事业的发展做出了突出的成绩，是公认的中国胸壁外科领军人物。

自 序

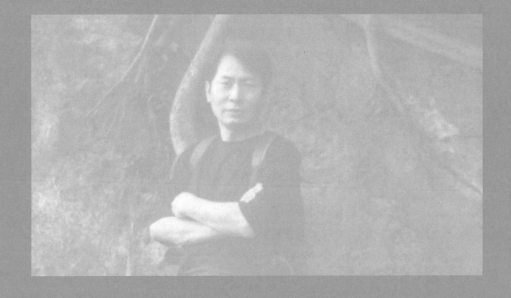

生活中，我常常表现得不像个极简主义者，比如我喜欢买书，看到喜欢的书就手痒痒，会买回家，看不看都要买，虽然很多时候并不看。与所有类似的朋友一样，这更像一种爱好，完全是为了满足某种嗜好或欲望。

我家里有专门的书房、专门的书架，还有书柜，却依然有很多书放不下，到处都堆满了我的书。其实我最喜欢放书的地方是床头，这样可以随时翻看，尤其在睡觉前或者睡醒后，这是看书的黄金时间。

我上过很多年的学，一路从小学到博士，占去我二十多年的光阴。上学就是读书，我读了那么多年的书，说是个读书人恐怕没有人会有异议，所以我总以读书人自居，尤其当我走进书店买书的时候，我会因为自己是读书人而有了买更多书的理由。

如果有时间，又恰巧去逛街，我最常去的地方就是广州购书中心，或者北京路的联合书店，还有就是我经过的每一个机场书店。之所以买书，除了是我的喜好，也是因为我喜欢看书，当然还有一种说不太清楚的感受，可能是购书的体验吧。我认真思考过，当抱着一摞书从书店走出来的那一刻，除了真心想将其放在我的床头或者书桌上之外，还有一种满足感。

但是，有时候我的心情是复杂的，我担心的是另外一种目光，也许是一种由代沟导致的隔阂。比如一幅漫画中呈现的：一个人在一辆巴士上看书时，所有的人都感到震惊，纷纷拿出手机对其拍照。很显然，大家把读书当成了笑话，又或者是最不可思议的行为。有时候我感觉自己就是那位被当作另类的读书人。于是我在想，当我走在路上，怀里抱着书的时候，我身边的行人对我这个抱着书的人的看法是不是也如看待那位读书人，把我当成怪物呢？

不管怎样，我对买书的喜爱已经超出了世俗的喜好对我的左右，我只是想按照自己的心愿去买书，不管出于怎样的目的，我都很喜欢、很满足。正因为如此，我之前买了很多书，而且以后还会买。

我并没有买其他东西的嗜好，包括衣服，甚至男性普遍喜欢的东西，比如烟或者酒。所以，与众多购物狂相比，我这种爱好可能不值一提，也并不能证明什么。在千千万万的商品中，我买的东西并不繁杂，我只是喜欢其中的一种而已，这极其简单。

其实我的生活与我买书的行为一样十分简单。我不沾烟酒，不乱应酬，生活中除了工作外就只有少数爱好。很多人会把自己的生活安排得丰富多彩，有滋有味。但我的生活总是很枯燥，从爱好的角度来说，尤其从购物的方面来说，与很多人相比，我喜欢的东西都是极少的。因此，说我是个极简主义者并非不恰当。我的生活真实、质朴，极其简单。这就是我的极简之处。

对于极简主义者来说，一旦在某一个方面极简，这种意识就可能贯穿到其人生的其他很多方面，比如吃饭、穿衣、睡觉，当然，还有我要讲的重点——工作。

广州是一个美食天堂，广州人爱吃是出了名的。很多广州人为了吃不惜花金钱、时间和精力，烹饪工序十分繁杂或显得极有仪式感。任何事情若要如此庄重且严肃，都需要专心致志去做，但我不会在吃的方面花费太多精力，因为我不是职业的美食家，而是一个医生，是负责治病救人的。我不想在别的方面浪费太多时间，尤其在吃的方面，花半个小时吃一顿饭在我看来就相当于是在浪费生命。所以，若大家看到我狼吞虎咽的吃饭状态，就绝对不会认为我是一个慢条斯理的人，我的吃饭状态绝对能够体现出极简主义的特质。

吃饭是一件很重要的事情，除了补充能量外，很多其他的事情都与之相关，比如社交。吃饭是一个良好的桥梁，少了这样的桥梁，或者说没有很好地把握这样的桥梁，生活会少很多情趣。比如大家一起吃饭时，我总是以最快的速度把自己喂饱，这会让与我一起吃饭的朋友觉得尴尬甚至无趣。对于吃，我没有特殊的喜好，不管多么美味的食物，在我看来都不过是维持生命活动的能量罢了，我吃饭的目的就是补充能量，此外没有其他的目的。

很多时候，尤其在我忙于工作或者其他爱好的时候，我甚至会觉得吃饭是在浪费时间。这种时候我就会想，如果人能像汽车一样就好了，直接加油而不用花时间吃饭，这样就可节省下很多功夫，就可以做更多自己想做的事情了。

刚到广州的时候，看到一些人对菜单精挑细选的样子，我会不以为然。直到今天，每每看到电视上一些美食节目的嘉宾，走到小吃摊前就迈不开步子，还把如饥似渴的模样呈现给观众时，我就会即刻少了品尝美食的欲望。

很多人喜欢美食，其实夹杂了很多复杂的情绪。吃饭这件事本来是非常简单的，弄得过于复杂了，显然会脱离吃的范畴——那就是风花雪月了。弄得太烦琐，追求如诗如画如远方的感觉，便不是极简了。

所以，我对所谓的美食总是非常排斥。但这并不表明我反对别人爱美食。有道是"萝卜白菜，各有所爱"，有的人天生喜欢吃，我是没有理由反对的。但我不会，因为我不想在吃的方面花时间，我是个极简主义者，这是我的原则。

小时候我奶奶总是说，贵人争穿，贱人争吃。她从骨子里看不起那些格外惦记着吃的人。她老人家的观点对我影响极大。直到今天，就算我已经在广州生活了将近30年，我依然深受这种观念影响，以至于我始终保持着极简的饮食观，比如吃鱼，不管多么昂贵的鱼，我都觉得是同一个味道。当然还有一个根本的原因，就是我讨厌吃鱼，因为吃鱼太麻烦，需要挑刺。

客观地讲，美食是一门学问，美食家其实和科学家、文学家一样，是一类知识分子。但我不是个美食家，品尝美食确实不是我的专业，这就如艺术或者工程设计不是我的专业一样，隔行如隔山，不是我的专业，我不能做出评价。

对食物进行评价是我天生的短板，就如对酒水进行评价一样，我天生对酒精过敏，不会喝酒，因此喝所有的酒都觉得是一个味道，就一个字，辣。我不适合品尝美食，同样不适合品酒。当然，生活中还有很多东西我都不擅长，就像我奶奶说的，贱人争吃，我不争吃，好打发，好养；贵人争穿，但十分遗憾的是，我同时也不争穿。因此，如果我为不争吃而不算是"贱人"而沾沾自喜的话，我同样不能为我是个不追求穿着打扮的人而高兴。

如果单从穿的方面看，我应该属于大男子主义的一类人。我不讲究穿，我最看不惯的就是男人刻意打扮自己。我的衣着总是非常随意，在很多人眼里，我是个没有"派头"的普通人。衣着不大讲究有时会给自己带来麻烦，对于一个资深的医生来说更是如此。我遇到过很多患者，他们与我接触后总会对我说："您看着真不像个大专家！"言外之意是说我的穿着相当朴素，一点没有"大专家"应有的派头。

其实，我明白他们的意思。不光是他们，我自己也会在心目中对专家的形象有一种想象。每当听到"专家"这个词时，我总会想到电视上呈现的医生形象——西装革履，头发偏分，喷洒啫喱水。不光在屏幕上，这样的行头在很多医院的科室里也会频频出现。那似乎是专家应有的标配。

有一次受邀到深圳某医院做手术，手术结束出来换衣服的时候，旁边一位医生腆着肚子也开始换衣服。其将衣服一件又一件地穿在身上，讲究的衬衣，别致的领带，还有一件苏格兰裙裤风格的那种格子外套，最后又戴上金丝眼镜，走到镜子前，从兜里掏出一把精美的梳子，沾了水梳了头之后，才十分伟岸地走出了更衣室，走到医院的现实中。那一幕令我感慨万千。我的心灵受到了冲击，我几乎要羡慕这位专家的装束了，但在羡慕的同时又开始感到不自在，因为，这位医生虽然表面上光彩耀人，可实际上他做完手术连澡都没洗。这是否有表面功夫的意味呢？

说心里话，我渴望患者的尊重，也渴望能成为某个领域的专家，但我认为这些都与衣着无关。如果一个外表光鲜的家伙肚子里没有一点墨水的话，那岂不是糟蹋了身上的行头？而很遗憾的是，在行医生涯中，我遇到过太多金玉其外、败絮其中的医生，这令我羞于与之为伍。于是，我宁愿穿得极简、朴素，使我的患者更多地关注到我的技术而不是我的外表，这才是一种真正的纯粹。

除了吃饭穿衣之外，在生活的其他方面我同样是一个简单的人。我不喜欢享乐，没有太多的渴求，最大的执念就是藏书。我家到处都可以看到书的影子，乱糟糟的，一点都不极简，但我要继续为我的极简做辩护。

书是知识的海洋，走进书店，等于进入了一个大千世界。如果面面俱到，什么书都买来看的话，同样谈不上极简。我买的书总有固定的主题，从这一点来看的话，依然是极简的做派。

历史书籍是我的首选。除了历史书籍外，我也看些其他方面的书，比如一些哲学、社会学甚至政治方面的书籍。我是一个理科生，医学属于理工农医中的一个支脉，这种专业与种庄稼或者工厂里打铁是一类的，讲究的是技术而不是嘴皮，因此读书的时候大家都不学习人文方面的东西。有人说理科生有知识没文化，说的就是这种现实。很早以前我便意识到了这种短板，因此很想补足，这成了我喜欢看这类书籍的根本原因。

我是一个医学博士，还做过博士后。按理说我应该有大把医学类书籍才是，但我的书目中极少有医学方面的书。

我就读的高中是一所省重点中学。我的一个同学叫王睿，他的爸爸王子荣教我们高中物理，是个非常出色的物理老师，每年专门教毕业班。教过我的老师很多，但我始终认为，王老师是我遇到过的最优秀的老师，他配得上所有最美好的赞誉。

我印象最深的是他经常引用华罗庚的一句名言：真正的读书方法是，先把书读厚，然后再读薄。他的解释是，一定要把书本上所有该掌握的知识都把握牢靠，在此基础上又要善于总结、归纳，用一种大局的观点俯视书中的内容，最终把握书中的要害与精髓。

此刻再来看王老师的这段话，其观点恰恰对应了极简主义的基本原则。把书中的内容罗列出来，本来就是学生需要掌握的。但是，要想掌握精髓，就必须将其从繁杂的内容中提炼出来。这也是极简法则的基本要求。

学医是一件非常辛苦的事情，如果把医学生读过的书摞起来，高度会相当惊人。这需要大家必须先将书本读厚，使自己拥有厚重的成长土壤；然后，再对所有的知识进行总结，让自己一览众山小，成为真正能驾驭这些知识的高手。医学生读的书越多，便会有一种没有书可读的感觉，那是真正到了王老师说的那种境界——把书读薄了。

由我目前对书的看法可以看出王子荣老师对我的影响。专业的书籍读薄了，自然不需要花更多的时间去读。而历史不是我的专业，人文也不是，在这些专业面前，我连个本科生都不是，因此所有的知识我都想了解，就必须博览群书。这也正是我如饥似渴买书看书的真实原因。

极简法则讲究实用，讲究效率。我爱好历史，就必须集中精力去做自己喜欢的事情，而不能在其他无关的事情上耽误功夫。这依然是极简法则的内容。

前面说了，我没有多少爱好，生活很简单。但是，我也会随时产生爱好，而且在一个特定的时期内总有一个鲜明的主题，这样下来我的爱好竟然十分广泛。从总的时间长河中纵观我的爱好，我喜欢的东西很多，不像个极简主义者。但是，从某个短暂的时间截面来看，我又像个禁欲主义者，爱好极其简单。

读大学的时候，我迷上了摄影，并且一发不可收，节假日只要一有时间就玩摄影，废寝忘食。20 世纪 80 年代玩摄影是一件非常奢侈的事情，我为此花了不少钱，买过两部相机。我的功夫自然没有白费，当时基本上掌握了摄影的所有技术，包括暗房的冲晒技术。那时的我有一个梦想，便是毕业后在家中布置一间属于自己的暗房。非常遗憾的是，传统的摄影技术很快被淘汰，于是我便不再玩摄影了。但是，这段经历对我后来的很多工作都有巨大的帮助，比如工作中的图片处理，甚至后来学习 Photoshop 时，都有一种无师自通的妙处。

有人喜欢用"痴迷"这个词形容对一种事情的酷爱，而我在做每一件喜欢的事情时都会进入痴迷的境界。后来，我还痴迷过很多东西，比如绘画、平面设计，这两种东西与摄影都是相连相通的。再后来，我读研究生时，还痴迷过 BBS，痴迷过博客。玩 BBS 的时候，曾与国内最知名的一些写手称兄道弟，还当过天涯杂谈的"斑竹"。在博客方面更是出名，博客点击量很早就超过了 500 万，还是很多博客网站的知名博主。

我痴迷于如上东西的时候，几乎都是在我的学生时代。这种时候最适合汲取知识、丰富涵养。有人说那叫博览群书，其实我不只是在读书，更多的是在实战，像今天很多在校的学生一样，我在丰富自己的经历，充实自己的能力，为走出校门做准备。等到我走出校门成为一个小医生的时候，我依然"不务正业"，这使我逐渐成了一个多面手，我自己就是一个团队。我可以胜任很多工作，而无须求助别人。比如写专业文章，我自己会打字，会编辑，会排版，会处理图片，我自己就可以应付一切，不需要求助他人。

当然，如今的小师弟小师妹们看到我这样的说辞会不以为然：这有什么值得大惊小怪的呢？但是，要知道，在20世纪90年代，当只有研究生才有机会接触奔腾机器的时候，这些知识有多么稀缺，如今的后生们是不可能想象得到的。

我对专业之外知识的兴趣从未间断过，即便到了前几年，当我把主要的精力放在胸廓畸形的研究中时，我依然会分出精力做一些令很多人吃惊的事情，比如互联网医疗就是其中之一。

互联网医疗非常复杂，其中涉及更多的应该是运营、管理，甚至包括政策方面的东西。我是个临床外科医生，按理说，只要坐在诊室里给患者看病或者在手术室里开刀就好。但是，我同样把这个工作做到了极致。我写过很多行业分析的文章，每一篇文章都受到了业界人士的关注，有大量互联网创业公司的CEO们甚至主动登门拜访，来我这里取经，我成了他们眼中的"大神"。

我在那个领域里的巅峰时刻是登上全国最高级别的大会，并做主持人，与国内最火热的行家一起分享互联网医疗的经验。我的不少医生同行在看到我主持那样的会议时，都不敢相信自己的眼睛。

在很长一段时间里，我主要写两种文章，一种是互联网医疗的相关文章，另一种是胸廓畸形的科普文章。前者在互联网医疗圈子里被广为转载，后者在同行和患者群中同样有很好的口碑。

由上述的经历来看，我可以算是一个不务正业之人。但我要说的是，最后成就我事业的重要因素恰恰就是我这些年不务正业所积攒的能量。

我的爱好并不单一，而是相当广泛。按理说，我这样的做法与极简的原则是相悖的。但是，正如前文所说，如果从我经历的某个截面来看的话，除了我持之以恒的医学专业外，我的爱好是单一的。我对每一个爱好都全力以赴，废寝忘食，甚至达到了一定的专业水准。从这一个角度来看，我并不觉得我的经历像一团乱麻，其实是非常简单的。

极简是一种理论，是一种风格，也是一种信仰。当一个人不自觉地信仰这种理论时，他会在自己的所有行为中感悟其真谛，当然也会在自己的工作中将其诠释得淋漓尽致。

临床医学发展到今天，形成了很多规矩，这些规矩中有些是非常宝贵的。但是，任何事情都是发展的，都不是一成不变的。如果总是按照传统的规矩发展下去，可能会变得迂腐，阻碍工作的开展。

我辗转过很多医院，见识过很多医院的临床工作流程。在医院所有的工作内容中，有一项不可避免的就是交班。几乎每个科室每天早上都要交班，这是医疗护理中的规定环节。一般的做法是，护士先交班，然后医生交班，接着是主任总结并布置当天的工作。由于有固定的内容，一般科室交班都会花很长时间，尤其有医院的文件需要传达时，耗时更是长久。外科医生早上的时间是非常宝贵的，要查房，开医嘱，做术前准备，最后要尽快进入手术室做手术。如果交班到8点半才结束的话，尽早进入手术室开刀就会成为幻想。很多医院要求8点半或者9点钟准时开刀，但如果科室交班交到8点半的话，想象一下，手术会受到怎样的影响。

在我当住院医师、主治医师，甚至副主任医师的岁月里，每每经历冗长的交班都备受煎熬，因此在我自己做了科室主任之后，便下决心改变这个环节。首先是对护士的要求，我不希望大家像其他医院的护士交班那样"念经"。夜班护士本来就很辛苦，如果还要花大量时间写那些冗长的"经文"的话，既浪费时间又会耽误治疗。另外，像流水账一般写交班记录也不可能突出重点，这种交班其实没有任何意义。所以我坚决要求护士不写交班记录，只需要口头交代自己认为重要的病情即可。如果没有特殊交代，可以不做任何说明。医生的交班也是我要改变的内容，我要求医生发言不能有任何无关紧要的内容。护士和医生交班内容精简了，交班时间就大幅度缩短了。如果有医院的文件需要传达，我不会一字一句地念，而是将重要的内容总结后进行简明扼要的传达。由于交班的每一个细节都被简化，我的科室交班时间明显缩短，一般来说仅需3到5分钟，这样的速度我相信在国内临床科室中绝无仅有。交班时间短了，节约出来用于临床工作的时间就长了。这应该是我与所谓的"形式主义"做斗争的最鲜活的实例，这样的结果就使我更像一个极简主义者了。

其实，在医院的工作中，形式的东西非常多。形式多了，就容易本末倒置，此时做好取舍，践行极简，是非常难能可贵的。

在平时的工作中，医生、护士都会有很多与临床无关的工作要做，比如各种考试、培训。说实话，继续教育是很有必要的，但是，如果教育的内容流于形式，我觉得倒不如没有。

长期以来我对护士这个群体都抱着极其深刻的同情心。护理工作的内容其实并不复杂，但是，在当今的医院中，护士这个群体实在是被要求得太过严苛了。护士下了夜班还要没完没了地参加各种培训、各种考试，这难道真能提高护理人员的素质吗？

极简的精髓其实就是做减法，留下必要的东西，删除多余的东西，从而轻装上阵。外科医生的工作是做手术，护士的工作是护理，除此之外的东西都没必要，因此都必须删除。删除的东西越多，效率就越高，越符合极简的原则。

极简与工作效率是一对孪生兄弟。交班也好，平时的工作也好，如果能做到极简，工作效率就会很高。

2018年，我先后受邀在国内29家医院协助开展手术。我自己科室的手术也很多，要抽出时间去外单位协助手术，就需要合理协调安排，才能使院内院外的工作都不耽误。在这个过程中，效率就格外重要。手术的部署、差旅的安排，都必须非常高效，否则就很难完成这样的工作。

到了2019年，邀请我协助手术的单位增加到113家。2020年，增加到126家。2021年，因为疫情的原因，外出协助手术的单位数量减少，但依然有91家。这些医院分布在全国各地，要想把这些工作安排妥当，并且不耽误我自己科室的工作，是一项巨大的系统工程。在如此庞杂的工作中，理出简单的头绪都困难，更不要说具体实施了。但是，最终我没有耽误任何一台手术，所有的工作都圆满完成了。为什么会有如此结果呢？原因很简单，我看重效果，更看重效率。而要想有效率，就必须遵循基本的原则，那就是极简。

在所有的工作中，我始终践行着极简思维，正是有了这样的思维，我才从繁杂的工作中逐渐理清了头绪，不仅把具体的临床工作做扎实了，而且找到了适合科室发展的道路。

这本书的目的是写胸壁外科与极简法则的关系。读到这里，大家应该能意识到我的意图，我是企图用一种极简理论来总结我在胸壁外科手术实践中的体会。这种意图非常明确，大家可以先通过我前面聊的大量例子预热一下，或者遥想。如果你是胸外科医生，甚至可以构想一下自己可能会做出哪些抉择，来和我在本书中的叙述做比对，这样说不定会碰撞出更精彩的火花。

胸壁外科是一个崭新的专业。早在2008年，我们就提出了这个概念。我的科室挂出全国甚至全球第一个胸壁外科的牌子那天，宣示着这个专业的正式诞生。作为一个新生事物，为什么诞生在我就职的医院而不是其他更大的医院呢？这并不偶然，我不能说是我个人的因素。但是，如果不是因为我，又是因为谁呢？

从我的经历可以看出，当一个人专注于一件事情，而且能够将所有的资源或者能力都集中起来，发挥出最强大的力量，并能及时发现问题且有所创新的时候，新生事物就可呱呱坠地。

对于科室主任来说，大家都渴望自己的科室有特色，都希望在同行的圈子里有一席之地，好让自己走出去有面子。但是，在传统的胸外科圈子里，人靠什么挣面子？靠医院的名气可以挣面子，可这样的面子会稍纵即逝，等自己不当主任或不是专家了，面子就会烟消云散，一文不名。外科是一门手艺，要想出名必须靠技术，而不能靠医院的名气。

很多外科医生都会梦想着自己的技术能胜人一筹，能有独门绝技，即便那些顶级医院的外科主任，如果没有过硬的技术，也会心虚。但是，以传统的胸外科来说，手术无非就那么几种，你会做肺手术别人也会，你会做食道手术别人也会，你会做胸腔镜手术、机器人手术，别人也都会，你有SCI论文、课题基金项目加持，别人也都有，所以要想在这样的圈子里真正让人信服，并不是太容易。因此，每一个外科医生其实都渴望有所创新，希望能掌握别人不会的东西。

在如今的胸外科专业中，很多人都在搞创新，大家搞得热火朝天，动静很大，实际效果却并不乐观。为什么会有如此结果？原因很简单，创新的路子不对。

比如我知道的一位主任，上任之初便立下宏愿：要在肺、食道、纵隔等方面都赶超本地的另外一家医院。有了目标便有了动力，大家很快开足马力前进。但非常遗憾，经过几年的努力，这主任的科室依然名不见经传，在同行中没有任何名气。为了有自己的特色，这位主任下了很多功夫，始终在搞创新。但是，为什么没有效果？其实有很多经验可以总结。我的看法是，他确实有创新，但火力不集中，所以没有好效果。这说明创新也需要遵循一个原则，那便是极简。极简要求火力集中，只有这样才能有高效率，才能在某一个局部胜过别人。

我们的胸壁外科之所以有今天，首先来自我们这么多年来的专注，也就是集中火力。要感谢这么多年里我们没有像其他胸外科医生那样把精力放在肺、食道或者其他胸腔内疾病的治疗上，没有把精力分散于很多虚无缥缈的东西中；要感谢我们始终恪守极简法则，多年来如一日地专注于这一件事情，并把所有的资源与能力都用于这个工作中。因为有了这种与众不同的思维与行为，才有了今天这个专业的诞生与成绩。这样的事情并不偶然，但可作为极简法则应用的典范。

胸壁外科的手术做到今天，我和我的小伙伴们做了很多别人没有做过的事情，可以说是走出了一条崭新的路子。但是，这条路子是怎么走出来的呢？这首先源于特殊的思维，我们并没有跟在别人身后做一些貌似热门的东西。热门的东西很多，越是热门就意味着竞争越激烈。如果我们不知天高地厚地一头扎进热门领域中，那等于是为他人作嫁衣；而如果想把自己的科室定位于大家都擅长的全科疾病，更是不可能。那么出路在哪里？这便需要一些宣传方面的知识了。我们必须做属于自己的东西，那便是自己的品牌，也就是有特色的技术。这是营销行为的精髓，而打造品牌本身就是极简法则的体现。

要想打造属于自己的品牌，必须集中所有的力量瞄准一项技术进行攻关。这是成功的捷径，是极简法则最基本的要求。

品牌的基本内涵是独特的技术。有货真价实的内涵后，要想使品牌深入人心，就必须广泛宣传。而我以往的经历使我早已具备营销所需的一些技能，我不仅能熟练地与传统媒体打交道，对于如何用互联网做最先进的宣传工作，我更是信手拈来。

自媒体是近年来非常流行的新概念，各行各业的人士都在运用这种工具做宣传。我是一个专业的外科医生，一般人会认为我应该是一个只懂得看病开刀的人，不会对自媒体之类的事情有了解。而前面提到的我的各种经历足以证明，其实我很早就进入了自媒体圈子，从博客、微博、微信、微信公众号，再到抖音、快手，这是我这么多年一直在接触的东西。不管哪一种新东西出现，我都会第一时间参与或尝试，最重要的是能够让这些东西为我工作所用，于是我对驾驭自媒体便得心应手了。

曾经有段时间，我有一个头衔，叫"中国自媒体互联网医疗第一人"。这并非浪得虚名，很多事实都可证明我配得上这个头衔。有了这个头衔之后，很多互联网医疗公司请我分享经验，请我做演讲，请我把经验分享给其他医生，分享给从事互联网医疗行业的专业人士。在这个过程中，我并没有因为涉足了互联网的内容就偏离了我的主业。相反，我借每一次机会将我的品牌推广出去，让更多的人知晓，这也成了我宣传自己技术的难得机会，并成了我作为外科医生本职工作的一部分。

自媒体仅是一种宣传工具，要想做好品牌，更重要的是内容。有道是内容至上。如何制造好的内容呢？内容有很多种呈现形式，比如视频、音频、图片，当然最主要的是文字。对于医学专业来说，文字方面的东西其实就是科普文章。而我恰好是个专业的科普作家。我在做胸壁外科工作之前，曾经写过很多科普类的文章，刊发在各种平台之上，产生了非常好的宣传效果。我从 2013 年开始做微信公众号，也就是到今天为止依然在运营的微信公众号——"胸廓畸形手术专家"。这个微信公众号自运营的第一天起，几乎没有停止过更新，每天一篇文章，到现在已经数不清有多少篇。我只瞄准胸壁外科这一领域，从各种角度各种层面写，于是做成了这个领域公认的权威、专业的微信公众号。这个微信公众号做得非常成功，成功的原因有很多，但最重要的是内容。没有好的内容，微信公众号不仅起不到任何作用，而且可能坏了自己的名声。正是因为意识到内容的重要性，所以对于微信公众号的文章我总是格外谨慎，即便是最忙的时候，我也会尽一切可能保证文章的严肃性。

谈起科普文章，很多人会觉得不需要太严肃，可以随意一点。有的人甚至专门抄袭，或者将这样的工作全部交给年轻医生或者学生完成。这样的做法非常普遍，但恰恰是做科普最致命的错误。

我的微信公众号中推送的每一篇文章都是我自己完成的。很多人对此会感到惊讶与怀疑：一个三甲医院的外科主任，每天忙碌于各种临床工作，怎么可能还有精力和时间做这种工作？但是，我可以负责任地告诉大家，我所推送的所有文章绝对都是我的原创，如果大家在网上搜索出与我文章相同的东西，那一定是抄袭了我的文章。我写了太多年的科普文章，这些文章全部免费公布于网络，因此被抄袭是极其正常的事情。我没有在意或者追究，是因为不希望使别人难堪。但话说回来，本来就是科普，让更多的人知道，让更多的患者或者同行懂得这样的知识，不恰好是科普的目的吗？我做的工作本来就是一个新生事物，当更多人知道这样的概念时，一定会更有利于我工作的开展，所以我总是默默地感谢那些抄袭者，他们是在为我的事业做义务传播。

消除了这个疑虑后，很多人可能会提出第二个问题：怎么做到的？是啊，在繁忙的工作中怎样才能每天抽出时间写科普文章呢？大家之所以对此质疑，多半是觉得写科普文章是一件非常困难的事，一个月、一周或者几天写一篇可以，如果每天都写出非常正规的科普文章，便不大可能。没错，对很多人来说确实是不可能的。我曾接触过很多想做自媒体的朋友，对于那些不想抄袭他人的朋友来说，他们最大的问题就是写作，几乎很多朋友都会被内容难住。我也曾尝试着让科室的一些年轻医生做其他方面的自媒体内容，这些医生都受过非常严格的高等教育，但是几乎全都会因为内容而感到为难。正是因为几乎所有的人都会被文字内容难倒，所以当看到我一个资深的外科医生推送了海量的原创文字时，才会觉得不可思议。

其实对于这些问题，不光普通的读者会感到不可思议，就连媒体行业的朋友也会想不通。媒体行业的朋友是专门做文字工作的，这工作对于他们来讲可能不算是一件难事，但在他们的印象中，外科医生是善于拿刀子而不善于拿笔杆子的"粗人"，这样的人怎么可能像他们一样把文字工作做得如此出色呢？

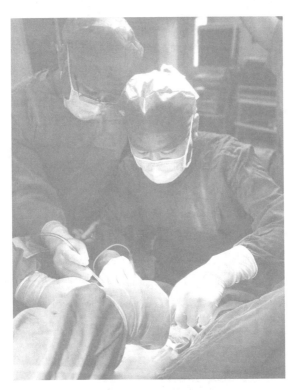

图1 手术中的样子

每当媒体行业的朋友对我的写作提出质疑时，我会告诉他们我的其他经历或者身份，比如《南方都市报》的专栏作家，比如天涯社区的"斑竹"，于是他们便会带着惊讶的表情接受这个事实，相信文章确实是出自我本人之手。

有人说，作为科室主任，应该学会用人，应该把这样的工作交给其他人去做，不需要自己那么辛苦。而如果某位科室主任也有这样的观点的话，可以肯定地说，他绝对达不到我所做出的那种效果。其实很多科室主任曾向我取经，然后便把工作交给了科室里的员工。科室主任会给员工做计划，分配任务给每一个人，会怀着极大的热情投入这样的工作中去，但毫无例外地都以失败告终。我看过很多热热闹闹开起来的微信公众号，几篇文章推送之后便会彻底停摆。这种虎头蛇尾的做法很容易实现，却都是失败的做法。

微信公众号做得好的人都有自己的感受，大家共同的体会当然是内容为王。好的内容必须是严肃的、规整的，甚至是饱含热情的，将这样的工作交给员工的时候，便成了他们的工作。对待工作的态度大家都知道，不管是公立医院还是私人医院，不管是医生还是护士，大家的本职工作其实都不包括文字工作。既然不是本职工作，谁会用心做呢？所以说，如果科室主任自己不想做，就绝对做不好，指望别人是没有用的。

科室主任的工作非常忙，怎么样亲自完成这样的工作呢？根据我自己的经验，其实非常简单，那便是抽时间。每天我都会抽出一个小时左右的时间完成这样的工作，即便是节假日，也都风雨无阻。在繁忙的工作中抽出一小时的时间是一件不可思议的事情，会不会让自己整个的工作和生活因此而乱七八糟呢？这种顾虑是不需要有的，相反，合理规划安排后，不仅一小时的时间不是问题，工作和生活还会更有规律。

我一直是一个格外守时的人，也是一个格外勤奋的人。在很长的时间里，我都会在早上5点左右起床，然后在6点前出门上班。我几乎每天都是我们医院第一个上班的人，甚至比医院的清洁工都早。到科室后，我就先打开电脑，开始写当天的科普文章，等到科室其他同事前来上班的时候，我的文章基本上就已经完成了。

你见过凌晨4点的洛杉矶吗？——每次想到科比的这句话，我就会学着说另外一句话：你见过凌晨5点的广州吗？

很多人觉得做一件事情很不容易，最主要的说辞就是没有时间。其实，这真的是借口，如果自己能把睡觉或者做其他事情的时间做一些缩减，时间永远都是会有的。只要大家愿意做，就不会没有时间。

有了时间，第二个问题就是内容。科普文章的读者是普通的民众，这样的读者与专业文章的读者不同，后者是专业的医生，有着极高的鉴别能力，因此文章只要稍有疏忽就会被发现。正是因为这样的缘故，大家往往对专业文章非常重视，相反，对于科普文章则非常随意。这种做法很普遍，却害人害己。

第三个问题是定位问题。定位主要涉及主题，要让自己宣传的内容垂直于某个特殊的领域，这样才能做好自己的品牌。

医疗领域做科普做品牌的人很多，为什么多数人没有成功呢？大家失败的原因之一就是内容过于宽泛，没有固定的主题。经常可以看到一些医学方面的微信公众号，总希望文章包罗万象，最终却因为没有主题而让人感觉乏味。我们的工作是胸壁外科，是一个非常局限的话题，围绕这样的话题写文章，自然会火力集中，可以获得满意的效果。

面面俱到是很多人渴望达成的大目标，而这样的目标与极简法则相悖，于是很多人便轰轰烈烈地开始、悄无声息地结束，无论如何都无法实现目标。弱水三千，只取一瓢，就是所谓的垂直。只有少才能精，才符合极简的原则，才更容易接近成功。

科普除了上述的内容外，另外一个成功的要素就是普及，也就是需要一个面上的覆盖。这样的面越广，覆盖的区域自然越大，效果也就越佳。用互联网术语来说，就是所谓的流量。如何增加自己的流量呢？就要归结于宣传的问题。

在中国众多的医院中，人们会因为看病的习惯而天然鄙视一些医院，普遍喜欢到最大的医院看病，而不信任小医院或者稍微小一点的医院。

我上学期间都在很大的医院，那时即便是个学生，也没有人小看我。我出了博士后流动站后，在一家挺有名的医院工作时，同样很受患者尊敬。但到了后来，到了如今的这个单位时，我的待遇便不同了。广州有很多一线的大医院，这些医院都非常出名，我所在的这个医院以前并不出名，这使得医院的口碑大打折扣，患者对医生的看法并不随医生接受的教育或者经历而改变，大家认的只有当前医院的牌子。著名医院里的实习生都受人敬重，一旦医院等级低了，即便是真正的专家也一样令人质疑。

胸壁外科是一个新生事物，我如果在著名的医院做这样的工作，可能会更容易成功，会省去很多的力气。但是，正是因为我的医院以前不大出名，我花费了别人无法想象的力量才把这件事情做成功。

如何把这件事情做成功呢？前面说了，需要打造品牌，需要做宣传。我是个医生，要想做一个营销方面的强者几乎没有可能。但是，多年来的众多爱好使我具备了一些相关素质：我有微博，粉丝接近30万；我有微信，数个微信号加起来好友人数将近两万，那是最铁的铁粉，这些粉丝就是我的消费者，是我技术的传播者；我一直写博客，而博客与微信公众号几乎没有差异，都是我宣传技术的阵地；我玩过BBS，一直在各种论坛中潜水，懂得如何与我的粉丝互动，更懂得如何通过互动获得患者的信任；我精通Photoshop、CorelDRAW等软件，甚至会用"会声会影"做科普纪录片，从文字到编辑再到推送不需要任何助手。当我把以前"不务正业"学到的所有本领都用在我的宣传上时，我的成功就水到渠成了。

以上聊了我的很多经历，聊这些不是为了吹嘘，而是为了给本书做铺垫，其最鲜明的主题就是极简法则。那么，到底什么才是极简法则呢？

关于这个话题，有很多种解释，不同作者有不同的说法。比如我手边的几本书，《极简主义》《极简力》《极简法则》，都有各自独到的见解。《极简主义》谈的是一种生活态度，重点在说如何用最简单的方式获得最大的乐趣，使生活具有最美好的意义；《极简力》更进一步，不但提到了生活的具体细节，更重要的是态度和思想的极简；《极简法则》倒像是一本纯理论的著作，试图为人们提供一种生活的理念或者哲理。在本书当中，我不想教唆朋友们做我做的类似工作。但是，如果有人觉得我这种工作有一些启示，并可从中悟出一些新意的话，那倒如《极简法则》一般有意义，会令我这个作者感到欣慰。

要想让读者真正理解极简法则的含义，首先要给出一个定义，然后赋予其内涵。我写这本书的目的不是讨论广义的极简主义，因此，没有必要铺得过于宽泛。我只能从我做外科医生的视野，做一个也许不太成熟的讨论。我理解的极简法则就是依据最简单的理论，利用最简单的手段，通过最简单的操作，解决最复杂的问题。

从治病的角度来看，任何一种疾病都是一个复杂的问题，都可以写成数十万、数百万字的专著。正是因为疾病复杂，治疗才并不简单。目前临床上对很多疾病的治疗方法都非常复杂。即便是手术这种立竿见影的操作，也往往并不简单。所以，如果从治病的角度看各种疗法的话，会有各种难易程度不同的分类。但是，极简法则就是要全方位地摒弃那些理论复杂、手段烦琐、操作冗余的手术，实现最简单化的治疗，最终使患者获得最理想的手术体验。极简法则的内涵其实就是简单，而且要尽可能追求最简单，最终达到极简。

为了在治疗中实现极简法则，首先要明确治疗的目的和意义。只有目标明确了，才知道发力的方向。所以，在追求极简时，目的是首先必须明确的大问题。对于一般的疾病来说，治疗的目的首先是治病。疾病之所以是疾病，是因为有症状，有各种不舒服。对于这些疾病，消除症状是唯一的目的。而另外一些特殊的疾病不一定会表现出症状，它们可能会有其他方面的影响，这些影响虽然不会让患者有肉体上的不舒服，却会有潜在的危害，因此同样需要治疗。这便是疾病治疗的目标。

除了治病本身这个目标外，治病过程中需要关注另外一个目的，那便是整形。整形与治病的目的多数时候是相通的，即便异常的形状不至于引起肉体上的痛苦，却经常会导致心病，心病也是病。因此，从广义上讲，整形同样是治病。但是，除了整形之外，临床上经常会遇到另外一种目的，即美容。很多时候，患者会将美容当作一个重要的目的来要求医生。按理说，美容的事情是与疾病的治疗无关的。但是，在一类特殊疾病的治疗中，比如胸廓畸形的治疗中，这种目的往往会格外强烈。人一旦对外表的美有了更多的追求，手术的目的就会有重大的改变，手术的性质也会随之而变化。此时，要想完成手术，需要的理念、技术、材料都会有很大的不同。如果按照极简的法则实施手术，对医生的行为将会有非常特殊的要求。

明确了手术的目的后，接下来就是极简的具体操作。此时首先要考虑的问题实际上是效率问题。极简意味着用最简单的方法和材料完成治疗，方法越简单，工作效率越高。这种原则客观上要求必须使操作尽可能简化，一切多余的拖泥带水的操作都应该被省去，如此才有最高的效率。

讨论效率问题时，除了减少操作项目外，更要关注具体操作的效率问题，也就是说，某一具体操作完成后，能解决什么样的问题。按照极简的原则，当然是解决的问题越多越好，这要求手术中的每一步操作都要集中火力。如果能达到一石二鸟甚至一石三鸟的效果的话，说明效率是相当令人满意的。

当然，要想获得理想的效率，也就是说，设计出一款相当高效的手术，需要特定的条件。这些条件有理论方面的、技术方面的、材料方面的，只有所有的条件都具备了，才能实现极简，获得最高的效率。

在讨论极简时，还有一个容易被人忽略的问题，就是操作人员的素质问题。同样一个手术，如果能被多数人轻易操作完成的话，就是一个高效的手术；相反，如果对操作人员素质要求极高，只有顶级的专家才能完成的话，即便是所谓的极其简单的操作，也同样违背了极简法则，不能被认为是极简的手术。

除了人员素质的要求，还有一个问题，即现实的条件。比如以往治疗漏斗胸时最常用的 Nuss 手术，多数人需要使用胸腔镜才能完成操作。如果基层医院没有这样的设备，或者医生根本不会用这样的设备的话，这样的手术便不能被称为极简手术，这样的技术会因为特殊的条件要求而违背极简法则。

由以上论述可以看出，真正极简的技术，就是为特定的目标而设计的，"低门槛""毫无技术含量"的，像傻瓜相机的操作一般的，极其简单的技术。

外科疾病非常特殊，对于这类疾病，即便最简单的治疗手术，也不是每个医生都会。因此，外科手术要想实现上述目标几乎没有可能。但是，只要始终恪守这样的信念与法则，外科手术总会逐渐地接近这样的目标。纵观外科手术发展的历史，无不遵循着这样的发展路径。

胸壁外科是一个崭新的专业。我们将这样的专业独立出来，其中涵盖了几种特殊的发生于胸壁的疾病，包括胸廓畸形、胸壁肿瘤、胸壁缺损、胸壁感染及胸壁创伤。由这些内容来看，这个专业并不是一个新专业。在传统的胸外科疾病治疗中，对于这些疾病都有很多尝试。因此说，关于这些疾病的治疗方法并不新鲜。但是，不可否认的是，这些传统的治疗方式有待改进。按照极简法则去审视这些传统的治疗方法，都有革新的可能或者潜力。非常幸运的是，在过去的工作中，通过不懈的努力，我们完成了大量的革新工作，而这些工作依据的原则恰好是我反复谈论的极简原则。

这也是本书即将与大家分享的内容。

最后顺便交代一个事实，我曾经是一个专业的心脏外科医生。很长的时间里，由于一直在心胸外科工作，我同样也做一些胸外科的工作，但那绝对不是我的全部工作内容。由心脏外科或者胸外科医生转变为一个专业的胸壁外科医生，这是很多人无法想象的事情，但这实实在在地发生在我身上，有时想起来连我自己都觉得不可思议。其实从开始做胸壁外科工作至今并没有多少年，为什么会在如此短暂的时间里打造出来一个崭新的学科呢？这应该还与我个人的特殊经历有关。

在我求学的很长时间中，我的经历貌似非常矛盾：做自己喜欢的事情时，我全神贯注，全力以赴，聚精会神，心无旁骛，表现出来的完全是一个极简主义者的作风；但是，如果把时间的跨度拉长，我做的事情似乎又很杂乱。如果只看我的专业，只从我的专业角度来考虑，我几乎是个不务正业之徒；而反过来看，我做的事情其实并不有违常理，因为这一切都可以看作是一个学生应该做的事情。有句话说："活到老，学到老"，医院里更讲究继续教育。在很长的时间里，我是一直把自己当作学生，我在不断汲取各方面的营养去提高自己的素质，为我后来更专心致志地做好一件事情做准备。这就如傻瓜相机，或者自动化极高的机器人，用这样的物件做事情会非常简单，操作者只要按动快门或者电源开关，它们就会如人所愿地完成相应的工作。这样的操作太容易了。但是，要想设计出傻瓜相机和机器人，却需要很多的研究工作做铺垫，这是能量的积蓄，是必需的准备。所以当我花费很多时间和精力去做那些貌似毫无关联的事情时，我无形中为更大的事业做了铺垫。有记者朋友说我是十年磨一剑，这个说法我认为不是很贴切。为了胸壁外科这个了不起的事业，我做的铺垫何止十年？在这漫长的岁月中，我把所有的精力都用到了这个事业中，如果不把剑磨好，就对不起我付出的一切。

2023 年 1 月

目　录

做对的事情

作为一个外科医生，或者任何其他专业的医生，大家会有很多事情要做，但凡要做的事情都有要做的理由，有的是医院要求做的，有的是科室要求做的，有的是工作中要做的，还有的是自己喜欢做而与工作无关的。各种事情堆积在一起，会让每一个临床医生都忙碌得身不由己。但是，这些事情是不是都有意义则需要反思了。

某一天，一位领导在医院的中层领导干部群里转发了一个帖子，题目是"2018年××大学高水平论文统计"。医院领导把类似的内容频频发到医院的骨干群中，意图非常明确，就是刺激大家的自尊心，让大家奋起直追。领导这样的良苦用心可以理解，我也理解当领导的不易，因为在如今的大环境中，医院的排名总让领导们有很大压力。其实不光我们医院的领导有压力，很多次与国内一些著名医院的教授们交流，甚至与其医院领导交流时，发现他们也总是念念不忘一个排名，那便是全国医院排名。排名依据各种指标的权重计算积分，然后把全国的医院分成三六九等，医院的优良中差因为一个排名而被罗列清楚。这样的排名如果大家都不在乎倒也无妨，关键是当全国太多的教授和领导都格外看重时，问题便十分严重了。这等于是让这个排行榜制定了游戏规则，全国的医院领导都不得不按照这样的规则安排自己的工作。这形成了这些年医疗圈子里极不正常的风气。

制作全国医院排名的机构不过是一个商业机构，如今竟然可以为全国的医学院校和医院制订规则，这传递了一些令人不安的信息，也许像其他很多东西一样，真正的学术被学术外的东西绑架了。

这个排名究竟是靠怎样的指标打分的呢？其中一个大项目就是论文，另外的指标包括科研基金、奖励、学术任职等内容。如果将这些东西全部加起来，会占很大的权重，而真正涉及临床的一些指标则几乎要被忽略了。

搞过科研的人都知道，科研基金、奖励、学术任职这些东西与科研论文是紧密联系的，有了好论文，基金、奖励、任职都不成问题。这说明什么呢？说明只要有论文，就能在医院排行榜上有好名次。这个排名本不具有任何官方权威性，有一定参考价值但不应成为决定性的指标。但是，不知道背后经历了怎样的操作，竟然使全国的医院领导都被牵着鼻子走。这种现象既不科学也不符合逻辑。

医院的领导们无限钟情于排名之后，接下来的事情就可怕了，他们会鼓动所有的医生都参与到写论文的事业中。论文多了，排名提高了，随之而来是不是可以带来物质方面的好处虽然不得而知，但是，起码出去露脸的时候领导能获得更多的关注，这应该是一定的。

但是，这对一线从事临床工作的医生们极不公平。在从事医疗事业的人群中，大家的分工各不相同，有的是专门做实验室研究的，有的是专门开刀的，有的是专门抓药的，有的是专门打针的。做实验室研究的人士的主要任务就是做实验、写论文，而其他人的本职工作并不是写论文，而是做临床、看病。如果将做研究和看病的人放在一个指标下衡量，用同样一个发表论文数量的尺度去评价其水平，那对临床工作人员显然是极大的不公。因此，无论从客观还是道德层面，都不能用发表论文的数量来评价医生的水平。由此再推演下去，教学医院和普通医院相比较时，同样不能用发表论文的数量来比较医院水平的高低。既然如此，上述那位领导将某大学高水平论文的数量分享到我们医院的群里，显然是选错了地方。

如上是最客观也是最朴素的分析，我相信很多医生或者旁观者都会赞同这种看法。但是，领导往往是不会同意这种看法的。我非常理解他们的无奈，不过也不能排除某些领导从骨子里对论文的膜拜与痴迷。在这种思维的主导下，各个医院逐渐形成一种风气，那就是只攀比论文，而不看医术，不看治疗结果，更不看治疗水平。

发表了高水平论文的医生医疗水平一定高吗？拿上面那个频频发表高水平论文的大学来说，我想就其真正的医疗水平说说我的看法。我之所以敢做这个评价，是因为我曾在那里工作，非常清楚其真正的医疗水平。

若干年之前，这个大学附属医院的心脏外科与胸外科并没有分开，后来科室发展开始分开专业时，一位特别能写 SCI 论文的年轻教授当了心脏外科一个病区的主任，另一位从国外回来的更年轻的博士当了心脏外科另一个病区的主任。两人的专长就是写论文，而且都是很多基金项目的评委，自己手头也有大量的基金项目。按照这样的优势，可以想象一下他们如今在大学里会有多风光。但两人都羞于提及手术，因为其手术水平真的不行。心脏手术不是用笔杆子做的，论文写得再好，如果操作不行，当主任绝对是个灾难。果然，两个主任上任后，连基本的手术都不敢自己做，所以场面极其尴尬。做不了手术就没有底气，没有底气在科室就没有话语权，于是底下的教授们纷纷开始闹事，大家每天只顾闹腾不顾做手术。不过并不影响主任们继续写论文和拿基金项目，各种高水平的论文频频见刊，各种大额度的基金项目手到擒来。SCI 论文与基金项目的数量遥遥领先于其他同行，俯视业界无对手，却唯独手术不行。每次出去开心脏外科学术会议时，两位主任连坐主席台的份都没有。

对于两个主任的实力，医院的领导其实是相当清楚的，但领导有领导的考虑。全国医院排行榜要求医院发表论文，如果不逼着主任们写，谁能给医院撑面子？于是乎，医院的决策者就不得不牺牲临床的权重了，手术少做几台不要紧，因为并不影响排名的次序。在他们的眼里，只要会写论文，即便牵头驴当主任，也是合适人选。

医院是用来看病的，在当今这种大的格局中，尤其当医院需要自己养活自己的时候，医疗其实应该被放在第一位才是。医院不重视医疗工作就会直接影响医院的效益，这一点医院的领导们应该相当清楚。但是，领导们似乎并不担心病人不上门。他们一般的想法是：只要我能把论文数量搞上去，只要我能把医院的排名搞上去，病人就会如潮水般涌来。病人看病其实就如去庙里烧香，大家看的是名气，不看某个和尚的道行。医院排名上去了，自然就出名了。医院出了名，病人哪里晓得是因何而出名的啊？于是只管蜂拥而至，病被治好了说是物有所值，没治好也不会怪医生。病人的想法十分善良："这么好的医院这么好的专家都治不好俺的病，只能怪俺病得不轻啊。"即便病人最终不治身亡了，大家也会觉得医生已经尽力，连闪现维权的念头都是一种邪恶。

医院的领导算是摸透了病人的心理，而全国医院排行榜的炮制者更是摸透了领导们的心理，于是此唱彼和，全国医院排行榜红遍大江南北，某些医院因排行榜而牢牢霸住了江湖头把交椅，不会看病开刀只会写论文的医生们因排行榜而当了教授、当了主任、当了著名专家，大家各得其所，围着形形色色的高水平论文而狂舞，舞得不亦乐乎，舞得高尚且伟岸，而吃亏的只有那些默默在一线开刀的医生们，当然，最倒霉的其实是病人。

种种迹象表明，对论文的过分追捧已经成了当今医学界最荒唐的一件事。为了让医生发表论文，每个医院都会给予非常丰厚的激励。一般的做法是，每一分影响因子奖励一万元，有的医院的奖励额度更高。医生只要有了论文，几乎可以说就有了一切，基金项目、奖励、晋升等都不成问题。论文如此重要，医生自然会拼命去弄。对于临床医生来说，写论文本来是很困难的事情，而没有素材的时候就只能编造，编造不出来的时候就只能拿钱买。有很多聪明人士早看到了其中的商机，于是专门做这方面的生意。

医生知道自己在造假，领导知道医生在造假，医生也知道领导知道自己在造假，领导也知道医生知道自己知道医生在造假。但是，医生仍然还在造假。谁给了医生造假的胆量？大家都在造假，造假有很多好处，每一个人都是利益链条上的共同体，谁可能去追究？

网上经常会有某领导或者某大人物造假的证据，这样的事情对于科研工作者来说本不可饶恕，但是，这些人却不会因此而受到任何处罚。领导继续当，各种荣誉继续拿，有的甚至飞黄腾达。领导做了"好"的表率，就怪不得下面医生去效仿了。

几年前，我们医院组织全院骨干到广州一个很大的会议中心听某位知名人物的演讲，非常幸运，我是听众中的一位。这位名人来自西部某省，知名院士，曾经的校长。他讲的重要内容之一是写论文。他自己介绍说，他总共发表了200多篇SCI论文，还写了2 000多万字的专业书籍。他发言的时候情绪激昂，好似自己得了诺贝尔奖般激动而自信。下面的听众也都热血沸腾，我看到一个护士长激动得都哭了。但我仔细斟酌着他每一个功绩，我不觉得这是个值得大家学习的榜样，恰恰相反，这是个绝对的骗子。

他是一个大学校长，当校长的人有多忙大家都清楚。SCI论文那么容易写吗？200多篇能经得起推敲吗？更不要说那2 000多万字的书籍了。仔细计算一下，让其一天写一万字，风雨无阻，都需要写大概五年半时间呢，而这样的时间安排几乎没有可能。既然不可能，这200与2 000不就是吹嘘了吗？当然，当校长和院士的人是不可以随便吹嘘的，那么唯一的可能就只有一个了，即造假。

曾经的某个特殊时期，疫情突然发生，给医学界带来了挑战。某人第一时间在国外发表了相关论文，引起民众义愤，认为此君只写论文不救人。随后其简历被扒出来，说此君竟然发表了500多篇SCI论文。而极其可笑的是，为了突显另一位"高人"看病的功绩，有人在网上对两人作了对比，后者发表SCI文章的数量只有区区的200篇，200篇对500篇，少的论文数量竟成了良心大夫的铁证。

我本人是博士后出身，经历过做学问的种种艰辛与不易，我知道写一篇SCI论文需要付出多少努力，因此当有人动辄拿出几百篇论文进行炫耀时，我是极其反感的。有道是内行看门道，外行看热闹。他们清楚很多内行人知道他们在造假，但可悲的是，很多内行人自己也都在造假。当大家集体做着相同的不光彩的事情时，同流合污的感觉会让大家有一种安全感，彼此心照不宣，共同发财致富，携手飞黄腾达，那感觉不是一般的美妙，几乎相当于快感。

2000年，我博士毕业的第一年，被分配到广州某医院心胸外科工作。那年冬天，科主任请了一位来自澳大利亚的心脏外科专家来做手术。这位专家非常出名，是澳大利亚某著名大学医学院的心脏外科主任，也是国际知名的心脏外科大夫，手术做得非常漂亮。这医生来之前，为了对其技术有更好的了解，我在专业的数据库中查了他的论文。令我极度震惊的是，他竟然只发表过两篇论文。我几乎无法淡定了，甚至想怀疑他的手术水平。如此大名鼎鼎的重量级专家只有两篇论文，如果放在我们的医院里，不要说出名，估计连主治医生都评不上。而在他们的体制中，也许他一篇论文都不需要发也可以照样出名，照样当主任，这一切还不影响他当一个好医生。相比之下，在我们的医院中，这种只发了两篇论文的老医生，最多只能算是个笑柄。

在国际舞台上，中国医生的地位一直十分尴尬，很少有出名的医生，中国医学生的文凭甚至不被很多国家承认。按理说，大家那么能写，在杂志刊物上那么出名，应该也都算是名医了，但为什么连仅发表了两篇论文的医生都不如呢？这是个值得深思的话题。

在某种现实的背景下，能做到博士后，如果不会写 SCI 论文是不可能的，因此照理说我应该最适合写，或者最应该去写那东西。但是，我没有把精力放在写论文上，我做的工作与很多其他医生或者专家不同。

我于 2009 年当了现在的科室主任。在我上任之前，科室业务一片空白，我的首要任务不是写论文，而是要开展临床工作，做手术。这要求我首先必须是一个管理者，然后是一个外科大夫，而不是写 SCI 论文的专家。

我很清楚，我的科室要生存，要有尊严，不能靠论文，更不能靠吹牛，而必须靠真正的临床业绩。正是因为有这样的认识和压力，我便不可能去搞那些虚无缥缈的论文，我把所有精力都用到了临床中。我眼里只有医疗，只有手术，只有病人。不考虑论文，我很多的东西自然会受影响，比如职称，比如各种头衔，比如各种社会荣誉。但十分幸运的是，我从来都没有在意，我骨子里只认可手术，只认可技术。而正是因为我拼命做手术，我的科室才异军突起，很快成为耀眼的明星。我没有因为写论文而出名，也没有因为拿基金而出名，我只是做了自己的本职工作，我只是每天专注于开刀而已，但对于我这个外科医生来说，这其实已经足够。

在做博士后期间，我于 2004 年获得副主任医师的资格，当时我才 37 岁。在这样的年纪有了这样的资格虽然不是太早，但也算是很了不起的进步了。但是，从此以后的很长时间里，我几乎忘记了我自己的职称问题，也可以说，我是真没有精力搞那东西。而当我身边的很多人都早已进步成主任医师、教授，甚至我的手下都已经成为主任医师时，我感到了压力。

2017 年，也就是我任副主任医师 13 年后，原第一军医大学南方医院的领导因为我手术做得漂亮而想把我挖到他们医院去工作。当书记和院长问我的职称时，我有点不好意思地告诉他们我只是个副主任医师，这让他们都非常吃惊。书记当时说的原话是："看你的简历，你很多年前就有了博士后经历，SCI 论文也写了，还有几十项的专利，另外，你从 2009 年开始都一直当科室主任，为什么这么好的条件却依然是个副高呢？"看到两位领导如此惊奇，我必须给他们解释，不然他们也许会猜测是不是因为某种见不得人的原因导致了我无法晋升主任医师的。

我的回答是："两位领导，今天你们之所以看中我，想请我到你们医院工作，为什么？难道是因为我的职称吗？显然不是，你们看中的是我的手术。但你们有没有想过，如果我每天都把精力放在如何弄职称、如何弄各种荣誉的话，我可能在这个高手如云的胸外科领域中脱颖而出，引起你们的关注吗？说句你们也许不相信的话，我从来没有把那东西当回事，因此才没有去弄的。我不想因为繁杂的申报评审事宜耽误了我的手术。"

我的回答不知道有没有让这两位领导从内心深处相信，但起码我是发自肺腑告诉他们原因的。而他们的态度证明，职称在他们的眼里与我的看法一样，就是个装饰。他们一路绿灯，最后直接发函到我们医院要人。对于我这个只是副主任医师的外科大夫，当大家都认识到我的价值时，没有任何一个人在乎我的职称，大家在乎的唯有我的技术。我们医院的院长当然清楚我的价值，因此坚决不放人，我也只好留下，继续为我的医院做贡献。

聊了如上许多，我是想说出我一贯的观点，那就是关于本职工作的问题。社会上有很多种工作，有三百六十行，社会分工不同，大家应该老老实实做好自己的工作，而不能跨界。老师应该老老实实教学生，研究人员应该老老实实做研究，顺便写写论文。单纯写文章是作家的事情，比如有一阵我在《南方都市报》上开专栏的时候，我就一有时间便写文章，我觉得那是分内的事情。但这并不等于我捞过了界，而是我的两份工作。写文章的工作与我开刀的工作毫不相干，那是平行的两个事业。只要人的精力允许，我认为值得提倡。但是，如果我以一个外科医生的身份去写文章，且用这些文章去充业绩，去获得外科医生应有的物质或精神方面的利益的话，便是捞过了界。那才是最让人唾弃的东西，好在我并没有那么做。

2018年暑期，我在微信公众号上发了一篇文章，题目是"王文林就是个手术匠"。写这篇文章是因为当时手术太多，把手硬生生磨出了老茧。其实，这个专业的手术一般都是比较精细的，把手磨出茧的可能性非常小。但是，暑假期间由于每天都要做大量的手术，我的双手起先是磨出了水泡，水泡破了再磨出水泡，然后就逐渐成了老茧。

手上磨出老茧本是一些做手艺人才有的标志，比如石匠、木匠、泥瓦匠、铁匠，磨出茧是他们引以为豪的事情。但是，我这个外科医生的手上都磨出茧了，这着实令我吃惊。而当我真正摸着那老茧时，心中又充满了感动。

有一天，《人之初》杂志的主编采访我，采访的主题是我的 Wang 手术和我的发明。此杂志是广东省卫健委的官方杂志，以前其主编已经对我做过一次专访，内容也是手术方面的。广东省是全国经济发达地区，广州市更是全国三大一线城市之一，整个广东地区的医疗资源相当丰富，医疗这个圈子中更是高手林立。且不说其他专业，仅就胸外科这个圈子来说，每次开各种各样的学术会议时，台上端坐的大师、大专家、领军人物们，都数不胜数。但是，为什么当媒体瞄准手术技术这个专题时，想到的不是那些大专家，而是我这个来自知名度不太高的医院的医生呢？

人的精力是有限的，如果把有限的精力全部放到工作中的话，肯定会对工作十分有利。外科医生的工作是开刀，如果把所有的心思都放在手术相关的事情上，肯定会磨炼出一身好手艺。但是，在如今这个时代里，外科医生似乎很难静下心来做手术。前面提到的写论文、做科研之类的事情，是很多外科医生本来不太情愿做的事情，也不是大家应该做的本职工作。外科医生从骨子里都想安安静静做手术，外部的力量却逼着大家分心出来做别的事情。老老实实做事的医生很难在临床之外的事情中有所作为，而从另一方面讲，却恰好给一些投机钻营者创造了难得的机遇。

在某些胸外科专业的群里经常会看到大家分享的一些会议信息，其主题极少提及手术，而是精准治疗、靶向治疗、机器人、3D 打印等东西，更有甚者，有些专家专门负责制定指南、共识，没有机会制定的时候他们会负责解读。不能说这些专家做的事情与手术毫无关系，更不能说这些专家太闲，但是，仔细想想看，作为著名的外科专家，当自己十分体面而又高尚地坐在主席台上俯视一众开刀的同行时，如果不拿出点开刀的本领来征服大家，是否会成为笑柄呢？

外科医生要想出名，老派的做法几乎全都是靠手术。即便到了今天，这样的标准也并不过时。但为什么一个又一个所谓大师会坐在主席台上呢？这便涉及一个词，即江湖。外科界虽然是一个学术的圈子，却也如当今所有的学术圈子一样，早就成了江湖。江湖是鱼龙混杂的，任何时候都不乏有真功夫的剑客，但滥竽充数的家伙也从来不会缺席。

在各种级别的胸外科群里待久了，经常会看到几个熟悉的身影，有一位来自北方某城市的专家，其署名的单位每每是国字号的疾病中心。关于这样的中心如何确立我不清楚，但我相信这位专家的名字会印在每一个胸外科医生的心中。之所以如此深刻，是因为这位专家总是出没于各种胸外科学术会议的主席台上，且更让人感到蹊跷的是，此专家几乎从不谈论手术，他是个专门负责点评、总结或者做前瞻性展望的高手。如此医生频繁出没于各种学术会议，我在想，会耽误多少工夫啊？他哪有时间做手术？后来从一个同行那里了解到，此君果然不会做手术。但为什么能混迹于胸外科圈里呢？这便是江湖。原来，此君确实在某国字号研究机构做过一段时间工作，后来不知道攀上了哪位胸外科界的"大佬"，一经引荐便直接走到前台，成了著名胸外科专家。而他也是毫不客气地以国字号专家自居，再加上此君天然的酒量与社交能力，于是一切乌七八糟的景象便都变得合情合理了。

还有一位高人，给胸外科医生的一致印象是专门负责赶场开会。几乎所有胸外科的学术会议上均可以看到此君的身影，有时在其他专业的会议上也能看到其端坐于主席台中央。如此热衷于开会，究竟有什么秘密技术要与大家分享呢？他的报告几乎全都与手术无关，他只是专门负责制定规则、指南、共识或者谈情怀。有一次在某省开的一个胸壁外科会议上，我看到其作报告的题目竟然是"肋骨骨折手术专家共识"，这题目不禁让人匪夷所思，后来其同一个省份的医生看了这题目后也发出十分"邪恶"的嘲笑。从本质上讲，人们对邪恶的东西会有共鸣，嘲笑应该是较为一致的态度。

肋骨骨折手术是连乡卫生所的医生都会处理，而且处理得相当娴熟的手术，这样的经验需要在一个省级学术会议上分享吗？而更离谱的是，他讲的内容竟然代表了专家们，而且是专家们的共识。我在想，本国的胸外科医生们看了这样的题目一定不会同意这个共识，因为丢不起那人。

每个省都有很多的学术团体。对于医生来说，最资深也是最正统的应该是医学会，后来又成立了医师学会。医师学会的成立，说是多了一个交流的平台，却是开了一个不好的头，这为之后雨后春笋般涌现的各种山头打下了基础。

在以前正统的学会里，头把交椅只有一个，屈居于次的老专家也许自以为能力不差，不应该居于其下。而以前只有那么一个组织，只要坐头把交椅的人不让位，下面的人便到死也不可能上去。这让不少人带着没有坐上头把交椅的遗憾与愤恨离开人世。于是后来有了相对正统的学会，那屈居于第二的人们终于有了自己的头把交椅。有人得到满足了，会有新的人不满足，于是便有了新想法。既然相对正统的学会的人可以另立山头，为什么不可以再立新山头，让自己也成为霸主？

于是乎，如今的每一个城市都会有许许多多的山头，几乎每一个大医院的胸外科主任都可能建立了自己的山头。胸外科本来就没有太多的医生，当所有大医院的主任都想过瘾时，同一地区的其他小医生就倒霉了。由于谁都得罪不起，谁的山头都要去朝拜，于是各种会议会此起彼伏，会议不再是会议，而成了某种排列座次的仪式。

外科医生本来是看病开刀的，如今既要弄论文，又要弄江湖，外科医生突然间多了很多的身份，需要做很多开刀之外的工作。如此丰富多彩的人生，如果放在社会活动家身上，也许是其求之不得之事，但是，对于外科医生来说，至少对于我来说，一定不合适，我是极其不赞成的。

外科医生应该做什么工作呢？我认为还是要简单些，非手术的工作少做一些，非学术的场合走远一些，让自己的心静一静，让整个人纯粹一些，不要那么复杂，这也许才能让医生更像医生，更善于为患者治病。

学术圈不仅是江湖，更是名利场，除了学术的东西外，尚有很多其他的诱惑。但人的精力是有限的，要想做好医生，就必须把有限的精力放到临床工作中，这才是真正的极简，是极简法则最根本的体现。

非常幸运，这些年中，我并没有做开刀之外的事情，于是便有比别人更多的时间和精力去做自己的工作了。花的精力多了，勤能补拙的效果就会显现。我不敢说自己比别人聪明，但当我比别人更专注于开刀时，至少会显得比别人勤奋。因为天道酬勤，所以我得到了老天的眷顾，终于做出了属于自己的东西。

我始终认为，人活在世界上，如果想让自己的人生更有意义，那就要做对的事情。对的事情其实非常简单，就是自己的本职工作。既然大家做了这一行，就应该把工作做好，否则就直接去做自己认为合适的工作好了。

对外科医生来说，对的事情就是做手术。如果手术都没有做好便忙着去做各种虚无缥缈的东西，首先不符合极简法则，其次也不符合常理，于是便有投机取巧的嫌疑了。我不否认有人因此发了财，有人因此当了领导，甚至当了名人，但是，那决不代表它就是对的。就拿名人来说，有了那样的头衔，是不是真的就名垂千古了呢？每个人都会死，名人们也不可能寿比南山，但医生们留下的文字不会死，那些动辄数百篇的SCI论文会永远存留下来，那些东西经得起推敲吗？很显然，不光是名人，凡是热衷于弄那些东西的人都应该认真掂量一下，自己留下的那些文字会不会成为造假的罪证，而不要总想着那是可以四处炫耀的资本。

人们都知道金子可以发光，为了让别人把自己当作金子，不少人总是绞尽脑汁让自己发光，但为何不先让自己成为金子然后再去发光呢？SCI论文也好，基金项目也好，各种江湖地位也好，都可以让外科医生以最快的速度放射出光芒来，都可能让大家以最快速度把自己装扮成金子的模样，但是，外科医生终究是要开刀治病的，好手艺才是外科医生应该有的素质，才能使其成为真正的金子。如果没有好手艺，万一光芒散去，露出一无是处的原形来，岂不是成了天大的笑话？

从小事做起

广州有一家十分著名的小面馆，名叫"遇见小面"，属于一家非常著名的餐饮品牌。小面在重庆是最简单的饮食，正如它的名字一样，简单到只能用"小"这个字来形容其内涵。在我的记忆中，第三军医大学的门口有数家卖小面的店，将面条扔到锅里，再扔进几根藤藤菜，几分钟后捞出来盛到碗里，淋一小勺现成的辣椒拌花椒油，小面就做好了。

小面做起来很简单，从加工到配菜再到配料，都恰到好处，经济又实惠，所以重庆人都喜欢。对于食客来说，碗里的内容越丰富越好，但对生意人来讲，要讲究效率，更要讲究效益，于是便只有如此简单了。

生意人用最简单的食物满足了食客们最基本的需求，这其实就是极简。在生活并不富足的年代里，这种极简恰如其分，不多不少，所以受人欢迎。

千里之外的广州，"遇见小面"做的还是一碗小小的面条，而从其多家连锁店面及店门口人山人海的等位人群来看，这显然已不再是一碗面条那么简单，已是个不小的企业。老板不是在做面条，而是在做事业。小小的一碗面条竟让老板成就了一番事业，不禁让人刮目相看。

做一碗小面竟然能做得如此成功，到底是怎样的秘诀呢？有一天，我正眼巴巴地向店里张望时，影壁墙上一句话给了我答案：把一件小事做好。一句如此简单的话，道出了其成功的秘诀。

在人们的心目中，成功的标志都是做大事。中国人从学生时代就被鼓励着将来当科学家，当教授，当院士，当大角色，很少有人从内心深处想做小事情。小事情难道就无法成就伟业吗？恰恰相反，世界上很多伟大的事情开始的时候其实都是很小的事情。在一般人眼里，那显得微不足道，而当那些伟人们为之付出心血并最终将其做成大事时，人们才看到其中的伟大。

与小面类似的案例，还有老干妈。辣椒酱很多人都在做，我奶奶、我妈妈会做，我的街坊邻居也会做，中国数不清的乡亲都会做。这种东西就如小面一样，小得几乎可以忽略不计。但是，有人潜下心来认真做了，像"遇见小面"一样，它便不再是小事情。老干妈如今的品牌非常响亮，不仅国人知道，就连很多外国人也知道。这便是做小事的威力。

其实很多大事情都起源于小事，这几乎是所有知名企业或者品牌发迹的规律。比如可口可乐，不过是瓶饮料而已，却几乎做成了美国文化的标签。相似的还有麦当劳和肯德基，与小面相比，性质极其类似，但美国人做得更成功，都推广到全球了。

所以说，迷恋小事情，不是格局不够，更不是鼠目寸光，恰恰相反，而是一种智慧，是凡夫俗子无法体会到的大智慧。这种智慧其实就是极简主义的精髓。

回到医学方面，其实也有类似的道理。在医学的发展史中，有很多大师和神医，他们号称能治百病，能手到病除，他们被称作是华佗和扁鹊，是神而不是人。如果是为了宣传，这些说法很有必要，但也容易让人形成根深蒂固的印象，好像真正的大师必须什么病都会治。其实这样的大师是不可能存在的。这样的人士更像是全科医生，但又有几个全科医生能成为大师呢？现实中的大师或者神医却恰好相反，他们不会治百病，而只是会治疗那么一种病或者有限的几种病，都是因为自己专业的成就而出的名。专科医生与全科医生最大的不同就是专业范围的小，这就如上述的小事一样，只因着眼于小，所以才能精研到底，成为行业领头人。

随着医学科学的发展，每一个专业都逐渐变得庞大，而且会涉及很多疾病的治疗，即便一种疾病的治疗，都可能有很多种方法。在如今这个高度专业化的时代，要想像以往的大师那样精通本专业的所有疾病，几乎没有可能。而如果一个医生真的如万金油一般，什么病都会治，那便相当于什么病都不会治，等于没有自己的专长。没有专长就没有市场，在各种学术会议上只有傻乎乎在台下听台上的人夸夸其谈的份，没有到台上过瘾的份，就更不可能出名成为大专家了。由此可以看出，如今医生的成名更与"小"有关系。专业范围越小，就代表自己的工作越专，专得厉害了就成为专家了。既然都成专家了，怎可能不出名呢？

所以说，在医学的道路上，同样遵循小的规则，也就是极简法则，绝不能贪多贪大，这是成功唯一的秘诀。

几年前一个广东的年轻医生非常出名，江湖名号为"包皮王子"，之所以有这样的名号，是因为此医生有一个专门割包皮的手艺。割包皮是一个极其微不足道的手术，很多在泌尿外科实习的学生都可以做。但是，包皮王子的境界不是一般医生能达到的水平，据说其一鸣惊人之时，已经为全镇一半的男同胞都割过包皮。他仅靠这一手艺，便割出了真正的名堂，从此跻身于名医行列。

割包皮本是一个再小不过的小手术，这样的小手术其实就如厨房里做一碗小面一样简单。在此医生成为"包皮王子"之前，没有人会想到割包皮也能出名。但是，这医生默默地割，头也不抬地默默做自己的小事情，等其抬起头昂首挺胸时，已成为众人仰慕的大师，就如做小面成名的大师傅一般，他成了名人，名医，名大夫。有一次开会时，我看到竟然有人称他为教授，年仅30岁出头的样子，至多像教授的学生，却有了教授的气质。

30岁出头便因手艺如此出名，真的难以想象，等到60岁退休时他会成为怎样的名人。如果遇到贵人相助，跻身于院士行列都不是没有可能啊。这几乎是当代医生成名的活教材。

以前我工作的单位有一位泌尿外科医生也很出名，他出名不是因为他能治疗一切泌尿系疾病，而是他只做一种手术，即尿道下裂。很早之前，他在《中华外科杂志》上发表过一篇论文，总结了数百例尿道下裂的手术经验。这论文让他一举成名，因为大家都知道了他有一手独门绝技，最擅长做这种最不起眼的小手术。

泌尿外科有很多种病，有肾脏的，有尿路的，有膀胱的，等等。翻开泌尿外科的专科书，几乎找不到包皮过长或者尿道下裂的影子，这些疾病真的太渺小了。但是，谁能说包皮王子和上述的这位医生不是大师呢？

当今医学界大师们成名有两种基本的途径，一种是靠出身，另一种是靠本事。第一种，他们的血脉里流淌着大师的血液，所以他们的成名水到渠成。但是，要论真正的大师，还是要靠本事吃饭的，这样的医生必须有实力，不能是江湖骗子，不能是大忽悠，更不能是万金油式的医生。这样的医生都只擅长治疗一种或者很有限的几种病，他们才是真正的大师。

比如心脏外科界的汪曾炜医生，专门做复杂先天性心脏病手术，靠一门技术出名。再比如广州医科大学的何建行医生，很早就是中国胸外科的领军人物，他的成名靠的也只有一样，即胸腔疾病的微创手术。

当代大师们的成名经验已经提供了最好的范本，也就是说，要想让自己成为一个好医生、有名的医生，贪多是不行的，只有潜心钻下去，把有限的一种或者几种病研究透彻，不要嫌小，才能最终做大，最终让自己成为大医生。

从小事着手的做法，其实就是极简法则的体现。人的精力有限，能力也有限，要把有限的精力和能力投身于无限的专业知识当中，几乎没有成功的可能。因此，必须讲究极简，也就是说，必须集中自己的精力和能力去完成有限的事情，这样才能将这些事情做好。

在胸外科专业中，同样有很多种疾病，翻开任何一个大师写的专著，相关的疾病都不计其数。那么，是不是应该将每一种疾病都研究透彻呢？当然，对于任何一个合格的胸外科医生来说，这是基本的要求。但是，研究透彻并不等于成名。要知道，书本上的东西大家都懂，大家都懂的东西就体现不出自己的优势，那么要想在众多的专家中脱颖而出，就必须有自己更突出的东西。这便需要大家瞄准目标，做更深更细的研究。

我们医院以前的心胸外科没有分家，我于 2009 年来到现在的医院担任心胸外科主任。之前我的专业并不是胸外科，而是心脏外科，我做的一切研究工作全部与心脏外科相关。当上这个科室主任后，由于科室之前的底子非常薄弱，我感到了空前的压力。如何把科室业务提升上来，是我必须面对的头等大事。

心脏外科的工作是一个系统工程，不但要把手术做好，还必须把麻醉、体外循环、监护、诊断等团队带好。在几乎一片空白的基础上完成这些事情，难度可想而知。非常幸运的是，我做得很成功。从 2009 年几乎个位数的心脏手术量开始，到 2012 年时，我们科室全年共完成的心脏手术已达 306 台。这个成绩虽然与一线的大心脏外科中心无法相比，不过在广州的各大医院中已经算是非常不错的成绩了。但是，正当我们处于巅峰的时候，医院作出了决定，要成立单独的心血管外科，并从其他单位引进技术团队专门做这个工作，我的心胸外科依然是心胸外科，业务不变。

对于医院的决定，尽管我并不情愿，但我理解医院领导的苦衷，他们是希望我逐渐放弃心脏手术而转行只做胸外科手术。我没有让领导失望，很快调整了定位，让自己成了个事实上的胸外科医生。

由心脏外科医生转变为胸外科医生，我有太多的不甘心与不舍，甚至还觉得委屈。但是，作为科室的主任，我不能自暴自弃，必须为我科室的几十名同事找出路。

广州有很多胸外科专业实力强劲的医院，最著名的是广州医科大学第一附属医院，其次还有很多传统的大医院，这些医院的胸外科几乎占据了全部的市场，我们的医院不是传统的大医院，很难吸引患者来就诊。

如何才能找到科室的出路？我想到了打造科室特色。我早就知道，要打造特色，就必须遵循极简主义的法则，既不能贪多，还要量力而行。不贪多就是只做一种或者几种病的治疗。在胸外科的疾病中，最多见的是肺部疾病，其次是食道疾病，再就是纵隔疾病，这些疾病患者最多，如果能从中分一杯羹，对提升科室的业务自然会有很大的帮助。但是，对于这样的形势，不光我看得清楚，全广州各大医院都看得清楚，每个医院的专家都在紧紧围绕这些疾病做工作，如果我再加入进去，等于是与最强大的对手争病源，那将是最愚蠢的做法。

经过一段时间的深刻考量后，我想到了自己应该走的路，那便是从别人都忽略的疾病做起，要走一条别人没有走过或者都忽略了的路，那便是胸壁疾病。胸壁疾病有很多种，我需要找一个突破口，最终我将目标瞄准到一种特殊的疾病，即漏斗胸。

漏斗胸是一种比较冷门的胸科疾病，在如今的三甲医院中，收治的漏斗胸患者数量几乎可以忽略不计，很多著名的三甲医院每年治疗这种疾病的手术量几乎为个位数。表面上看，这种疾病真的非常罕见。最开始的时候，我也觉得这种疾病非常少见。既然少见，为什么还要往这方面下功夫呢？我是受了前面讲的那位专门做尿道下裂手术的泌尿外科医生事迹的启发。要知道，在泌尿外科所有的疾病中，尿道下裂是一个极其罕见的疾病。但是，正是因为罕见，才很少有人用心去做。如果有人专门去研究了，就必然比别人更可能成功。

所以我对漏斗胸的设想也是如此。因为胸外科很少有这种疾病，而绝大多数胸外科医生又不关心这种疾病，这便给我这个有心人提供了机会。我不怕患者少，一个医院的患者不多没关系，只要技术好，全国的患者自然会找上门来。我更不怕没有经验，我是个读书人，我连博士后流动站都经历过，我认为我最大的长处就是学习能力，没有经验没关系，因为可以摸索，可以学习。有了这样的思路，我的专业历程便真正开始了。

在正式开始做这个工作之前，我查阅了大量的文献，有国内的，也有国外的。总之，我在很短的时间内了解了这种疾病的概况。令我喜出望外的是，等查阅了大量的文献后，我惊奇地发现，我原来是最适合做这种手术的。我的依据来自如下诸方面：

第一，这种在各大医院都显得极其罕见的疾病，实际的发病率并不低，有报道称其发病率竟然高达0.8%。这其实算是一个很高的发病率，与胸外科当前最热门疾病的发病率相比，这个发病率高出很多个数量级。这个发病率告诉我，社会人群中这种患者是非常多见的。但是，为什么医院中很少有这种患者的影子呢？我很快找到了原因。大医院医生的目光都被各种大师误导到胸腔内的疾病上去了，没有人关注这种疾病。这就形成一种恶性循环：越是没有医生关注，前往医院就诊的患者就越少；患者越少，医生就越没有看病的机会，经验就越少，治疗效果也就不会好到哪里去了；如此一来，又会打击患者就医的积极性。这种恶性循环会导致两种极端：一方面，大批医生接触不到漏斗胸患者；另一方面，大批患者得不到治疗。现实很残酷，却让我看到了机会。既然大医院的医生都不关注这种疾病，我如果潜心做研究的话，不就有可能获得巨大的机会吗？于是，我更坚定了研究这种疾病的信心。

第二，我所在医院的优势。当年国内的众多文献显示，国内治疗漏斗胸的绝大多数医生都是儿科医生。但是，儿科医生治疗这种疾病有很大的限制，这种限制主要来自患者的年龄。对于儿童或者低龄患者，儿童医院有自己的优势，然而对于成人患者，儿童医院的医生就没有机会做手术了。而真正能体现手术难度的患者往往都是成年的漏斗胸患者，儿童患者的手术与成人患者的手术几乎没有可比性。因此，儿童医院有天然的技术方面的缺陷。相比之下，综合医院就没有这样的缺陷。综合医院的优势是所有年龄阶段的患者都会前来就诊，这无疑会使医生接触到大批高难度的手术。我所在的医院为综合医院，所以我们具备收治各种年龄段患者的优势，因此我们更适合做这样的工作。

第三，我们科室的优势。漏斗胸手术之所以未广泛开展，手术的风险被认为是最主要的制约因素，最直接的风险就是会损伤心脏。另外，很多其他的因素也会带来风险，比如漏斗胸合并先天性心脏病的情况、先心病术后存在的漏斗胸、第一次手术失败的漏斗胸，这些情况都非常危险，最大的危险因素都是可能会损伤心脏。对于单纯的胸外科医生来说，凡是涉及心脏的手术都会格外危险。但是，对于我这个出身于心脏外科专业的医生来说，这样的风险尽管同样存在，却基本都可以应对。正是因为有了这种特殊的技术背景，我比别人有了更大的优势，所有风险极高的手术都能安全开展。

从科室的架构上看，我的科室依然是心胸外科，这种架构无疑非常利于漏斗胸手术的开展。当然，国内心胸外科的架构并不少见，绝大多数医院的心脏外科和胸外科并没有分家。但是，能同时熟练掌握两种技术的医生却极其罕见。如前文所述，2012年，我们体外循环的年手术量突破300台，我本人更有超过1 000台心脏手术的经历。这样的心脏外科基础是很多心胸外科人员不具备的，这无形中增加了我们的实力，也增大了我们成功的可能。

第四，我个人的优势。我是科室的主任，我本人极其渴望研究这种技术，我的热情为该技术的开展扫清了人为的障碍。另外，从这件事情的一开始，我便亲力亲为，从来没有把相关的事宜交给年轻医生或者学生去做，这使我这个博士后从起点上高出那些竞争对手好几个数量级。还必须强调的是，我另外一个身份是专栏作家，我还擅长互联网的各种技巧，懂得宣传，懂得营销。以我这一身的能耐，如果真的潜下心来做这个工作的话，有几个外科医生能与我竞争呢？

天时地利人和，都被我占尽了。我不能犹豫，必须马上开始工作。

要想做漏斗胸的工作，首先要有扎实的技术。为了掌握当时已经开展较多的 Nuss 手术，我专门研究了大量的手术技巧，无师自通，很快掌握了所有的技术要领。接下来就是给患者看病。这其实是一个打造品牌的过程。对于传统强势的大医院，品牌是与生俱来的，根本没有打造的必要。但是，我们医院的品牌由不得我坐着等患者，我必须主动出击。

我开始接触患者，宣传我的理念，传播我的技术。起初我只是在 PC 端的一些网站与患者朋友进行交流。这样的交流虽然有一定效果，但效率偏低，转换率不尽如人意。后来在朋友的启发下，我发现了微信公众号，于是率先开启了"胸廓畸形手术专家"这个微信公众号。从开启微信公众号的那一刻起，我就知道我该做什么——做品牌，做声誉，甚至是做产品，这将是我的命根子，我不可能胡编乱造，或者东拼西凑地抄袭，我懂得内容的重要性，于是从第一篇文章开始就全部是原创。这个微信公众号中所有的文章都是我自己写的，从来没有任何人代笔，更不可能抄袭其他人的东西。其实从那一刻起，我就成了这个领域的权威，其他人不可能写出跟我一样的东西。

有了文章有了内容后，接下来就是分享，让更多的人知道我的文章。这其实是一种营销。之前玩过 BBS 和微博的我，对这个事情更是轻车熟路。权威的内容加一流的营销，使我的文章立即成了整个行业的热门。大量患者开始关注我的文章，大量同行开始读我的文章，这个微信公众号很快成了胸廓畸形的百科全书。而由文章变现的流量很快转到线下，不少患者前来就诊。我开始有大量的手术，并一举成名。

从开始做漏斗胸方面的工作到获得很好的口碑，其实并没有花太长的时间。但是，初步有了功名之后，我突然发现漏斗胸不再是一个小小的疾病，而成了我的事业。我需要做的工作不仅是开刀做 Nuss 手术，我还需要做改良的 Nuss 手术，甚至做手术的彻底变革，设计出更好的手术。除此之外，我还必须研究漏斗胸的发病机理，它的诊断，它的分类，它的预后，它的康复，或者最常见的危害——心理问题。关于这种疾病的一切，都突然涌入我的视野，我发现了一个完全崭新的天地。

而由漏斗胸再往外延伸，是更多形态的畸形，比如鸡胸、扁平胸、桶状胸等畸形，同步地进入了我的视野，接着一些新的未知的畸形，比如后来我自己命名的沟状胸、鞍状胸、单侧胸壁凹陷畸形，也都成为我研究的内容。再往后，随着整个畸形概念的扩展，Poland 综合征、窒息性胸廓发育不良及继发性的胸廓畸形，也都成了我的研究对象。我由漏斗胸开始入手，由浅及深，牵出了一个硕大的病种。这时，我已经不仅仅是漏斗胸手术的专家，而成了名副其实的胸廓畸形手术专家。但是，这还不是我事业发展的尽头。到了2017年中期，当我的声望已经相当高的时候，南方医院胸外科的蔡开灿主任、广州医科大学附属第一医院的何建行院长先后向我伸出橄榄枝，希望我能加盟他们的医院。两位教授的盛情邀请是对我工作的认可，也为我提供了绝好的机会。但是，我们医院的田军章院长自然不可能让我到其他医院工作，他极力挽留，我也最终没有成行，继续留在我的单位做贡献。

加盟虽然没有成行，但直接促成了全国第一家胸壁外科的挂牌。在我提出胸壁外科概念整整十年后，2018年5月9日，我们医院召开新闻发布会，宣布胸壁外科正式成立，并作出更大的决定，即成立胸壁外科研究所。这也是医院领导挽留我的条件之一。

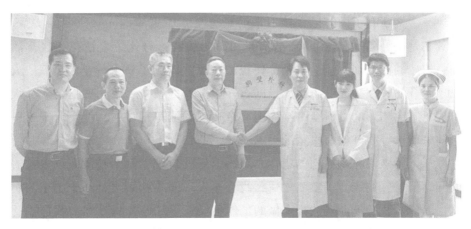

图2　中国第一家胸壁外科挂牌成立

胸壁外科，显然已经不再只关注漏斗胸这一个小疾病，也不止关乎胸廓畸形这一类疾病的问题，而是进一步扩张，成为同时包括胸壁肿瘤、胸壁感染、胸壁缺损、胸壁创伤等病种的新领域，这意味着一个崭新专业已经诞生。就像当年的脊柱外科、手外科或者创伤外科从传统的骨科中分离开来一样，这成了一个历史事件。而这一事件的起因，归根到底源自一个小小的疾病，也就是漏斗胸。

由一碗小面做起，"遇见小面"成就了其老板的一个大事业，这个事业向下发展，前景不可限量。割包皮的医生后来的发展不清楚，做尿道下裂的医生已经退休，他们都用自己独特的技术为自己赢得了尊严，他们都成了著名的医生。这一切其实都是极简法则最好的例证。我的工作与这些例子极其相似，同样是从一件非常小的事情做起，而我开启了一个新专业，这是极简法则发挥作用的稀缺案例。

为什么依照这个规则行事才能更好地获得成功呢？其实道理很简单。每一个普通人的精力和能力都有限，尤其在事业的早期，当自己不具备任何优势的时候，要想多点开花，把很多项目都做好，几乎没有可能。那样不仅会分散精力，而且会分散注意力，等于是三天打鱼两天晒网，是无法做成品牌的。

我在很多场合分享过我们成功的经验，尤其在一些医疗移动互联网产品的用户群中，很多人对我们的经验甚感兴趣。不少人听了我的分享后，即刻注册了微信公众号，也开始做起了自己的事业。但是，最终成功的人几乎没有。

我总是对朋友们说，我的经验是可以复制的，只要大家掌握到诀窍，没有不成功的理由。但问题是，在所有跟我学微信公众号的朋友当中，却几乎没有人能真正学到诀窍。为什么会如此呢？我总结的根本原因在于，其没有按照极简法则行事。

极简法则要求集中精力做一件事，绝对不能贪多。但是，一些人总经不住诱惑。当大家被一路的风景弄得心神不宁时，谁还会让心真正静下来，打造自己的"小"品牌呢？

我认识一位广州的同行，也是胸外科的主任。一次见面时，我曾把我们成功的经验毫无保留地告诉了他。他的单位与我们单位的级别相仿，也不是广州最大级别的医院，他也需要品牌，也需要病源。但是，也许太急于求成了，他看着每一种疾病都眼红，想把自己打造成治疗所有疾病的专家，结果今天写漏斗胸的文章，明天做手汗症的科普，第三天又猛烈地夸奖自己做了全国最成功的肺手术。如此漫无边际的做法，会让人联想到电台电视中老中医治百病的做派。在民众的科学素养达到空前高度的今天，如此做品牌基本上等于瞎忽悠，由此便可以想到其最终的结果。

后来有一次看到这同行时，他面色苍白，神情憔悴，我猜他肯定是被微信公众号累坏了。果然他诉苦说："做微信公众号为何如此之难啊？我花了太多的精力，疝气都累出来了，为何无人问津呢？"

在这个国度里，万金油式的医生遍地都是，谁会因为你写几篇破文章就认为你是包治百病的专家呢？这是我想对他说的真心话，而看到他满脸的心灰意冷时，我心一软，把话憋了回去。但愿他能真正觉悟吧，万金油妄想治疗百病，实际上连蚊虫叮咬都治不利索。这道理很简单，但愿他和其他那些想成名的医生都能懂。

从本质上讲，极简法则否定过于烦琐，讲究的是精练，讲究的是集中优势兵力经一点突破。漏斗胸正是这个突破点，我拿下了这个病，所以更广阔的空间便扑面而来了。

做任何事情都涉及时间和效率问题。谈起这个问题时，人们会想到传统文化中一个著名的实例，那就是龟兔赛跑的故事。大家总喜欢赞美乌龟的精神，与兔子的速度相比，乌龟那种坚持不懈的精神似乎更难能可贵，但其实这是编故事者一种片面的愿望罢了。在现实生活中，时间和效率都重要，任何时候大家都不可能忘记效率而只谈坚持精神。离开了效率，时间一钱不值。所以不管做哪种事情，效率和时间是需要同时兼顾的内容，只有兼顾才能兼收，才会有好的结果。

如何提高效率？影响效率的因素有很多，但主要的因素应该是方法问题。做任何事情都需要方法，方法对了，速度自然会提升，效率也就提高了。怎样的方法才算是好方法呢？这又回到本书的主题了，那便是符合极简法则要求的方法。极简法则要求简化程序、简化内容、简化步骤，当所有该简化的东西都被简化之后，那种方法就一定是非常高效的，所以寻找好方法的捷径就是按照极简法则的要求做事情。

医疗行业是一个竞争激烈的行业，科室内部的同行有竞争，科室之间的同行有竞争，医院之间的同行同样存在竞争。在此过程中，每一个医生都会有自己的愿望，都希望能做出自己的特色，能在竞争中立于不败之地。那么怎样才能实现这样的目标呢？其中会涉及很多具体的问题，不过我们首先要关注的是效率问题。

如前所述，要想有好的效率，首先要有好方法，而方法必须依照极简法则的要求进行设计。那么，极简法则要求哪些内容呢？具体的内容不一而足，概括起来其实就是做减法，从所有可能的细节开始减，最终达到最简单的目的。具体来说，需要从如下方面着手：

首先是目标问题。为了让自己的工作有特色，很多人都会制定一个非常宏大的目标，比如胸外科医生可能不仅想把肺手术做成全国领先，食道、纵隔手术也不想放过，另外还希望在创伤方面有所造诣。人的精力是有限的，医院和科室的资源也有限。当目标过多过于宏大的时候，任何人都会力不从心，这等于人为给自己找麻烦。麻烦多了，不能马上消除，人就会很快失去兴趣和信心，就会早早放弃。这种情况其实非常多，几乎绝大多数医生都做过这样的尝试。这种目标过多的做法，相当于给自己树立了很多的敌人。做事情要克服困难，相当于去战胜敌人，而敌人过多的情况下如何才能轻易取胜？所以说，目标过于宏大是不利于成功的。前文我已经反复强调，要学会设定小目标，善于做小事情。小事情做好了，才能成就大事情，才会成就一番伟业。这是被太多的案例证实了的真理。

把大目标简化成小目标，实际上就是极简法则的体现。大目标中包含许多小目标，众多小目标聚集在一起时，会让大家心神不宁，看不到希望与出路。而舍去众多其他的小目标的做法其实就是做减法，是为了让大家卸下包袱，轻装上阵，是最现实的极简。通过这样做，大家能以最快的速度获得成功，因此是提高效率的必经之路。

目标确定之后，接下来是具体的行动。行动首先需要指导思想与路线，因此接下来需要讨论的问题就是路线的问题了。

为完成一项工作，会有很多的路子可以走。有的路子拖沓而冗长，有的则简单且快捷。按照极简法则，找好的路子就是找捷径。什么是捷径？捷径就是最省力气的路子。而捷径往往并不是现成的，需要动脑筋才能找到。举个例子，比如想做技术的宣传，要达到这个目标有很多途径可以选择，最现成的方法是传统的媒体，比如电视、电台，或者报纸，这是很多人会选择的方法。这个方法可行吗？当然可行，但显然不是最佳的捷径。捷径是什么？当然是新媒体，比如微博、微信公众号、抖音等平台，都是高效的新媒体。如果能借助这些媒体做宣传，就可以事半功倍。这才是真正的捷径。

关于宣传的问题我们有很多经验可以和大家分享。早年我们也曾通过传统媒体做宣传，当时并不流行新媒体，因此没有更好的选择。而当微信公众号等工具出现后，我们第一时间看到了其效力，于是很快选择用这种工具进行宣传，获得了非常好的效果。这便是我们走的捷径。我曾经接触国内的很多同行，我一直在关注大家宣传方面的工作，但直到今天为止，很多医生仍然会先想到让医院的宣传科写稿子发到传统媒体上去，这无疑是十分落后的做法。

关于宣传的问题只是举了个例子，其实做任何事情都会涉及很多具体的问题，而每一个具体的问题都有捷径可走。只要大家肯动脑筋，找到捷径并不困难，但关键是要有走捷径的意识。就拿技术的宣传来说，如果一开始就直接选择传统的媒体，连走捷径的念头都没有的话，就一定不可能有捷径可走了。如此一来，就会影响工作的开展，影响工作的效率，最终也必然影响工作的结果。在一些极端的情况下，如果走错了路子，甚至可能把工作引向歧途或者死胡同，那就更惨了。所以捷径的问题就是路线问题，是一个关乎成败的大问题，必须非常慎重地考虑。

第三个问题是具体操作的细节问题。这同样是关乎事情成败的大问题，俗话说，细节决定成败。一般来说，细节的问题越多，关注的内容就越多，这似乎会增加工作的内容，最终与极简法则相悖。表面上这好像是矛盾的，实际上却恰好相反，这正是极简法则的体现。按照细节决定成败的规律，如果不重视细节，连成功的可能性都没有，谈论极简法则还有何意义？此处谈论这个法则，完全是在必然成功的前提下谈论的，因此细节就成了唯一需要关注的内容。这本身已经等于是做了瘦身，在做了减法之后谈论细节，同样是极简法则的体现。

关于细节的重要性，本书会反复提到，也会有很多具体的例子。其实在我们完成的所有手术中，几乎所有的细节我们都已经关注到了。就拿Nuss手术来说，从术前的检查、术前的准备、诊断的要点、手术的体位、麻醉的实施，到切口的位置、大小、方向、数量，到钢板的长度、形状、弧度、位置、固定方式、翻转方向，再到切口缝合的层次、方法，甚至连包扎切口的敷料等，所有的问题都是我们格外关注的内容。与其他医生的工作相比，我们关注的这些内容显然都是最细节的内容。这些内容多余吗？很显然，不但不多余反而很必要。正是因为我们做了别人没有做的细节性的工作，我们的技术才能以最快的速度脱颖而出。我们因为注重细节问题而有了非常高的效率。

其实不管做什么工作，细节都是需要格外重视的内容。不重视细节，工作就会显得粗糙；工作粗糙了就会影响质量；如果工作没有好的质量的话，怎可能赢得口碑呢？

以上聊的是效率问题。效率直接关系到工作的速度，是一个非常重要的指标。但是，除了效率外还有个问题同样重要，那便是时间。谈论时间的问题，其实就是要有那种"乌龟精神"，要懂得坚持，不能轻易放弃。

一些励志书籍经常会提到一个著名的定律，叫1万小时定律。一位叫作格拉德威尔的外国人曾经对此定律描述道："人们眼中的天才之所以卓越非凡，并非天资超人一等，而是付出了持续不断的努力。1万小时的锤炼是任何人从平凡变成世界级大师的必要条件。"

在一般人眼里，成为世界级大师是遥不可及的，极少有人敢想象自己会成为世界级的大师。如果有人将那样的目标当成人生追求的话，一定会被人嘲笑。但是，根据1万小时定律，似乎实现那样的目标并不困难：只要坚持1万个小时，目标就可以实现了，自己就可以成功了。这看起来十分简单，没有难度，甚至连技术含量都没有。在这个定律中，强调的唯一内容似乎就是时间。只要时间够了，人就可以走向世界巅峰了，就可以成世界人民羡慕嫉妒恨的对象了。

那么，1万小时的时间很难坚持吗？为了让这个概念更直观，我算了一笔简单的账。最保守地估算，如果平均每天花4个小时专注于一项工作的话，一年365天共有大约1 500小时，那么要想坚持1万小时，大约需要7年的时间。7年的时间就能成就一个世界级的大师，这不是天方夜谭吧？按照我国的义务教育体制，小学和初中加起来有9年的时间，而莘莘学子每天上学的时间都不止4个小时，如果按照这个理论算下去，岂不是每一个初中毕业的学子都应该是世界级的大师了吗？而事实大家都清楚，即便再多一个甚至几个9年，也出不了什么大师。问题出在哪里？难道格拉德威尔在胡说八道吗？显然不是，要知道，1万小时定律是一个公认的成功学方面的定律，定律本身没有错，如果说有错，只能说学子们努力的时间出了问题。

这里说的 1 万小时，是要求大家非常专注地做一件事情，而不是花大部分的时间做无用功。用这样的零头时间去凑 1 万个小时的话，到死估计也不会够数，那如何成为世界级的大师呢？

我本人是无意中看到了 1 万小时定律的，看到这个定律时，我很感兴趣，就算了一下我做胸壁外科的时间。我虽然早在 2008 年就提出了胸壁外科的概念，但真正开始做这个工作却是在 2013 年。那一年我的专业彻底改变，不再做心脏手术，成了一个胸外科医生，我开始全身心投入胸壁外科工作。到 2020 年，也就是我开始写这本书的时候，恰好是 7 年时间。我每天坚持的时间不一定都有 4 小时，但是如果平均下来一定不少于 4 小时。这么说来，我应该早已完成了 1 万个小时的任务。按照这个定律的要求，我是不是已经成了世界级的大师了呢？这种念头有些可怕。我真的不敢把自己看作世界级大师，但是，有很多工作我们确实都做到了世界领先的水平。比如说，我们创立了胸壁外科这个专业，我们命名了很多新畸形，我们设计了很多新手术，我们还完成了全世界最大组最复杂病例的手术。我不敢说这样的水平就是世界级大师的水平，但有一点是肯定的，不管做什么事情，只要专心致志去做，不放弃，不松懈，就一定能获得成功。这便是时间的重要性。

我们的工作取得了很多成绩，但我们并没有因此而沾沾自喜，更没有因为已经坚持了 1 万个小时而停下来休息。我们最知道自己工作的不足，于是没敢停下脚步，而是重新收拾行装，向第二个 1 万小时进军。

极简法则对工作的效率有要求，而对时间似乎并无要求。但是，如果把时间的跨度拉长，从宏观的角度来看整个过程的话，时间又是极简法则最根本的要素。极简离开了时间，效率就成了空谈，便不可能会有结果，所以谈论极简不可能离开时间。除了效率外，极简法则只是对单一的时间做了要求，此外并没有太多的附加因素。像效率一样，时间也是极简法则的基本要求。

我们已经工作了 1 万多小时，有了初步的积累，有了原始的铺垫，甚至可以说有了自己的品牌，这为今后的工作打下了很好的基础。

我经常会把我们的经验告诉一些年轻人。他们最大的优势是有时间。我常常在想，如果一个年轻人能潜下心来认真做一件事情的话，等到了我这样的年纪，不知道会有多么成功。这样的道理其实年轻人都懂，但大家都知道的事实是，年轻人往往比上年纪的人更忙碌。为了工作、家庭、朋友、爱好……他们需要花费太多的精力和工夫，而唯独没有时间花在那些有可能让他们成为世界级大师的事情上。如此一来，要想成功，就几乎不大可能了。不是说现实条件不允许大家成功，最关键的问题是大家自己不愿意成功。即便我把成功的秘诀手把手教给了很多人，他们却并不当一回事。

由此也不得不让人感慨万千。效率和时间的关系告诉大家，只要持续不断地认真做一件事情，就有可能会成功。而生活中为什么没有太多的成功者呢？因为大家运气不好？智商不足？其实都不是。我总结的问题根源是：其一，效率不高；其二，时间不够。如果大家都能在这两点上下下功夫，焉有不成功的道理？

境　界

　　极简的概念谈论起来似乎十分抽象，尤其当很少有人提及这样的概念时，更显得有些高深。其实，一旦明白了极简的意思，就会不以为然。为什么会有这样的现象呢？这来自一种普遍的认知习惯。拖沓冗长的事情任何人都不喜欢，当整个人群都不看好这样的习惯时，它就像很多其他公认的坏习惯一样，会成为人们心中共同的陋习，所以人们会普遍信奉相反的东西，也就是极简。但是，信奉归信奉，每个人自己做事情时的表现往往与之并不相同。很多人在自己做事情的时候会身不由己，做着做着就磨蹭起来了。所以即便人们公认极简是好东西，也并不等于所有人做事情时都会遵循极简的原则。

　　最直观地理解极简的概念，应该指的是极其简单。但是，由于看问题的出发点不同，其真实的含义可能五花八门，由此极简的概念反而会变得复杂起来，有时甚至会显得极其烦琐。那么，究竟该怎样理解极简的概念呢？这就会牵扯到理解的角度问题，人站的高度不同，看问题的角度不相同，对极简的理解自然也不会相同。结合外科医生工作的实践，极简可以分成三个境界：第一级境界是内容的极简，是开刀匠的境界；第二级境界是行为方式的极简，是大师的境界；第三级境界是最高等级的极简，是理念的极简，是觉悟者的境界。三个境界界限分明，体现着大家对极简不同的理解。理解的境界不同，就会体现出不同的水平。

我们将第一级境界理解为内容的极简，并说成是开刀匠的境界。为什么会这样理解呢？其实多数人对极简的理解都是如此，即内容方面的极简。内容繁多庞杂，肯定不是极简，相反，如果内容简单精悍，就成了多数人印象中的极简。一些极简主义者正是通过减少各种内容的实例来标榜自己信奉的理念的。比如衣食住行的尽可能简单，再比如家徒四壁式的极简，都是以内容的简单来衡量极简。这很像苦行僧的做法，为了某种追求而刻意抛弃物质的享受，尽可能减少生活必需的内容。表面上看，这确实是一种追求，甚至可以理解为一种信仰，将这样的做法归并于极简主义没有什么不可。但是，这样的理解只能算是最初浅的理解，这是极简的入门境界。

在谈论手术的时候，初级的极简主要是指操作内容的减少，包括两个方面：其一是操作步骤的省略，其二是操作细节的简化。

对于任何一种手术来说，都不是开刀后就可以马上直奔主题完成所有操作的，其中会涉及众多的步骤。这些步骤的形成，一方面是手术基本操作规则的要求，另一方面也可能是手术习惯使然，当然，还会与很多其他因素有关。不同人完成同一种手术所涉及的步骤并不完全相同，有的简单明了，有的拖泥带水，有的甚至极其繁杂。将这些手术拿到一起比较，很容易发现其技术的繁简。合理简化步骤，会明显提高手术的效率，这会被当作外科医生水平的体现。但是，并不是所有步骤的省略都合理且安全。在临床上如果因省略必要步骤而酿成大祸，那么这样的省略就显然不是水平的体现，而是现实的偷懒。

操作细节的简化可以是整体内容的简化，也属于步骤省略的范畴，而多数情况下却与具体的操作细节有关。这多半与外科医生的操作习惯有关。当然，如果上级医生或者医院有硬性要求，则就与医生的习惯毫不相干。

对任何一种手术来说，操作步骤和细节的形成除了与客观因素有关外，更与主观因素有关系。客观因素往往不能轻易撼动，如果因为主观因素而使整体步骤或者细节简化的话，则更倾向于符合极简法则的要求。当然，如果这种做法有利于提高手术的效率并能保证有很好的效果的话，便是真正的极简行为了。

胸廓畸形手术是众多手术中的一种，也有内容方面的简与繁。在胸廓畸形的开放性手术中，从切皮到游离软组织再到游离骨性结构，直至对畸形结构做塑形，其中的很多步骤并不固定。医生操作习惯不同，对手术的理解不同，操作步骤和细节也会有很大的不同。如果医生能有意识地简化自己的操作，使手术不拖泥带水的话，显然就是极简的做法。

　　胸廓畸形手术由开放手术进步到微创时代，同样存在内容方面极简的问题。比如 Nuss 手术中，多数医生都将胸腔镜当作手术的必要内容，是大家不会轻易省略的内容。但是，在现实的操作中，有医生会毫不犹豫地将胸腔镜省去，于是就成了无胸腔镜的 Nuss 手术。

　　在 Nuss 手术的其他操作中，同样有内容可以被省略。比如对主钢板两端做固定时，有的医生会用双侧固定，为了获得放心的固定效果，有的医生甚至会再将短固定钢板与肋骨做固定。这些做法在很多医生看来是合理的，可以防止钢板位置移动而导致的并发症，所以不少医生始终在做这些工作。在他们的眼里，这些步骤或者内容是手术必需的，是省略不得的。但是，另外一些医生会有不同的看法，他们会将这些操作视为多余。在他们的手术中，他们会省略相关的操作，只将主钢板一端做固定，而且他们并不会担心因此会引发并发症。两种医生的做法显然有很大的差别，主要的差别就是内容的不同。很显然，后一种医生的做法更接近极简的做法，因此显得技高一筹。

　　外科医生有意识地简化自己的操作，说明其拥有一种信奉极简的素质。当然，医生完全可能是无意识地做了极简的选择，或者在此处做了简单的操作，在另外的地方又做了复杂的操作。此时如果要对医生的作为进行评价的话，也许就需要就事论事了，而不能就事论人。可以肯定地说，在其简化操作的过程中，他的行为是符合极简法则要求的。

　　在一些手术中，要想简化一些主要的步骤，似乎非常困难，所以极简法则更多地体现在操作的细节中，这可以在医生的举手投足中显现出来。

　　在胸廓畸形手术中，有一种固定钢板的操作，是用钢丝将钢板直接与肋骨做固定。这种操作的目的很明确，即将钢板与肋骨捆绑到一起，这种操作貌似非常简单，但具体实践时，会有很多稀奇古怪的做法。

　　最直接的做法是用带针的钢丝直接环绕肋骨做缝合，然后用钢丝将钢板与肋骨做固定。这种做法表面上看很简单，但具体操作并不容易，主要的原因是针的弧度不适合直接过肋骨。另外，由于针尖有损伤肺的可能，所以这种方法并不被大家接受。为了避免针尖损伤肺的可能，有人将针尖去掉，采用钝的针头做缝合，这种方法其实依然不方便，主要原因依然是针的弧度不合适。

为了使整个过程既安全又方便，有人先将肋骨骨膜纵行切开，然后环绕肋骨对骨膜做游离，接着用带针的钢丝沿骨膜下绕肋骨穿行。这种做法十分有创意，很多人为其大唱赞歌，有人甚至从理论上阐明这种做法的种种优越性。但是，这种做法显然更加烦琐，所谓的理论也很是牵强。

为了验证上述几种方法的有效性，我们都做过尝试，结果，我们并不认为这些方法更合理。为了找到方便可行的方法，我们做了自己的设计，这便是我们设计的众多技术中的一种，也就是如今风靡全国的 Wang 手术（Wang Technique）。我们的方法非常简单，用直角钳跨肋骨先将钢丝导引线穿过肋骨，然后用导引线将钢丝拉过肋骨即可。为了使这个操作更安全更简便，我们还对操作过程中的种种细节做了设计，比如对导引线的种类、夹线的部位、牵拉线的方向、拿直角钳的方法等，都做了规范。这些细节设计好之后，整个操作便如行云流水般简单、简洁、流畅。我们曾在国内很多医院展示过这个技术，所有医生看完之后无不给予肯定。同样是过钢丝的操作，比较数种方法之后会发现，我们的方法要比其他方法简单得多，更符合极简法则的要求。

内容方面的极简还有很多其他具体的例子，比如拧钢丝的操作，有的医生会在每次拧钢丝之前先用钳子夹稳才开始拧，另外一些医生则省去了夹钳子的步骤而直接用手抓起来便开始拧。

从某种角度来说，内容的简繁可以反映在外科医生几乎每一个操作的细节中。在能力允许的范围内，只要医生有意愿将操作做得简单，都存在简化内容的可能。但是，考虑到手术的特殊性，省略或者简化内容必须遵循特定的规律，必须以保证手术的安全、效果为前提，而不能随心所欲乱简化，否则可能会酿成大祸。

由此可以看出，内容的极简关乎外科医生的基本素质。医生首先必须有过硬的专业知识，其次要有良好的专业素养，再次要有良好的操作习惯，拥有这些基本素质后，其操作才可能真正符合极简法则的要求，才可能干净利索、简洁明了，其才能成为一个优秀的外科医生。

在现实的临床工作中，优秀的外科医生并不少见，他们一般都会严格按照医疗护理常规的要求完成自己的工作，恪尽职守，兢兢业业，每天做大量的手术，而且把手术做得相当漂亮，每每让学生和同行们看得赏心悦目，频频点头赞许。这些医生受人尊敬有很多的原因，其中之一就是信奉极简法则，这可以在其很多操作细节中表现出来。但是，这样的医生尚不够称为大师，他们只是手术匠，就如熟练的木匠、鞋匠、理发匠一样，唯手熟耳。手熟了，只要不是过于蠢笨的医生，都会懂得何处应该省略，何处应该减去，这样的做法几乎可以不动太多的脑子。有道是循规蹈矩，只要固定的路子设定好了，多走几步少走几步并没有实质的差异。所以说，内容方面的极简，只能是一定程度的量变，并不涉及任何形式的质变。这就好比 Nuss 手术，在具体方法和原理不变的前提下，不管进行怎样的改良，只能是内容方面有所不同，而不会抛开手术的基本法则。这样的做法只是改良却并不是革新或者变革，不能体现出最高级别的水平。

聊到这里，我联想到了漏斗胸治疗领域的一些趣事。Nuss 医生因为发明了革命性的手术而被全世界的同行公认为大师，这是毋庸置疑的。而很有意思的是，国内一些医生因为做了大量的 Nuss 手术竟然也被称为大师，或者自以为大师，这就有些匪夷所思了。手术例数多，在国内当前的医疗环境中，甚至可能与医生的技术没有一丁点儿的关系，例数再多，如果只是重复 Nuss 医生设计的手术方式，则并没有太多技术含量。这些人显然是把力气活与技术活混淆到一起了，这种理解是缺乏智商的表现，如果将这些医生当作 Nuss 医生一样的大师，估计 Nuss 医生本人都会对大师一词表示出强烈的愤慨的。其实如果只论技术，一些基层医院的外科医生做起手术来往往比顶级的三甲医院的医生更麻利，谁能说做漏斗胸例数多，其技术就一定出色，一定符合极简法则的要求呢？

内容的极简关乎医生的素质，是第一级境界的极简。有了良好的素质，可以成为优秀的手术匠，但并不是真正的大师。要想成为大师，尚需要更加努力，需要达到更高一级的境界，即行为方式的极简，这才是大师们应有的境界。

在根本的行为方式不变的情况下，循规蹈矩的极简是层次最低的极简，其基本的特征是内容方面的变化，属于量变，不属于质变。与量变相对应的是质变，更高层级的极简应该超出内容方面的极简，上升到性质的变化。

在事物发展的过程中，质变随时都可能发生，衡量质变是否发生有多重标准。在日常的生活中可以用行为方式的性质来衡量，行为方式改变了，质变就发生了，否则就只能算是量变的范畴。如果从极简的角度来看，则其依然是初级境界的极简。

行为方式的改变可能有两种方向：一种是向更复杂的方向发展，另一种是向更简单的方向发展。后者则符合极简的法则，属于更高层次的极简。

以怎样的标准来衡量哪一种行为方式更简单呢？在具体的操作中，似乎并没有一个客观的评判尺度，而通常只能用一种较为模糊的标准来评判。比如说，如果一种方式更节约时间，效率更高，则其可以称为更简单的方法。此时必须注意一个问题，那便是要与内容的极简相区别。行为方式的极简是质变的范畴，而内容的极简不可能改变方法的属性，属于量变的范畴。

在描述行为方式上的极简时，可以借用一个特殊的词汇来描述，即简约。什么叫简约呢？简约给人的感觉绝对不仅是内容的减少，更多的是风格上的极简，这样的风格是一种品质，更是一种素养，是深入骨髓的极简，不是单纯的简单。

举个例子，在机械相机领域始终存在两个相反的发展方向，一种是使相机具有越来越复杂的功能，比如今天的相机生产商会努力通过提高硬件技术而使相机能完成更多的 Photoshop 功能，另一个方向却是越来越简单，直至各种类型的傻瓜相机纷纷涌现。傻瓜相机与最复杂的相机相比，表面上看有很大的不同，甚至是属性都完全不同，但实质上依然是内容的差异，傻瓜相机不过是少了很多的操作内容罢了，而成像问题并没有实质的变化，因此，如果说傻瓜相机属于极简的设计的话，并非行为方式的极简。

不过，照相技术的发展并没有停滞不前，到了智能手机流行的时代，照相技术发生了真正的革命。如今几乎每台手机都有照相的功能，此时的照相功能如果依然称其为相机的话，就已经不是傻瓜相机，而是真正的智能相机，因为它更简单，使用更方便，而且效果更好。这样的相机与机械相机相比，显然是性质完全不同的相机。那么，由传统机械相机发展到今天的智能手机的照相技术，就一定是行为方式的差异了，这种极简不是内容的极简，而是更高层次的极简。

在外科疾病治疗的过程中，行为方式实质上就是手术方式。真正的手术方式都会不断地改变，有的改变属于内容方面的变化，这属于量变的范畴，比如各种形式的改良，都不是方法的根本性变化；而有的改变则是釜底抽薪式的，是动摇了基本原理的改变，这种改变是最彻底的，是真正的技术革新。

漏斗胸的外科治疗有超过百年历史，在开放手术的时代，具体的方法五花八门，千差万别。但是，在种类纷繁的各种术式中，可以理出两种基本的术式，即 Ravitch 手术和胸骨翻转术。从时间线上看，前者更为经典，出现的时间更早。两种手术的原理和理念完全不同，后者可以被当作是一种绝对的技术革新甚至是革命，原因很简单，其不是简单的操作内容的变化，而是性质的改变，是真正的质变。但是，胸骨翻转术并没有像后来的 Nuss 手术那样风靡，为什么会这样呢？根本的原因在于这种手术自身的特性。与 Ravitch 手术相比，胸骨翻转术并没有明显地提高效率，且也没有更好的手术效果。如果说这样的手术更简单，则几乎是笑话，因为这种手术比 Ravitch 手术更复杂、更危险、更烦琐。很显然，这几乎是一种逆极简法则而设计的新术式。如果说这样的术式是一种革新，没有人反对；但是，因为其违背了极简法则，所以并没有获得好的口碑，以至于到了后来，除了极少数医生在使用外，几乎无人问津。

与胸骨翻转术相反，Nuss 手术的出现则完全是另外一番景象。从手术的性质来看，Nuss 手术显然与 Ravitch 手术完全不同，仅就此而言，Nuss 手术的出现就是一场真正的技术革命。这种手术之所以有如此好的口碑，原因之一就是其完全符合极简法则的要求。与 Ravitch 手术相比较，不管是操作的内容还是数量，Nuss 手术都明显减少了，而更为重要的是操作的性质完全发生了改变，正是因为有了这些改变，手术操作才更简洁、更简单、更安全、更高效，于是也更加受到医生甚至患者的欢迎。

一种好的手术方式可以拥有众多的美德或者优点，其中至关重要的一点就是操作的简化。手术方式由繁及简的变化过程，顺应了技术发展的潮流，因此极简的趋势同样是手术发展的方向。

与传统的开放性手术相比，Nuss 手术虽然有很多的优点，却同样具有大量缺陷，这些缺陷有的可以通过技术的改良而消除，而一些与技术设计原理相关的缺陷却根深蒂固，如果不做原理方面的彻底变革，几乎无法撼动。

在临床工作中，我们早就发现了 Nuss 手术的诸多缺陷，为了消除这些缺陷，我们也在不断地进行技术方面的改良。然而，改良的效果相当有限，有的缺陷几乎无法消除。比如对年龄的限制，当对低于 3 岁的幼儿实施该手术时，会出现多种严重问题。另外，这种手术最致命的缺陷就是其潜在的风险，术中必须经心脏表面放置钢板，这使这种手术总会危机四伏，不管多么有经验的医生都不敢在术中掉以轻心。类似的缺陷与手术自身的原理有关，其一是其操作的杠杆原理，其二是钢板放置的部位。Nuss 手术离不开杠杆原理，因此上述缺陷无论如何都无法消除。

那么，有没有可能将这些缺陷彻底消除呢？方法当然有，不过只改良肯定不行，必须对方法做彻底的变革。在长期观察的基础上，我们设计了一种完全不同于 Nuss 手术的新技术，那就是 Wang 手术。这种手术依据的不是杠杆原理，而是更为直接的提拉原理，即在凹陷表面放置一个短小的钢板后，直接将凹陷胸壁提起，然后固定于钢板之上而完成塑形。单从原理上看，无法评价 Wang 手术是不是比 Nuss 手术更简单。但是，从具体操作上看，二者的差异会即刻显现出来。Wang 手术不但克服了 Nuss 手术所有致命的缺陷，而且使手术步骤大大简化，风险明显降低，且效果更好。很显然，Wang 手术拥有了极简法则要求的一切特点，更符合外科技术发展的潮流，因此更受医生和患者的欢迎。

到目前为止，Wang 手术已经获得了极好的口碑。尽管这种手术不可能完全取代 Nuss 手术，但不可否认的是，这绝不是技术上简单的改良，而是真正的技术革命。

由 Nuss 手术发展到 Wang 手术，漏斗胸的治疗技术进一步简化，完成了行为方式上的一次革命。但是，按照事物发展的规律，Wang 手术不可能是手术发展的终点，这种手术依然有发展的需要。顺应发展的规律与要求，我们又设计出一种更简单的手术，即 Tesla 手术。与其称之为手术，倒不如称之为非手术，因为它根本不需要刀子，没有刀口，没有疤痕，因此著名的胸外科专家何建行教授将其命名为无痕手术。

由极简的 Wang 手术发展到 Tesla 手术，无疑是行为方式上的另一种质变。由于此次质变幅度过大，以至于连切口都不再有，因此，这应该是更高境界的极简。但是，尽管没有切口与疤痕，却依然有创伤，所以如果将其称为手术，则还是合情合理的。

在对手术简化的过程中，减小创伤始终是简化的一个目的。为了达到这个目的，无管技术被广泛用于手术中，它与以往的有管技术相比有着本质的不同，因此绝对是行为方式的极简，同样属于更高层次极简的内容。

在漏斗胸手术变化的过程中，极简法则始终是一个客观的尺度，在默默地尽忠职守地衡量着手术的变化，遴选着手术方法。在其他胸廓畸形手术的发展过程中，这种法则同样发挥着巨大的作用。

在众多胸廓畸形中，鸡胸的发病率很高，但其治疗却始终不尽如人意，不光国内的医生很少能完成鸡胸手术，即便在国外，也很少有医生能熟练完成这样的手术。为什么会出现这样的现象呢？这是极简法则发挥作用的一个反面案例。

像漏斗胸一样，鸡胸的治疗历史同样相当久远。早年实施的开放性手术创伤大，切口疤痕明显，效果不好。随着外科技术的提高，这种创伤巨大的手术客观上有了变革的需求。但是，任何手术的变革都需要一个正确的方向，如果方向错误，就会误导医生，影响技术的改进。

鸡胸的微创手术得益于漏斗胸微创手术的出现。受 Nuss 手术的启发，有医生开始用钢板在胸壁突起表面做压迫，这种方法应该算作一种革命性的创意，但具体操作方法的设计却存在大问题。由于受 Nuss 手术的影响过深，绝大多数医生在实施鸡胸手术的时候，不但借用了 Nuss 手术专用的钢板，连固定的方法也照搬照抄，将漏斗胸中使用的短固定钢板也用在鸡胸手术中。为了体现出这种手术与 Nuss 手术的关系，一些医生直接将其命名为反 Nuss 手术或者干脆还叫 Nuss 手术。这种不分青红皂白的借鉴，不但没有给新的鸡胸手术带来便利，反而是新手术中最大的败笔。

短钢板与主钢板方向恰好垂直，这种材料放入人体后，会占用较大的空间，造成一系列麻烦。首先，材料过长，必须有较大的切口，这极不符合微创的概念；其次，材料过长，使用多条钢板的难度增加，这对靠机械应力塑形的鸡胸手术极其不利；其三，材料过长，皮肤表面凸起明显，不但影响术后的美观，而且可能造成患者不适。

除了材料引起的麻烦外，钢板的固定会有更大的麻烦。在这样的手术中，一般是先将短固定钢板与肋骨做固定后，再与主钢板固定。主钢板是力的施加者，肋骨是力的承受者，而短钢板的存在使主钢板的力不能直接加载于肋骨之上，而必须通过短固定钢板来完成塑形的使命，这会严重影响整个塑形过程。

以钢板直接压迫凸起的做法，本来是一种技术上的革命。但是，由于具体实施时过分依赖 Nuss 手术，手术并没有得到彻底简化，手术效果也没有因为技术的变革而有明显改善。这个例子说明，技术的变革虽然有可能实现，但如果不注意技术的细节，不注重技术的可操作性，也就是说，技术的发展不符合极简法则的话，则依然不能成为理想的技术。

在过去的工作中，我们完成过大量鸡胸的微创手术，而且完成了迄今为止患者年龄最大（56 岁）的鸡胸手术及大量难度极高的鸡胸手术，到目前为止，鸡胸手术已是我们众多手术中最简单的手术之一。为什么会有这样的结果呢？根本的原因在于，我们的技术与别人的技术完全不同，这便是我们设计的 Wenlin 手术。

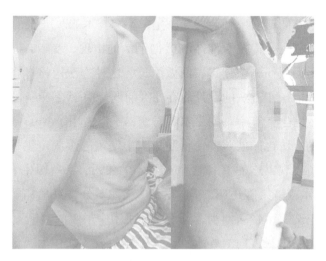

图 3　患者年龄最大（56 岁）的鸡胸手术

从开展鸡胸微创手术之初，我们便彻底摒弃了 Nuss 手术的干扰。我们将钢板直接与肋骨做固定，而且为了使固定更牢固，尤其为了保证应力充分分散，我们还对固定方式做了更为巧妙的设计。正是由于采用了这些措施，我们的手术可以在极其微小的切口内完成，而且能够保证有令人满意的效果。

Wenlin 手术与反 Nuss 手术最大的不同便是操作细节的不同。与传统的鸡胸手术相比，Wenlin 手术顺应了技术发展的潮流，而反 Nuss 手术则违背了技术发展的潮流。

由反 Nuss 手术失败的经验可以看出，在技术革新的进程中，极简法则是尤其需要遵循的规则，反 Nuss 手术虽然有了一个较为先进的理念，但在实施的过程中却用繁杂的方法约束了自己的手脚，所以并不是受人欢迎的技术革命。相比之下，Wenlin 手术的优越性自然而然地显现出来，成就了新一代鸡胸手术的潮流。

Nuss 医生因为发明了 Nuss 手术而实现了方法上的极简，因此是名副其实的大师。在外科发展的历史中，无数大师因为发明了新的革命性的术式而成名。分析其成名的缘由可以看出，他们完成了方法上的革命。他们是当之无愧的大师，而不是大师傅。

以上是关于极简的第二级境界，那么最高级别的境界是什么呢？我们理解为理念方面的极简，是觉悟者才会拥有的境界。

现实生活中具体细节的极简，往往是很多极简主义者追求的目标，这种目标涉及的要素要么是内容方面的，要么是行为方式方面的，但都是较为初级的极简，更高层次的极简则是来自精神和思想方面的极简，是彻身彻骨的，是来自潜意识方面的极简。

从精神上放弃对物质的追求是一种发自灵魂的信念，这种信念不是一般人能拥有的。现实中有些极简主义的拥趸们总希望表达出一种发自内心的思想或者信念，以彰显自己对物质生活彻底的背叛，这些人如果真的从中找到了自我，找到了幸福，则做到了心行合一，成了真正的觉悟者，其信奉的极简就是最高境界的极简。

从精神上拥抱极简，最明显的标志就是放弃物质的欲望。中国历史上最讲究极简的人应该是颜回，孔子对他最著名的评价是：一箪食，一瓢饮，在陋巷，人不堪其忧，回也不改其乐。颜回被认为是贤良的表率。孔子也大力提倡极简，他曾有"居敬而行简"的论述，但儒家讲究的是入世而非出世，因此孔子并不能算作极简主义者。所以，主张出世的道家思想更接近极简的要求。

老子用极其简单的文字叙述了一个完整的哲学体系，《道德经》是当今世界最伟大的哲学著作之一。按照世俗的观念，完成这部巨著的作者是一定要让世人都知晓其真实身份的，其中涉及的巨大名与利是一般人都不会轻易放弃的。但是，老子用自己的行为践行了自己的思想，世界上竟然没有人知道老子是谁。这种行为本身就是老子思想的具体体现。有道是无欲则刚，当一个人将世人最看重的名利都忘得一干二净的时候，其一定会成为最伟大的人，老子无疑就是这样的伟人。

极简发展到最高的境界，显然不是一般人能达到的高度。在现实生活中，像老子那样的人是少有的，但最高境界的极简主义者至少是一个真正的大彻大悟之人，就像藏传佛教中的仁波切，他们是智者，是上师，是真正的哲人。

就拿饮食来讲，每天吆喝着减肥的人连最低境界的极简主义者都算不上；那些素食主义者或者清教徒，算是沾了些极简主义的边际，但也不是纯粹的极简主义者；如果能做到自觉地清心寡欲，像舍去一切家当直奔终南山修炼并发誓老死山中而不再入世的人，才可能是最高境界的极简主义者。

医生是世俗行业中普通的职业之一，在治疗疾病的时候不可能脱离世俗因素的侵染。在这样的工作环境中，要想做到最高级别的极简，表面上看几乎没有可能。但是，尽管医生不可能像老子那样完全远离尘嚣，却依然有可能做到极简，即便不是全部，也可以部分地达到那样的境界。这样的医生不一定是现实生活中全方位的哲人，但至少可以在手术方面做到彻底的觉悟，因此，他们也是觉悟者。

外科疾病的治疗随着科技水平的提高在不断进步，每种手术都在按照极简的方向发展。按照目前对手术的理解，基本的方向是微创，即尽可能减小创伤。目前很多手术其实并不简单，比如机器人手术，为了实现微创，具体的操作更复杂，门槛更高。这种做法也许今后会更多，但当机器人技术本身并不简单的时候，这样的技术就不属于极简的范畴。不过可以设想，随着相关辅助技术的提高，手术会变得更简单，也许可以算是极简的内容。但是，有一个问题始终是外科技术无法解决的，那便是创伤。外科手术自诞生之日起就被牢牢地贴上了创伤的标签。我们的国人甚至直接将手术称为开刀，这也是外科手术最令人揪心的痛点。那么，外科技术极简的发展方向是什么呢？也就是说，其发展的终点是什么？可以想象，当创伤极度减少，由微创发展为超微创，如果再进一步发展，则应该是无创手术。而这样的设想似乎是无法实现的。要知道，只要是手术就必然有创伤，即便创伤再小，也不可能一点都没有。这种极端的设想是无法实现的。

很显然，通过医疗的手段无法实现没有创伤的目标。那么，使用内科的方法完成外科疾病的治疗，会不会符合这种极简的理念呢？从外科创伤的角度来看，确实可以算作一种极简的做法。但是，任何事情都有极限，如果再细究起来，内科治疗也需要吃药打针，这些做法同样会有伤害。这些伤害虽然较手术明显减轻，却依然是损伤，同样属于创伤的内容，这依然不是终极的极简。

谈到这里，如果再深究极简的话，似乎走到了绝路，再也看不到希望，因为大家依然是将目光局限于外科甚至内科疾病治疗的角度来看这个问题，这种做法本身其实非常狭隘。如此狭隘地看问题，肯定看不到任何希望。

不管是哪一种治疗措施，最终的目的是治病，而终极的理念是极简。表面上看，极简是没有穷尽的，只要治疗就一定不可能达到无创伤的最终极的极简。但是，大家有没有考虑过，如果不做治疗呢，会不会就简单到零了呢？是不是就是最终极的极简呢？

人患了病不做治疗，是任何一个普通人都接受不了的做法。对于医生来说，这等于是砸自己的饭碗，当然也不能接受。但是，如果人对健康的实质有最本质的了解的话，尤其对生命的属性有本质了解的话，那就不会再对这种做法有异议了。

对生命的渴望是人的基本权利，也是生命最基本的意义。没有人不热爱自己的生命，治病救人更是医生的天职。如果医生为了极简而见死不救的话，那便是最不可饶恕的行为，等于是为了愚顽的极简而杀人，这样的行为是不能容忍的。这就是说，任何形式的极端的极简都毫无意义。但是，医生可以在疾病允许的范围内做极简的事情，那样无疑会更加有益于人的健康和生命。

在临床上，有的疾病是不能不治疗的，不做治疗的话，患者会有极大的痛苦。对于这类疾病，极简法则的使用往往关乎手术操作的内容和手术方式的选择，这将使疾病得到更好的治疗。这些疾病很难用最高级别的极简法则来对待，但是，有些疾病的治疗却完全可以用极简的最高境界来处理。这里我想重点聊聊一些特殊畸形的治疗问题。

人体的疾病有多种，但总结起来不外乎如下几种疾病，即感染、肿瘤、缺损、外伤、畸形。人的生命活动直接由各脏器的功能决定，当功能发挥良好时，生命质量就不会受到影响；如果功能受到影响，生命的质量就会受到影响。但是，有时候生命的质量与功能并没有太大的关系。比如曾经的某个时期，中国的妇女有裹脚的习俗，她们一定得将脚裹成畸形才会被认为是美的。由此可以看出，人对身体疾病的认识，很多时候会掺杂一些疾病之外的因素，这些因素会左右患者的感受，最终给患者带来意想不到的影响。

有段时间一些喜欢瘦身的朋友经常与我联系，希望通过手术切除第12肋骨，以达到瘦腰的目的。这些朋友其实都是非常健康的人士，但是，显然她们自己不这么认为，她们会把自己健康的腰身当作病态，进而宁愿挨刀子也要改变。这样的现象在美容界很常见，如今甚至习以为常，很多人还觉得合理。然而，如果人没有觉得脸上长了麻子不美、长了啤酒肚难看的观念的话，还会有这些挨刀子的事件发生吗？

胸廓畸形的危害有两条，一条是外表危害，另一条是生理危害。有些患者的畸形即便较为明显，但生理危害并不严重。这样的患者渴望手术，往往是因为外表的问题。那么，如果一个患者只是有点鸡胸的时候，其与脸上长了颗麻子的情况有何本质的区别呢？如果全世界的人都不在乎人胸部的外表，这些人还需要手术吗？可见，如果说人的生命脆弱，很多时候不是因为疾病的缘故，而是因为人自身的缘故。人自己让自己活得复杂了，接下来的治疗就绝对不可能极简了。

那么，怎样才能做到极简呢？前文说了，就是干脆不做手术。对于恶性肿瘤、严重感染、严重畸形、严重创伤、严重缺损的患者来说，不做治疗是不可能的。但是，有些疾病则完全无须手术。比如轻型的漏斗胸、轻型的鸡胸、多数的扁平胸患者，如果医生能说服其放弃治疗，不就等于达到顶级的极简了吗？

在谈论胸廓畸形是不是需要手术的时候，我经常说，这不能由医生决定，而必须由患者自己决定。如果患者不觉得难受，不觉得难看，就不需要手术。对于那些只是觉得畸形有些难看的患者，如果能帮助患者走出心理上的阴影，使其最终放弃手术，是不是等于实现了最高境界的极简了呢？

外科医生的工作就是开刀，因此很难从根本上摆脱思维上的限制。大家可能是优秀的外科医生，是开刀匠，是大师，却很难真正从刀光剑影中走出来，获得真正的觉悟。而一旦意识到这些问题并想明白了，就彻底觉悟了，此时的医生便是一个名副其实的觉悟者。

把一种术式尽可能简化，是极简的初级境界；把一种疾病的手术做得尽可能简单，是较高层次的极简；而如果能最终放弃外科治疗，能让患者不挨刀子而拥有快乐的人生，才是终极的极简。简而言之，初级的极简是关乎多少的极简，中级的极简是关乎对错的极简，而终极的极简则是关乎有无的极简。外科医生不一定要领悟其中的寓意，但是，如果真正理解了极简的内涵并主动用其规范约束自己行为的话，无疑会受到深远的影响。

度

　　极简是一种原则，是一种理念。在谈论极简时，人们总希望尽可能简化、简单，尽可能符合极简的要求。但是，这只能是一种愿望，怎样才能达到现实的极简呢？这并不是一个容易实现的目标。要将原则或者理念的东西转化为现实的东西，需要制定一定标准，做成一个尺度。为实现这样的目的，有几个要素必须明确：其一，要理解极简的属性；其二，必须有合理的参照；其三，要适度。只有充分把握了这三个要素，才可以科学地把握极简。

　　极简的概念是对一种状态的描述，像很多类似的概念一样，不可能绝对化。比如说，我们可以将 Wang 手术视为一个极简手术，但并不能将其视为绝对的极简。绝对的东西是僵化的、没有活力的，是不可能存在的东西。因此，当我们描述极简时，首先要了解其基本的属性，这种属性就是相对性。了解了这个特性，才有可能对事物做权衡，做审视，做描述。

　　拿 Wang 手术来说，如果将其视为极简手术，一定是做了对比才得出的结论，与之对比的可能是 Ravitch 手术，也可能是胸骨翻转术，当然更可能是 Nuss 手术。有了对比才有区别，才有优良中差，才有纷繁当中的极简或者更极简。

　　理解了极简的相对性，接下来如果想真正评价手术是否符合极简的要求，就需要找参照。事物的相对性告诉我们，参照的标准不同，得出的结论也会有差异。因此，在评价一种手术时，简单地描述为极简或者非极简手术没有任何意义，正确的说法必须附加上合理的参照。

比如说 Nuss 手术，与以往的传统手术相比，这种手术确实是非常简单的，因此可以说是一种极简手术；但是，如果与更简单的手术比如 Wang 手术相比的话，说其极简就需要谨慎了，因为其实际的操作并没有后者简单，因此不能说其是极简手术。

在做比较的过程中，参照其实就是标尺，是尺度，参照的存在是比较过程中的基石，离开参照谈比较就没有任何意义。但是，参照在很多时候并不容易制定。为什么会有这样的问题呢？如前文所述，极简本来就是一个较为笼统的概念，也就是说，这个概念涉及多个层次的理解。从不同层次观察，就可能存在不同的标准或者参照，参照不同，得出的结论就不同。

如前文所述，对极简的理解可以有不同的境界或者层次。首先可以从内容方面理解，内容少了就更极简。这是较为粗浅的理解。还可以从行为方式和观念上理解，人做事的风格简约了，或者能从观念上觉悟了，那就是更高层次的极简。

在内容的层面，操作内容的多少相对容易确定，但是，这也并不绝对，有时甚至没有可比性。举个例子，如果 Wang 手术与 Nuss 手术相比，谁能说前者就比后者操作内容少呢？操作内容不是具体的物件，其数量不能用简单的多少来衡量，因此如果用绝对的观念来做内容的比较，则并不合理。

内容方面的比较是相对具体的，如果上升到操作或者技术的层面，则更难找到参照的标准或者统一的尺度，因为很多操作是不存在可比性的。举例说，对于切口的处理，似乎切口的长短与数量可以用来描述其是不是极简。表面上看，小的切口和少的切口似乎更符合极简的要求，但是，如果切口内在的操作因为切口的长度缩短和数量减少而变得复杂的话，那这样的操作显然并不极简。

具体操作很难做对比，如果把视线转移到行为方式或者观念上，则更抽象。Nuss 手术的理念与 Ravitch 手术相比，很难说前者的理念更简单，Wang 手术也是如此，因此理念的比较就更麻烦。

由此可以看出，在寻找具体的参照时往往并不容易，尤其从一些抽象的理念理解极简的概念时，就更麻烦了。

但是，尽管标准难以制定，人们还是会以一种非常朴素的标准衡量手术的情况。此时的标准便也变得相对了，它可能是一种习惯性的标准，是一种约定俗成的东西，它虽然不客观、不绝对，甚至可能随着时间的变化而改变，但是，至少在一定时空范围内是大家都认可的。既然是认可的，当然可以拿出来做参照，有了参照，人们对事物的评判才有了意义。

在谈论标准的问题时，虽然很难具体确立，却可以大致地做出评价体系，可以对这个体系涉及的一些非常具体的东西做大致的规定。

手术是一种非常特殊的治疗手段，评价手术的好坏虽然不容易，却有一些约定俗成的标准，这些标准包括手术的风险、效果，以及其他内容，比如患者的体验、费用、住院时间、康复时间、康复质量等。这些内容直接与手术操作的质量有关，反映着手术的好坏。当这些因素被纳入评价的体系中时，参照的尺度就会变得丰满、具体，不会再那么抽象，就会有更强的可操作性，就可以比较不同手术的水平。

但是，这种可操作性永远是相对的，任何时候都不能将其视为客观的唯一标准，因此在做手术的评价时就需要灵活进行，不可走入绝对化的死胡同。这就是说，要适度。适度的意义在于，在使用极简的概念时，一定要拿捏得恰到好处，既不能过分地夸大极简的程度，也不能过分地看重极简的分量。不要将极简当作衡量手术好坏的绝对标准，只能当作一个参考。不能因为一个操作简单就描述成绝对的胜人一筹，否则将会陷入误区。

举一个较直观的例子，比如胸廓畸形手术后缝合切口的操作，在做切口缝合时，有的人会先缝合胸壁肌肉，将钢板覆盖后，再缝合皮下组织，最后缝合皮肤；另外的人则会直接缝合皮下组织，接着缝合皮肤。前文说了，要想有较为客观的尺度非常困难，但对于这两种操作，标准还是很容易确定的，那便是内容的多少。前一种操作内容相对较多，因此后一种操作似乎更极简。但是，后一种操作是危险的，很多情况下，切口愈合会出现问题，导致各种并发症发生。如果将这些问题考虑进去的话，后一种操作的极简就没有了实际意义，相反，倒成了偷工减料或者偷懒。这样的极简显然不是大家希望得到的结果。

而在实际的缝合过程中，有些医生缝合肌肉的时候会格外仔细，甚至缝合二三十针才结束；但有些医生会简单地用几针八字缝合完成。这两种操作比较起来，前一种虽然没有太大的毛病，但会显得格外烦琐；后一种方法虽然并不细致，但此处的细致会显得拖沓冗长，不但不能更好地保证切口愈合，反而会耽误功夫。把这两种操作做对比的话，后者显然更符合极简的原则。

在上述的操作中，直接缝合皮下组织的方法更快捷，从内容方面看应该更极简，但显然不是安全的操作。由此可以看出，对极简的评价不能绝对，必须适度，适度了才更科学，更不容易出现错误。

在临床工作中，为了更好地对手术的极简属性进行评价，需要从如下诸方面对手术进行观察：

其一，要用发展的眼光看手术。任何手术都不是一成不变的，都有一个发生、发展、进步的过程。既然有发展，手术本身就始终处于一个不断优化的过程中，这种优化可以体现为向极简方向的发展，也可能在某个短暂的时期更为复杂。但是，不管是哪种手术，如果是朝着正确合理的方向发展，极简必然是其唯一的方向。正是因为有了这种乐观的预期，所以看待任何手术时，都应该抱有这样的信念。要看到其将来的发展趋势，不能因为存在某些弊端或者缺陷而一棒子打死。

其二，要用宽容的胸怀去看手术。极简的标准并不绝对，当用这种标准评价手术的优劣时可能存在偏见。偏见是任何评价体系都可能存在的弊端。要想消除这样的弊端，使自己的评价更客观、更科学，就应该用一种宽容的胸怀去看手术。要看到每一种手术的合理性与优点，要看到其发展的趋势与空间，这样才是对手术最公允的评价。

其三，要一分为二地看手术。一分为二地看，也就是辩证地看。当大家充分肯定某种手术极简的优点时，也要看到其中尚存在的烦琐一面，与其他更简单的手术相比时的缺陷。一分为二地看手术非常重要，可以使观点更客观，也更全面。尤其需要指出的是，在评价自己设计的手术时，更需要一分为二地进行评价，不能让自己片面的观点影响其他人的观点。

其四，要从不同的层面看手术。极简的评价涉及不同层面的参照，参照不同，认识问题的结果就不同。要善于从多个角度分析，做出综合的评价，而不能局限于某种狭小的视野，否则不可能获得更全面的评价。

其五，要从个体差异中看手术。在评价手术的好坏时，一般的结论都是一刀切的、绝对的。比如说，在评价 Nuss 手术与 Ravitch 手术时，人们会毫不犹豫地说前者是更符合极简法则的手术，也是更好的手术。但是，这只能是一种普遍性的说法，并不能关照到每一种特殊的个体。事实上，有的凹陷畸形是不适合做 Nuss 手术的，而 Ravitch 手术将是更好的选择。由此可以看出，评价手术的好坏不能绝对，要充分考虑个体的差异。个体差异还涉及另外一种个体，也就是外科医生。手术都是由医生开展的，医生的水平却参差不齐，好的医生做的手术可能很好，但差的医生可能做得非常糟糕。就拿 Nuss 手术来说，如果医生根本没有把握好手术的要领，则不但做不好手术，还很可能酿成大祸，有的甚至会直接让患者在手术台上毙命。对于那些做 Nuss 手术频频出事的医生，如果其能熟练完成 Ravitch 手术的话，你能说 Nuss 手术更极简更具有优越性吗？

其六，要结合客观条件看手术。任何手术的开展，都需要一定的条件做支撑。比如 Tubeless 手术，就需要麻醉科医生大力配合，离开了麻醉科的技术支撑，手术就没有办法完成，那么 Tubeless 手术的优越性就无从谈起。再比如说 Nuss 手术，到目前为止，绝大多数医生开展此手术时都离不开胸腔镜。对于有这种设备的医院来说，手术具备了基本的条件，具备了开展的可能。但是，有的医院不仅没有这样的设备，而且没有医生会做胸腔镜手术，对于这些医院来说，Nuss 手术是没有办法开展的，也许 Ravitch 手术或者胸骨翻转术才是他们更合适的选择。所以，客观条件是任何时候都不能忽视的要素。随着科学技术的发展，很多新技术逐渐用于临床，除了一些华而不实的东西外，好东西确实是有的。但是，最先进的东西不一定每个医院都会用，比如达·芬奇机器人，也许永远不可能进入每一个级别的医院，所以，可行性和实用性是其最大的问题所在。

其七，要抛开个人的喜好看手术。人是有情感的动物，当审视一些没有客观标准的事物时，最可能受主观感觉的影响。但是，评价事物时，绝对不受感情因素影响又是不可能的。既然有可能，就会出现偏差，就会使结果受影响。正是因为有这种偏差存在的可能，在对手术做评价的时候，才要尽可能做到客观，尽可能消除个人因素的影响。

总而言之，极简本身是个绝对的概念，但又具有相对性，认识极简的相对性对于临床工作的开展具有重要意义。当我们对一种手术进行观察或者评价时，首先要有对比、有参照，还要有度，只有这样才能更加全面地认识手术的本质，更好地驾驭手术。

命名是一个非常重要的社会实践活动，它是认识世界的重要环节，是文明的基础。命名的目的是将名称与事物最本质的属性联系到一起，使之成为事物的唯一标签。分类同样是社会活动的一项重要内容，它是基于命名的更高层次的认识，是对事物共性的聚合与区分。从本质上讲，命名与分类紧密相连，其基础都是对事物特征的认识，因此有时命名本身就意味着分类，分类与命名是一个统一体。

事物的本质是一成不变的，人的认识过程却在改变，因此命名和分类都有较大的局限性，都可能存在缺陷，可能随场景不同而改变。要想使认知更加接近事物的本来面目，对命名与分类就要有更高的要求。

胸壁外科的概念在 2008 年才由我们提出，距今不过十余年的时间，其中有很多以往没有认识到的概念或者理论。为了使认识更清楚，就需要进行命名与分类。但是，由于身处位置不同，认识的出发点也会有差异。

胸壁外科从传统的胸外科中独立出来，现有的很多概念需要从胸外科那里继承或者借鉴。但是，胸壁外科看问题的角度与传统胸外科的角度已经完全不同，因此基本的观念也应该有很多变化。比如胸廓畸形的概念，一般的胸外科医生眼里可能只有漏斗胸，目光宽泛点的可能会多一个鸡胸，而如果将扁平胸、桶状胸也纳入胸外科医生的视野中，就有很大的难度。胸外科医生从来不做这样的手术，自然就无法看到这种畸形的存在。而胸壁外科医生却不同，他们要与各种胸壁畸形打交道，因此不光要认识这四种畸形，还要认识其他更多的畸形，如此才能更加精确地了解畸形的本来面目。

胸廓畸形的形状五花八门，专业书籍上并没有给出命名或者分类的标准，甚至连胸廓畸形的概念都没有人专业地提及过。国外的情况与国内的情况完全一样，同样杂乱无章。要想将各种畸形当作一类特殊的疾病进行研究，就有必要将这些疾病放在一起，以统一的标准进行分类命名，如此才能看出其内在的规律，不光方便诊断，而且方便治疗。

在纷繁的个体中寻找规律，其实就是极简法则发挥作用的过程。在这个过程中，需要去伪存真，把共性的东西抽象出来，使事物的特征更明确、更精练，因此这必须是一个简化认识的过程。群体的规律是个体共性的体现。每一个个体都有自己的个性，也可以说都是规律。如果将个体的规律都罗列出来，会相当精细，却不利于认知。太多的规律等于没有规律，群体会依然纷繁杂乱，这与极简法则相违背。极简要求寻找共性，剔除个性，使共性成为主旋律，最终将所有个体都统一起来，形成最简单的认识。

极简认识是抽象出群体共性的过程。在此之前需要做一项非常重要的工作，那便是明确观察的对象，也就是群体的界限。到目前为止，很多场合提及胸廓畸形时，都会提到上述的四种类型，此外再没有其他畸形。这种说法给人的印象似乎是除此之外就再没有其他的畸形了。但是，胸廓畸形之所以为畸形，是因为包括了所有胸廓形状方面的异常。那么，四种基本畸形是不是已经概括了所有的畸形类型呢？显然不是。将视野放得更宽泛一些，可以发现另外一些特殊的畸形，比如 Poland 综合征，侧胸壁凹陷畸形或者其他形状的异常，便不能用这四类畸形来指代了。再比如胸廓发育不良综合征，其本身特征鲜明，却也不在这四类畸形之中。另外在一些患有慢性胸部疾病的患者中，其胸廓同样会表现出胸廓形状的异常，这样的畸形很特殊，无法用四种基本的畸形所描述。由此可见，如果将胸廓畸形作为一个大的群体进行观察的话，畸形种类会相当多，仅形态方面就包括很多种类，而这还只是现有的一些常见畸形。如果再对所有其他的畸形做深究，还可以发现以往根本没有命过名的畸形，这都属于胸廓畸形的范畴。那么，要研究畸形这类特殊的疾病，就有必要将所有可能的畸形都囊括在内，对其共性和个性进行分析，最终认识其本质属性。

胸廓畸形的范围界定了，接下来就需要对个体的共性进行研究了。其实以往这方面的工作并不是没有进行，只是相关工作主要研究特定畸形，并没有着眼于群体的共性，因此研究具有极大的局限性。比如研究最多的漏斗胸就是一个典型例子。以前最著名的研究是来自韩国医生 Park 的分类。这种分类在很多场合被提及，被认为是一种较为合理的分类方法。但是，如果深究起来，这种方法并不是十全十美，其中有明显的缺陷。鸡胸的相关研究也如此，在以往的文献中，不乏有参考价值的命名和分类方法，但同样有很多弊端。其他畸形的研究非常少，除了极少的畸形之外，几乎没有更多的研究。总的来说，以往的命名和分类的方法有如下缺陷：

（1）缺乏整体观念。胸廓畸形指的是前胸壁骨性结构发生的畸形，包括多种部位多种结构的形状异常。胸廓本身是一个有机的整体，因此所有畸形都存在内在的必然联系，要想真正认识畸形的本质，必须有一个整体的观念。但是，现存仅有的几种命名和分类方法基本割裂了各种畸形之间的关系。比如最传统的分类方法，将胸廓畸形分成漏斗胸、鸡胸、桶状胸及扁平胸四类，这四种畸形在形态结构上本来是彼此相关的甚至密不可分的，但传统的分类方法将其完全孤立开来，显然不利于对畸形的认识。

（2）缺乏科学的标准。以往对胸廓畸形的分类只按照畸形的外观进行，除了四类传统的畸形外，我们曾经命名的三类新畸形（沟状胸、鞍状胸、侧胸壁局限性凹陷）也基本遵循了这种传统的习惯。对于单一的畸形来说，这种描述可能可以反映畸形的主要特性，但由于缺乏统一的标准，分类显得相当混乱，很难从畸形的分类和命名中找到内在的规律，这样难免会影响分类和命名的科学性。

（3）分类结果混乱。如上所述，胸廓畸形分类较为成功的案例来自Park 医生对漏斗胸的分类。Park 将漏斗胸按照凹陷是否对称先分成两大类，然后对具体的畸形再做分型。这样的分型对漏斗胸这种单一畸形来说本来是有益的，但其中 2C 和 2B 两个类型却形似传统分类中的不对称性鸡胸，这使得漏斗胸与鸡胸因分类而混淆不清。而多数医生在认识漏斗胸的过程中，会将所有胸壁的凹陷都归并于漏斗胸畸形。比如发生于前胸壁下部的横行沟状凹陷，再比如发生于两侧肋弓的局限性凹陷，就是最常被当作漏斗胸的畸形。这些畸形实际上既不是漏斗形状，也不是胸前有"坑"的外观，因此被当作漏斗胸显然不大合适。而最为重要的是，如果当作漏斗胸并采用广为流行的 Nuss 手术实施治疗的话，手术必然会失败，由此可以看出分类命名混乱的危害性。

（4）命名缺乏专业性。以日常生活中的事物形象地命名胸廓畸形已经成为一种习惯。表面上看，这似乎会方便理解畸形特性。但是，这种命名同样会给分类带来麻烦。就拿绝大多数的凹陷性畸形来说，国内习惯称其为漏斗胸，但国外有人会将其称为杯状胸或者盘状胸。再比如最严重的大峡谷畸形，同样有其他生活化的名称。如今命名最混乱的畸形来自凸起类畸形，形容畸形的词汇五花八门，比如鸽子胸和鸡胸等。当鸡与鸽子都被当作鸟类时，其实说的是一类畸形，所以就会引起很多疑惑，这显然背离了分类的基本初衷。

由如上分析可以看出，胸廓畸形虽然是发生于同一类结构上的形态异常，现有的命名却乱七八糟，根本没有规律可循，这显然不利于对畸形的认识，更不利于对畸形的治疗。那么有没有可能将所有的畸形都统一起来，以共同的线索将这些畸形联系在一起呢？答案是肯定的。当然，这便需要极简的法则发挥作用了。

在所有的胸廓畸形中，最常见的两种畸形为漏斗胸和鸡胸。这两种畸形特征鲜明，一种是前胸壁的凹陷，另一种则是前胸壁的凸起。如果所有的畸形均为这两种畸形，则分类的标准会一目了然，而现实中的畸形并非只有这两种。这使分类似乎陷入了绝境，似乎再也无法进行下去。但是，这不过是视野上的限制出现了问题罢了，如果把视野扩展开来，纵向再看各种畸形的话，眼前便豁然开朗了。

在上述的比较中，是将一凸一凹的畸形做了对比，如果将目光放在另一个方向做对比，比如说将漏斗胸与扁平胸做对比的话，内在的规律便很快可以显现出来。漏斗胸可以看作是前胸壁局限性的凹陷，扁平胸本身虽然没有凹陷，却依然可以当作"凹陷"，可以被当作是整个前胸壁的凹陷。如此理解的话，扁平胸便可被归并于凹陷类的畸形中了。同样地，如果将桶状胸与鸡胸相比较，也可以发现二者之间的联系，即鸡胸可以被看作是局限性的凸起，而桶状胸则可以被看作是前胸壁整体的凸起。如此观察之后，四种常见的畸形终于找到了统一于一个整体的线索，即凸起与凹陷。

对于一个分类的体系来说，仅可以将部分个体统一在一起是不足以令人信服的，重要的是能将所有的个体统一在一起。那么，凸起与凹陷的线索有没有这样的功能呢？

我们再来看其他的畸形，比如沟状胸与鞍状胸，是不是也可以用这样的线索去描述呢？这两种畸形以往均被称作漏斗胸，既然是曾经的漏斗胸，就也会有鲜明的特征，即凹陷，只不过二者的凹陷与漏斗胸不同罢了，由此使二者归并于凹陷类畸形中成为可能。再看侧胸壁凹陷畸形，虽然与漏斗胸不同，但其鲜明的特征也是凹陷，所以也可以归并于凹陷畸形。

除了如上的所有畸形外，尚有一种最特殊的畸形，即窒息性胸廓发育不良（Jeune 综合征），其最大的特征是胸廓狭小。这种畸形有没有可能也用凸起与凹陷的标准来进行分类呢？当然，如果依然用凹陷来分类，并不会显得勉强，可以将其视为胸廓全方位的凹陷。但是，如果觉得这个描述过于牵强的话，也可以将其视为复合型畸形。如此一来，就可以心安理得地将其纳入命名体系了。

由如上的描述可以看出，以凸起与凹陷的标准对所有畸形进行分类或者命名的话，前胸壁的所有畸形都将变得有条理，所有畸形可以分成两大类。我们将这种分类方法称为整体分类法，其具体方法如下：

以正常前胸壁平面为标准，将所有的胸廓畸形分为Ⅰ型和Ⅱ型两大类型：低于该平面的畸形均为Ⅰ型，高于该平面的畸形均为Ⅱ型。根据前胸壁具体的特征，再将Ⅰ型分为Ⅰ-a、Ⅰ-b、Ⅰ-c、Ⅰ-d、Ⅰ-e、Ⅰ-f、Ⅰ-g 7 种亚类型，将Ⅱ型分为Ⅱ-a、Ⅱ-b、Ⅱ-c、Ⅱ-d 4 种亚类型。

Ⅰ-a 为凹陷居于前胸壁正中的畸形，相当于对称性漏斗胸。Ⅰ-b 为凹陷偏离中线但又累及胸骨的畸形，相当于不对称性漏斗胸。Ⅰ-c 为凹陷完全位于一侧胸壁的畸形，相当于侧胸壁凹陷畸形，该畸形与胸骨无关。Ⅰ-d 为一侧胸壁整体塌陷，对侧胸壁正常或出现继发性改变，相当于胸廓发育不良综合征。Ⅰ-e 为凹陷位于前胸壁偏下水平的畸形，凹陷位于两侧肋弓附近，相当于鞍状胸。Ⅰ-f 为横行的沟状凹陷，位于前胸壁下部，相当于沟状胸。Ⅰ-g 为前胸壁的整体凹陷，相当于扁平胸。

Ⅱ-a 为凸起位于前胸壁正中的畸形，相当于对称性的鸡胸。Ⅱ-b

为凸起偏离中线的畸形，相当于不对称性鸡胸。Ⅱ-c 为凸起位于前上胸壁，但下方正常的畸形，相当于 Wenlin 胸。Ⅱ-d 为前胸壁整体凸起的畸形，相当于桶状胸。

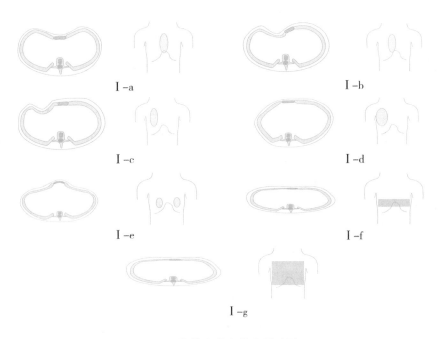

图 4　整体分类中的 Ⅰ 型畸形

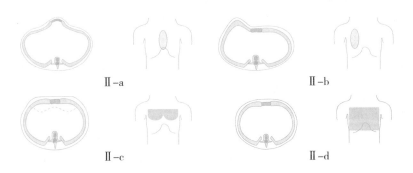

图 5　整体分类中的 Ⅱ 型畸形

通过如上的分类，所有的胸廓畸形均被统一到一个分类体系中，从而使所有畸形都有了简单的条理和清晰的规律，这样无疑会方便对畸形的总体认识。这种总体的分类法有如下的优点：

（1）从整体出发，将所有畸形联系成一个有机体。本方法第一次从整体角度对所有胸廓畸形进行观察，使每种畸形不再孤立存在。这种分类方法，科学地建立起了畸形之间的相互关系，可以清晰显现各畸形之间渐进的转化与过渡，更有利于对畸形的深刻认识。

（2）标准统一，具有较强的科学性。在整体分类过程中，分类标准自始至终都恒定不变，这使得形态各异的畸形能够按照清晰的界限有序排列，最终达到科学分类的目的。

（3）消除命名的随意性，具有较强的专业性。整体分类采用数字与字母对畸形进行分类命名，摒弃了以往过于生活化的称谓，由此显示出较强的专业性。这对畸形的专业认知具有较大的帮助。

（4）方法简单，具有较强的实用性。胸廓畸形种类繁多，将所有畸形的名称汇总到一起多达十余种。分类过于繁杂不但不利于记忆，也毫无用途，因此尽可能简化分类是我们工作的目标。本方法将所有畸形分成简单的两大类，并按照畸形分布的规律再分成数种亚型。由于方法简洁、标准单一，因此具有较强的实用性。

（5）对诊断与治疗有较大的帮助。现实中的胸廓畸形形态各异，在不少情况下，用现有的分类方法很难清晰描述畸形的特性，这给畸形的诊断造成了巨大麻烦。畸形诊断不清，就可能犯将鸡胸当成漏斗胸进行手术的类似错误。在我们的方法中，所有种类的畸形被整体排列于一个有序的"畸形谱"中，畸形的诊断变得相当容易，不容易再出现诊断不清的低级错误。在此基础上，由于消除了传统治疗过程中过于教条的影响，医生有可能根据畸形真实的特性而不是畸形的名称来采取相应的方法，于是所有有坑的畸形便再无须再全部使用 Nuss 手术进行治疗了。这是本分类方法为临床提供的最有价值的帮助。

（6）具有广泛的代表性。对任何一种理想的分类体系来说，其应该具有良好的包容性，应该对所有个体都可进行分类。在我们的方法中，极少数的个体并没有得到分类。表面上看，这是该分类方法最大的缺陷，而实际的情况是，这些没有被纳入分类体系的个体都不具备单一类型的特征，也就是说，它们同时具有两个或者两个以上个体的特性。如果同时以两个或者以上分类名称定义这些复杂畸形的话，该方法同样适用。由此可以看出，该整体分类方法几乎是包罗万象的分类方法，不但包含被忽略了的扁平胸、桶状胸等畸形，而且也包含一些特殊的畸形。这种包容性对成熟的分类方法来说是相当必要的。

极简法则的总体要求是将条理清晰化，将概念简洁化，将事情简单化。按照这样的思路对胸廓畸形进行整体的命名与分类，无疑会获得令人满意的效果。我们的方法充分遵循了极简法则的基本要求，因此获得了非常满意的结果，这也从反面证明了极简法则强大的功效。

极简法则是一个用于指导人的实践活动的行为准则，按照这个准则办事情，可使效率提高、流程简化，最终获得惊人的效果。在上述畸形的命名与分类过程中，极简法则的作用体现得淋漓尽致，而在其他工作中也会一样，其作用同样不容小觑。

几种新命名的畸形

在胸廓畸形的传统分类中，所有的凹陷畸形一并被当作漏斗胸。这种观念根深蒂固，即便到了今天，此观念依然在大批人群中流行。其实标准的漏斗胸是位于前胸壁正中的凹陷，这样的凹陷有三个最基本的要素：首先，必须有一个凹陷；其次，凹陷必须是一个坑；第三，凹陷必须累及胸骨。有了这三个基本的要素，才可以诊断为标准的漏斗胸。漏斗胸的特征为可能的手术治疗奠定了结构基础，于是便成就了最著名的 Nuss 手术，当然还有后来我们设计的 Wang 手术。这些手术之所以能够完成漏斗胸的治疗，首先缘于凹陷。有凹陷，就会有凹陷周围相对较高的边缘，这恰好为钢板提供了支点，由此使手术成为可能。由结构特征设计出相应手术，这是一对一的匹配，反映了认识畸形的特征对治疗的指导作用。

但是，同样的凹陷畸形，有的凹陷是无法使用针对漏斗胸的手术进行治疗的。这种情况很多见，如果盲目使用漏斗胸手术进行治疗就会导致手术失败，给患者造成巨大痛苦。为什么会出现这样的现象呢？主要与凹陷的具体特征及相关手术的原理有关。

我们曾对 Nuss 手术的原理进行过深入研究，最终证明这种手术的原理基本上就是杠杆原理，这种原理客观上要求凹陷周边必须有高的支点。只有当畸形存在中间低周边高的特征时，才能用杠杆的原理，才能利用高的支点将凹陷的部位撑起来。但是，并不是所有凹陷畸形都同时具有凹与凸的特征，因此很难为杠杆的工作提供一个扎实的工作基础。那么，此时如果依然要对其实施 Nuss 手术的话，就一定不会有好的效果了。再看 Wang 手术，虽然工作原理与 Nuss 手术完全不同，但也需要支点。如果 Nuss 手术因为没有支点而无法实施的话，Wang 手术同样不可能成功。由此可以看出，并不是所有的凹陷畸形都可以用标准漏斗胸的手术进行治疗的。由治疗效果反过来看畸形的特征，可以非常明确地体会到一些凹陷畸形与漏斗胸的差异。

认识畸形的过程需要总结规律，发现共性的东西，这是命名的基础。共性的东西找到了，条理清晰了，认识的过程也会变得简单，这其实恰好是极简法则的要求。

在过去的工作中，为了在各种纷繁的畸形中找到规律，我们设计了整体分类方法，将所有畸形分为两类，一类是以凸起为主的畸形，另一类则是以凹陷为主的畸形。之所以这样做，一来是方便认识，二来是方便治疗。但是，如上所述，当人们将所有的凹陷畸形归并为一类，都当作漏斗胸这种最简单的畸形时，反而会给治疗造成麻烦。这是不是说明极简法则遇到问题了呢？

事实上，这并不是极简法则的错，也不是分类方法的弊端，而是具体的操作方法出了问题。整体分类是对所有畸形共同特点的概括与总结，但并不否认具体畸形自身的特性。正因为重视这些特性，才在两大类型的框架下将畸形又做了具体的细分，这是其最有意义的地方。如果看不到这些，就不可能真正了解其价值。但是，将所有的凹陷畸形当作漏斗胸的做法并不是整体的归纳与总结，其实质与整体分类的思维恰好相反，是以偏概全。也就是说，是用一种小的漏斗胸概念去描述一个大的凹陷概念，这种做法既不科学又无逻辑，因此无疑是一种错误的认识。本来是一个简单的概念，经漏斗胸一命名，反而变得复杂起来。这不是极简，而是极简的相反面。

在讨论极简法则的时候，最讲究辩证统一，既要看到法则简化的一面，又要认清楚个体畸形的特殊性。研究极简法则的目的，首先是为了明确总体目标和大方向，在此基础上，要想将具体的事情做好，可以再接再厉，将细节的问题研究得更精细。这样的精细并不是对极简法则的否定，而是对极简法则的补充，可以理解成做事情的深度。极简法则要求的不是广度，深度才是极简法则追求的目标。具体到对胸廓畸形的认识，基于极简的法则，当所有凹陷或者凸起畸形被分成各自简洁的类别后，就等于有了一个明确的目标和方向。按照这样的方向去理解其他畸形，就可以很容易地找到其自身的规律，不仅可方便认识，更可以发现新的畸形，进行新的命名。

我们命名的第一个畸形是沟状胸，这是一种非常常见的畸形。在很长时间里，我们对这种畸形并没有太深刻的认识，甚至也曾将其当成漏斗胸。最开始留意这种畸形，是来自一些失败的病例。很多这样的患者前来就诊时，往往已在其他医院做过一次 Nuss 手术。他们的手术并不成功，与术前相比几乎没有任何效果。他们非常痛苦，希望我们能为他们做第二次手术。这些手术的失败让我进行了深刻的反思，于是很快发现了其中存在的问题。这些患者前胸壁确实有明显的凹陷，但凹陷并不是典型的坑，而是横行于前胸壁下部的沟。按理说，这两种畸形是不能混为一类畸形的，但是，他们在之前任何一个医院病历上的诊断都是"漏斗胸"。很显然，他们都被医生的疏忽坑苦了。

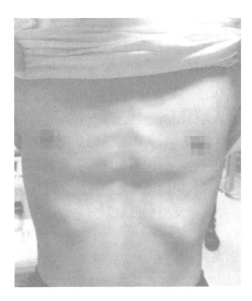

图 6　沟状胸外观

沟与坑有本质的差别吗？如果都当作凹陷，当然没有区别，不然也就不可能都当作整体分类中的 I 型畸形了，但二者确实是有不同的。坑的边缘一般均为圆形，中间明显有凹陷，四周虽然不一定明显隆起，却会形成一个圆形较高的边缘。沟的形状与坑截然不同，沟的上下缘较高，两端却不存在边缘，而呈一个敞开的口子，很显然，这种形状与坑的形状是不同的。而恰恰是这种不同决定了手术的成败，因此认识这种坑与沟的差异就有了实际的意义。

当沟状胸被诊断为漏斗胸时，医生会毫不犹豫地采用 Nuss 手术。但是，由于沟的两端没用隆起的边缘，而是一个敞开的口，此处胸壁的高度与沟底持平，要想用这个部位作支点将沟底撑起，几乎是白日做梦。可见，当在沟形凹陷上使用 Nuss 手术时，沟是无法消除的。十分不幸的是，直到今天为止，很多医生依然将这样的畸形当作漏斗胸，并依然在使用 Nuss 手术进行治疗，这是大量患者手术失败的根本原因。对畸形认识的疏忽导致了手术方式选择的失误，由此给患者造成了巨大的痛苦。那么，为了消除这样的不幸，就很有必要将这样的畸形拿出来进行单独研究了。非常幸运的是，我们很早就意识到了这种畸形的特殊性，于是专门对这种畸形进行了命名。这个做法不但使我们加深了对这种畸形的认识，更重要的是，使我们针对畸形的特点摸索出了新的手术方法。

将一种特征鲜明的畸形从繁杂的群体中独立出来，使其成为一种特殊的新畸形，这种做法是符合极简法则的要求的。其直接的后果是，相应的治疗更有效、更简单，也更实用。因此，这种做法是极简法则的一种体现。

我们命名的第二个畸形是鞍状胸，这也是一种非常特殊的畸形。在我们完成了对沟状胸的命名之后，我们发现了另外一种特殊的畸形，这种畸形与沟状胸的最大不同是，沟状胸是一个横行的沟，该沟从左到右，中间不存在任何的阻拦，而新畸形的中间却向前凸起，将沟一分为二，即中间没有凹陷，凹陷只存在于两侧。从外观上看类似马鞍，因此我们将其称为鞍状胸。

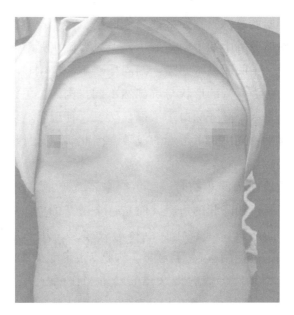

图 7　鞍状胸外观

　　区别沟状胸与鞍状胸，目的非常明确，是为了方便治疗。在此之前，我们对沟状胸的手术做过特殊的设计，获得了非常满意的效果。但是，该方法显然不适用于治疗鞍状胸。我们将这个畸形单独罗列出来，目的就是为了更方便该畸形的手术治疗。

　　在命名鞍状胸的过程中，我们依据的思路依然是极简法则。我们先找到了两种畸形的共性，理清条理后，再研究其个性特征，最后弄清楚问题的细节。这个思维方法其实与认识沟状胸的思维方法完全相同，也是最朴素的极简思维的路数。

　　我们命名的第三种畸形是侧胸壁凹陷畸形。对这种畸形的认识与研究也是极简法则的体现。

　　一般来说，漏斗胸会被分成对称型和不对称型两大类，尽管二者有空间位置上的差异，但其基本的特征依然明确。如前所述，不管凹陷多么不对称，基本上不会偏离到胸壁的一侧，也就是说，凹陷永远累及胸骨，这是漏斗胸最基本的特征。

　　但是，我们在观察各类畸形的过程中发现，除了居于前胸壁中部的凹陷畸形外，尚有一种凹陷畸形，其位置不在正中，而完全位于侧胸壁。尽管凹陷明显，却与胸骨没有任何关系，其胸骨依然保持着正常的高度。这种畸形被当作漏斗胸的话，如果可以用 Nuss 手术或者 Wang 手术进行治疗，那么当作漏斗胸也无妨。但很多情况下，这两种手术的效果并不令人满意，因此如果依然将其视为漏斗胸就会误导相关手术，于是就必须考虑新的命名了。这种情况其实与沟状胸的情况完全相同，重点是要认识到畸形自身与众不同的特性。特性明确了，新的名称也就有了。这依然是极简法则思维方式的写照。

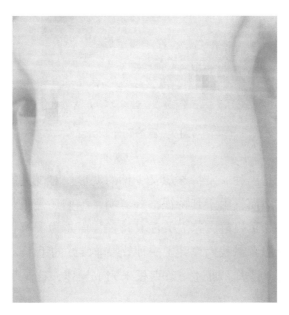

图 8　侧胸壁凹陷畸形外观

我们命名的第四个畸形叫扁鸡胸。这种畸形的命名也非常偶然，同样是因为失败的手术案例。我们曾接诊一例患者，其前胸壁整体前凸，而正中有小面积的凹陷，她之前曾在当地医院接受过 Nuss 手术，结果没有任何效果。为什么会有这样的结果呢？我们看了患者的病历，她术前的诊断是"漏斗胸"。这种畸形难道真是漏斗胸吗？其前胸壁的凹陷确实存在，而且也位于正中，累及了胸骨，似乎具备了诊断为漏斗胸的一切要素。但是，其前胸壁整体的前凸更明显。

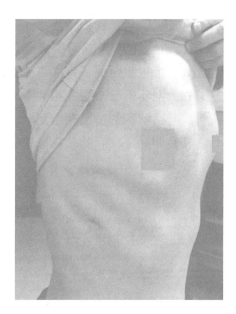

图9　扁鸡胸外观

　　很显然，这是一种非常特殊却又少见的畸形。对少见的畸形进行命名似乎没有必要，然而，由于其特征格外鲜明，我们还是进行了命名。这样做的目的不仅是为了提醒大家去关注其特征，而是为了有一个更好的手术设计。针对这个患者，我们设计了一种效果非常好的手术，将 Wenlin 手术与 Wang 手术结合起来，通过一条钢板来完成操作，这是一种非常巧妙的手术设计。

　　由扁鸡胸的特征来看，凹陷只是其中一个小的特征而已，如果将其放大成漏斗胸的坑的话，就不可能认识到畸形的本质特性了。扁鸡胸的命名揭示了畸形的本质，抓住了前凸与凹陷两个主要特征，因此更能反映其本性，同样反映了极简法则的要求。

　　在我们命名的所有畸形中，一个非常重要的畸形命名就是 Wenlin 胸。为什么要对这种畸形进行命名呢？原因同样是为了治疗，也是因为极简法则，其情况与其他几个畸形命名的情况基本相同。

　　Wenlin 胸是一种非常特殊的畸形，其特征格外鲜明，主要的特征是前胸壁平胸骨角水平大面积前凸，两侧下缘向下延伸逐渐低平，形成两翼，两翼中间凹陷，凹陷位于胸骨体及周围，其上缘为胸骨角突出的部位。这种畸形形状典型，因此会给人留下极其深刻的印象。从其特征来说，应该是一种独立的畸形。但是，很长时间里，这种畸形竟然被当作了鸡胸的一种。为什么会有这样的观念呢？原因很简单，其大面积胸壁有凸起，所以当作鸡胸似乎理由很充分。

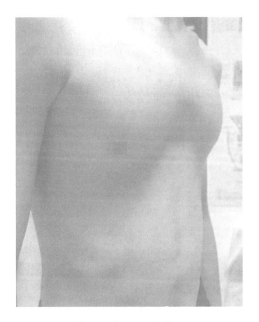

图 10　Wenlin 胸外观

给畸形起什么名字其实并不重要，关键是不要影响治疗。在开放手术时代，将这种畸形命名为鸡胸没有大问题，因为所有的鸡胸都是在开放状态下完成手术的。在开放手术状态下，不管哪种凸起畸形，做法都差不多，只要舍得大刀阔斧地操作，都可以获得令人满意的效果。所以当作鸡胸并不影响手术，因此没有人提出异议。

但是，当微创手术出现后，就如治疗漏斗胸的 Nuss 手术不能再治疗沟状胸一样，鸡胸的微创手术也不能再有效治疗这种特殊畸形了。为了努力用微创手术进行治疗，有医生做了令人吃惊的工作：他们无视凸起的存在，紧盯中间的凹陷而将其视为漏斗胸并直接做 Nuss 手术。这种做法是我见过的最莽撞的做法，几乎是不可饶恕的错误。

这种特殊的畸形是不可以当作鸡胸的，当然更不能当作漏斗胸。当其结构的特殊性终于被认识清楚的时候，也就一定要有新的名称了，这便是用我自己名字命名的 Wenlin 胸。

以上命名的畸形都发生在胸壁，是胸廓畸形的主要疾病。除了这些疾病外，有一种疾病始终被人忽略，那便是发生于肋弓的畸形。相对于发生于胸壁其他部位的畸形来说，肋弓畸形一般不太受人关注，主要的原因有两个：其一，这类畸形经常与其他畸形合并存在，几乎没有人将其当成独立的畸形，也很少有人在处理其他畸形的时候再处理肋弓的畸形；其二，即便肋弓畸形独立存在，也极少有人专门针对此畸形进行手术治疗，很多患者因此不会将其当作一种独立的疾病。

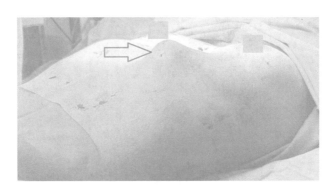

图 11　肋弓畸形外观

肋弓畸形真的不是疾病，不需要处理吗？显然不是，我遇到过很多患者，他们会因为肋弓的问题而烦恼，最极端的甚至以死相逼，逼着我们为其做手术。这些患者很痛苦，当然就有手术的必要。对于那些与其他畸形合并存在的肋弓问题，我们认为也有处理的必要。比如漏斗胸合并的肋弓前凸，如果只做漏斗胸手术而不处理肋弓，则手术效果会受到严重影响。

胸廓畸形手术的目的一方面是为了治病，另一方面是为了整形。既然是整形，当肋弓有非正常的问题时，就一定有必要接受手术。接受手术的前提是充分认识畸形的特征，认识的过程同样是命名的过程，于是这种被人们遗忘的畸形最后走进了我们的视野，我们同样对其进行了命名。命名问题解决了，接下来针对肋弓畸形的手术也便很容易就被设计出来了。

胸壁外科是一个全新的临床专业，既然是全新的东西，就会有很多空白需要填充。在过去的工作中，我们曾提出过很多新概念，定了很多新名字，我们希望我们的工作可以使该领域早日成熟起来。但新的领域未免会让人感到迷茫而无助，这里的东西既纷繁又无序，如果不仔细梳理，就很难看到规律与方向。好在有极简法则可以遵循，其可以使复杂的工作变简单，烦琐的事情中有头绪，最终使胸壁外科的理论体系逐渐建立起来。胸壁外科的发展，真的离不开这样的好法则。

三个基本定律

胸廓畸形多种多样，发病机理各不相同。研究单一的畸形似乎很难发现其中的机理与规律，因为那是在孤立地看问题，人的视野会受到影响。孤立研究不仅不能使问题简化，反而会增加问题的难度。但是，如果用一种宏观的眼光看这些问题并认真研究其中内在联系的话，就可能发现很多共性的东西。提炼这些共性的东西，就可以总结出一些最基本的规律。

我们最开始关注的畸形是漏斗胸，从其发病机理开始分析，然后又对其致病机理进行了研究，在此基础上，我们对治疗漏斗胸的相关手术原理也进行了探讨。经过这些具体的研究，我们对漏斗胸的有关问题有了较为深刻的认识。

漏斗胸的发病机理复杂，到目前为止有众多假说。这些假说自成体系，表面上看互不相干、没有联系，但将这些假说总结在一起进行分析，就可以看到其中的联系。漏斗胸的致病机理较为清楚，主要来自凹陷对心脏和肺的压迫，更进一步的致病机理来自对胸廓整体和脊柱的影响。将漏斗胸的发病机理和致病机理结合起来，如果要设计出合理的手术方法的话，便有了理论基础，因此相对容易。从历史上第一台漏斗胸手术开始到现在，包括我们设计的 Wang 手术在内，每一种成功的手术方式都建立在明确的机理之上。这成了一种因果关系的传承，正是有了对病因和致病机理的认识，才有了各种手术方式的出现，才有了治疗的效果。

在后来的工作中，我们又对鸡胸、扁平胸、桶状胸、鞍状胸、沟状胸等畸形进行了类似的研究，这些研究虽然相互独立，但当我们把不同畸形的研究结果放在一起进行观察时，就发现了共性的东西，也就是我们发现的三个基本定律。

由一般的现象总结出规律的过程，首先是一个简化的过程，其次是一个由具体到抽象的升华过程。这两个过程都是极简法则的具体体现。要想完成这样的工作，首先必须尽一切可能充分认识个体特性，其次要抽取出共性的东西进行加工，最终形成规律。在形成规律的过程中，全面认识畸形的特征是各项工作的基础。那么，如何才能打牢此基础呢？需要从如下角度去观察和研究各种畸形：

首先，视野问题。以往研究或者治疗胸廓畸形均以独立局限的视角进行的，表面上看，这有可能使单一畸形的研究更深更细，实际上却是约束了自己的视野。比如漏斗胸，这种畸形其实与所有凹陷畸形都有内在联系，即便是凸起型的畸形，有些畸形同样与凹陷畸形有联系。比如不对称型凸起畸形，或者凹陷与凸起并存的复合型畸形，如果把视线放得更广阔一点，甚至都可以看作是一种性质的畸形。这种观点与普通的畸形分类标准显然不同，其是以前胸壁的标准平面为参照，而普通的分类标准只是关注了两个局部之间的高度差。这种视野是一般人不会采纳的，所以其才没有发现很多内在的联系，结果便影响了治疗。以标准前胸壁平面做参照可设计出很多传统手术，但是，如果换一个视角看问题，比如紧盯凹陷的话，便可设计出除 Nuss 手术之外的其他手术，我们针对左右排列的复合型畸形设计的 Willine 手术就是换了视角后的结果。表面上看，Nuss 手术与Willine 手术完全不同，但其实机理上则完全相同，只不过具体的操作不同罢了。这便是以另外一种全新视角看问题后得出的结论。

再举个例子，在上述左右排列的复合型畸形中，我们设计了 Willine 手术，将钢板放置于凹陷的底部。此时关注的问题有两个，一个是凸起，另一个是凹陷。Willine 手术类似 Nuss 手术的操作，可以轻松地完成治疗。但是，如果把视野放得广阔一点，直接将凹陷理解为漏斗胸的话，是不是可以用 Wang 手术来治疗呢？这样看来，手术就有了另外一种做法。然而，这依然不是治疗方法的终结，还可以再换更大的视野来看问题。再回到治疗普通鸡胸的 Wenlin 手术，如果将此手术与专门针对凹陷的 Wang 手术相比的话，是不是能发现更多的奥妙呢？真正的奥妙就在于，可以将两个手术合并为一个手术，也就是说，以治疗鸡胸的 Wenlin 手术的钢板完成 Wang 手术的使命，如此看来，不仅手术彻底简化了，就连对畸形的认识也可同步得到简化。

这些联系之所以可以被发现，最根本的原因在于从不同的角度进行了非同一般的研究。换一种视野看问题，或者说，换更大的视野看问题，就会发现更多有价值的内涵，这对于认识畸形并完成畸形的治疗有重要意义。

其次，胸廓结构问题。胸廓是一种非常特殊的结构，其与胸腔内的结构完全不同，同时也不同于四肢或者其他部位脏器的结构。其特性有如下方面的内容：①胸廓位置特殊。胸廓位于胸部的表面，此部位是人体最重要的部位之一，不但关系到人的生命安危，同时对人的外观形象有重要影响。这种特殊的位置使得胸廓疾病往往也具有非常特殊的性质。比如其危害，除了生理方面的众多危害外，外观的问题往往是很多患者关注的重点。此类疾病的特性决定了其治疗的特殊性。②胸廓是骨性结构。胸廓完全由骨性结构构成，其中内容包括肋骨、肋软骨、胸骨。骨性结构的存在，使畸形的发生、致病、治疗都有骨科疾病的普遍特性。但是，由于形状特殊，且要考虑到与内脏的关系，这种骨性结构又不同于简单的骨科结构，因此在治疗胸廓畸形时，必须同时考虑多方面的内容。③脊柱的特殊性。脊柱参与并构成了胸廓，严格说来，脊柱是胸廓的一部分，但是，临床上其却属于另外的专业。这种特点对很多类型的畸形的治疗都有较大影响，是不得不考虑的内容。胸廓有与众不同的结构特性，因此在认识和处理发生于胸廓的疾病时，必须充分考虑这些具体的特性，这对此类疾病的诊治有重要意义。

第三，胸廓完整性问题。胸廓由众多骨性结构组成，与孤立的骨性结构有很大的不同。肋骨、肋软骨、胸骨甚至脊柱之间彼此联系、相互影响，因此，胸廓是一个整体。除了骨性结构外，胸廓表面有肌肉、乳腺等结构，内部还有胸腔内的结构，这些结构对骨性结构都会产生较大的影响，因此同样是一个整体。对于胸廓这个整体来说，可谓是牵一发而动全身，任何局部的结构改变或者受力，都可能影响到其他部位，并最终导致整体形状的改变。因此在对待发生于胸廓上的任何一种畸形时，都必须有一个完整性的观念。

第四，力学问题。胸壁外科疾病中，最常见的问题是形状的改变，也就是胸廓的畸形，尽管还有其他问题，比如肿瘤、缺损、感染、创伤等疾病，但形状的问题是最基本的问题。由于胸廓的结构均为骨性结构，因此形状的改变会涉及另外一个最基本的问题，那便是力的问题。没有力的改变，胸廓形状也就不会发生改变。一旦认识清楚这个问题，就可以很好地理解胸廓正常发育的过程、胸廓畸形形成的机理及胸廓畸形的致病机理，并且，也才可以设计出合理的手术方法。当然，这些手术方法也都是在力学基础上发挥作用的。所以力学的问题是胸壁外科尤其是胸廓畸形手术中一个非常重要的问题，有必要认真进行研究。

第五，整形手术特性。胸廓的手术首先是治病的手术，除了治病的基本属性外，还有整形的特性。各种畸形的具体形状存在很大的差别，手术方式也各有不同。但是，既然有整形的特性，其最终的目标应该是相同的，那便是获得一个基本正常的胸廓外观。这种特性可以将所有的畸形手术都联系起来。而如果再反过来研究手术的机理或者方法的话，又能发现很多可以相互借鉴的技术。

第六，手术方法问题。胸廓畸形的具体形状千差万别，手术方式也多种多样，即便是同一种手术，在不同的病例中也会存在具体操作的差异。但是，不管是哪一种畸形手术，由于操作的对象是胸廓的骨性结构，手术的目的是获得尽可能正常的胸廓外观，因此各种手术之间必然有内在的联系，有很多共性的东西可以借鉴。在我们的手术操作中，我们曾设计出多种最基本的操作技巧，这些技巧可以出现在任何一种手术中，从而方便手术的进行。这便是手术方法中共性的体现。

以上六个问题是认识畸形时常见的问题。基于这些问题，可以从不同的角度深入细致地认识各种畸形，也可以获取各种畸形的特征。畸形的特征显露后，接下来如果再经过去伪存真、逻辑推导、归纳总结，就可以获得共性的东西，最终发现规律。我们经过长时间的观察与总结，发现了一些规律，为了记忆方便，我们将其总结成了三个基本的定律。

胸廓畸形第一定律：在自然生长状态下，胸廓畸形将越来越严重。也就是说，对于任何类型的胸廓畸形，畸形一旦形成，在没有任何外来因素干预的情况下，其将越来越严重，不可能缓解，也不可能消失，只可能在某个阶段停止。这里的外来因素主要是指力学因素，包括一切具有治疗属性的力学因素及通过主动运动改变肌肉形状而施加的力学因素。

为什么会得出如上的定律呢？因为胸廓的发育类似于其他脏器或者组织的发育，在生理发育的进程中，均按照既定的程序进行，这种程序规定了发育特定的时相和轨迹。时相决定了发育的程度，轨迹决定了发育的形状，二者使脏器和组织在特定的时期呈现特定的形状。脏器和组织不同，其形状也千变万化，这些形状既非线性也非面性，而是三维的空间形状。但从每一个线性方向的发育轨迹来看，又是速度既定的线性运动。不同方向发育的速度完全不同，但每一个速度都会按照既定的时相进行固定变化与调节，从而使整个脏器与组织的发育在不同时相呈现出特定的形状。这样的发育自然而悠闲，在没有任何外力的作用下，将如匀速直线运动一般，按照既定的方向与速度一直延续下去，并在程序规定的某个时相结束，甚至萎缩。但是，一旦发育过程受到外力影响，整个发育进程就会出现异常，从而导致脏器组织形状出现异常，最终形成畸形。

胸廓畸形的发生，根本原因也在于外力的影响。在人体正常发育过程中，当某种病理性的力量作用于胸廓的某个局部时，胸廓固有的发育节奏就会被打乱，不同部位会表现出异常的发育速度，局部发育速度的异常会导致整体发育的不协调，最终使胸廓发育成一种新的与正常结构完全不同的形状，这便是所谓的胸廓畸形。

一般来说，外力有两种基本形式，一种是功能性外力，另一种是结构性外力。前者为一过性外力，作用过后会在短时间内消失，一般不会引起严重畸形。导致畸形的外力多为结构性外力。结构性外力来自异常的结构，这样的结构一旦存在，几乎不可能自行消失，由此产生的结构性外力持续作用于胸廓后，便会形成胸廓畸形。

由胸廓畸形形成的机理可以看出，异常结构产生的结构性外力是导致畸形的唯一因素。这样的畸形一旦形成，如果没有其他额外的力量对结构性外力产生影响，结构性外力将持续作用于胸廓，使畸形持续并逐渐加重，直到整个机体的发育停止。这些分析完全是依据力学的基本原理做出的，以下是支持此分析的一些依据：

（1）漏斗胸患儿从出生后开始，凹陷普遍会逐渐加重。关于漏斗胸发病机理的说法相当多，但胸骨下纤维或者膈肌附着点牵拉的说法较为可信，这相当于一种异常结构提供的结构性外力。外力持续牵拉前胸壁，前胸壁就不可能按照正常的形状发育。如果这种结构性外力不能被彻底消除或者得到对抗，在外力的持续牵引下，畸形必然逐渐加重。Nuss 手术是以一种外力对抗结构性外力，Wang 手术除了对抗结构性外力之外还彻底消除了异常结构，两种手术之所以能获得治疗效果，也恰好证明了此定律的正确性。

（2）心脏术后或者传统开放手术后的漏斗胸，如果不做干预，凹陷将逐渐加重。第一次手术过后，纵隔内会形成严重粘连，粘连属于异常结构，其收缩不可避免地会产生结构性外力，在这种力量的牵拉下，漏斗胸将越来越严重。

（3）对于一些特殊的鸡胸患者，如果不做任何干预，其畸形会逐渐加重。部分鸡胸的发病与两个因素有关：一个是胸壁结构的薄弱，另一个是由心脏持续正压产生的外向性结构性外力。心脏不可能不存在，由此产生的结构性外力也不可能消失，其结果必然是畸形的逐渐加重。

（4）对于窒息性胸廓发育不良综合征患者，如果不做干预，其症状会逐渐加重。胚胎发育的一定时期，胸廓相关结构在结构性外力的作用下，发育方向被改变，形状会出现异常。在没有外力干预的情况下，畸形将越来越严重，直至患者死亡。

（5）各种继发性的胸廓畸形，如果不做干预，会逐渐加重。继发于脓胸的畸形，胸膜粘连持续存在，结构性外力持续作用，胸壁凹陷会越来越严重。继发于慢性肺部疾病的畸形，比如桶状胸，外力来自呼吸肌持续的额外做功，呼吸肌持续存在，结构性外力持续作用，畸形就会越来越严重。

仔细分析上述规律可以发现，此规律存在于任何一种畸形中，具有极大的共性与普遍性，满足了定律需要的一切条件，因此将其称为定律。为了与其他定律相区别，将其称为第一定律。

胸廓畸形第二定律：胸廓畸形在外力作用下，将沿外力作用的方向改变形状。其主要内容包括如下三个要点：①在外力作用下，胸廓畸形既定的形状将发生改变，改变的方向由外力的方向决定。外力为多种单一力量的合力，胸廓形状变化的方向最终由合力的方向决定。②一过性外力可能引起一过性胸廓畸形形状改变，但改变不一定持续。③外力可以为破坏性外力，直接导致骨折，甚至永久性形状改变。

胸廓畸形形成后，胸廓各部位平衡被打破，发育偏离正常轨迹，在既有外力的作用下，畸形将越来越严重，直到发育停止。在此过程中，结构性外力起到了启动并维持畸形改变的作用，该作用使畸形相对稳定，始终维持一种异常的形状。但是，此时如果施加了额外的力，整体的合力将使畸形发生新的形状改变，改变的方向决定于合力的方向。

外力对畸形的作用是一把双刃剑，当其方向与诱发畸形的外力一致时，会加重畸形的改变；相反，如果外力的方向与诱发畸形的外力方向相反的话，就会抵消或者减轻畸形的改变。这个定律可以用以下几个例子来证明：①Wang 手术。外力作用于凹陷局部，强行改变胸廓发育的方向，最终达到永久塑形的目的。②鸡胸的 Wenlin 手术。外力作用于凸起的胸廓，胸廓形状发生改变，此后沿着外力作用的方向重新塑形，最终达到治疗的目的。③其他治疗方法（Nuss 手术、Sandwich 手术）。借外力与初始作用力对抗，最终消除畸形。④Nuss 手术失败的患者。这是加重畸形的例证，术中由于钢板放置的位置不正确，施加的外力不但没有发挥治疗效果，反而与致畸形的力量相近或者一致，其最终的合力导致畸形加重。

胸廓畸形一旦形成，不可能自然消失。在外力的作用下，畸形形状可以改变，要么加重，要么减轻，甚至消失。畸形形状改变的方向决定于外力的方向。

胸廓畸形第三定律：胸廓发育的过程中，作用于胸廓的外力消失后，胸廓发育将保持一定的惯性，沿着既定的方向继续发育，直至发育停止。其具体的意思是：胸廓截面是一个闭环结构，正常发育过程中，胸廓会按照固定的形状向四周均匀扩大，一旦遇到外力作用，胸廓发育必然改变方向，外力持续作用，将使形状变化加重。然而，在一定的时期内，即便外力消除，胸廓依然会按照既定的方向发育，直到发育停止。

胸廓自然发育的过程来自一种惯性，这种惯性由胸廓发育过程中的内在动力决定，这种动力起源于细胞的生长发育。外力消失后，内在的动力并没有消除，因此发育依然会持续，只不过会在已改变的方向上越走越远。外力把胸廓的发育引向新方向，内在动力使胸廓在新的方向上维持并加重。这不仅可以解释各种畸形发病的机理，而且可以解释各种手术后胸廓的变化。

（1）极其严重的鸡胸。某些鸡胸发生时，外力来自心脏持续的正压。而很多成年的重症患者，比如我们曾经完成手术的几位极其严重的鸡胸患者，其心脏早已远离前胸壁，二者之间甚至有了明显的间隙，此时正压已经消失，但畸形却依然在不断加重。

（2）正中开胸术后形成的漏斗胸。早期因为粘连而导致凹陷发生，此时的凹陷可以理解为由心包和大血管表面的纤维牵拉所致。而牵拉的长度是有限的，如果按此推断，凹陷的最深程度应该是心脏前表面的深度而不可能更深。但是，实际的凹陷往往会继续加深，直至压迫心脏。很显然，此时的粘连已经不发挥任何作用，而畸形的发育却有持续的惯性。

（3）窒息性胸廓发育不良综合征。一旦过了婴儿期，尽管凹陷的深处不可能再有起作用的结构性外力，但凹陷会越来越深，直到将患儿压迫窒息而亡，这同样是惯性使然。

（4）各种畸形手术后的变化。钢板放入人体后，经过一定时间，钢板的作用将消失，此时作用的外力会逐渐减弱直至消除，但胸廓的形状已经发生改变，胸廓发育将被引向正确的轨道，此时尽管已经没有外力作用，胸廓形状也不会再发生方向的改变。

胸廓畸形发生后，胸廓的发育被引向歧途，此时即便没有外力作用，畸形也会进一步加重；胸廓畸形被矫正后，胸廓发育被引向正确轨道，即便外界干预的力量消失了，胸廓也仍会维持正常形状。这便是第三定律最基本的例证。

胸廓畸形是一大类非常复杂的疾病，要想在千奇百怪的畸形中找到共性，并发现规律，不是一件容易的事情。好在有了极简法则的指导，我们才从中发现了一些共性的东西，这些东西对进一步认识和治疗胸廓畸形有很大的帮助。但是，在整个研究过程中，尽管我们希望尽可能多地找依据，为我们的发现提供更可靠的支撑，但结果却不一定是十全十美的。要知道，整个过程是我们这些有血有肉的人完成的，既然是人就有可能有主观因素的影响，于是这些定律的可信性或者科学性就有待进一步证明了。我们希望我们的工作能起到抛砖引玉的作用，让更多的人静下心来，对一些深层次的东西进行更深刻的研究，使更多有价值的规律显现出来，为更进一步的临床工作服务。

一个漏斗胸患儿出现了高低肩的问题，他的家长非常焦急，问我到底怎么回事，为什么会出现这个问题。高低肩是俗称，实际上是指脊柱侧弯。漏斗胸与脊柱侧弯的关系国外有人在研究，我看过很多这方面的文献，但几乎都没有说到点子上。经过长时间的探讨，我最终彻底弄清了二者之间的关系，并将结果公布在网络上。由于并未在专业杂志上发表，很多人可能没留意到。

为了更好地回答那位家长的问题，我在网上搜索了我写的那篇文章，想把文章推送给家长。我搜索的关键词是"漏斗胸＋脊柱侧弯"，然后出现了很多的结果。那些结果基本上都是医生的回答，他们来自各个城市、各种医院、各种专业，所有医生都很自信，结果却是乱七八糟。

这样的结果让我感慨万千。我在想，如果是患者查找这样的问题，当面对如此纷繁杂乱的结果时，该相信谁的呢？这对患者很不公平，因为医生说话都不负责任。而最让人揪心的是两位外科医生的回答，他们是非常出名的外科医生，两人的单位都是当今国内著名的医院，我非常认真地看完他们的回答，评价是：绝对的胡说八道，不知所云。从他们的话中可以非常充分地理解人们对外科医生的偏见：不讲理性，不懂逻辑，不求科学。很难想象，连话都说不利索的外科医生，而且是如此出名的外科医生，会把手术做得多么"完美"。非常巧合的是，就在此前的两个月，我恰好在成都一家医院为一位手术失败的患者做了二次手术，这位患者的第一次手术就是其中一位医生的"杰作"。对于这样的外科医生，如果称其为庸医的话，估计很多人都会表示赞成。

据我所知，没有哪个外科医生喜欢被人称作庸医。排斥这种称谓的原因是外科医生普遍会觉得自己不光会做手术，而且懂很多道理，有十分深厚的理论基础，他们更喜欢别人称自己为神医，而不是庸医。但残酷的是事实并非如此，上面这个例子就是很打脸的例证。

外科医生每天都在开刀，如果一些基本的概念都不清楚，也就没有理论指导自己的手术，那将是非常恐怖的事情。上面提到的那位医生做失败的手术就是一台匪夷所思的手术。患者患的分明是一种复合畸形，也就是我们命名的 Wenlin 胸，那位医生却只是针对凹陷做了 Nuss 手术，结果不但没有治好病反而使畸形更加严重了，最后不得不接受第二次手术。外科医生没有理论指导就等于没有操作的规矩，没有规矩就会乱来，结果必然酿成悲剧。

理论的重要性其实外科医生都知道，正因为如此，不少医生才会非常自信地以为自己掌握了所有该掌握的知识，如果有所遗漏的话，那必然是他们眼中不需要掌握的知识。对一些琐碎的知识过分讲究，会被正直的外科医生们集体嘲笑，认为那是吹毛求疵。在很多人眼里，手术的操作都是行为上的事情，理论的东西不代表一切，最终都是要靠实践。过分地讲究理论，等于是将简单的东西复杂化，不符合极简的原则。比如 Nuss 手术的原理，很多人就会认为非常简单：只要把弧形钢板放到凹陷底部再翻转过来，就可以将凹陷顶起来了。如果细致地分析研究 Nuss 手术的原理，甚至上纲上线到力学原理层面的话，就会被一些外科医生视为书呆子。这些道理难道真的不需要了解吗？绝大多数医生都认为没必要了解，因此便不去了解，于是绝大多数医生都不能把这个手术做得很好。这便是不重视理论的危害。

外科医生的工作有特殊的性质，这种性质决定其不可能像内科医生那样花大量时间和精力去考虑很多枝节的问题。识大局，顾大体，是很多外科医生对自己工作的评价，这种工作性质甚至会被当作极简法则的写照。做事雷厉风行会被认为是外科医生最难能可贵的美德，这种美德也是一直以来大家对外科医生的美好印象。如果因此便有理由去主动忽略更多的细节与理论的话，就会走向另外的极端，反而影响了自己的品质。

比如漏斗胸与脊柱侧弯关系原理之类的问题，详细了解并不是多此一举，相反，了解清楚这个问题后，手术操作会更有目标性，更有规律可循，操作会更简单，可省去不合理的多余的成分，最终达到极简的目的。由此可见，理论知识的了解与极简法则并不冲突。理论越丰富，基础越扎实，操作就越安全，也更能获得令人满意的结果。

在胸壁外科的工作中，有不少基础的理论是医生们都熟悉的，另外的一些知识却被很多人忽略了。理论把握不好，就会出问题。

回到上面那个家长提的问题，漏斗胸与高低肩也就是脊柱侧弯的关系。这个问题可以分成两种基本的情况进行分析：一种情况是二者不存在联系，另一种情况是二者存在联系。前一种情况是有可能存在的，临床上有先天性脊柱侧弯的患者，这些患者同时也会有胸廓的凹陷畸形。如果说出生后很久才出现了两种情况，则很难排除二者之间有关系；但是，如果在胎儿时期二者同时存在的话，则基本可以将二者看成是独立的两种畸形。由于脊柱侧弯与凹陷畸形都有独立的发病机制，所以将二者独立地看不是没有道理的。但是，有一点需要牢记，那便是胸廓与脊柱的关系。从结构上看，二者是紧密联系的整体。既然是整体，一种结构的改变必然会影响另外一种结构。因此即便是胎儿时期出现的两种畸形，也很难说二者没有任何的关联。而从最简单的力学角度来分析，二者既然紧密地联系在一起，则联系肯定会成为必然，也就是说，第一种情况基本不存在。

由上述的分析可以看出，漏斗胸与脊柱侧弯几乎是百分之百有联系的。那么是怎样的联系呢？二者有没有因果关系？哪种是因，哪种又是果呢？这是另一个非常值得探讨的问题。

从二者的结构关系上看，两种畸形都可能是原因。当原发病位于脊柱或者前胸壁的时候，只要病因不解除，最终都可能造成另外一种结构的改变。这是最合理的解释。

首先分析脊柱侧弯引起胸壁畸形的可能。从解剖位置可以知道，胸廓所有肋骨全部附着于胸椎之上。当脊柱形状改变时，与之相连的肋骨位置会发生变动，而这样的变动不是对称的，一侧凸出的时候另外一侧必然凹陷，与之相连的肋骨也会发生位置的改变。肋骨位置改变了，前胸壁的外观就会随之改变，于是畸形就难免了。当然，这样的畸形不一定全部表现为凹陷，但是，考虑到肋骨的硬度、形状等特性，即便有凸起存在，也一定会有凹陷与之对应。这就是脊柱侧弯与胸壁畸形的因果关系。很显然，在这样的关系中，脊柱侧弯是因，胸壁畸形是果。

第二种可能是胸廓畸形对脊柱侧弯的影响。这也是很多患者最关心的问题，因为很多患者早期并没有脊柱的问题，但随着时间的推移，最终均出现了这样的问题，于是大家会很自然地质疑二者是不是有因果关系。其实如果认真循着基本的病理变化进行分析，应该很容易看出其中的联系。

我们先来看看脊柱侧弯发生的机理。生理情况下，脊柱是整个躯体主要的承重结构，躯体之所以对称，根本原因在于脊柱左右承受的力对称。只要脊柱两侧受力不出现异常，就不可能发生脊柱的侧弯。

正常情况下，人的纵隔包含有心脏、大血管和其他的结构，而双肺通过肺门的血管、气管和相关组织"悬挂"在纵隔之上，也就是说，不管是纵隔还是胸腔内的脏器，所有这些脏器的重量其实都落在纵隔之上。人体躯干部的组织有很多，胸壁表面的骨骼、肌肉是很大一部分。在一般的情况下，左右两侧胸壁结构是基本对称的。只要纵隔不发生位置的移动，脊柱两侧的受力就不会有问题，也就不会出现脊柱的侧弯。

漏斗胸最本质的病变为前胸壁的凹陷。凹陷存在时，心脏会首先被挤向左侧，心脏的位移将通过血管和各种组织牵拉而使纵隔向左侧位移，那么，双肺也都会跟着向左侧移位。这意味着什么呢？是不是所有加载于胸椎的内脏全部左移了呢？此时脊柱两侧的受力必然改变，也就一定会影响脊柱的形状，于是脊柱侧弯就发生了。

一些人会说，当前胸壁出现不对称畸形，比如不对称型漏斗胸时才可能导致脊柱左右受力不均，这种说法只是看到了问题的表面现象，要知道，即便是对称的漏斗胸，上述的机制也会存在，也必然导致脊柱侧弯的发生。

漏斗胸与脊柱侧弯的关系问题是一个非常肯定也容易解释的问题。临床上还有一个问题比较容易解释，那便是佝偻病与漏斗胸和鸡胸的关系。

要理解这个问题，首先必须了解人体骨骼的功能。概括地来讲，骨骼有两种基本功能，一种是维持机体形状的功能，另一种是为运动提供依托的功能。前者是一种静态的功能，后者则是一种动态的功能。

一般来说，人体所有骨骼上都有肌肉附着，人要维持正常的姿势，做基本的运动，其动力来源都是肌肉。肌肉全部附着于骨骼。要想维持良好的姿势，或者完成正常的运动，肌肉必然施加张力于骨骼之上，这是正常姿势与运动发生的力学基础。那么要想使这样的生命活动正常进行，就需要一些物质基础，其中重要的基础就是骨骼的硬度。其中的道理可以简化为杠杆运动的模型，骨骼充当的就是杠杆的角色。由杠杆原理可以知道，如果杠杆本身硬度不够的话，杠杆不仅不能正常工作，反而会因为受到外力而变形。佝偻病发生时，骨骼的硬度会出现问题，此时如果人体进行运动的话，肌肉收缩将影响骨骼的形状，使之发生形状的改变。如果这样的影响持续存在，骨骼形状将会发生不可逆的变化，于是就会形成骨骼的畸形。佝偻病患者四肢骨骼之所以常出现畸形，就是这个原因。而对于躯干骨，尽管其没有间歇的肌肉收缩，却有不间断的肌肉紧张，紧张的肌肉也会使外力持续作用于骨骼之上，从而影响骨骼的形状。鸡胸是位于躯干部的畸形，其产生便有这样的力学基础。具体是怎样的机制呢？分析如下：

生理状况下，心脏是一个正压的装置。由于生理的搏动，整个心脏会向四周不断施加压力。正常情况下，前胸壁的胸骨、肋软骨和肋骨有一定硬度，因此即便有深部心脏的冲击，其形状也不会发生改变。但是，当佝偻病发生后，全身骨骼会一致变软，前胸壁的各种结构硬度也会降低，此时如果再有深部心脏的冲击，其形状就很难保证会不发生变化了。这样的变化只可能有一个方向，那便是向前凸出，而不可能是凹陷。这就是佝偻病与鸡胸的关系。对于医生来说，如果能够真正了解佝偻病的实质，了解运动生理的基础知识，就很容易弄清楚上述的道理。但非常遗憾的是，没有其他医生进行过类似的分析。这样的道理不明了，就会直接影响患者的治疗。

很多漏斗胸患者就诊时，都会提及补钙的历史，他们中的不少人都自以为缺钙而补过钙，而有更多的人是听了医生的话才补钙的。我了解过很多医生的理念，不管是儿保医生、儿科医生还是胸外科医生，他们看到漏斗胸的时候都会不假思索地告诉患者要补钙。漏斗胸真的是由缺钙引起的吗？补钙能填平漏斗胸患者胸前的坑吗？如果认真研究了漏斗胸的发病机理，就会发现补钙这种行为是多么的愚蠢。但是，是不是让鸡胸患者补钙就合理了呢？有很多鸡胸患者确实在补钙，但几乎没有效果。既然鸡胸是由缺钙引起的，为什么补钙没有作用呢？

这是一个相对复杂的问题，但并不是对上述机理的否定，只是其涉及的是一个量变与质变的问题。当佝偻病发生时，并不是所有骨骼的形状都会改变。形状已改变的，属于质变的结果，而没有发生形状改变的，可以看作是正在发生量变。对于尚处于量变阶段的骨骼，如果及时补充钙剂使骨骼硬起来，其形状将免于质变，不会发生明显的形状异常。但是，对于那些质变了的骨骼，也就是形状已经变化了的骨骼，此时如果再补充钙剂的话，只能使变形了的骨骼更加坚硬，但怎可能使形状恢复正常呢？佝偻病患者最明显的改变多见于下肢，很多患者在儿时便有了这样的畸形。如果补钙能改变形状，是不是很多孩子可以在儿时得到矫正呢？事实并非如此，一旦出现了畸形，补钙绝对无用。而对于鸡胸患者来说，一旦前胸壁骨骼发生了质变，补钙也将没有任何作用。

在临床上经常会遇到一种特殊的畸形，就是心脏手术后的鸡胸。这是一种非常常见的畸形，尤其容易在低龄心脏手术后发生。为什么会出现这样的畸形呢？如果按照上面的道理进行分析，很容易得到答案。

低龄心脏病患儿的胸壁虽然不存在缺钙的情况，但如果胸骨被正中劈开过，术后前胸壁的稳定性无疑会受到影响。不管胸骨固定得多么牢固，都会存在一定的活动度，此时患儿的胸壁就类似于佝偻胸患儿的胸壁，虽然胸骨、肋软骨、肋骨的硬度正常，但两半胸骨之间的连接已经不再正常，其硬度或者稳定性显然要比没有被劈开的正常胸骨差很多。深部的心脏是正压装置，当心脏持续不间断地向前冲击前胸壁时，胸壁必然会前凸，凸出最严重的部位恰好是胸骨被劈开的位置，其机理其实与佝偻病导致鸡胸的情况基本相同。

上面聊了鸡胸的发病机理，下面我们聊聊漏斗胸的发病机理。漏斗胸是最常见的胸廓畸形，对这种畸形发病机理的研究相对较多。但是，这里说的较多并不是指实质性研究较多，准确地说应该是受到的关注较多。到目前为止，有关漏斗胸发病机理的猜测有不少，不同医生从不同的角度分析过这种畸形形成的机理，似乎都有一定的道理，但有的猜测极其牵强，并不能得到大家的认可。

漏斗胸表现为前胸壁的凹陷，依照最直接的想法，既然有凹陷，无非是两种可能，一种是外力从表面压迫导致的凹陷，另一种是从内部牵拉导致的凹陷。表面压迫的可能性是存在的，有人认为是胎儿自己的肢体位置异常时，如果直接压迫前胸壁就可能导致凹陷畸形。这样的解释不无道理，应该是一种可能的机理，有一种情况能够为这种猜测提供直接的证据。我们在临床中发现，一些同卵双生的双胞胎患儿如果有凹陷畸形，多会同时出现凹陷，但偶尔会遇到一个个体有漏斗胸而另一个个体完全正常的情况。分析这种情况出现的可能，唯一的解释就是外力的压迫。这种案例是关于外力导致漏斗胸的最佳例证。

除了外力压迫外，内在的牵拉同样是导致凹陷的一种可能。很早以前就有人认为凹陷来自膈肌附着处纤维组织的牵拉，这种情况在很多手术中都得到了证实。但是，Nuss 手术流行后，有人在胸腔镜下寻找异常牵拉组织时并没有看到这种纤维存在，于是否认了这种可能性。当然，这样的解释为 Nuss 手术的可靠性寻得了更好的理论支撑，但这种观点只能算是以偏概全的观点。做心脏手术时，当切开剑突对胸骨后做游离的时候，有时游离膈肌附着点会非常困难，之所以困难是因为有东西附着。当然，这种情况并不是一定总是存在，有时候确实没有这样的结构，但不能因为有时没有这样的结构就彻底否认这种结构的存在。如果患者前胸壁确实有凹陷，而同时又有这种结构存在的话，就很难撇清二者的关系了。谁能肯定漏斗胸不是由这些纤维的牵拉引起的呢？

除了内部结构的直接牵拉外，漏斗胸的发生还与一种无形的牵拉有关，这种牵拉来自胸腔内的负压，是发生在胸壁上跨壁压力的变化导致的结果。婴幼儿在哮喘发作的时候会有明显的三凹征，指的是胸骨上窝、锁骨上窝、肋间隙在深吸气时出现的凹陷。为什么会出现这样的凹陷呢？原因很简单，是因为深吸气时胸腔内的负压值过大。一些低龄的漏斗胸患儿也会有三凹征，而除了这三凹外，还会有前胸壁凹陷处的进一步凹陷。这样的凹陷被看作是反常呼吸，其机理与三凹征形成的机理完全一样，也是由深吸气时胸腔内的负压引起的。那么，漏斗胸会不会是因为低龄患儿反复的肺部疾病导致的凹陷呢？肺部疾病会导致气管或者支气管平滑肌痉挛，痉挛之后导致反复的反常呼吸，这样的运动持续过久了，是不是就会引起不可逆的凹陷畸形呢？这种可能性不是没有的，至少分析起来很有道理。

在上述论述中，反常呼吸与漏斗胸是一种因果关系，反常呼吸是因，漏斗胸是果，二者有先后关系，有必然联系，且符合逻辑，因此可以明确地说是因果关系。但是，临床上还有完全相反的情况，也就是说，漏斗胸形成在先，反常呼吸在后的现象。这样的现象是不是也是一种因果关系呢？事实上，这样的关系同样存在，只不过存在的场景不同罢了。

如上所述，第一种关系存在于低龄的漏斗胸患儿中，而年龄较大的患者中，可能会存在第二种现象。平时患儿凹陷的胸壁局部呼吸完全正常，不存在反常呼吸，而当出现肺部病变时，尤其需要深吸气的时候，就会出现反常呼吸。很显然，此时的反常呼吸成了漏斗胸的结果，而不是原因。

上述截然相反的两种现象是不是有些难以解释呢？到底哪里出了问题？要弄清楚这个问题，需要认真考虑两种现象的具体场景，主要是其结构基础。

在第一种现象中，有两个基本的要素，其一是低龄，其二是前胸壁结构正常。反常呼吸后之所以出现了凹陷畸形，不仅是因为低龄导致的骨骼较软，也是因为局部存在生理性缺陷。具体来说，就是两肋弓之间存在天然的、生理性的缺损。如果不存在这样的缺陷，或者说发生在另一个年龄段，比如说成人身上，则绝对不可能发生凹陷，或者即便发生，也不可能单单在这个部位形成凹陷，而可能是侧胸壁或者胸骨体等部位。

在第二种现象中，同样有两个要素要考虑，一个是前胸壁的凹陷，另一个则是患者的年龄。前胸壁的结构已经不正常，凹陷是既有的病理改变，但恰恰因为凹陷，才使反常呼吸成为可能。但这只是其中一个要素，如果是成人患者，凹陷局部骨骼足够坚硬的话，会不会也不至于发生反常呼吸呢？

在临床中，互为因果的现象非常多，而反常呼吸与漏斗胸的关系则是一种十分奇特的关系。理解这种关系十分困难，而一旦理解了，就会对漏斗胸的相关机理有非常深刻的认识。

低龄的漏斗胸患儿还经常有一个常见的征象，就是蛙状腹。这样的患儿腹部外观非常饱满，即便在没有吃饱的情况下，也依然会呈现这样的外观。

蛙状腹的出现与三个因素有关：其一是腹壁的结构特性，其二是腹腔的压力特性，其三是胸腹交界处的凹陷。幼儿的腹壁肌肉发育不完全，腹壁结构相当薄弱，当腹壁肌肉不强壮的时候，如果腹腔内压力过大，就会使腹腔向外凸出。人的腹腔与胸腔不一样，后者是负压腔隙，而腹腔因为内容物全部是实性脏器而始终呈现正压。成人腹壁肌肉发达，能约束腹腔脏器，因此成人不会出现蛙状腹。但是，对于幼儿来说，由于其没有强硬的腹壁，所以就难免出现蛙状腹的表现了。这是一种非常常见的征象，即便是没有畸形的正常幼儿，也会有这样的表现。只不过，当腹部上方又恰好存在凹陷的话，二者会形成明显的高度差，从而使腹壁凸起得更加明显。

临床中存在有很多理论问题，一些道理看起来复杂，事实上都是由简单的要素组成的。如果用一种非常复杂的眼光去审视这些道理，自己就会越来越糊涂，最终无法弄清真正的道理。极简法则不仅要求用最简单的方法做事情，更要求用最简单的思维认识事物。外科医生如果有意识用极简法则去约束自己的行为，必将养成良好的认知习惯，使自己成为一个既懂得操作又懂得理论的高手。

手术原理

极简法则主要体现在两个方面，一个是行为方面的极简，另一个是认识方面的极简。后者往往是更重要的极简，因为没有认识方面的先行，就不可能对行为做出极简的指导。这样的顺序非常重要，尤其对于手术这样的工作来说，更是必须遵循的规矩。

在过去的工作中，我接诊过很多手术失败的病例，比如漏斗胸的 Nuss 手术，各种各样的失败病例都遇见过。这些失败的病例引人思考：Nuss 手术一直被很多人认为是一种非常简单的手术，既然如此简单，为什么会出现这么多问题呢？而在与一些同行交流的过程中我发现，问题的根源其实非常简单，是因为绝大多数医生不懂得 Nuss 手术的基本原理。

宏观地看 Nuss 手术，其给人的感觉是一种由诸多复杂运动组合成的操作，很难用一种现成的模式去描述。既然不现成，就很难用理论化的模型去描述手术的过程了。要想使此过程尽可能清晰，如果事无巨细地描述清楚其所有的细节，既没有可能也没有必要。之所以没有可能，是因为实际操作个性化差异较大，不可能穷尽一切细节；而之所以没有必要，是因为没有必要把所有无关紧要的细节都探究清楚。如果真那样做，反而违背了认识事物的基本原则，也就是极简法则，不光认识不到真正的原理，还会影响具体的操作。

怎样才能比较理性地研究 Nuss 手术的机理？这需要一种很强的甄别能力，用哲学说法来说，就是透过现象看本质。要达到这样的目的并不困难，这其实就是极简的做法。极简的一种表现就是做减法，去除众多无关紧要的表象，去伪存真，那剩下的东西就接近真相了。为了实现这种减法的目的，可以借鉴物理学上的一种手段，即力的分解。先对 Nuss 手术中用力的过程进行分解，归纳总结之后，也许就能发现真实的操作原理。

一般情况下，大家对 Nuss 手术的印象是一种立体或者三维的印象，而且仅仅涉及钢板的运动轨迹。这样的印象有两方面的弊端：一个是漏掉了其他的内容，比如钢板之外的操作；另一个是增加了其他的内容，比如将左右两侧的操作合二为一。这便是所谓的现象。现象非常具体，却遮掩了事物的真相。要想看到真相，就需要透过这些现象进行观察，看穿其本质。怎么才能实现这样的目标呢？可以通过如下的步骤完成：

首先，要将缺失的部分找回来。如果描述整个手术的过程，会包括很多内容，这些内容有很多大家没有意识到的东西。要想认识全面，就要将这些东西找回来。而在此过程中，依然要抓住主要的东西或者最有用的东西，有用的东西主要指翻转扳手的操作。如果将扳手与钢板合二为一进行分析，就能获得更清晰的理解。

其次，要将复杂的东西变简单。钢板是一个弧形结构，左右对称或者不对称，要想寻找理论化的物体模型几乎没有可能。但是，可以将其分解然后简化。分解就是一分为二，将其一半纳入观察体系；简化则是将弧形的钢板视为直线型的物体。经过如此操作，手术的主要操作内容就会变得十分清晰。

最后，要将所有的素材放在一起进行最终的综合分析。经过上述的分析处理，Nuss 手术涉及的主要操作已经清晰可见。但是，这依然不是理论化的模型。为了使更为科学理性的分析成为可能，需要寻找更接近的理论模型。如何找到这种模型呢？此时物理学上力的分解技巧便派上用场了。可以对扳手、钢板的联合体做分解，分解从三个维度进行。此时冠状面上的运动轨迹便是大家熟悉的杠杆运动，其他面上也有对应的运动轨迹，但因为与手术效果的关系不大，所以可以忽略。于是，冠状面上的轨迹便成了最有价值的工作轨迹，其中蕴含的原理也便最能反映工作原理的本质。

Nuss 手术本来是一种复合性运动，是一种相当复杂的综合性运动，而经过上述的分析和分解，最终被合理地简化为杠杆运动。杠杆是一种简单且成熟的物理模型，一旦化解为此模型，Nuss 手术的原理便会被彻底简化，为具体的操作提供了合理的指导。

Nuss 手术的原理理解成杠杆原理，由于经过了很多中间过程，有人可能会不认可这种分析。怎样让人信服呢？非常简单，用实践去检验。杠杆工作有很多的要素，主要的要素有两个：其一是杠杆，其二是支点。如果用杠杆所有的操作要领来处理 Nuss 手术，则很容易发现，依据这些要领完成的手术会非常成功，这无疑从实践的角度证实了这种分析的正确性。

将一种本来非常复杂的手术从原理上简化为一种极其简单的物理模型并反过来指导手术，这恰好是极简法则在临床中应用的实例。很显然，这种做法意义重大。通过简单的物理模型，医生可以清楚认识 Nuss 手术的实质。有了这样的认识，便能很容易找到操作的要领，便可避免手术再次失败。仔细分析大量失败的病例，认真分析失败的原因，都可以从这种原理上找到解释。医生想当然地以为自己懂得手术的原理，事实上却一知半解，只知其一不知其二，恰恰是没有了解清楚原理中最关键的部分，手术才会屡做屡败，不仅给患者带来了灾祸，医生自己也不舒服。

漏斗胸是一种高发病，Nuss 手术本应该是临床上开展较多的手术，而残酷的现实却是，很多胸外科医生并没有尝试过这种手术。如上所述，看起来如此简单的手术为什么医生不去尝试呢？根本的原因有两个：一个是不会，另一个是不敢。Nuss 手术表面上看起来很简单，而真正操作时会有很多具体的问题需要解决。如果认识不到深层的杠杆原理，这些具体的问题就会显得极其棘手。比如钢板的长度、弧度及放置位置的问题，都是与杠杆原理密切相关的问题。不了解原理，就会有一种眼高手低的感觉，刀子拿在手里却无从下手，或者根本不敢下手。这便是现实中关于原理认识最大的遗憾。

除了漏斗胸的手术外，在其他畸形的手术中同样存在类似的问题，比如鸡胸手术，也存在关于手术原理的误解或者误区，这同样给手术的实施造成了麻烦。

关于鸡胸的手术原理，很多医生都自以为非常清楚，这种自信其实很缺乏底气，因为很少有人敢用这样的底气去完成手术。为什么会有这种矛盾的心态呢？根本原因在于一种错误的认识。

在提及鸡胸的手术时，很多人会毫不犹豫地说是"反 Nuss 手术"，有的甚至直接说成是"Nuss 手术"。表面上看，鸡胸与漏斗胸的畸形特征为一凸一凹，形状恰恰相反。既然形状刚好相反，手术也应该完全相反，因此将其称为"反 Nuss 手术"似乎理所应当。但是，仔细分析这种称谓会发现，这完全是一种不动脑子的做法，而将其直接称为"Nuss 手术"的说法就更不靠谱了。Nuss 手术是针对凹陷畸形设计的手术，怎可能用其进行凸起的治疗呢？这种说法本身没有丝毫的科学成分可言。而不管是"Nuss 手术"还是"反 Nuss 手术"，这些称谓都是试图将治疗漏斗胸的手术与鸡胸的手术紧密联系在一起，其本意很明确，是想从 Nuss 手术那里寻找到必要的借鉴。这样的愿望当然美好，但结果事与愿违，手术的效果完全不同。

为什么不能将鸡胸手术看作 Nuss 手术或者反 Nuss 手术？这是一个需要透过现象看本质的问题。当漏斗胸的 Nuss 手术被看作是杠杆作用时，大家可以仔细想想看，如果是完全相反的操作，该是怎样的操作呢？真正关注的细节应该在钢板的两端，而此处的操作恰好是所有人都忽略了的内容。如此关键的细节被遗漏了，便不可能看出鸡胸手术与 Nuss 手术的真正区别了。那么如果借助 Nuss 手术的有关操作方法实施鸡胸手术的话，问题就严重了。像漏斗胸手术一样，若医生根本不知道鸡胸手术的基本原理而去盲目操作的话，后果多么可怕可想而知。非常可悲的是，到现在为止，绝大多数做鸡胸手术的医生依然认识不到真正的机理，仅凭热情去完成手术，和漏斗胸的 Nuss 手术一样，十分自信地把手术做坏，害人害己。这便是不懂得手术机理造成的恶果。

在手术基本原理不甚清楚的前提下，设计出一种疾病的手术方法似乎并不困难，比如 Nuss 手术，再比如所谓的"反 Nuss 手术"，设计者都没有对手术原理进行过精确的阐述，而这并不影响手术方式的推广。大家理解的手术原理是另一个层面的道理，比如钢板的翻转与压迫，通俗易懂，这样的道理被看作是更实用的理解。这其实是很多外科医生思维惯性的反映。

外科医生的工作在很多人眼里本来是非常精细的工作，如上的事实却告诉人们，很多医生在思考问题或者操作的过程中并不十分精细。很多手术他们都会做，而且可能做得效果还不错。但是，要想做精细，做出更好的效果，则需要更细致的努力。

针对鸡胸这种特殊的畸形，我们设计了一种非常特殊的手术，这种手术与 Nuss 手术没有任何关系，为了防止被误认为是 Nuss 手术的某种延续，我们做了专门的命名，这便是 Wenlin 手术。

关于 Wenlin 手术的原理，很多人延续了外科医生一贯的思维习惯，将其看得很简单，认为是压迫。这种理解有一定道理，但并不是原理的全部。这其实依然只是一种表象，与大家认识 Nuss 手术的思路没有什么不同。如何才能认识到原理的本质呢？在认识 Nuss 手术的过程中，我们已经有了现成的方法，那便是用极简的方法做分解，做减法，透过表象去看本质。将这种方法用到认识 Wenlin 手术原理的过程中，同样会有很大的帮助。其实 Wenlin 手术是一个复合过程，除了压迫之外还有很多其他的操作，将其视为压迫虽然也是简化的认识，但这是做坏了减法，把不该减的内容减掉了，于是便不是合理的极简操作了。

那么，怎样才能将这个减法做好呢？这里需要换个角度考虑。我的意思是，不要光看到压迫，更重要的是要看到两端切口内的操作，这才是手术的全部。在切口内做的操作是什么？不是压迫，而是牵拉。牵拉什么呢？当然是牵拉钢板，这是手术操作真正的主体。像 Nuss 手术一样，外科医生操作的是钢板，正因为瞄准了钢板这种特殊的物理材料，才有了杠杆原理。在鸡胸手术中，如果脱离了钢板这个主体，原理就成了无本之木，无论如何都不可能将手术的具体思路表现清楚。

由压迫到牵拉的转变意义重大，因为它揭示了 Wenlin 手术操作的灵魂。压迫的本来含义是从凸起的表面施加外力，这里强调的是医生的手，或者手施加的力；而牵拉则完全不同，是从两侧向下牵拉钢板的操作。施加外力的部位不同，操作的要点就有了很大的差别。而如果正确理解为牵拉的话，那操作的细节问题便不再是问题了。

这个例子很特殊，提示了一种认识原理的方法，也就是从不同角度看问题的方法。其实很多实质性的东西就躲在现象之后，当从一种角度看不明白的时候，换一种角度也许恰好能看清楚其本来面目。这种方法也可以用在很多其他手术原理的认识过程中。

在过去的工作中，我们设计过很多新术式，比如针对漏斗胸的 Wang 手术，针对 Poland 综合征的 Willine 手术，针对窒息性胸廓发育不良

（Jeune 综合征）的 Wenlin 手术等。像很多其他设计手术的医生一样，初步设想时，我们并没有分析其深层的原理，我们考虑的只是实用问题，只要能用，能解决问题，便有了手术的具体方案。但是，在真正用于临床之前，我们会进行非常认真的研究，希望尽可能了解手术的科学性、合理性，以保证获得最佳效果。正是因为有了这种认真细致的研究与准备，我们发明的这些手术才更合理，更容易操作，更容易被医生掌握，不会发生诸如 Nuss 手术中的那种风险与麻烦。

Wang 手术是我们设计出来的一种重要的手术方式，最初设计时是针对低龄漏斗胸患儿的。为什么会设计这样的手术呢？根本的原因是看到了 Nuss 手术的诸多弊端，比如手术的风险，比如对两侧胸壁的压迫，比如对低龄患儿手术的禁忌，而这些是我们想克服的内容。由于对 Nuss 手术的改良无法达到目的，唯一的方法就只有设计出新的手术方法，要用完全不同的原理去完成手术操作。于是，Wang 手术便问世了，成了治疗漏斗胸甚至所有凹陷畸形的一种新术式。

Wang 手术问世后，很多人认为手术极其简单，自以为对其原理也格外了解，有人甚至直接将其称为悬吊术。我不否认悬吊确实是设计这种手术的初衷。但是，这种理解过于表象，悬吊并不是手术的全部，甚至不是手术最核心的技术。我曾在很多场合试图用不同的理论阐明这种手术的原理，比如我经常提及的模板塑形理论，就是这种手术原理最本质的反映。这其实就是用另外一种角度看问题的结果，而这样的结果恰好反映了问题的实质。

当然，有人会说用悬吊原理理解 Wang 手术更通俗易懂，更符合极简法则。这种简化做法本身是值得肯定的，但简化要有章法，要有原则，不能随意简化。如果简化只是为了看到事物的某些表象而不是本质，那就不是好的简化了，更不能算是极简法则的体现。相比之下，模板塑形并不直白，甚至躲避在表象的背后。但是，当我们从另外的角度看清这个本质后，才能更贴近手术操作的真实原理，那才是真正的极简。

在临床工作中，我们经常会遇到很多复杂的畸形，比如 Poland 综合征、Jeune 综合征，还有同时合并有凸起与凹陷的复合型畸形。针对这些畸形，我们设计了不少特殊的操作方法，比如 Willine 手术就是具有代表性的一种。这种手术是用一条钢板同时完成对两种畸形的塑形，钢板的一侧放于凹陷底部，另一侧放于凸起的表面，设计很特殊，与其他类型的手术都不同。孤立地看这种手术，其原理较为复杂，不能用任何一种现成的理论进行解释。但是，如果换个视角，用另外一种眼光打量这手术的话，就能轻易发现其内在的机理。明白机理了，操作也就有理论基础了，那么手术也就容易了。

综上所述，认识手术的原理是一项非常重要的工作，只有认清原理后，手术的操作才更合理，才更符合逻辑，才更科学。认识的重要性不言而喻，而这种重要性不仅体现于认识本身，更重要的是要反过来指导实践。不管是 Nuss 手术、Wang 手术、Wenlin 手术，还是 Willine 手术，认清所有手术的原理后，都会对手术效果的进一步提高起到巨大的作用，这无疑是认识原理这项工作重要性的体现。而除此之外，其重要性还体现在另外一个方面，也就是利于对其他类似畸形进行治疗。比如 Nuss 手术，虽然该手术是针对漏斗胸的设计，而一旦认识清楚其原理之后，便可以将其用于其他多种凹陷类畸形的手术中。Wang 手术也是如此，也可以将其推广到其他凹陷畸形的手术中。Willine 手术较为复杂，但同样可以做类似的推广，比如在 Poland 综合征中，如果一侧胸壁有明显凹陷的话，这种畸形与 Willine 手术针对的左右排列的复合型畸形就会大致相同，于是也可以当作该手术的适应证而被推广使用。除了上述的手术方式外，我们还对一些特殊畸形进行了手术设计，比如沟状胸、鞍状胸，这些畸形的手术均有自己的特点，似乎与其他现成的手术均不相同，事实上很多畸形之间都有联系，利用这些联系，推广其手术方式，就可以解决很多其他的问题。比如沟状胸的手术，我们设计的手术之一就是先将其变为鞍状胸，然后再用鞍状胸手术做矫形，而鞍状胸手术则直接来自 Wang 手术。为什么会有这样的设计呢？这其实是认识手术原理重要性的体现。当 Wang 手术的基本原理被认识清楚后，该手术就可以推广到鞍状胸两侧的凹陷手术中。凹陷的问题解决了，鞍状胸的问题就不再是问题了，那么沟状胸的问题也便迎刃而解了。

上面我们举的这些例子只是想说明一个道理，不管哪种形态的异常都不是孤立的畸形，都可能与现有的某些畸形有关联。既然有关联，就可以将其手术推广到这些畸形的治疗中。那么，怎样才能完成这样的使命呢？认识最初手术的原理，成了完成此使命的基石，由此也再次反映出认识手术原理的重要性。

手术的原理不会直接呈现在人们的眼前，即便呈现出来了，也不一定是最本质的原理。要想看清这些原理，不仅要透过表象去审视，而且要从合适的视角去观察。认识手术原理本身并不是目的，其目的是要指导手术。而这样的指导不仅局限于某种畸形手术本身，还可以推演到更多合适的场景中，最终使手术的用途最大化，得到最大限度的利用。在此过程中，极简法则始终起着重要的作用。没有极简，看到的原理多半只是表象，很难看到其本质。在应用原理指导手术的过程中，极简法则也有重要的作用。离开了极简，手术很难找到合适的适应证，原理无法发挥作用，认识原理的过程也便成了白费功夫。

胸廓畸形虽然是胸外科的一种疾病，绝大多数胸外科医生却并不关注这类疾病，因此只知道两种最基本的畸形，即漏斗胸和鸡胸，此外的畸形一概不知，或者根本不知道有其他畸形的存在。我们的科室是独立的胸壁外科，胸廓畸形的手术是我们的主要工作内容。由于专注于这些手术，我们有机会接触了大量胸廓畸形患者，他们的症状千奇百怪。既然形状奇特，就一定不能仅用漏斗胸和鸡胸的手术方式来进行治疗。与每一种畸形相对应，我们设计了很多种特殊的手术。孤立地看这些手术，每种手术似乎都有其自身的特性。但是，如果将这些手术做横向的对比，会发现很多内在的联系。这些联系其实就是内在的规律，这些规律不仅有利于进一步认识手术的基本原理，而且可以帮助设计出新手术。从不同个体中找规律的过程，其实就是从中找共性的过程，这个过程同样是简化的过程，这是极简法则的体现。基于这个法则，可以将不同畸形手术间的规律研究得非常透彻。

胸廓畸形是胸壁外科疾病的一种，因此手术具有两种基本的属性，即治病和整形。整形包括重建和塑形两种基本手术。对于胸廓畸形这种特殊的疾病来说，塑形是最主要的操作内容。从手术的性质来说，胸廓畸形的塑形手术可以分为三种：①破坏性塑形；②机械外力塑形；③模板塑形。三种手术作用原理完全不同，具体操作方式也不同。

破坏性塑形是针对畸形局部完成的直接彻底的塑形。由于骨性结构异常坚硬，要想改变其形状，必须采用强大的破坏力来改变畸形形状，然后再做塑形，使外观恢复正常。早年的开放性手术基本上都是这样的手术。比如 Ravitch 手术，其操作直接瞄准凹陷最严重的前胸壁局部，破坏畸形的结构，然后对各种结构进行整合、重建、固定，最终尽可能获得令人满意的形状。胸骨翻转手术也是直接瞄准畸形局部，这种方法完成得更直接也更完整，直接以凹陷的背面替代前胸壁的凹面，从而达到治疗目的。这两种手术明显的特征是创伤显著，而创伤来自对畸形局部的破坏。破坏性塑形无疑是最彻底的塑形方式，但因为创伤的存在，限制了其广泛使用。

与破坏性塑形相比，机械外力塑形显然进了一步。这种手术是通过外部施加机械外力而不是直接破坏来完成塑形。由于只需要施加外力，因此可以借助特殊的塑形材料来完成操作。这使手术可能由直接塑形向间接塑形转化，于是微创化手术成为可能，这便是后来的 Nuss 手术。

Nuss 手术是在侧胸壁切口处施加机械外力，通过特制的钢板间接完成前胸壁正中凹陷塑形的手术。由于不需要直接于畸形局部实施操作，切口就可以远离操作部位，其明显的好处就是可使切口更隐蔽。而由于借助了特制材料完成远处的操作，切口也可更加微小，整个手术的创伤也会比破坏性塑形明显缩小。

由破坏性塑形到机械外力塑形的转变，意味着手术方式的一次革命性进步。但是，这种进步并不是终点，另一类完全不同的手术很快问世，那便是模板塑形手术。

模板塑形是以固定的模板为目标，使畸形的胸壁依照模板的形状完成塑形。这种操作同样需要机械外力，但最鲜明的标志是其模板的特性。在模板塑形中，当模板被设计成正常胸廓的轮廓后，畸形的胸壁在外力的作用下，每一个局部都向模板贴近并贴紧，最终获得与模板形状一样的胸廓外观，从而完成手术的目标。

模板塑形与其他两种塑形手术的操作原理均不同，由于采用外观更接近正常胸廓形状的模板来完成塑形操作，因此手术效果肯定比另外两种更令人满意。在此基础上，如果对手术切口做良好设计，并使局部创伤尽可能减小的话，无疑会成为更加合适的治疗选择。

我们曾经设计了两种基本的模板塑形手术：一种是 Wang 手术，另一种是 Wenlin 手术。前者是通过模板对凹陷畸形进行塑形，后者则是以模板对凸起畸形进行塑形。两种手术均采用微小切口完成操作，除了塑形效果更加好外，还有很多其他优越性。

按照当代外科发展的总趋势，创伤过大的手术越来越受限制，微创成了所有手术都必须考虑的内容。正因为如此，在三种基本的手术中，破坏性塑形显然缺乏更多的生命力，而机械外力塑形和模板塑形无疑会成为手术的主流。

胸廓畸形种类繁多，外观形状千差万别，如果审视每一个个体的形状，几乎没有完全相同的两个畸形。正因为如此，畸形的矫正最讲究个性化设计。然而，如果仔细观察畸形的特征，又可从不同的个性中发现共性因素，这些共性就是我们在系统分类中提到的两种基本属性，也就是凸起和凹陷。胸廓畸形手术的最终目标是消除畸形，而畸形的基本特征又只有两个，于是所有手术也可以由此分成两类，即针对凹陷畸形的手术和针对凸起畸形的手术。对所有手术进行如此分类后，对手术的认知就会变得非常简单，这便是极简法则的体现。

考虑到破坏性塑形的种种缺陷，目前能用于矫正凸起畸形的手术只有一种，也就是 Wenlin 手术。矫正凹陷的手术有两种选择，即 Nuss 手术和 Wang 手术。目前临床上使用的畸形手术种类繁多，但是，从畸形的形态特征可以知道，不管是哪种畸形，不管畸形多么复杂，最终都可以视为凹陷与凸起的组合。既然针对凹陷与凸起这种单一畸形的手术方式确定了，其他手术是不是也可以分解成这些手术的组合呢？这种设想是符合逻辑的，既然符合逻辑，就一定是可行的。

在各种复杂的畸形中，有一类畸形很多见，也就是我们提到的复合型畸形，这种畸形是凹陷与凸起畸形的组合。根据组合方式的不同，可分成上下排列的类型和左右排列的类型。在上下排列的类型中，一般可以采用 Sandwich 手术。这种操作看起来非常复杂，但是，如果从凹陷与凸起两种畸形矫正的角度来看的话，这其实是 Wenlin 手术与 Nuss 手术的组合。针对左右排列的复合型类型，我们设计了一种非常特殊的手术，术中我们用一块钢板同时完成两个使命：在凸起的一端，我们将钢板放在凸起的表面做压迫；而在凹陷一端，则将其置于凹陷底部做撑顶。表面上看，这种操作与三种基本手术均不相同，但如果分开观察凸起与凹陷两种基本畸形的话就会发现，这种手术实际上依然是 Wenlin 手术与 Nuss 手术的组合。也就是说，凸起一侧为 Wenlin 手术，而凹陷的一侧为 Nuss 手术。如此分析后，手术的原理即刻简化，一目了然。

由此可以看出，要想简单化理解复杂的手术，其实并不难，只要牢牢抓住畸形的本质特性，也就是凸起与凹陷的特性。

Poland 综合征是一种较为常见的胸廓畸形，其主要的病变涉及两部分内容：一部分是骨性结构的病变，另一部分是软组织的病变。在实施胸廓畸形矫正手术时，第一个工作主要是针对局部的凹陷畸形实施手术。此时的畸形与漏斗胸完全不同，其位于一侧胸壁，且与胸骨无关，因此应该算是侧胸壁凹陷畸形。针对这样的畸形，我们也设计了一种特殊的手术，以一条钢板从凹陷底部穿过，一侧架在胸骨表面，另一侧位于侧胸壁。这个操作类似上面提到的左右排列的复合型畸形的手术，如果胸骨的高度在正常水平，这种手术其实依然是 Nuss 手术。很显然，这种手术与经典的 Nuss 手术有所不同，但为什么说就是这种手术呢？根本原因在于凹陷这种最基本的病理改变。如上所述，针对凹陷的手术只有两种，要么是 Nuss 手术，要么是 Wang 手术。那么，既然不是将钢板放于凹陷表面实施塑形的 Wang 手术，就绝对是 Nuss 手术了。其实仔细研究这种手术的实质会发现，这种手术就是 Nuss 手术。

鞍状胸是一种非常特殊的畸形，其特征是两侧有凹陷，中间高度正常。针对这种畸形我们设计了一种特殊的手术，采用一块蝶形的钢板做塑形，此钢板中间平直，两侧呈弧形稍凸。表面上看，这种手术与任何其他手术都不同，但是，如果观察两侧的凹陷，就可以发现其本质的特征，这其实相当于两个针对凹陷畸形的 Nuss 手术。

窒息性胸廓发育不良与鞍状胸类似，我们却没有采用 Nuss 手术，我们采用的方法是两个 Wang 手术，也就是我们设计的 Wenlin 手术。仔细分析这两种手术的关系会发现，Wenlin 手术可以相当于两个 Wang 手术。

由上述的例子可以看出，所有畸形的手术，不管多么复杂，最终都可以分解成三种基本的手术操作，它们构成了各种手术共同的要素，这些要素最终成为不同手术间联系的纽带。看到这种纽带，就等于认识到了手术的基本规律，由此可使手术的认知大大简化。不过，简化认知并不局限于手术的分解，还包括认知的灵活转变，也就是从不同角度认识手术的特性。这将具有更重要的意义，其不仅可使认识更加深入，更加全面，而且可能更加简单。

举个例子，在上述左右排列的复合型胸廓畸形手术中，我们设计了一种非常独特的手术，即 Willine 手术。在此手术中，我们使用一块钢板同时完成了两个使命。如果将这种手术进行分解，可以看成是 Wenlin 手术与 Nuss 手术的组合。但是，如果换一个角度分析，以另外一种视角审视这种手术的话，甚至可以获得另外一种更简化的理解。我们可以将这种复合畸形直接简化为一种不对称型的凹陷畸形，只描述凹陷，而将凸起的部分当作凹陷的边缘。如此看来，问题就可以进一步简化，对手术的认识就更加简单了，此时的 Willine 手术完全可以看作是单纯的 Nuss 手术，只不过操作的细节有所变化罢了。

上述的观察方法是将两种畸形合二为一，换了一种视角观察畸形得出的结果。在临床中还可以用相反的视角审视畸形，也就是说，将一种畸形分解为两种畸形去观察，同样可以获得不同的认识。比如我们设计的 Wang 手术，仅看中间固定的部位，很难想象到其他的术式。而在有些操作中，为了让钢板的固定效果更好，我们也会在两端做固定。这样的操作一旦完成，便可以换一个视角看这个手术了，此时可以将畸形一分为二，忽略凹陷的存在，而将凹陷的边缘当成凸起对待，此时的手术显然成了两个 Wenlin 手术。

上述的例子说明，不管怎样看问题，最终的目的都是使复杂的问题更简单，使内在的机理更清楚，这对于认识手术的本质有很大帮助。这种思维不仅方便了对手术方式的认识，另外一个重要的作用就是可以用于新手术的设计，这种作用的意义更重大。

在上述的复合型畸形中，我们谈到的方法是 Wenlin 手术与 Nuss 手术组合。为什么要用 Nuss 手术？原因非常简单，是因为有凹陷存在。从上面提到的基本术式中可以看到，对凹陷畸形来说，还有一种选择，就是 Wang 手术。既然可以选择 Wang 手术，那在上述的复合型畸形中，是不是可以采用 Wenlin 手术与 Wang 手术的组合呢？回答是肯定的，绝对可以。其实这样的操作方法我们经常使用，有时甚至效果更好。这种术式的设计，其实就是基于上述的道理深入思考后得到的结果。

在 Poland 综合征的手术中，上面提到的是 Nuss 手术。按照上述的道理，只要用 Nuss 手术，就必然有凹陷，既然有凹陷，就一定可以使用 Wang 手术。那么在这种畸形的矫形过程中，到底能不能用 Wang 手术呢？一定能，因为我们不止一次使用这样的操作，效果同样令人满意。

在鞍状胸的治疗中，我们一般都将手术看作是两个 Nuss 手术的组合。根据上述的道理，使用两个 Wang 手术也应该可以完成操作。这样的设想在我们的工作中得到了验证，效果也非常令人满意。

在上述手术的设计过程中，我们都是以一种手术替代另外一种手术。由于有共同的结构基础，因此手术的变换合情合理，都能够发挥好的作用。不过，这都是较为简单的设计，我们完成的最复杂的设计来自沟状胸手术。我们的设想是，先做 Nuss 手术将沟的正中顶起，使沟状胸成为鞍状胸，在此基础上，再做两个 Wang 手术消除两侧的凹陷，最终使畸形得到彻底矫正。这样的手术我们同样在临床上应用过，效果非常令人满意，可以说是治疗沟状胸最合理的方法。

综上所述，胸廓畸形千奇百怪，手术方式变化多端，要想了解手术的本来面目，必须遵循极简法则，从个性中找共性，从现象中找本质。找到了本质，不仅能够进一步加深认识，而且能帮助设计出更好的手术。这才是极简法则真正的作用所在。

Tubeless 手术

传统的胸外科手术均在全麻状态下完成。在此过程中，患者意识完全丧失，不能主动呼吸，因此必须为患者持续给氧。以往的通行做法是通过气管插管完成给氧。气管插管操作本身并不复杂，但是一旦考虑到其可能带来的副作用时，这种操作就会存在争议。除了气管插管外，一般的胸外科手术还需要很多其他的插管，比如中心静脉管、尿管、胸腔闭式引流管等，有的甚至还会插动脉测压管、胃管等管道。而对于胸外科手术这种公认危险性极高的手术来说，这些管道几乎没有一项是可以省略的。

但是，随着科技水平的提高，任何一种操作的副作用都会受到重视，技术发展的方向总是趋于以各种方法减少这些副作用。就拿创伤这个问题来说，为了尽可能减小创伤，如今微创技术已经在各个专业大范围展开，而围手术期辅助操作的创伤问题也逐渐受到重视。近年来，快速康复的概念被提出来，其精髓就是尽可能减少操作的副作用，使患者以最快的速度康复。要想以最快的速度康复，必须尽可能减少所有操作的副作用，其中创伤是尤其需要减少的内容。

一般来说，临床上所提到的创伤都是宏观的创伤，这样的创伤不仅包括手术操作造成的损伤，还包含围手术期的其他创伤。近年来，经过人们的不断努力，手术造成的创伤已经大幅度减少，尤其一些特殊的器械被广泛用于临床，比如胸外科手中的胸腔镜等仪器的使用，传统的大创伤手术已经过渡到了微创手术时代。然而，围手术期的其他创伤极少有人关注。当快速康复理念被提出后，人们逐渐看到了这些问题的重要性，于是逐渐将注意力聚焦于此类创伤因素上。人们开始反思，那些形形色色的管道，是不是真的有必要？有没有可能将其去除？

有了这样的意识，就会有人想方设法考虑去除管道的可能性。人是具有能动性的动物，医生是具有极强专业知识的人士，只要发现了问题，就会开动脑筋去解决问题，于是很快便有了解决问题的办法。

第一个被去掉的管道是气管插管，如今广泛采用的是喉罩。这种装置是一种非常灵巧的设计，放置时不需要放入气管，只需要放到咽喉部即可。喉罩紧贴咽喉壁而并没有进入气管，因此相关的损伤和其他副作用可被避免。这为快速康复的实现提供了第一个保障。

第二个被去除的管道是尿管。在以往的全麻手术中，尿管被当作是一个必不可少的管道。插尿管的目的有两个：一个是排尿，另一个是监测尿量。排尿的重要性不言而喻。尿液随时在产生，即便人处于全麻状态，尿液的产生也不会停止，因此排尿非常重要。如果尿量过大，可能导致尿潴留。另外，术后患者多需要卧床，如果不插尿管而让患者直接排尿，往往会给患者带来巨大痛苦。有的患者不习惯卧床排尿，如果没有尿管的话，排尿就会成为大问题。监测尿量的问题同样非常重要。尿量是肾功能的一个重要指标，也是容量的一个重要指标，该指标一直被当作生命体征的一个重要内容。在手术过程中，患者完全没有意识，此时作为生命体征的一种重要指标来说，其确实不可缺少。

尿管的作用显而易见，正因为重要，以往的外科医生无不格外重视尿管的放置。尤其对于胸外科这种风险高、难度大的手术来说，尿管似乎是不放不行的。但是，尿管的存在又有很多弊端：首先，尿管会对尿道产生直接刺激，给患者带来巨大痛苦；其次，尿管放置后，有时可能会导致感染、创伤，有时甚至可能会导致出血。放置尿管不仅可能会给患者造成肉体上的痛苦，而且可能会造成心理上的极大创伤。对于老年人，尤其前列腺有问题的老人，插尿管的难度极大，有时甚至会导致严重的损伤。

由此可以看出，尿管虽然有必要，但并不是一个令人愉快的管子。那么，有没有可能将这样的管子去掉呢？考虑到插尿管的目的与作用，最直接的想法可能是，对于那些手术时间短、损伤不严重、不会有太大生命体征波动的患者，可以考虑不插尿管。手术时间不长，不大可能导致尿潴留；手术损伤不严重，不大可能存在肾功能或者容量的问题，此时生命体征的监测也许也是多余。有了这样的考量后，一些全麻手术便终于可以不用再插尿管了。这是快速康复技术又一项巨大突破。

第三个被去掉的管道是中心静脉管道。一般来说，对于较大的手术，尤其危险性较高的手术，均需要插这样的管道。中心静脉插管的目的有两个：一个是为了监测中心静脉压，另一个是为了方便快速补液。测量中心静脉压是为了合理评估机体的容量，这是生命体征的一个极其重要的指标。而作为快速补液的通道，则是术中一旦发生大出血等意外时，能够以最快的速度通过其补充体液，防止休克等危险发生。因此，这成了保障生命安全的一个通道。

由中心静脉压的两个作用可以看出，对于多数胸外科手术来说，这样的管道相当有必要。有了这样的管道，医生做起手术就会感觉非常踏实，不会因为没有保障而心存疑虑，忐忑不安。尤其涉及一些较为危险的操作且有大出血的可能时，有了这样的管道，医生便可以放开手脚，甩掉包袱，大刀阔斧地做手术了。

除了手术中的这些作用外，中心静脉管道的作用还延伸到手术后。一方面，可以继续用来监测中心静脉压；另一方面，则可以作为输液或者用药的通道。由于这样的通道比普通的周围静脉输液通道粗，因此输液会更快捷也更方便，而且可以避免穿刺周围静脉的痛苦。如此看来，术后如果有这样的管道，患者同样会受益良多。

但是，像其他有价值的管道一样，这种管道同样有很多弊端：其一，放置管道的时候患者会有痛苦；其二，放置管道是一个有创的操作；其三，管道留置过程中，会出现相关的并发症，比如感染、气胸，还可能导致上腔静脉穿破，造成大出血；其四，由于管道经常放置于患者的颈部或者上胸壁，患者会感觉不舒服。正是因为中心静脉的放置存在很多的问题，所以，如果能将这样的管道免除，对患者将有很多的好处。

那么，怎样才能在不使用这种插管的情况下保证手术的安全呢？最简单的办法就是选择患者。对于那些不大可能造成大出血的手术，选择不插中心静脉管似乎非常合理。对于相对较为危险的手术，要不要插这样的管子应该是医生自信心的直接反映。如果医生对自己的技术不放心，想起那些可能的意外手就哆嗦的话，这样的管道显然是不能被取消的。相反，如果医生对自己有足够的信心，那便可以放心大胆地摒弃这样的管道了。

第四个被去掉的管道是动脉测压管。与其他管道相比，动脉测压管被认为是一个可有可无的管子，但有的医生却要求一定要插这样的管子。尤其对于一些特别危险的手术来说，这种管子似乎非常必要。

血压是重要的生命体征，要想保证基本的手术安全，必须有血压数值作为参考。以往这个工作是由袖带测压完成的，但袖带测压有较多的问题：第一，测量不太精确；第二，对于一些特殊体位的手术而言，比如侧卧体位的手术，操作不太容易实施；第三，不能提供即时的血压数据。对于任何一台全麻手术来说，血压测定都相当重要，不过，很多情况下普通的袖带测压已经足够。只有当手术风险极高且需要随时了解动脉压力时，才不得不考虑动脉测压。

与袖带测压相比，动脉测压较为方便，也较准确，而最重要的是可以提供即时的血压数值，这无疑会给手术的安全性带来极大保障。从功能上讲，动脉测压管有其独特的作用，但是，这样的管道会有不少的问题：首先，这种操作有创伤，患者会因为插这样的管道而不得不忍受痛苦；其次，有可能会损伤血管，导致局部相关的并发症。

考虑到动脉测压的副作用，如果能用袖带测压替代，自然是较为满意的解决方案。如何避免使用该管道呢？那便是选择较为安全的手术。手术安全了，血压波动就可能不太明显，袖带测压便可以满足要求了，动脉测压管也就多余了。

第五个被去掉的管道是胃管。插胃管的目的是进行胃肠减压，减压的目的是防止麻醉期间的误吸。误吸是很多并发症的根源，比如术后肺部的感染，就被认为与误吸有关。当然，误吸还可能导致其他问题。而从胃管直接的作用也就是胃肠减压来看，其对手术患者具有良好帮助。正是因为有这些帮助，很多全麻手术都会要求插胃管。

胃管几乎都是在患者清醒状态下完成放置的。插胃管是一种极其不舒适的感觉，并且还会造成损伤，引起相关的并发症。因此，如果能将这样的管道去掉，不光能改善患者的手术体验，而且能消除相关的隐患。

其实对于全麻手术过程中胃管的作用，有人认为是一种臆想。因为在很多全麻手术比如心脏手术中，即使不插胃管，也不会导致误吸。既然如此高风险的手术都可以不插胃管，为什么还要动辄强调误吸的风险呢？因此，这样的管道也许是最应该被取缔的东西。

最后一个被去掉的管道，也是胸外科手术中被认为最有必要放置的管道，即胸腔闭式引流管。这样的管道之所以被认为需要放置，是因为其具有特殊的作用：

首先，该管道可以用于观察。观察的内容有两个：一个是气，一个是血。手术后如果没有持续的漏气或者出血，医生多半就可以高枕无忧；相反，如果既有漏气又有流血，问题就可能很严重。放置该管道的作用就是提醒医生及时处理出现的意外，防止更严重的意外发生。

其次，该管道可以用于排气、排血、排液体。开胸手术后，如果胸腔内残余有气体或者液体而又没有及时排出的话，会出现种种不利的结果。为了及时排出这些气体和液体，就需要放置胸腔闭式引流管。只要术后管道能保持通畅，就基本上不会有气体和液体存留，也就不会有相关并发症出现。

最后，该管道可以用于治疗。作为连通胸腔内外的特殊管道，如果有必要，可以通过管道向胸腔内注射药物，这样可以获得特殊的治疗效果。

胸腔闭式引流管如此重要，难怪绝大多数胸外科医生都将其视为需要常规放置的管道。在外科学教材中，开胸手术被当作放置胸腔闭式引流管的适应证，可见放置这样的管道是一般外科医生眼中天经地义的行为，几乎不可或缺，否则可能会招来批评和非议。

但是，胸腔闭式引流管的放置同样会有副作用，主要表现在如下几个方面：其一，必须在胸壁上做切口，切口意味着创伤，留置这样的管道会增加患者创伤；其二，胸壁上的切口多与手术操作的切口分开完成，这等于是多了另外的切口，这样的切口将会带来新的手术疤痕；其三，胸腔闭式引流管放入胸腔后，局部可能会出现剧烈疼痛，由此会增加患者的痛苦；其四，胸腔闭式引流管的放置，可能会限制患者的活动，对术后的康复有严重影响；其五，插管的过程中可能会出现并发症，导致出血、肺损伤或者其他意外。

可见，胸腔闭式引流管虽有重要作用，却也有诸多的问题。那么，有没有可能将其消除呢？在现实的手术操作中，如果医生对自己的操作有足够的把握，能保证术后不漏气、不出血，并保证术后胸腔内没有残余的气和血的话，这样的管道其实是可以不放的。

现实的胸外科手术中，这样的情况不是不可能，比如一些简单的纵隔手术或者肺手术，如果肺损伤不明显，术后不漏气，且能在关闭胸壁切口前将液体吸除干净、气体排出干净的话，完全可以不放胸腔闭式引流管。而对于很多胸壁外科手术来说，即便是进了胸腔，比如常见的 Nuss 手术，由于其并不涉及肺部的操作，且也没有太多的出血，完全可以不放这样的管道。由此可以看出，像很多其他的管道一样，如果术前做好充分的准备与评估，术中能仔细操作避免过多损伤的话，这样的管道也是可以去掉的。

综上所述，每一种管道被发明出来，都有各自的优点和作用；但是，每种管道又有很多问题，这些问题五花八门，涉及多个层面。总的来说可以概括为如下内容：

其一，增加患者的创伤。每种管道放置的过程中，或多或少都会造成损伤，尤其那些操作本来就有创的管道，比如动脉测压管、中心静脉管，创伤难以避免。在固有腔隙中放置的管道，比如气管插管、胃管、尿管，由于操作可能会损伤经过的结构，因此创伤同样如影随形。可见创伤的问题是这些管道放置过程中都无法回避的问题。

其二，增加操作内容。放置任何一种管道都需要操作，都会增加操作内容。这种附加操作不仅需要增加麻醉时间，而且会延长整体的手术时间。

其三，使手术的环境更杂乱。手术的环境不仅是指手术野，也包括手术台，甚至还包括手术室内的环境。放置的各种管道会占据手术野和手术台上的空间，还会因为需要在手术台周围连接其他的装置而增加手术台周围物件的数量，比如动脉测压管需要连接测压管道，中心静脉管需要连接测压装置，胃管、尿管需要连接相关的容器，胸腔闭式引流管虽是在手术后放置，也会在操作接近尾声时增加手术台上的内容。在实施手术时，除了上述的管道和连接的内容外，多需要配备其他的装置，比如电刀、吸引器及最常用到的胸腔镜，此外还有最基本的手术器械，当所有这些东西都存在于手术台上或者周围时，整个手术环境无疑会受到较大的影响。

其四，增加患者经济负担。在当前的医疗收费体制中，收费的标准一般是根据使用的物品和相应的操作具体收费的。各种管道不会免费，放置管道、护理管道也会需要额外的费用。除了这些收费外，指标的监测同样需要收费。如果将围绕管道产生的各种费用加起来的话，会相当可观。手术本身的费用也许并不高，一旦将这些附加的费用算进去，医疗费用便昂贵了。

其五，增加患者的痛苦。放置管道的操作本身都不是令人愉快的经历，而这些管道也不是都在手术结束后马上拔除，很多管道会在患者身上留很长时间，那种感觉会更加令其不适。手术操作本身已经会给患者带来极大痛苦，这种痛苦无法回避。但是，如果除了手术的痛苦还要忍受其他额外痛苦，手术的经历会令患者格外难受。

其六，妨碍患者的康复。为了改善患者的康复质量，目前普遍会采用微创手术。这种手术的初衷是希望通过减小创伤来让患者早日康复的，而一旦留置了各种管道，且当这些管道必须在术后留置一定时间时，术后患者早期的活动就可能被限制。患者连床都下不了，早日康复便更不可能。

由此可见，各种管道的作用虽然不可忽视，其又会有很多具体的副作用。要想消除这些副作用，最基本的方法有两条：其一是做相应的革新，消除这些管道在使用过程中的副作用；其二是彻底去除这些操作，从源头上消除相关副作用。

从理论上讲，在管道存在的情况下消除副作用几乎没有可能。比如动脉测压管，要使用就必须做穿刺，而要穿刺就必然存在一系列问题。所以要想消除各种管道的副作用，唯一的方法就是不再使用这些管道。所有的管道都是因为有特殊作用才被设计出来并用于临床的，如果不使用这些管道，副作用的问题是可以解决了，但会不会因此影响手术的正常实施呢？

随着科技水平的提高，人们对手术的认识有了进一步的提升，手术的可行性、安全性也有了更多的保障。对于以往认为不可或缺的操作，比如各种管道的放置，也有了新的认识。经过大量的研究和尝试，人们终于发现，对于一些特殊的手术来说，是可以完全不用这些管道的，于是彻底消除其副作用的目标也就有了实现的可能，这便是所谓的无管手术。

无管手术也就是所谓的 Tubeless 手术。从字面上理解，该手术是在不插上述管道的情况下完成相关手术。由有管过渡到无管，尽管只是取消了辅助性的管道，其意义却十分重大，因为整个手术的观念发生了质的改变。

如上所述，多数管道都有相当重要的功能，比如监测术中生命体征的功能及用于意外保障的功能，几乎缺一不可，这被认为是手术安全的起码保障。而当管道取消后，监测和保障功能均不存在了，手术的风险无疑会升高，不但会对手术医生的操作提出更高的要求，也会给麻醉师的工作带来更多的挑战，这成为阻碍无管手术开展的最大障碍。怎样才能实施无管手术呢？最基本的办法有两个：一个是提高手术医生操作的水平，另一个是提高麻醉医生的操作水平。具体到手术医生，需要做的工作有两个：一个是选择合适病例，另一个是提高驾驭风险的能力。

在无管技术开展的早期，上述两个方法被手术医生普遍采用。早期的病例选择较为谨慎，并非所有的手术都可以通过无管技术完成，只有那些较为安全、较为简单的手术才可采用这样的技术。随着该技术的大面积开展，尤其当麻醉医生的技术水平大幅度提高后，人们逐渐发现无管手术并不像以往想象的那样危险，于是手术的适应证逐渐放宽，越来越多的手术开始在无管状态下完成。

胸廓矫形手术主要集中于胸壁，除了漏斗胸的 Nuss 手术有可能损及心脏外并带来风险外，其他的手术其实都相当安全。对于这样的手术，如果医生操作熟练，手术时间也不会太长。理论上讲，各类畸形手术是最适合做无管手术的。从快速康复及改善患者康复质量的角度来讲，如果不使用各种插管，术后将非常有利于患者的康复，从而达到快速康复的目的。

快速康复是无管手术应用于临床的原动力。而如上所述，当不再使用各种管道时，会有很多好处，其中重要的一条就是可以使手术简化。简化主要表现在如下方面：其一，整个操作环境更干净。各种管道明显减少，最直接的效果是手术野变得整洁，手术台上也会变得干净；而当各种管道被去掉后，手术台周围与之相连的各种管道、仪器也不再需要，这也会使整个手术室的环境都变得整洁。这其实正是干净手术的基本要求。干净手术是极简法则的体现，因此无管手术也成了极简法则的代表。其二，操作大大简化。放置任何一种管道都需要操作，只要是操作就需要花功夫。就拿中心静脉插管的放置来说，即便是最熟练的医生来操作，也需要花不少时间。而在不少情况下，放置管道会非常困难，医生需要花很多的功夫才能完成。而若这样的管道由不太熟练的医生进行放置，那将会是对手术医生耐心和品行最大的考验。再一个就是导尿管，有人会以为尿道一般都比较宽阔，插尿管会十分顺溜，其实并不总是如此。对于一些尿道存在异常或者前列腺过于肥大的患者，即便请泌尿外科放尿管的高手来插，也可能会插得汗流浃背，甚至插不进。由此可以看出，管道的放置不一定都很容易，但凡遇到一样插得不顺手，都是一件很麻烦的事情。而即便所有的管道都能轻易地放置完毕，当所有的操作被集中于一台手术中时，所需要的时间就不能再忽视。如果这些操作能全部取消，手术无疑会大为简化；手术简化了，效率就会提高，手术速度就会明显加快。手术时间也是与患者损伤相关的一个重要因素。手术时间越长，一些隐性看不见的损伤会增加，这样的损伤是总体损伤的一部分，因此也会影响术后的康复。可见，为了快速康复而尽可能省去管道，既可缩短手术时间，还可进一步改善康复。

胸壁外科的工作与目前流行的胸外科手术完全不同。胸壁外科手术多局限于胸壁，除了个别手术外，一般风险都不大，不容易损伤重要脏器。另外，由于显露方便，操作简单，所以手术时间往往较短，这使得各种管道的意义不再重要。尤其当外科医生可以将风险控制到一定范围内，并采用各种有效的措施尽可能简化手术、缩短手术时间后，真正的无管手术也就成为可能。

在早期的临床工作中，我们首先在简单的手术中尝试了无管手术，获得了非常满意的效果。在此基础上，我们将该技术大面积推广，最终我们的绝大多数手术都实现了真正的无管手术。

无管手术使我们的手术时间大大缩短，为更多手术的开展奠定了基础。另外，由于患者的康复速度大大加快，整体的住院时间也会缩短，病房的周转速度因此得到大幅度提升，所以我们整体的工作效率也就明显提高。这更进一步体现了极简法则的优势。

随着科技水平的提高，人们总希望将工作做得更安全、更细致、更完美，这种愿望是美好的。从临床工作的性质来看，这种愿望首先符合患者的利益要求，同时也满足了医生对自身工作的要求。所以说，临床上很多技术的进步，主要是为促成患者和医生双方的愿望而实现的。这是技术进步的动力。

为了满足两个人群的愿望，越来越多的高精尖高大上的仪器和装置被应用于临床。这些东西往往有说服力极强的理论做依据，令人无法怀疑其必要性。但是，即便是最必要的东西，比如前文提到的那些管道，都存在两面性。如果认真研究这些问题的话，其存在的合理性就会有待商榷。因此，对于任何一种加载于临床中的东西来说，不管是新东西还是旧东西，要想有一个合理的评价，不能仅看到有用或者好的一面，更要看到其中存在的问题。

临床工作本来是一个纯技术的工作，但是，由于人的存在，很多因素会在临床工作中交汇，于是这样的工作便有了复杂的属性。这就是说，临床中存在的很多东西也许并不是合理的。比如说一些特殊的仪器设备或者材料，被描述得神乎其神，却不过只是幌子而已。既然是幌子，如果仍恬不知耻地应用在临床中，就会是无耻的行为。无管手术最大的意义就是提醒大家要回归手术的本质，而不能被科学之外的力量绑架，不能做那些力量的奴隶。当外科手术回归到治病这个唯一的目的时，像无管技术一样，将是极简法则的完美体现。

Bleedingless 手术

人的血液是宝贵的，如果因为手术而使血液流失的话，无疑会使患者遭受巨大损失。因此，在任何一台手术中，止血都是最基本的操作。早年止血手段不是太先进的时候，止血主要靠钳夹、结扎完成；对于弥漫性广泛的出血，则靠其他手段完成，比如大范围压迫、填塞，或者使用局部的止血药物如去甲肾上腺素等完成止血；后来有了电刀，甚至更多先进的止血手段后，手术中的止血变得越来越容易。在止血较为困难的时代里，有时为了尽可能快地完成手术，止血可能不要求过于精细。而在止血措施非常有效的时期，如果出血处理得不理想，不仅会影响其他手术操作，而且患者会因为失血过多而受到更多的伤害，所以止血越来越受到重视。止血技能也被当作外科医生基本的操作技能之一。

从读书后第一次观摩手术起，我亲眼观摩了大量医生的手术，医生的水平参差不齐。反映医生水平的指标有很多方面，但是，我认为，凡是水平高的医生，止血水平也一定是相当高的。因为那一天，当我观看真正的高手进行手术时，止血的最高境界第一次呈现在我眼前，我被彻底征服，真正感悟到止血的重要性。

2000 年博士毕业后，我被分到原广州军区总医院工作，当时收治了一个胸主动脉瘤的患者。患者瘤体非常长，也很大，手术难度极高，风险很大。为了顺利完成手术，科室主任决定请一位专家来帮助我们手术，就是德国柏林心脏中心的翁渝国教授。翁教授是全世界最伟大的心脏外科医生之一。那天的手术由翁教授主刀，科室主任当第一助手，我是第二助手。患者为右侧卧位，采用的是胸腹联合切口，经腹膜后入路实施手术。

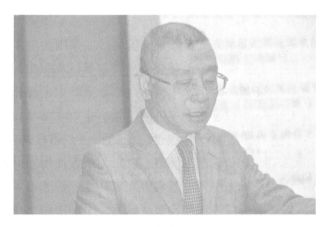

图 12　翁渝国教授

随着技术的进步，动脉瘤手术在今天已经相当安全，尤其是介入的方法开展后，这样的手术风险已经大大降低。但是，在当时的技术条件下，这样的手术是绝对的挑战，而最大的风险就是出血。

在手术前，科室的医生私下讨论了手术中可能出现的问题，并对翁教授的手术寄托了极大期望，但都并没有感到好奇，因为手术的方法大家都熟悉，无外乎那些固定的模式，不管谁来做手术，应该都大同小异。

但是，那天从翁教授的刀子落下的那一刻起，我便感到了其操作技术的不同。随着手术一步一步地进行，我不断被感动，不断被征服，最后终于理解了什么样的医生才是好医生，什么样的外科大夫才是世界级的大师。翁教授就是这样的大师。从医数十年，我见过无数医生做手术，可以不留余地地说，没有人能超越翁教授的水平。

翁教授的操作给我留下最深刻的印象就是止血。当时的切口从腰背部一直向前上延伸，长度足足有 30 cm。按照常理，如此硕大的切口，如此宽广的术野，出血一定是相当多的，如果再加上血管瘤处理过程中的出血，整体出血量必然相当大。术前正是考虑到出血的风险，我准备了 2 000 mL

血，当时还担心不够，但他术中的操作让我的所有担忧化作乌有。

翁教授的第一刀只是切开了皮肤，感觉好像真皮层都没有完全切开，这个层面是没有血管的，所以基本连渗血都没有。然后换了电刀，直接切开真皮、皮下组织，接着显露肌肉。在此过程中，他将电刀使用得游刃有余，既有分明的层次，又有绝好的止血，整个术野非常干净。

翁教授在止血方面下了尤其多的功夫。起初我在想，这么大的手术，稍微有那么一点出血是可以允许的，如果过分计较止血的话，会不会耽误太多功夫？随着手术的进行，我的想法被证明实属多余。正是因为有良好的止血，所有的操作都更清晰、更精确，不需要在操作途中再回过头来重复之前的操作。这反而节省了时间，使手术的效率大幅度提高。

那天的手术本来预期需要数个小时才能完成，但出乎所有人意料的是，仅用了一个多小时便完成了，而给人的总体印象是干净麻利、直奔主题、没有任何多余动作，会让人以为只是个小手术。而让我印象最深的是翁教授的止血水平。我记得相当清楚，从头到尾几乎没有可见的出血。如果按照惯常形容出血量的说法，可以毫不夸张地说，连一块纱布都不需要。术前本来准备了很多血，术中一滴都没用上，术后也没有因为缺血而需输血。这便是翁教授这位世界级大师的水平。

在后来的时间里，我们科又请翁教授做过两次手术，两名患者也都是我的病人，诊断都是冠心病合并室壁瘤。患者除了接受冠状动脉搭桥手术外，还要接受室壁瘤手术。这种手术直到今天依然是冠心病手术中的巅峰手术。那两台手术中我依然在台上当助手，再次亲眼见识了这位大师的精湛技术。当然，在其所有的一流操作中，他的止血技术始终是我眼中神一般的操作。

有一段时间我在想，外科医生的手术水平是不是可以用止血的技术水平来评价呢？我觉得这样的可能是存在的。因为自从看了翁教授的手术后，我对止血这个最基本也是最容易让人忽略的技术有了新的认识。有了这样的认识后，我就会留意别人的止血技术水平，然后会在心中做对比、做评价，想对比出技术水平的高低。

很有意思的是，上天似乎有意安排正反的典型让我来对比，于是另外一个医生的手术如期而至。这位医生也是心脏外科医生，是以特殊人才从北方某医院引进到广州的"著名"大夫，当时报纸上宣传的头衔是"刀王"。

广州的心脏外科水平一直是全国领先的，这里心脏外科圈子里很多顶级专家的手术我都观摩过，比如罗征祥、孙培吾、张镜芳、庄建、陈欣欣、陈寄梅等著名教授的手术，有的手术我还在台上参与过。所以我对他乡调来"刀王"之类的水平，是不会轻易相信的。很快，我被安排上台了，与"刀王"一起做手术，做的是普通的心脏手术。也许我潜意识中对"刀王"存有偏见，所以从一开始就在用挑剔的目光打量其技术，想看一下他的技术到底是不是像宣传的那样神奇。从其刀起的那一刻，我便看到了十分与众不同的东西。这样的情景发生于翁教授手术的同一时刻，却是截然相反的效果。

心脏手术中，做正中开胸时，要先切开皮肤，然后换电刀向胸骨表面做切口，再在胸骨表面烧出痕迹，以方便锯开胸骨。我看过很多不同医院的医生做心脏手术，其中最令我震惊的是这位"刀王"的手术，他竟然一刀下去直奔胸骨，注意，这里说的是从皮肤一刀直接切到胸骨，然后才拿电刀做进一步的切割，在其操作的过程中，出血被彻底漠视。

这样的操作真的让我震惊了，心中五味杂陈。我在想，"刀王"们开刀，是可以无视出血吗？就这样的水平，是谁将其封为"刀王"的？人世间还有公平吗？

人世间确实充满了不公平，比如这位"刀王"，在其随后的操作过程中，我并没有看到任何王者风范，而是在血泊中做手术。那份邋遢，会让我想到某位高人对糟糕手术的描述，"好似锄地"，既没有美感，也没有技术，一塌糊涂。

这事情发生在很多年之前，如今想起来，之所以我对其技术有偏见，重要的原因就是其止血的功夫。他自己不注意这样的细节，就怪不得别人将这样的细节无限放大了。

出血是外科手术难以避免的东西，合理出血是可以接受的。但是，如果不认真止血，则可能带来很多问题，比如术野的问题，操作界面的层次问题，手术的效果问题，并发症问题，严重者甚至可能致命。正是考虑到出血的危害，一般的医生在术中都会比较注重止血。

胸壁外科所有的操作都位于胸壁，这样的特点使手术的显露很方便。显露方便了，手术的切口就可以尽量缩小。一般来说，除了胸壁创伤、肿瘤、缺损、感染等疾病的手术外，其他手术尤其是畸形的手术均可以通过非常微小的切口完成操作。切口变小了，组织损伤的量少了，出血也会减少。此时如果合理运用止血技术，就可以使出血量尽可能减少，甚至没有肉眼可见的出血。没有出血是外科手术的最高境界，是最理想的外科手术。以往我们从来不敢奢望手术可以做到这样的水平，但是，当在操作中真的实现了这样的目标时，我们用自己的切身体会告诉世人，无出血手术是可能的，于是便有了后来我们命名的 Bleedingless 手术。

胸壁外科手术中，最多见的是漏斗胸手术。漏斗胸手术有很多做法，而我们的做法非常简单，一般只在侧胸壁各做一个微小切口便可以完成操作。我们的切口一般只有 1~2cm。如此微小的切口，本来出血就不多，如果稍微操心一下止血，做到没有肉眼可见的出血是完全可能的。尤其在实施 Wang 手术的时候，切口只有一个，1cm 长足矣。由于没有强大的肌肉，没有明显可见的血管，甚至连微小的血管都可能不会有，所以就更容易使切口看不到出血，更容易达到 Bleedingless 手术的水平。

手术意味着开刀，开刀就可能出血，因此不是所有的手术都可以满足 Bleedingless 手术的要求，尤其对于大手术来说，要想做到术野里没有肉眼可见的出血，也许只有翁渝国教授那种神一般的医生才能完成。但是对于一般较小的手术来说，要想达到这样的水平应该不太困难。关键是止血，只要重视这样的操作，Bleedingless 手术就是可以实现的。

手术的目的是治病，要想治病必须有代价，少量出血可以看作手术的代价，因此刻意追求 Bleedingless 手术没有必要。但是，对于胸壁外科手术来说，这样的要求似乎有必要。就拿漏斗胸的 Nuss 手术来说，切口本来就小，显露不是太方便，如果切口内肌肉或者肋间动脉出血的话，就会使显露雪上加霜，影响操作。很多人会说，过多的时间花在止血上会耽误功夫，但如果出血过多显露不佳的话，耽误的功夫会更多。这就像翁渝国教授的手术一样，虽然为了止血花了一定的时间，但因为止血得到的便利却使整个手术节省了更多的时间。术野干净了，层次分明了，手术的难度就会降低，手术的效果和效率会一并提高，这无疑又满足了极简法则的要求。

Bleedingless 手术可使术野干净整洁，这完全符合极简法则的要求；而由无出血带来的其他便利，也同样满足了极简法则的要求。所以说，这样的技术与极简法则的要求完全相符。

Bleedingless 手术是一种操作技术，如果将这样的技术进行升华，上升到极简法则的理论水平，会对手术的性质有不一样的觉悟。

一般的手术都会包括很多操作，这些操作的作用并不相同，有的被认为是必需的，有的被认为是可有可无的。对操作分量的认识不同，处理的原则也就会有很大的差异。正如止血这样的基本操作一样，如果将其彻底省略了，表面上看操作的内容减少了，操作因此而简化，效率可能由此而提高。但问题是，每一种操作都是环环相扣的，不该省略的操作省去了，随之而来的麻烦便增加了，那么接下来的操作就不太好进行了，这反而会耽误功夫，使手术变得烦琐，不但不极简，反而更麻烦。所以，在处理基本的操作时，要懂得付出，不能偷懒。付出足够多了，才会得到丰厚的回报。偷懒虽然可以使眼前的操作简化，但不再可能做到总体的极简。

总之，Bleedingless 手术概念的提出，直接方便了相关的手术。当外科医生不太注重一些基本的操作甚至有意忽略一些基本的操作内容时，以为省了事，但在也许无关紧要的一瞬间蓦然回首时，才会发现自己错过了最干净最美的风景。风景既然错过，不可能失而复得，毕竟是在开刀，在做手术，做的是一种充满风险充满挑战的工作，手术台上让医生吃后悔药也治不了患者的病，既然如此，何必当初？为何不借止血的东风，将手术做得清晰一点，麻利一点，精细一点，免除心中永远的痛呢？

极简法则的总体要求是简单，在内容上尽可能少，在具体操作上尽可能简单、简洁。达到极简要求的手术，给人的感觉应该是干净利落、非常舒坦。为了符合这样的特性，我们提出了干净手术的概念。

干净手术是一个整体概念，指的是所有操作现场，不管宏观还是微观，都是全方位的洁净。这样的洁净不仅涉及项目与内容，更涉及观念与思维，因此是一个综合理念上的极简，是具体与抽象的统一。

为了更好地理解干净手术，需要从不同层面进行分析。最直观或者最具体的干净是操作现场的干净，其次是较为抽象的干净，可以理解为操作内容的干净。最抽象的干净是理念方面的干净，这也是最高层次的干净。

从操作现场看，干净手术最朴素的理解应该指的是术野的干净，这是评价手术的重点。很少有人会关注术野之外的东西，术野内操作得干净利落当然是医生水平的直接体现，但是，这不能算作全部。把视野稍往外移，来到更大的空间，也就是手术台，此时的场景也是医生水平的体现。想象一下，如果手术台上乱七八糟，到处是血，到处是线头，到处都是乱糟糟的器械的话，能说手术做得很干净吗？显然不能。当然，手术台上的洁净程度与很多因素有关，并不全是主刀医生的责任。如果助手与器械护士太过邋遢的话，手术台上就不可能太洁净。但是，主要责任依然在主刀医生。如果主刀医生自身行为干净，且能要求其他人同样干净的话，手术台自然会是另外的景象。

术野和手术台干净了，会给人以非常舒服的感觉，于是干净手术的目标似乎已经实现了。但是，大家不妨将目光移到更宽广的现场，将整个手术室当作需要观察的场景，此时会对干净手术有另外一种理解。

一般来说，手术操作的事情首先在术野，这与医生的操作水平有直接的关系。有人会说，把手术台的整洁状况与医生关联起来本来就有些牵强，如果将手术室内的情况也与手术医生的水平联系起来，似乎就更委屈这些医生了。其实不然，二者依然有某种程度的关联。

对于一些特殊专业的手术来说，操作涉及的所有物品器械都在手术台上，此时手术室内的总体整洁状况确实与手术医生关系不大。但是，随着技术的进步，越来越多的附加器械或者装置被应用在手术中，这些东西会被摆在手术台周围，占据手术室内的空间，于是便成了影响手术室内干净程度的重要因素。

举个例子，很多手术需要放置尿管、胃管，插动静脉插管，这些管道需要将患者的身体连到手术台周围，所以也是手术室内存在的物品。放置这些物品的决定权在手术医生。如果医生能决定不插这些管道，手术台周围就会少很多相关的东西，比如接尿的袋子或者瓶子，胃管的连接装置，动脉静脉的测压管等，都会被省去。如果医生一定要放置这些东西，手术室的洁净程度就可能会受到影响。

对于胸外科手术来说，需要的辅助装置越来越多，如心电监测、胸腔镜、电刀、超声刀等。科技越是进步，手术台周围就越热闹，很多手术室呈现的景象会乌七八糟，连菜市场都不如。这样的场景干净吗？显然十分不干净。这种不干净是谁的责任？科技的责任？那是胡说八道。如果主刀医生不用这些东西，这些东西怎可能会出现在手术室中呢？

由术野到手术台再到手术室，是观察干净手术的基本维度。表面上看，三个维度相互独立，互不影响，实际上却联系密切，是一个整体，每一个维度的洁净状况都与医生的水平有直接联系。

在三个维度中，术野的干净状况被认为与医生的水平关系最大。这种观念可以理解，因为术野的情况最直观，且主要的操作由主刀医生完成，这是技术水平的直观反映。

术野的干净状况与很多因素有关，干净的手术应该是入路清晰，层次分明，当然还不能有太多的渗出或者出血。术野的情况反映出的多是外科医生最基本的素质。

任何手术都需要特定的入路。入路相当于进入房间的门或者通路，门或者通路找对了，就很容易到达目标，完成任务。很多手术的入路都是固定的，但具体操作因人而异。高水平的医生会将入路显露得格外清晰，这样不仅自己操作舒服，助手帮忙也容易；水平差的医生往往不善于做入路，入路不合适，显露就会有困难，从而直接影响操作。

入路问题涉及很多内容，其中最重要的是切口的实施。传统胸外科手术中，有很多种类的切口，切口的选择需要考虑较多内容，比如切口的上下前后空间关系、长短、弧度，甚至还需要考虑其他的东西，比如女性患者的乳腺等。微创胸外科手术更需要考虑入路的问题，由于切口小、数量少，且是间接通过腔镜完成手术，此时如果切口做得不理想，会严重影响手术的操作。

除了切口外，入路还涉及其他东西，主要是对显露途径中重要脏器的处理。对于胸外科手术来说，体表的脏器主要包括重要的肌肉比如胸大肌及女性的乳腺，胸腔内的脏器则包括所有重要的脏器。手术操作部位不同，涉及的脏器也不同。当脏器对显露操作部位造成阻碍或者影响时，对这些脏器的处理便成了手术入路实施过程中的重要内容。对这些内容的处理水平也是外科医生技术水平的重要体现。

干净手术要求入路干净整洁，显露良好，这是医生高水平的直接体现。除了入路外，还要考虑术野的层次。在实施手术的过程中，由皮肤切口到最终的操作部位，需要经过或者跨越多种组织结构，一刀直奔主题的情况几乎没有，多数情况下需要一层一层按部就班地显露。层次分明，是外科医生水平的另一种体现。

当然，这里强调层次的问题并不是要医生事无巨细地把所有细节都显露清楚，否则就与极简法则相悖了，此时需要把握一个度的问题。究竟细到哪种程度，要根据个人习惯和手术的具体要求而定，但关键部位的层次是要强调的。如果此时的层次不清，就很难保证手术的精确，那么各种问题就可能会出现。

我科室一个同事的熟人到普外科看病，患者腹部症状明显，经检查确诊为阑尾炎，需要开刀，普外科医生很快完成了手术，术后半年患者一直有腹痛，再次检查，发现阑尾残端依然存在，依然有炎症，于是在另外一家医院做了第二次手术，术中见阑尾残端炎症。为什么会出现这样的问题？根本原因可能就是第一次手术处理阑尾时层次不清。当时做的是腹腔镜手术，阑尾周围有些炎症，没有分离清楚便直接将其切除，才导致了如此的结果。如果当初将阑尾完整显露的话，肯定就不会出现这样的问题。

在胸外科手术中，有一种情况与之类似，就是肺切除手术。理想的手术应该是将血管、气管全部显露，有很好的层次，然后分别处理。如果血管与气管没有分清便处理，则有可能出现各种问题。

由此可见，层次的问题是一个大问题，是医生水平的一个重要体现。层次不清，就难以保证手术的效果，更谈不上干净的手术。

除了入路与层次外，还有一个因素与手术是否干净密切相关，那便是出血问题。要完成手术，就必须破坏组织，因此出血是必然存在的。而出血会影响术野，因此止血是一个基本功。良好的止血功力是医生最基本的技能之一，止血做好了，术野才会清楚、干净。最干净的术野是没有出血的术野，我们将这种手术称为 Bleedingless 手术。

做手术不出血似乎是不可能的事情，但是，对于有的手术来说，比如我们完成的很多胸廓畸形手术，只要相关细节处理得当，完全可以做到没有肉眼出血。

术野干净的程度没有客观的评判标准，像本书中对极简的评判一样，是一个相对的指标。相对便有参照，此时的参照是不同的医生。同一个科室或者同一个单位，不同医生术野的处理情况周围同事都清楚，于是医生水平的高低便一目了然。这是水平体现的金标准，与嘴上功夫或者医生的地位、头衔、名声无任何关系。所以，要想有一个好的口碑，首先要把自己的术野弄干净。

术野干净了，医生技术水平便体现出一大部分了，但还不是全部，还要看别的内容。把视野往外稍做扩展，便来到了手术台的现场，这也是干净手术要考量的内容。

对于手术来说，手术台上往往会有很多手术必要的东西，比如各种手术器械、材料、敷料等，都与基本的操作密切相关，一样不能少。除了这些基本的东西外，有的手术还需要很多其他的东西，比如各种特殊管道、连接导线、辅助设备等，都是可能出现在手术台上的物件。当所有这些东西充斥于手术台面时，要想保证台面清洁整齐，不是件容易的事情。尤其要强调的是，手术台上多出的这些特殊物件并非孤立的，它们经常会通过特定的管道或者导线连接于手术台周围的仪器设备，这不仅可能使手术台上乱七八糟，而且还会使手术室内也凌乱不堪。

如何使手术台干净整洁？基本的方法有两条：一个是尽量减少不必要的东西，另一个是尽可能有条理。要做到这一切，主要责任当然在主刀医生。如果主刀医生思维混乱，头脑不清，手术台面就难免混乱不堪，缺乏条理。

将目光再向周围扩展，下一个场景便是整个手术室内的景象。这样的场面不一定是手术医生可以把控的，但是，有的内容是由医生决定的。比如，如果医生能在胸腔镜手术与普通的开胸手术中做取舍，他便直接决定了手术室内的干净程度。再比如，如果医生能决定是否使用一些辅助的仪器设备，那么他也直接决定了手术室的干净程度。手术室的干净程度不一定直接体现医生的水平，但是，如果不使用各种眼花缭乱的东西便能完成相同手术的话，难道不是医生水平的体现吗？

临床中有两群医生在做完全相反的事情：一群医生使手术室越来越凌乱，另一群医生则努力使手术室变得更干净。使手术室干净的做法有两种：一种是 Tubeless 手术，另一种是非胸腔镜手术。前者清除的对象是各种管道，后者则专门针对胸腔镜。两种技术实施后，台上台下相关的全部或者大部分仪器设备将消失，最终达到整洁的目的。

在上述三个维度的叙述中，涉及三项基本技术，即 Bleedingless 手术、Tubeless 手术、非胸腔镜手术。对于一般的胸外科手术来说，实现 Tubeless 手术比较容易，如果同时实现 Bleedingless 手术和非胸腔镜手术，则几乎不可能，所以多数胸外科手术都不可能成为真正干净的手术。但有一种手术例外，那就是胸廓畸形手术。

胸廓畸形位于体表，显露方便，手术直接，风险较低。因此，如果设计合理，胸廓畸形手术完全可以同时具备 Bleedingless 手术、Tubeless 手术、非胸腔镜手术的特性，从而成为真正的干净手术。

在平时的工作中，我们首先会使用非胸腔镜技术完成所有的手术。在熟练操作的基础上，我们又成功开展了 Tubeless 手术，并最终使无管技术成为所有手术的标配。后来，我们又使手术的操作不断向精细化发展，从而满足了 Bleedingless 手术的要求。由于三个维度的操作都满足了干净手术的标准，所以我们的手术成了真正的干净手术。

我们的经验表明，真正的干净手术不是不可能的，只要能从三个不同维度下功夫，摒弃不必要仪器设备的干扰，充分挖掘手术的潜能，改善操作技术，干净的手术就能实现。

上面的论述主要是从内容方面对干净手术进行了阐述。内容是具体的、初级的，要想进一步对其论述，需要将具体的东西抽象化，在完全不同的层面进行研究。对于干净手术来说，更高的层面就是技术方面的干净。技术不同于内容，不能简单地用多少来衡量，需要用综合的标准来衡量。

Ravitch 手术是治疗漏斗胸的著名手术，曾流行了很多年。但是，Nuss 手术一出现，便很快替代了前者，其中最根本的原因之一就是其更简单、更干净。Wang 手术是最新的手术方式，与 Nuss 手术相比无疑更简单、更干净。

对于同一种手术来说，操作细节的不同会体现出医生水平的差异。比如说 Nuss 手术，如今全世界的很多医生都会做，但是，具体的操作细节千差万别。在切口实施、钢板选择、钢板放置、钢板固定等细节方面，都有很多区别。有些医生的操作非常简单，有些医生的却非常复杂。操作简单的无疑会显得干净，这是操作的干净，与内容的干净无关。

除了上述两个层面的理解外，最抽象的理解来自理念的层面，观念或者认识上的干净才是最纯粹的干净。

理念方面的东西是相当复杂的概念，涉及一些基本的、最顶层的认识，这样的认识是全局的、宏观的，更接近本质的思维。很多医生可以是出色的操作者，但不一定是真正的学者。而即便是学者，对手术也会有不同的理解。所以从理念方面审视医生的手术时，就能将医生的能力更加鲜明地区分开来，这种区分在临床工作中体现出来时，往往会更加精确也更深刻。

在谈及理念的问题时，对于同一种手术或操作，有时会出现完全不同的结论，尤其随着科技的进步与发展，有的理念会发生极大的转变。

临床上一些基本的操作，比如血管穿刺，就涉及理念方面的冲突。以往做中心静脉或者动脉穿刺时，医生会直接做穿刺，熟练的医生可轻易完成操作。这样的操作需要的东西少，操作起来简单明了。而随着科技的发展，一些新的东西被应用在临床中，比较常见的是用超声引导进行穿刺操作。超声引导的好处当然有很多，很多人会将其当作科技进步的体现，直接看见血管比用触觉感觉血管似乎是更进了一步。但是，即便用了超声，也有插不进血管的情况。我曾在很多医院看见过失败的操作，最终还是采用了直接穿刺。当然，这里涉及技术把握熟练程度的问题。有人会说，如果超声技术足够娴熟，穿刺技术足够熟练，肯定会做得很成功。而质疑者会提出相反的观点：如果花同样的功夫，做同样的训练，直接穿刺会不会也能做得很成功呢？如果将两种技术放在一起做客观的比较，用超声穿刺的做法是不是有多此一举的可能呢？其实这做法并没有收到更好的功效，反而增加了对辅助装置的依赖。这不是简化操作，也不是方便操作，而是打着科技进步的旗号方便了产品的销售。医务人员的实际操作能力逐渐退化，最终成为各种器械的奴隶。这便是理念上的差异带来的争议。辅助仪器设备让操作更便利了吗？不一定。但是，操作肯定是更复杂了，也就是说更不干净了。

气管插管的操作也是如此。以往用喉镜直接插管，后来改成了可视化喉镜，由手的触觉到眼睛的视觉似乎又进了一步，但新手依然可能会视而不见，依然会弄半天找不到气管的入口。

随着科技的所谓进步，很多器械的开发者总在跃跃欲试，希望改进老旧的器械。但很多改进的结果并不能让人满意。当这些东西被堂而皇之地用于临床后，手术或者操作不再简单，不再干净。但这些东西之所以能在临床上铺天盖地地使用，如果不是被某些看不见的东西绑架，则完全是观念上的误入歧途。这不能算作是科技进步的体现。

从理念的层面理解手术时，会涉及很多复杂的内容。其中有一项不能说与医生的智商有关，但至少与医生对手术理解的程度有关。

在胸壁外科的疾病中，漏斗胸是一种常见的疾病，很多人都在做 Nuss 手术。同样是 Nuss 手术，不同医生的理解却不同，有些人甚至连基本的原理都不清楚。原理弄不清，就会出现很多问题，最严重的问题就是直接损伤患者心脏而致命。发生这样的悲剧不仅是医生技术的问题，深思一下，技术背后的根源是什么？如果医生能清楚地认识到发生悲剧的根本原因，又怎可能会发生这样的悲剧？

我去过400余家医院帮助手术，接触过很多同行，听说过很多故事。最令我惊讶的事情是，很多医生竟然不会对钢板做塑形，有的医生甚至不知道怎样测量钢板长度，或者不知道如何固定。连基本的技术要领都不懂的情况下，如果去做手术，会是怎样的结果可想而知。

这其实都是理念上的问题，理念上糊里糊涂时，要想从千丝万缕的困惑中理出头绪，把手术做得简单明了，几乎没有可能。由此可以看出，理念上的干净虽然抽象，却是决定手术成败最重要的因素。理念决定了路线，决定了方向，决定了基本的对与错。理念层面的干净，尽管抽象，却是更高层面的干净。

一般来说，干净的东西是更容易被人接受的东西，大家对此类东西会有一种天然的共鸣。医生的工作非常特殊，打交道的对象是疾病。疾病本身不能算是干净的东西，正是因为其不干净，所以治疗的过程才更需要干净。医疗操作最讲究各种干净，比如无菌原则，就是最高级别的干净。但是，在强调各种面上的干净时，更要关注手术的干净。如何理解手术的干净呢？上面的叙述是三个不同维度的理解，除了这种理解外，要想理解得更加深刻，还可以将干净手术分成不同的境界。

第一个境界是初级境界，指的是感官上的干净。就干净普遍的内涵而言，干净首先来自人的感觉，当所感知到的东西整齐有序、有章法有条理的时候，就是一种最基本的干净。对于手术来说，感官上的干净首先来自术野的干净，这种手术一般都具有如下的特征：显露良好、无出血、无渗出、无杂乱结构、解剖层次清晰分明等。这样的手术往往是优秀的外科医生才能完成的操作，这也是外科医生基本素养的体现。我们一直特别关注Bleedingless手术，这种手术强调的是术野不出血或者少出血，是干净手术的一部分。但是，不出血并不是干净的全部，感官上的干净应该来自三个维度，即术野、手术台、手术室三个场合的干净。当术野干净后，医生应该努力将手术台、手术室也弄得干净。当整个手术操作的小空间、大空间全部整齐有序的时候，最初级的干净才能实现。

第二个境界是次中级境界，指的是操作上的干净。初级境界的干净是静态的，而手术本身是动态的工作，因此，在谈论是否干净的问题时，更高级别的观察应该来自操作的细节。每一台手术都有一个特定的目标，不管是切除病灶还是做整形，所有操作都必须围绕这个目标来进行。要完成这样的工作，医生需要做大量操作。由于操作习惯、技术细节不同，不同医生完成操作的过程也会有很大的差别。有的可能干净利索，有的则拖泥带水。两种操作最终也许都能够达到治病目的，但给人的印象却截然不同。操作上的干净指的是动作优美、操作娴熟、直奔主题、没有多余动作，这才是更高级别的干净。

第三个境界是中级境界，指的是原理上的干净。如上所述，任何一台手术都有特定的目标，在目标一定的前提下，可以通过不同的操作细节来实现。但是，为了完成同一种目标的治疗，往往可以选择不同的手术方式。有的手术原理复杂，操作烦琐，从显露到操作每一步都异常杂乱，每个细节都过于复杂，这样的手术显然不是干净的手术。相比之下，有的手术则简单明了，不但操作方便，而且省时省力，这样的手术往往是更理想的选择。对于同一种疾病的治疗来说，不同术式对应的原理不同，能从原理上彻底简化操作的手术，则是真正的干净手术，这是更高级别的干净。

第四个境界是最高境界，指的是观念上的干净。从不同角度理解干净，其可以有不同的内涵，而最基本的内涵应该是少或者精。这种少与精体现在不同层面，就可以表现出不同境界的干净。最高境界的干净，应该表现在人的理念中，是一种宏观的全方位的极简。这种极简是对治疗理念的彻底简化，是认识层面的深度极简。能真正从思想上贯彻极简的理念，才能达到最高境界的干净，即观念上的干净。

以上从不同角度对干净手术的概念进行了诠释。目前临床上最能体现干净手术理念的具体操作就是 Tubeless 手术和 Bleedingless 手术。

Tubeless 手术是一种场面上非常干净的手术，这个场面不仅包括手术台面，还包括手术室内的场面。当然，如果医生比较争气，把术野也收拾得非常干净的话，便是最理想的干净手术了。

Bleedingless 手术强调的是出血量，当可见的出血低于一定界限时，就是无出血手术。术野中没有出血是一个很高的要求，没有出血的术野自然是很干净的手术。一般来说，能做到不出血的医生基本上都是高手，只要不是刻意只追求这个目标，术野的干净都是可以保障的。术野干净了，外科医生基本的素质也就体现出来了。如果再与 Tubeless 手术技术结合起来，就基本上是较高境界的干净手术了。

那么，怎样才能衡量医生技术水平的高低呢？当然还要看效果。仅把手术做得干净不一定能保证百分之百的好效果。然而如本文开头所说，干净手术永远是一个相对的概念。尽管不能保证每一台干净的手术都是完美的手术，却至少可以保证这样的手术更符合极简原则，要保证其总体的成功率或者效果高于那些不干净的手术。这才是提倡干净手术真正的意义。

不使用胸腔镜的手术

胸外科发展到今天，微创已经成了所有手术的主题，从微创的肺手术、纵隔手术、食道手术，到几乎所有的胸外科手术，如今如果不说做微创手术，都不好意思说自己是胸外科医生。微创如此惹人瞩目，基本顺应了当代外科发展的方向。患者有需求，科技发展又提供了可能，微创天经地义，顺理成章。

微创手术，顾名思义，就是创伤较为微小的手术。这样的手术首先起源于小切口手术，随着人们对微创概念理解的加深，其又有了更为丰富的内涵。胸外科的微创手术同样起源于小切口手术。但是，这样的微创手术有一个鲜明的特征，即伴随着胸腔镜的发展而发展起来，胸腔镜是其不可或缺的标配。

对于胸腔内的手术操作来说，由于显露不直接，要想在很小的口子内完成操作，视野的问题成了至关重要的因素。没有好的视野，手术就寸步难行。尤其考虑到胸腔内脏器的重要性与危险性，视野就更为重要。胸腔镜可以提供满意的视野，因此，胸腔镜手术很快成为胸外科微创手术的代名词。这就是说，如今绝大多数胸外科手术都需要有胸腔镜辅助。

手术是一个技术含量极高的系统工程，要完成这样的工程，一般都需要各种辅助装置。随着科技的进步，很多特殊的装置会以各种理由走进临床，走进手术室，甚至被用在手术台上。用这些东西的理由也许都很充分，但是不是站得住脚，是不是不使用就不行，很是值得商榷。

在外科学发展的早年，手术之所以被命名为手术，完全是因为只是手上的操作，当时更多的是利用便利的器械完成各种技巧性的操作，因此手术的实质是一门手艺。既然是手艺，更应该重视的是手上的技术，而不是其他。而今天在临床中发生的一幕幕却似乎在否定人手上的功夫。

比如说中心静脉穿刺，以往全都是拿穿刺针直接完成操作的。这样的操作富有技巧性，熟练的医生护士能非常快地完成操作。这是真正的手艺，是技术水平的体现。而到了后来，有人开始拉着超声仪来到患者旁边，先用超声定位，然后再进行穿刺。这样的架势十分"高大上"，而且用的还是绝对的高科技。但是，我看到的结果是，很多医生用这样的方法反而半天都完不成操作。

临床上还有个东西，叫可视化喉镜，以前气管插管时都是直接在喉镜的引导下完成的，当然也属于手艺。好的麻醉师可以非常轻松地完成插管。但可视化喉镜的应用，并不一定会使操作更便利，反而可能会拉低操作者的水平。

其实类似的东西很多，甚至包括被称为机器人的那些东西。那东西真的是机器人吗？其实它只是一个依然需要人操控的机器，既然是机器，除了比普通的胸腔镜更昂贵、更复杂之外，似乎没有更多的优势。既然没有优势，为什么要用于临床？这是个医学之外的问题，值得人去反思。

很多花哨的东西纷纷进入了临床，它们也许有一定的作用，但不可否认的是，因为这些东西的使用，操作技术的分量被大大削弱。现在的医生需要学习更多手术之外的东西，比如看超声的知识、操作机器人的知识，而临床实际操作的能力却明显下降了。在这种大背景下，手艺的属性也逐渐发生变化。手术如果再被当作手艺，似乎会被人笑话。

当对手术这门技术进行客观评价时，最令人信服的做法是从纯科学的角度进行考量，不能有科学之外的东西。如果总是考虑科学之外的东西，不管是看得见的还是看不见的因素，都会影响事实。而由于临床的东西要与社会联系，要与器械的供应商、开发商联系，科学之外的因素就必然会存在，且几乎不可避免，于是越来越多"神奇"的仪器、器械、材料出现在临床中就成常态了。

近年来有人一直在提倡 Tubeless 手术，即无管手术。表面上看，无管手术的理念非常先进，实际上却是手术基本理念的回归。当手术台上出现越来越多的管道、导线等物件的时候，尽可能将这些东西去除，不仅可使手术台更干净，术野显露更好，患者康复更迅速，而且可以使手术直接回归手艺，重视与提升技术的成分。Tubeless 手术之所以受到重视与推崇，与大家的觉悟分不开。而除了各种管道外，目前正在使用的其他一些东西，是不是也可以被取代或者消除，值得大家思考。

胸腔镜也是一个辅助性的装置，这样的装置如今能在临床中大范围使用，有其存在的理由，所以不能否认其作用。但是，有没有可能减少其使用的频率，或者干脆在某些手术中不使用，则是个需要讨论的问题。

胸壁外科疾病位置表浅，手术多不需要进入胸腔，因此多数情况下并不需要胸腔镜。漏斗胸是一种特殊的畸形，Nuss 手术是通过对凹陷的胸壁做支撑来治疗疾病的手术。由于放置钢板的过程必须在胸腔内完成，于是胸腔镜被当作了理所应当使用的装置。尤其在当今的大环境中，不使用胸腔镜反而令人吃惊。

标准的 Nuss 手术需要将钢板放入胸腔，由一侧胸腔穿到另外一侧胸腔，这个操作需要经过心脏表面完成。尽管心脏与胸壁之间有天然的间隙，而当前胸壁存在凹陷时，心脏与前胸壁会紧挨在一起，此时如果将导引器或者钢板直接从心脏表面穿过，损伤心脏的可能性会较大。因心脏受损的不幸案例每年都有发生，且这样的不幸不可能被彻底消除，每年依然会有心脏被插破，依然会有患者丧命，这是该手术致死的唯一原因。

漏斗胸手术损伤心脏的风险一直存在，而且危害性极高，只要发生，几乎都无法挽救。这种风险发生的根本原因非常明显，那便是操作的盲目性。如果在导引器或者钢板经过心脏表面时能有一个清晰的视野，则肯定能避免意外的发生。但是，为了有一个好的视野，绝对不可能采用开放手术来完成操作，那样就与微创的理念相悖了。怎样才能既微创又安全地完成手术呢？胸腔镜的使用成了解决此问题的唯一途径。

目前，几乎所有的 Nuss 手术中均会使用胸腔镜。在胸腔镜的监视下，钢板由胸壁一侧经心脏表面到达另外一侧，理论上是安全的，但是，实际上心脏损伤仍不能完全被避免，每年依然有不少不幸事件发生。导致心脏破裂的情况其实与其他胸腔镜手术引起大出血的情况类似，都是使用胸腔镜引起的并发症。按理说，胸腔镜是外科医生的眼睛，有了这样的眼睛，操作几乎相当于在直视下完成，为什么还会出现这样的问题呢？

其实发生如此悲剧的原因非常明确。首先，医生的技术问题。胸腔镜是一个视觉辅助工具，同时也是一个操作工具，用这种工具做手术与用普通的工具做开放手术的道理完全相同。在医生技术不过硬的情况下，开放性手术会出现各种并发症，胸腔镜下同样也会出现各种并发症。因此，医生的技术是导致出血等并发症发生的根本原因。其次，胸腔镜技术的限制。胸腔镜虽然能提供一定的操作视野，却并不能等同于人的肉眼视野，因为其中还存在有盲区。既然有看不到的地方，就有可能导致操作失误，酿成大祸。最后，胸腔镜手术的灵活度问题。胸腔镜手术的操作部位较远，灵活度自然较差，如果不能灵活掌握操作的要领，则同样容易出现问题。

除了使用过程中的风险外，胸腔镜的使用还有其他的问题。其一，胸腔镜的使用会增加患者的花费。同样一台胸外科手术，如果只是采用常规的开放手术做治疗，其费用会比胸腔镜手术便宜很多。尽管微创会使患者因为创伤减小而获益，但对于一些经济条件差，或者病情并不严重的患者来说，这样的花费并非必要。其二，使用胸腔镜需要额外的通道。在多数胸腔内的手术中，这样的通道数量也许无关紧要，但是对于本来就有整形甚至美容性质的胸壁畸形手术来说，多一个切口，就意味着多了一份瑕疵，这种口子往往不能被患者所接受。其三，胸腔镜的使用较为烦琐，会使手术时间延长。胸腔镜手术需要特殊的仪器、工具，操作之前的准备要花时间，操作完毕后的处理也要花时间，于是整个手术的时间就不得不延长。其四，胸腔镜手术专用的器械消毒需要耗费时间。如果每天只是完成少量的手术，那么消毒就不成问题。但是，在手术的高峰期，比如暑假，每天需要完成大批量的手术，需要有足够的器械以供使用，那么消毒的问题就可能制约手术的开展。其五，学习成本过高，学习周期过长。想要掌握胸腔镜技术，需要经过特殊的培训，这样的培训需要大量的时间和费用成本，这显然不利于推动大量医生掌握相关技术。其六，不利于技术的大面积推广。尽管胸腔镜越来越普及，但多数基层医院并没有这样的设备。而即便有这样的设备，医生也不一定能安全熟练地完成相应的手术。当一种手术必须在胸腔镜下才能完成时，那么该技术要想在基层医院得到推广的难度将相当大。其七，不利于年轻医生掌握技术。如果一种手术必须在胸腔镜下才能被完成，且需要较高的技术才能安全完成，那么该技术将不可能会被年轻医生掌握。年轻医生无法掌握，该技术就很难大面积服务于患者。

在凹陷类畸形的手术中，胸腔镜是一把双刃剑，该技术既能提供一定的便利，却又可能带来种种的不便。其便利无非是可为手术提供一定的可视性，避免盲目穿钢板时出现意外，而其带来的种种不便也非常明显。由此可以设想，如果在手术中采用特殊的技术替代胸腔镜的作用，将会有利于手术的开展。

由上述分析可以看出，胸腔镜的使用虽然可能使手术相对较为安全，却也会使整个操作流程变得非常复杂。这种做法显然与极简法则不相符。按照极简法则的要求，所有的操作都应该简单明了，不能纷繁冗长。而胸腔镜的存在，无疑妨碍了极简法则的落实。很显然，要想真正实现极简，胸腔镜一定要从手术中去掉。去掉胸腔镜最大的障碍是安全问题。如何能保证手术在没有"眼睛监视"的情况下安全顺利地完成呢？我们的方法有三个，实际上是三级境界。

一级境界，也是最初级的境界，我们采用辅助切口完成过钢板的操作。胸腔镜的使用，完全是因为直接过钢板的风险很高，由此可以推测，如果不直接过钢板而采用中间站转接，那危险因素不就消除了吗？我们据此设计了剑突下切口，以这个切口做中转，不仅可以完全不使用胸腔镜，而且可以保证手术安全地完成。对于一些情况非常特殊的畸形，比如第一次手术失败后的畸形，当整个纵隔都存在粘连的时候，我们会在其他部位做中转，也可以获得满意的效果。

辅助切口的实施，不但可有效避免胸腔镜的使用，而且具有更好的辅助作用，比如对胸骨后结构的游离、预塑形的操作，都具有非常重要的意义。而对于极其严重的漏斗胸或者需要做二次手术的患者来说，即便使用了胸腔镜，这样的辅助切口也不可或缺，否则手术几乎没有办法完成。可见，辅助切口的实施对消除胸腔镜的使用具有非常重要的意义。但是，这种操作也有弊端，那就是会多一个切口。这对于那些对切口数量有特殊要求的患者来说，不是一个满意的选择。正因为如此，我们将其视为最初级的境界。

二级境界，不用胸腔镜，直接用钢板穿过纵隔。辅助切口有弊端，那么，如何不通过这样的切口而直接将钢板插过纵隔呢？这是一个较高层次的操作，一般的人是不敢做这种尝试的，在我们最初做 Nuss 手术的一段时间里，我们也不做这样的尝试。但是，随着手术的大规模展开，我们发现，这种方法并不复杂，甚至并不危险，只要掌握了技术的要领，手术就可以顺利完成。

我们完成的 Nuss 手术已经有数千台，除了最初的部分患者使用辅助切口外，其他的全部都使用了无胸腔镜的过钢板技术。这种技术安全便捷，只需要几秒钟就可以完成胸腔镜下半小时甚至一小时才能完成的操作。

就目前所有实施 Nuss 手术的技术而言，我们的技术无疑是非常先进的。但是，这种技术最大的问题就是门槛过高，不容易被人掌握。这也是这种技术最致命的弱点。

一种好的技术，应该是那些很容易被普及、被掌握的技术。我们的技术虽然很好，但只有我们自己会做，所以这种技术虽然境界很高，却有些不食人间烟火的味道，因此，并不是最好的选择。那么，怎样才能真正实现技术方面的突破呢？也就是说，在既不增加手术风险、也不增加切口数量的前提下，便能完成不使用胸腔镜的漏斗胸手术呢？

在考虑这样的问题时，一般人的思维都无法突破一个怪圈，那便是现有手术自身的限制。大家想想看，要不要使用胸腔镜的问题，完全被制约于一种特殊的手术中了，那便是 Nuss 手术。正是因为多年来人们的思维被牢牢地约束于这样的手术中，才没完没了地做一些无用的考虑。大家总希望做一些特殊的改良就能摸索出绝对安全有效的手术方式，事实上都是些无用的努力，因为在 Nuss 手术这种特殊的语境中，所有的努力都是徒劳。

在 Nuss 手术的框架内，我们设计的两种方法或者境界，实际上已经是解决此类问题的天花板，此外不可能再有更好的方法。认识到这种无奈的现实其实非常重要，这样可以让人真正静下心来，考虑问题的根源，也就是 Nuss 手术自身的问题。人们真正需要做的工作不是对这样的手术修修补补，而是需要彻底变革，要从根本上变换治疗漏斗胸或者其他凹陷性畸形的手术方法。这便成了最高境界的方法，也就是新术式的形成。

最高境界的标志，就是我们发明的 Wang 手术。Wang 手术完全颠覆了漏斗胸的治疗理念，摒弃了 Nuss 手术的基本原理，而采用更为直接的提拉原理完成操作。这种操作通过一个切口就可完成，且所有的操作均在直视下完成，显露清晰，操作确切，根本不需要胸腔镜帮忙。另外，此手术具有 Nuss 手术不具备的大量优点，从而使漏斗胸的治疗经历了一场真正的革命。

由 Nuss 手术到 Wang 手术，同样是治疗漏斗胸的手术，但胸腔镜被彻底取缔，手术并没有因此而更不安全、更复杂，相反，手术变得更安全、更简单、效果更令人满意。Wang 手术的出现，使胸腔镜在胸壁外科中的使用彻底成为历史，胸腔镜的弊端也因此而被消除。

在过去的工作中，我们先后完成过数千台的胸廓畸形手术，但我们从来没有使用过胸腔镜。不使用这种装置的原因上面说得很清楚，但最根本的原因是我们对极简法则的贯彻。这种理念其实与我们一贯的操作理念是相吻合的，比如我们提倡的干净手术理念，就包含了不使用胸腔镜的技术。这样的技术也许与流行的观念不相符，但是，我们的经验表明，只有极简的操作才能更接近操作的本质，更能反映出真正的手术水平。

微创理念

外科手术与内科治疗的最大区别之一就是有创伤，创伤是外科手术最鲜明的标志。在评价手术质量的诸多指标中，创伤大小是一项重要参数。创伤越小越好，正因为如此，微创的概念越来越被重视。经过多年的发展，在当代的胸外科手术中，微创几乎成了最明确的标志。胸壁外科产生于传统的胸外科，当胸外科已经步入微创时代，胸壁外科无疑也应该进入这样的时代。这是时代的呼唤，更是时代的要求。

如今很多手术都号称微创手术，比如 Nuss 手术，在最开始报道时就被称为"漏斗胸的微创手术"。其他很多手术也都纷纷采用了微创的方法。有的手术为了彰显微创的特性，甚至标榜为"超微创手术"。可见，与普通的胸外科一样，胸壁外科也有了明确的标志，那便是微创。微创之所以如此深入人心，是因为其基本的动力来自患者。为了治病，手术本身就足以让每个患者心惊胆战，如果能使创伤小一点，患者当然会更愿意。医生与患者一拍即合，结果便有了全方位的微创。

微创究竟是个怎样的概念呢？顾名思义，就是微小的创伤。既然描述为微小，必然存在衡量的尺度。如何来衡量创伤大小呢？按理说应该有一个客观的尺度，但现实中似乎并没有一个看得见摸得着、像尺子一样的东西，尺度的概念实际上是相当模糊的。在多数场合中，创伤的大小只能凭医生或者患者个人的习惯、感觉或者印象来判断。当人们描述某种操作或者手术创伤较大时，其实并不清楚创伤本身大小的标准，这使得与创伤大小相关的概念都比较模糊。

如果衡量一种概念时缺乏客观尺度，那就不可能得到一个绝对的数值，只能算作相对概念了。这就是说，对于任何一种情况的创伤来说，要想对其进行描述，就必须有一个参照，有了参照才有比较，否则便没有任何意义了。比如 Nuss 手术，当 Nuss 医生发表自己的文章时，直接就将其当作了微创手术，很多 Nuss 医生的拥趸们也认为这种说法非常合适。为什么会有这样的说法呢？这表面上看是一种王婆卖瓜式的夸赞，实际上存在着一个不容忽视的参照物，那便是以往的传统手术。在 Nuss 医生和其拥趸们的眼里，这种手术创伤小了很多，自然就可以称为微创。Nuss 医生的做法给后来的医生做了榜样，既然 Nuss 手术可以与传统手术相对比，更加雄心勃勃的医生会想着什么能与 Nuss 手术相比，于是超微创手术就被设计出来了。设计者同样会展现一番王婆卖瓜式的描述，以期得到大家的信服与认可。但是，不管是 Nuss 手术这种微创手术还是所谓的超微创手术，尽管设计者底气十足地说自己手术的创伤非常小，但并不能令其他所有人信服。为什么会有这样的问题存在呢？原因很简单，当没有客观尺度时，即便是相对的概念，也依然摆脱不了一个天然的属性，那便是人的因素，也就是所谓的主观特性。由于对比根本找不到客观标准，人就会依照自己的经验去评判，于是所有感性因素都会展现在评判的结果中，那么结果自然就不好说了。就拿 Nuss 手术来说，当很多人对其微创的特性表示赞同的时候，另外一些十分冷静的医生会表示反对，而对于所谓的超微创手术，就更是不敢轻易恭维了。

创伤的概念在教科书上被谈论了很多年，在临床中大家也会经常性地将创伤这个词挂在嘴边。如此重要的概念，按理说应该是非常科学的。既然很科学，就应该是客观的、符合逻辑的，而不应该动辄受人的因素影响。但经过如上分析，结果却令人迷茫且沮丧，这样的现实也许是很多外科医生没有想到的。

既然没有客观的标准，人们又要进行描述，就只好根据自己的经验主观地评判了。这是人的思维能动性的表现。

以往人们谈论手术的创伤时，最常讨论的就是切口的大小。在开放手术的时代，这样的观点是可以理解的。人们对创伤大小根本没有量化的认识，只会将其与切口的长度联系在一起。口子大，创伤就大；口子小，创伤就小。这种理解虽然有些表浅，却也符合人的一般思维习惯，因为口子大小基本反映了术野的大小，而如果将术野的范围当作创伤的尺度，这种说法也没有太大的问题。

微创概念出现后，受之前观念的影响，人们依然倾向于用切口的大小表示创伤的大小。在相当长的时间里，小切口手术几乎成了微创手术的同义词。人们依然会用最朴素的观念去理解创伤，切口大则创伤大，切口小则是微创。然而，随着人们对创伤概念理解的深入，对小切口手术实际创伤的认识也发生了变化。如果手术涉及的所有操作都只限于切口或者附近结构的话，切口的创伤接近于创伤的全部，此时切口的缩小，则意味着创伤的减少。但是，任何手术都不可能开个口子就了事的，口子只是个通道，真正的操作往往在距离切口较远的深部。如果将这些深部操作的创伤也考虑进去的话，总体的创伤肯定就不仅仅是切口创伤的大小了。通常的理解是，切口越小，就越会有其他方面的创伤。这些创伤包括：①牵引的创伤。切口缩小，显露就会很差，为了改善显露、方便操作，多需要强大的牵引，而牵引可能造成不可见的额外损伤。②深部的创伤。深部的操作是指手术目标部位的操作。不管切口多大或多小，这样的操作是必须完成的，是手术最终的目标。既然有操作，就必然有创伤，而当切口过小的时候，深部操作的准确性就会受到影响，由此可能会造成更多创伤。③时间延长导致的隐形创伤。手术对人体的打击是一个整体，手术时间越长，打击越大。当切口过小时，操作难度会加大，手术时间必然会延长，手术时间过长则创伤的总量会加大。

可见，切口变小的时候，切口本身的创伤是减小了，但由切口缩小引起的其他方面的创伤反而有可能增加。手术实际的创伤应该是所有创伤的总和，不仅包括切口损伤，还有切口之外的损伤，甚至还包括与手术相关的所有附加操作造成的损伤，比如动静脉插管、胃管、尿管放置过程中造成的损伤，特殊用药造成的损伤，麻醉操作造成的损伤等。承受创伤的载体是整个人而不只是人体某个部位的切口，因此，要谈论创伤，就必须将视野放宽放远，绝对不能局限于切口。由此可以看出，将小切口手术等同于微创手术的论断是站不住脚的。

那么究竟什么样的手术才算是微创手术呢？如上所述，因为创伤的概念本身并不客观，只能算作一个相对的概念，那么如果要想尽可能使这个观点站得住脚，最好的办法就是做比较。与什么比呢？当然是与那种大家公认的创伤硕大无比的手术做比较，这样的手术其实很容易找，那便是大切口的开放手术。比如说 Nuss 手术，如果以开放手术做对照，虽然不一定能让所有人都信服，却至少符合很多人的思维习惯，那么说它是微创手术就不会有太大的问题。而超微创手术的说法就有些悬了，因为其比较的对象是 Nuss 手术。如果说 Nuss 手术也如开放手术那样让人看着都胆战心惊的话，这种比较是能让人接受的。但是，Nuss 手术本身就已经属于微创了，在微创的基础上再做十分细微比较的话，比较的难度先不说，即便得出了结果，是不是也差别细微呢？如此细微的差别要想让大家接受，那是比较困难的。所以类似的说法本身就有很大的风险，如果能意识到这样的风险，明智的做法就是不要与 Nuss 手术相比，而是与开放手术相比。此时如果像 Nuss 医生一样说自己的手术是微创手术，估计很多人会赞成，这显然比超微创的说法更稳妥。做任何事情都应该把握尺度，不能为了超越一种手术而将自己无限拔高，否则会有很大风险。

极简法则要求手术操作尽可能简化。简化的手术有很多现实的特征，比如步骤少了、多余的内容取消了、操作更简单了、手术更快了。当这些要素或多或少地发生时，如果考虑其中可能的创伤，则会自然而然与简化之前手术的创伤相对比，结果可想而知，创伤必然有所减小。由此给人留下的印象是，极简与微创似乎有某种天然的联系。

但是，就如对小切口创伤的认识一样，这种简化的手术与创伤的关系依然值得推敲。比如说，如果所谓的简化只是对切口大小或者操作内容的简化，那么此处的简化就可能增加深层次、多方面的创伤。此时极简与微创的关系是不能细究的，细究得深入了，问题就复杂了。

极简法则是一个特殊概念，以往没有人将该法则与外科手术进行联系。而创伤的概念却是外科学固有的概念。随着科技水平的提高，尽可能减小创伤被当作外科手术进步的一个方向。为了达到此目标，医生付出了不懈的努力，希望实现真正的微创。就拿胸外科手术来讲，从开放手术发展到如今的胸腔镜手术，被认为直接减小了创伤。很多人说如今胸外科最鲜明的标志就是微创，而且这种说法被普遍认同。抛开一些繁杂操作对创伤的影响，如果依然只看切口创伤的话，这种说法没有错。比如将胸腔镜手术与传统手术相比，如果说是微创，则几乎无懈可击。但是，这种手术是不是符合极简法则就值得思考了。比如肺大疱手术，最直接的办法是开一个微小的口子直接做结扎。然而，当人们坚信胸腔镜手术相对更微创时，往往就会大动干戈，拉来镜子，准备各种特殊器械，但最终获得的效果却不一定就比直接结扎更好。仅看两种手术创伤的话，如果不做细究，权且认为胸腔镜手术更微创，但它却不简单，也就是说不符合极简法则。如果不被所谓的微创概念带偏或者迷惑，也许很多人会认为直接结扎更符合极简法则。但是，为了实现更进一步的微创，器械开发人员会充分发挥人的聪明才智与潜力，始终在努力，一直在路上。就拿胸腔镜手术来说，如今已经有太多的器械和材料被开发出来并用于临床，要做好的手术必须有好的器械和材料诚然有理，但很多时候这会成为毫无节制地开发器械和材料的借口。举个简单的例子，如果肺大疱通过简单的结扎就可以完成操作的话，以切割缝合器进行操作就是多此一举，难道其真的让手术更微创了吗？当然，医生可以有其他的理由，比如说为了方便操作。这种理由似乎是站得住脚的，但不免会让人质疑。外科医生的职责是什么？不就是通过操作完成手术吗？如果连结扎这样的基本操作都嫌麻烦的话，还有什么资格当外科医生呢？如今很多器械的使用总是有各种各样的目的，也会打着微创的旗号，会向患者解释说是为了减小创伤。这些理由每每会让患者和家属深受感动，但真的站得住脚吗？

为了减小创伤，不仅器械开发人员"拼命"了，很多医生也在"拼命"，他们不仅直接参与开发，甚至成了器械和材料的代言人，成了整个行业的一分子。他们口口声声说自己做的是微创手术，实际上却将手术弄得越来越复杂，越来越昂贵。微创成了他们所有行为的幌子。

胸腔镜向高精尖的方向发展，已经成了器械研发的大趋势。与此同时，另一个的趋势也不示弱，那便是机器人的开发。机器人手术开始在临床中应用后，被认为是更进一步的微创手术。在很多人眼里和嘴里，那东西几乎成了微创的极限。因为微创，很多医院和医生都极力推动其上马。但这种说法是经不起推敲的。就拿普通的胸腔镜与机器人手术做比较，在单孔手术流行的时候，很多人认为那是最微创的手术，而当时的机器人手术常规需要三个或者更多的孔。为了使自己的手术显得更合理，一些使用机器人进行手术的医生会批驳单孔手术，认为单孔手术没有任何优势，甚至不能减少切口的创伤。但是，当机器人的单孔手术器械被开发出来并使单孔手术成为现实后，那些曾经批判单孔手术的医生们又摇身一变，开始夸赞这种手术的优越性了。他们此时的理由完全是他们曾经批驳的借口。这种做法不禁会让人怀疑其理由的可信度。

自我表扬是一门艺术，更需要技术。对于那些左右逢源的人来说，他们会有更让人信服的理由，让大家相信其自相矛盾的自我表扬说辞，他们会让大家相信，即便是自己打自己的脸，也是观念的进步，不能怪他们胡说八道。这些医生花如此多的心思自圆其说，也真难为他们了。不过大家可以完全忽略这些医生的观点，要想看到事情的本来面目，可以从自己的视角去审视现实中的一切。

拿机器人手术与普通的胸腔镜手术做比较，其创伤大小真的经得起推敲吗？如果是在一些特殊的手术中，尤其让一些熟手操作的话，徒手完成手术的创伤也许都比机器人手术的创伤小。再拿肺大疱手术来说，如果直接通过一个小的切口就能完成操作的话，那么谁能说其比三个切口的机器人手术创伤更大呢？

没有比较就没有伤害，一旦做了比较，那些接受了高科技手术的患者就会不淡定了，一定会觉得自己是"冤大头"。大家之所以会觉得自己冤，是因为不仅创伤没有像操作者所说的那样减小，还付出了更多的代价：比如更高的费用，更长的手术时间，甚至最终的效果也更不确切。当患者了解清楚这所有的缘由后，其难受的心情就可想而知了。不过由于在医生与患者之间的信息不可能对等，所以患者不可能知道其中太多的玄妙，于是便相安无事了。医生完成了自己的善举，患者也认为自己接受了医生的善举，大家都十分欢喜，共同感谢微创，感谢机器人。微创本来是一个并不好把握的量，如今却被医生和患者把握得恰如其分，所有人都很满意。微创成了一个十分美妙的说辞，让很多人的行为有了很好看的幌子。

在微创概念泛滥的时代里，创伤的大小越来越难以衡量，这是客观的现实。但是，如果大家实在想衡量一下，我的建议是不妨用另外一种视角去考量创伤，这种视角就是极简的尺度。比如说，如果一种阵势非常庞大的手术依然被说成微创手术的话，大家也许更应该从内容多少的方面去理解，那样就可以很容易地看到创伤的本质了。我知道这样的想法很不厚道，但是，谁让这是人的思维呢？有人参与的东西就是主观的，正因为主观，才很容易被医学或者科学之外的因素所主导。在很多情况下，这种思维反而更能够看到事物的本质。这样的道理大家都懂，只不过不愿意说破罢了。

　　模板塑形是一种特殊的手术操作，这种操作是一种相对概念，是相对于传统直接的开放手术或者以塑形钢板作用于畸形局部的所谓微创手术而命名的。那么，何谓模板塑形呢？顾名思义，就是用特殊的材料做成目标模板，然后按照模板的形状对胸廓进行塑形的手术。

　　模板塑形中提到的模板，其实类似于铸造过程中使用的模具。当模具定型后，可以按照模具的形状加工出一定形状的产品。模板的作用类似于模具，但又有所不同。模具做出来的产品与模具规定的形状几乎完全相同，没有太大差异。模板则并非立体的模具，主要是平面的形状。具体到胸廓畸形这类手术，其使用的模板主要是形状特殊的钢板。胸廓畸形主要是胸廓骨性结构的异常，这种畸形多表现为外表面形状的异常，如果能完全按照模板进行塑形，则一般都能获得令人满意的效果。

　　与模板塑形不同，一般的开放性手术是针对畸形的彻底塑形。这种塑形几乎相当于对汽车的大修理。按照这样的理解，如果能将畸形处理得面面俱到的话，这种手术无疑是最理想的手术。但是，在实际的操作中，考虑到创伤、切口疤痕、材料等因素，这种彻底的大修理几乎没有可能完成，那么实际的开放性手术也就成了偷工减料的修修补补了，不可能有满意的效果。

　　在开放性手术之后，一些所谓的微创手术被用于临床。这些手术中的典型代表就是 Nuss 手术，它是利用一种特制的钢板来完成塑形。在手术中，钢板被放置于凹陷底部，钢板为弧形。当钢板在外力的作用下被翻转之后，凸起的一面正好对准凹陷的底部，从而可以将凹陷的前胸壁顶起来。这种撑顶的过程较为复杂，为了便于理解，我们将其简化为杠杆原理，使其工作的机制更为明确。

在 Nuss 手术中，凹陷的消除是借助钢板的外力完成的，这种外力作用于两个部位：一个是凹陷的最底部，一个是支撑钢板的两侧胸壁。由于中部撑顶的外力来自加载于侧胸壁的支撑力，所以胸壁正中和两侧会受到两个方向完全不同的力。在胸壁的正中，外力的方向向前方；而在胸壁的两侧，外力的方向则向胸腔内。力作用的方向不同，引起的后果也不同。在 Nuss 手术中，很多患者术后会出现侧胸壁的凹陷畸形，这相当于是由两侧的凹陷替代了中间的凹陷。因此，Nuss 手术并不是理想的手术。

通过分析 Nuss 手术的缺陷可以看出，这种手术的本质是依靠外力，通过特殊的材料使局部形状改变。与传统的开放手术相比，这种方法虽然比开放手术更微创，手术操作更简单，但由于作用机理的特殊性，其并不能获得最令人满意的效果。

为了消除以往手术的弊端，并改进手术的效果，在大量研究的基础上，我们设计出了一类特殊的手术，即模板塑形手术。我们做这种设计的初衷是，由于胸廓畸形是外表面的异常，如果使用一定的材料对外表面进行整体的约束，就可以避免其他手术的缺陷，从而获得令人满意的效果。

第一种模板塑形手术是我们设计的 Wang 手术。该手术主要用于漏斗胸的治疗。我们设计这种手术的出发点来自对 Nuss 手术缺陷的认识，而这种认识的关键就是手术的基本原理。基于 Nuss 手术的原理，要想使手术的缺陷得以消除，几乎没有可能。为此，我们针对手术原理做了完全不同的设计，将塑形板放到凹陷胸壁的外表面，通过外力的作用将凹陷的胸壁提起，并与塑形板的内表面紧贴在一起，如此等于以塑形板做模板，对畸形的胸壁做了塑形。在这种手术中，提拉得越彻底，胸壁与塑形板接触得越紧密，胸壁外表的形状就越接近于塑形板的形状，于是就完成了胸壁外表的模板塑形。

Wang 手术的发明，使以漏斗胸为代表的凹陷类胸廓畸形的治疗效果有了明显提升。在 Wang 手术的基础上，我们又针对鸡胸做了理念相同的设计，那就是我们设计的 Wenlin 手术。

Wenlin 手术同样是用塑形板在胸廓的外表面来完成塑形。在这种手术中，首先要设计一个形状理想的塑形板，然后再根据塑形板的形状对胸廓外表进行塑形。这种手术与用于治疗漏斗胸的 Wang 手术有明显的不同。但是，从模板塑形的角度来看，两种手术又具有完全相同的性质。二者之间的不同，主要是将畸形胸廓固定于模板的部位和用力方向不同。而二者又有共同的特性，都是以模板为中心，将畸形的胸壁尽可能拉向模板并与之紧密固定。

在模板塑形中，为了完成塑形，必须使用钢丝进行操作，但使用钢丝的目的与 Nuss 手术中使用钢丝（如果不使用短固定板做固定的话）的目的完全不同。模板塑形中使用钢丝是为了牵拉，而 Nuss 手术中使用钢丝则完全是为了固定。由两种目的的差异也可以看出两种手术的本质并不相同。

模板塑形手术有两个要点：其一，设计出理想的模板；其二，使畸形结构紧贴模板，完成塑形。两个要点是模板塑形过程中的重要内容，必须严格按要求完成，否则很难获得满意效果。

设计理想的模板是模板塑形的基础。一般来说，模板是由特制的合金板来充当的，因此必须对合金板做特殊的设计，这是手术成功的前提。设计模板的具体要求有如下内容：

（1）模板的硬度。合金板充当的角色虽然为模板，却与一般意义上的模板不同，因为在塑形的过程中，模板充当的实际上是力的载体，因为有力的作用才可以起到塑形的作用。因此，模板必须有一定的硬度，没有硬度便无法实现模板的功能。比如在 Wang 手术中，模板悬于凹陷表面，将凹陷的胸壁通过钢丝悬吊于模板之上，如果模板自身硬度不足，就很难提供足够的支撑，就无疑会导致手术失败。在 Wenlin 手术中也是相同的道理，模板要想将胸壁正中的凸起压下去，必须在模板两端受力，这个力是将模板压向肋骨的力，如果模板过软的话，在没有完成压迫之前可能就已经变形，手术同样会失败。由此可见，足够的硬度是模板发挥作用的基础，但是，模板并不是越硬越好，因为模板自身形状的设计都是在术中临时完成的，如果过硬的话，就会给形状的设计造成麻烦。所以，模板的硬度必须适中。

（2）模板的长度。模板要想完成基本作用，必须有合适的受力点，但受力点不是随意设计的，必须根据畸形的具体特征进行设计。这便要求模板必须有一定的长度，只有长度够了，才可能满足各种可能的受力点的要求。比如说 Wang 手术，其基本的长度要求是必须超过凹陷周边的宽度，否则便会没有支点，塑形就没有办法完成。对 Wenlin 手术来说，模板长度同样有基本要求，模板过短，就没有办法进行固定；模板过长，就会顶出皮肤，患者会感到不舒服。所以模板的长度必须适中，这也是对模板的基本要求。

（3）模板的弧度。弧度的问题其实不算是个问题，因为既然是模板，就应该是正常胸廓外表的形状，只要按照这样的形状进行设计了，必然是理想的模板。但是，很多人在设计形状时会想不到这个基本的特性，所以手术效果会受到影响。按理说，弧度的问题本来是最简单的问题，但为什么很多人想不到呢？最基础的原因是他们不懂得模板塑形的基本原理，这种设计其实与 Nuss 手术中钢板形状的设计完全不同。医生如果不懂得模板塑形的原理，就很容易受 Nuss 手术中钢板形状、设计原则的影响，那将很难设计出合适的形状，也就是弧度，这是很多手术失败的根本原因。

模板设计是模板塑形的准备工作，也可以说是工作的基础。有了合适的模板，接下来只需要按照模板的形状做实际的塑形操作就可以了。此时依然有几个要点需要注意：

（1）模板的位置。由模板塑形的原理可以知道，模板虽说是一个面上的模型，但由于模板是由较窄的合金板充当的，因此其更像是一个线性的模板。这种模板对于立体的畸形来说几乎起不到模板的作用。为了使模板发挥其应有的功能，就必须将模板放到合适的位置，否则很难有好的效果。一般来说，模板应该放在凹陷或者凸起最明显的部位。但是，考虑到操作的可行性，再进行具体的选择。这是手术中的具体要求，要根据操作的不同而决定。

（2）模板的数量。由于模板非常狭窄，是一个近乎线性的结构，当病变面积足够广泛的时候，一个模板肯定无法完成任务，此时就需要更多的模板一起参与塑形，才能获得较好的效果，否则手术便无法完成。在使用 Wang 手术治疗低龄漏斗胸患儿的时候，由于凹陷面积有限，一条模板就可以满足手术需要。但是，在一些大面积畸形手术中，比如一些成人的严重畸形或者二次手术中，一条模板往往无法满足手术需要，此时需要用额外的模板参与塑形。在 Wenlin 手术中，虽然有使用一条模板的情况，但是，由于凸起面积通常较大，因此使用两条甚至三条模板的情况更为常见。

（3）模板的固定问题。模板放入人体后，要想达到令人满意的效果，必须将畸形的胸壁与模板贴紧。贴紧是由钢丝完成的，此时操作的要点是将钢丝收紧，完成塑形。收紧钢丝的操作看起来非常简单，但实际操作时却并不容易，一些技巧同样决定着操作的成败。这些要点包括：其一，钢丝的位置；其二，钢丝的数量；其三，钢丝的固定程度。三个要点决定着塑形的最终效果。

首先是钢丝的固定位置问题。这是决定手术成败的关键。按理说，要将所有畸形的部位都与模板固定牢固，才可能消除畸形。但是，这种想法在 Wang 手术中比较可行，在 Wenlin 手术中就不太可行了，因为后者的固定部位不在畸形局部，而在模板的远端，也就是远离畸形的部位。所以，要想完成塑形，固定的部位需要根据畸形的具体特征来选择。

其次是钢丝的数量问题。钢丝的数量不仅要根据畸形部位的多少来确定，还要考虑一种特殊因素，即应力的分布因素。如果应力分布不均，所有的力均作用于某个局部的话，可能会出现两个结果：一个是钢丝被拉断，另一个是肋骨被割断。为了避免这样的结果，钢丝的数量必须尽可能充足，否则手术就没有办法完成。

最后是钢丝的固定程度问题。一般来说，既然是固定，肯定是越牢固越理想。但是，在实际操作中却并非如此，在很多畸形的具体操作中，讲究的是适可而止，尤其在 Wenlin 手术中，更要注意遵循这样的原则。钢丝收得过紧，可能会导致意想不到的意外，严重影响手术效果。

综上所述，模板塑形是一种特殊的手术。这种手术与以往的任何手术都不同，因此要想完成这种手术，必须按照操作的要点进行操作，只有这样才能获得满意的手术效果。

纵观所有的手术方式，开放手术相当于汽车的大修理，因此是绝对的大手术、大操作；当 Nuss 手术出现后，其之所以即刻被公认为是微创手术，除了创伤微小外，其重要的特征就是操作简单，这是这种手术深受欢迎的重要原因。但是，从手术的操作原理来看，模板手术应该是这种手术方式的进一步简化，其类似于工业加工过程中的模具，也类似于复印机，就是利用现成的模板进行简单操作来完成手术。

由此可见，从传统手术一路走来，手术的变化过程始终循着极简法则。当手术发展到模板手术这一阶段时，顶级的极简已经完成，这甚至可以被称为胸廓畸形塑形的终极模式。按照这样的理念去审视很多畸形手术，可以设计出很多新的手术方法。当然，认真审视目前具体的手术方式，不管是 Wang 手术还是 Wenlin 手术，依然有很多缺陷，依然有不少问题需要解决。但是，在所有操作理念中，模板塑形无疑是目前最极简也是最理想的。按照模板塑形理念设计的 Wang 手术和 Wenlin 手术的缺陷只是操作细节方面的瑕疵，因此，并不能否认模板理念的先进性。

胸廓畸形手术是改变骨性结构形状的手术，我们称其为塑形手术。由于具体的操作方式不同，我们将其分为两种基本形式：一种是直接塑形，一种是间接塑形。直接塑形是针对畸形局部直接完成操作，间接塑形则是通过钢板或者特殊材料间接完成操作。两种操作的具体方式不同，特性也完全不同。

在 Nuss 手术出现之前，所有漏斗胸手术都是直接针对凹陷畸形进行操作，因此属于直接塑形。直接塑形一般在畸形局部做切口，充分显露病变部位后，直接处理病变，消除畸形。理论上讲，直接塑形最大的优点就是效果确切，可以像对汽车进行大修理一样彻底改变畸形的形状，从而获得尽可能完美的矫形效果。但是，以往的传统手术具有难以避免的缺陷，这主要表现在三方面：其一，切口过长，术后的疤痕明显，影响美观；其二，手术损伤过大，不利于术后的康复；其三，手术的实际效果并不一定很理想。

为了消除传统手术的缺陷，Nuss 手术被设计出来。这种手术最大的优点就是操作简单，切口小，创伤小，切口隐蔽，疤痕小。由于该手术具有开放手术不具备的各种优点，因此一经公布便很快成了关注的焦点。与直接塑形相比，Nuss 手术完全是另外一种性质的操作，其主要的操作部位在侧胸壁，虽然目标部位在前胸壁正中，但这里没有进行直接的操作，而是通过钢板进行塑形。由于没有直接接触病变局部，没有直接对凹陷进行塑形，因此它属于间接塑形手术。

间接塑形有很多优点，除了上面提到的外，还有一个优点，即可以将切口设计在远离畸形的部位，使术后的疤痕更隐蔽。但是，由于无法直接对畸形进行操作，这种手术又具有不可避免的缺陷：

其一，增加了手术的创伤。不管是直接塑形还是间接塑形，手术的目的都是使畸形局部形状发生改变。畸形本身都是骨性结构，这样的结构发生形状改变，自身的损伤自然不可能避免。直接塑形时，损伤仅局限于畸形的局部，其他部位不会有额外的损伤，因此，尽管表面上损伤较大，实际的损伤却并不见得非常严重。但是，间接塑形手术由于不能直接对畸形进行操作，必须在其他部位做额外的切口并通过特殊的通道来完成手术，这无疑会增加额外的手术创伤。表面上看，间接塑形似乎更像是微创手术，实际上其创伤却十分隐蔽地增加了。因此，从损伤的角度来看，间接塑形具有更大的欺骗性。

其二，操作的准确性差。由于操作的部位距离切口较远，且难以直视，所以操作的准确性会大大降低。在 Nuss 手术中，最理想的操作方法是将钢板撑顶于凹陷最低的部位，但是，这种效果很难完成。凹陷底部凸向背侧，最底部经常呈锐角凸向脊柱前缘方向，由于此处范围局限，表面光滑，钢板很难停留住，即便刚好将钢板安放于此处，在手术过程中钢板也很容易发生滑动。一旦钢板滑到斜坡之上，则必然影响手术的效果。很多 Nuss 手术失败的根本原因就在于这种操作的弊端。另外，由于没有直接对凹陷最底部进行任何直接的破坏或者形状的改变，所以以钢板进行间接塑形时，需要克服极大阻力才能完成。

其三，手术操作更烦琐。间接塑形不能直接对畸形部位实施矫形，必须通过特殊器械或者特殊材料才能完成操作，这无疑会增加手术操作内容，使手术不再简单。在 Nuss 手术中，为了保证手术安全，很多人会使用胸腔镜及特制的钢板进行手术，这些东西的使用，明显增加了手术准备和操作的内容，手术会变得相当烦琐，与直接开放的手术相比无疑显得更加复杂。

其四，增加了学习成本。直接操作几乎完全在直视下完成，由于非常直观，原理也多不复杂，因此基本一看就会，不需要经过长时间的特殊培训即可熟练掌握。而间接操作往往需要更多的技术铺垫才能保证手术的顺利完成。就拿胸腔镜来说，并不是所有的胸外科医生都能够轻易熟练地掌握该操作。要想利用胸腔镜完成相关手术，往往需要较长时间的培训才能达到目的，这无疑增加了学习的成本。而想要学习 Nuss 手术，除了胸腔镜技术外，还需要学习钢板测量技术、塑形技术、放置技术、固定技术等一系列特殊的技术。这些技术不仅难度较大，而且有很大风险，因此想要熟练掌握，同样需要较长时间的培训。培训时间长，学习成本就高。Nuss 手术已经在国内开展很多年，但实际开展的情况并不令人满意，根本原因就在于想要掌握该技术并不容易。

其五，增加了手术的费用。开放手术直接对畸形进行操作，一般不需要特殊材料就可以完成，也大多不需要特殊器械。但是，间接操作则不同，一般需要特殊的器械和材料才能完成手术，而这些东西不可能是免费的午餐，所以这无疑会增加手术的花费。就拿 Nuss 手术来说，其最基本的需求就是特制的钢板和器械。为了使手术顺利完成，多数医生还要求必须有胸腔镜辅助，这也会增加手术的费用。

其六，增加并发症的可能。直接塑形一般为直视手术，由于操作确切，很少有并发症发生。间接塑形从远距离间接完成手术，必须在特定的空间和术野中实施具体操作。这些操作本身也可能导致并发症，有时并发症甚至会非常严重。在 Nuss 手术中，最危险的操作是导引器和钢板过纵隔的操作，如果操作失误，可能会导致心脏破裂出血而直接威胁患者生命。由于这样的操作无法直视，即便用胸腔镜观察，有时也看不清楚，这使得相关的并发症防不胜防，无疑增加了手术的风险。另外，Nuss 手术中还可能存在其他的并发症，比如对肺的损伤或者对胸廓内动脉等结构的损伤，都会因为间接操作而引发。间接操作无法保证钢板的固定效果令人满意，会导致术后钢板的移位或者错位，这都是间接塑形会导致的并发症。

由此可见，直接塑形与间接塑形虽然都可以完成畸形的塑形，但性质完全不同，有各自鲜明的特征。这些特征既给手术带来了各自的优点，也带来了相关的缺陷。如果笼统地对两种手术进行对比，很难分出孰优孰劣。不过，如果从极简法则分析二者的优缺点，直接塑形似乎更为简单易行，更能满足极简法则的要求。由此可以设想，如果能充分利用直接塑形的优点，避免该手术的缺陷，则一定可以设计出更令人满意的手术。

在漏斗胸的治疗中，开放性手术和 Nuss 手术是两种性质完全不同的手术。在引入直接塑形与间接塑形的观念后，我们曾反复思考，既然 Nuss 手术作为间接塑形手术有很多的缺陷，那能不能设计出一种直接塑形的手术，使手术更直接、更简单呢？在这种思想的指导下，我们完成了新一代手术的设计，那便是 Wang 手术。

Wang 手术是典型的直接塑形手术，但与传统的开放性手术有明显的差异，其中最主要的差异表现在两个方面：其一是切口的微小，其二是创伤的微小。

对于直接塑形手术来说，由于其所有的操作都可在直视下完成，这就为增加切口的使用效率提供了可能。既往的开放性手术之所以没有采用微小的切口，原因可能不是无法实施，而是观念上没有给予足够的重视。如果当年人们也像今天一样把缩小术后疤痕当成头等大事的话，那么当时的开放性手术同样应该可以在很小的切口中完成。

Wang 手术采用的是直接塑形理念，切口设计在畸形表面，所有操作都在直视下完成，由此使切口缩小成为可能。为了使这种设计成为现实，该手术的所有操作都设计得尽可能合理，尽量可能简化。操作的内容少了，操作的难度降低了，就有可能通过微小的切口完成手术了。这是 Wang 手术切口微小的重要技术基础。

对于任何一种手术来说，切口长度的缩短，就可以使创伤减小。而在具体的操作过程中，由于操作范围有限，操作内容甚少，且并没有过于剧烈的操作动作，所以会进一步减小手术的创伤。Wang 手术不仅切口小，而且切口内几乎没有太大破坏性的操作，因此损伤非常微小。

事实证明，Wang 手术作为一种崭新的直接塑形手术，不仅继承了开放手术的所有优点，而且避免了相关缺陷，由此使直接塑形的优点格外鲜明。将这样的手术与 Nuss 手术做比较，其优越性相当明显，因此一经出现便立即受到广泛关注。

除了漏斗胸手术外，在很多其他手术中同样会涉及直接塑形与间接塑形的问题，此时直接塑形手术同样会表现出明显的优越性。

在临床工作中，医生经常会遇到一些非常特殊的畸形，比如一些局部异常凸起的鸡胸。按照一般的做法，大多会直接采用 Wenlin 手术进行治疗。此时的切口多位于两侧胸壁，利用钢板对中部的凸起进行间接压迫，这样的手术属于标准的间接塑形手术。既然是间接塑形，就可能存在相关的缺陷，其中最明显的缺陷就是凸起局部的矫正效果不一定理想。由于是间接压迫，没有直接对局部进行破坏性塑形，因此效果可能会受影响。另外，由于钢板很难恰好放置在凸起的表面，有时会因为钢板滑动而达不到预期效果，这是间接塑形最明显的弊端。这样的弊端与 Nuss 手术中的情况极其相似，都是间接塑形手术无法克服的缺陷。

那么，怎样才能充分利用间接塑形的优点并彻底消除其弊端呢？遵循最简单的思维，可以考虑直接塑形的方法，即在直视下直接对凸起的局部实施操作。如此操作，必然能获得满意的效果，但直接塑形又会有新的弊端。那么有没有可能将二者结合起来实施操作，充分利用彼此的优点，而又使缺陷得以消除呢？这种可能是存在的。我们的做法是，先做 Wenlin 手术，如果局部矫形不满意，则在局部附加直接塑形，最终使所有畸形都得到矫正。在具体设计中，我们将直接塑形与间接塑形合理地结合在一起，使二者的优点得以保存，又可消除彼此的缺陷，从而获得了一种非常实用也非常令人满意的操作方法。

除了常见的畸形外，在临床中还存在一些特殊的复合型畸形，这些畸形除了有凹陷外，还存在明显的凸起。目前治疗这样的畸形也全部通过间接塑形来完成操作，比如最常用的 Sandwich 手术，就属于间接塑形手术。对于不少患者来说，这种手术可以获得令人满意的效果。但是，如果局部的凹陷或者凸起过于严重，间接塑形就无法令人满意。此时如果能在局部附加直接塑形的操作，便可获得令人满意的效果。

在做出直接塑形的决策时，一般的医生会有种种顾虑，最主要的顾虑就是手术切口的问题。在间接塑形的基础上做直接塑形，意味着必须在畸形局部做额外的切口，额外的切口意味着额外的损伤及额外的疤痕，很多医生不愿意做这样的决定。但是，仔细衡量这样的做法可以发现，它其实是利大于弊的，其最大的好处就是可以明显改善塑形效果，好的塑形效果也许比多一个疤痕更容易让患者接受。当然，这种切口不能过长。

在我们的手术中，经常会利用这种切口完成附加的直接塑形，我们将其称为附加切口。附加切口可以位于剑突下，可以位于胸骨旁，也可以位于任何畸形最明显的部位。我们始终遵循极简法则，使切口内的操作尽可能简单，这对于尽可能缩短切口的长度有巨大帮助。

胸廓畸形手术发展的历程，基本上是由直接塑形到间接塑形再回到直接塑形的过程。就拿漏斗胸手术来说，开放性手术属于典型的直接塑形，Nuss 手术属于间接塑形，而 Wang 手术又属于直接塑形。鸡胸手术也一样，先是开放手术，然后到 Wenlin 手术，这是一种间接塑形，而为了获得更精细的效果，又会附加直接塑形。

　　由直接塑形发展到间接塑形是技术的进步，而由间接塑形再回归到直接塑形并不是技术的倒退，相反，是技术的进一步升华。将 Wang 手术与传统的开放性手术和 Nuss 手术相比，其优越性显而易见，之所以如此优越，其原因非常明确，那便是它更符合人们对极简操作的渴求。医生因为操作的极简而愿意开展这种手术，患者因为治疗的极简而愿意接受这种手术。当获得医生和患者的一致好评时，极简法则的作用就彰显了出来。

胸廓畸形的手术是一个系统工程，其中包含很多操作内容，这些内容之间存在着必然的内在联系。在完成具体操作时，需要充分考虑细节之间的联系，这样不但可以避免操作的混乱，而且可以节省资源，简化手术。这样的情况存在于所有手术中，普通的胸廓畸形手术当然也是如此。在具体的操作中，如果能认清各种操作之间的内在联系，合理规划流程，并对可能的操作进行精简或者合并，就能大大提高操作的效率，最终获得令人满意的效果。

在复杂的操作过程中，要想使操作尽可能简化，最直接的方法就是省略重复的步骤，合并相关的操作。用通俗的话来讲，就是解决好借力发力的问题。当一种操作可以服务于另外一种操作时，操作就有了简化的可能。在临床工作中，有三种情况可以完成借力发力的使命：①借助以往的操作来方便现有的操作；②借助现有的操作来方便现有的操作；③借力发力，设计出更优的操作。以下分别对三种情况进行叙述。

第一种情况是借助以往的操作来方便现有的操作。在胸廓畸形手术中，经常会遇到需要二次手术的患者，这样的手术，由于风险大，操作复杂，其难度往往较大。此时如果孤立地看待第二次手术，经常会一筹莫展，不知道如何下手。但是，如果充分考虑第一次手术的一些"资源"，则第二次手术可能会变得相对简单。这样"资源"可以出现在三种情况中。

其一，第一次手术疤痕的利用。第一次手术基本都需要切口，第二次手术时，同样需要切口来完成操作。在进行第二次手术时，如果能够充分利用第一次的切口，则不但能避免疤痕的增多，还有可能方便第二次手术的操作。最常见的例子就是第一次实施开放性手术的漏斗胸的二次手术，这种患者一般都有正中较长的陈旧性手术疤痕。此时如果只是做标准的Nuss手术，不但会浪费正中的切口，而且手术的难度会极大。在这样的情况下，最明智的操作是经过正中切口做剑突下切口的游离，等胸骨后游离空间足够大时，再做Nuss手术。这样的操作可以充分利用第一次手术留下的"资源"来为第二次手术提供便利，这是一种非常聪明的做法，但并不是最优的做法。考虑到正中较长的切口，如果把目光放得更长远一些的话，可以不做Nuss手术而选择Wang手术，此时不但两侧切口的操作可以完全省略，而且还可以利用正中切口良好的术野使Wang手术完成得更轻松。这显然是借力发力最好的例子。

除了这种正中存在疤痕的二次手术外，有的手术并没有正中的疤痕，比如第一次手术为Nuss手术的患者，其陈旧性的疤痕位于两侧胸壁。在多数情况下，经这些疤痕完成第二次手术并不会有太大的难度，但是，有时第一次手术的失败恰好是由切口位置选择失误而造成的。在这样的情况下，如果切口没有做得太离谱，最理性的方法还是要充分利用原切口，完成第二次的操作。当然，如果万不得已，做新的切口也是有必要的。

在二次手术中，如果需要做Wang手术，还可以充分利用第一次手术中侧胸壁的手术疤痕。当选择普通的材料来进行Wang手术时，由于手术中需要将钢板放置在一侧胸壁内，如果放置的隧道恰好经过了第一次手术的疤痕区，放置的难度将增大。遇到这样的情况，可以毫不犹豫地切开第一次手术的疤痕，使钢板由此处放入。这样只需要切一个切口，便可以使整个手术变得简单易行。

其二，第一次手术中材料的利用。当Nuss手术失败需要做第二次手术时，如果第一次手术中的钢板并没有取出，那么在取钢板的过程中，可以充分利用此操作来为下一次放钢板打好基础。具体的做法是，先将钢板的一端游离，然后套上导引管，在取钢板的过程中将导引管拉至胸骨后，这样就有可能在第二次手术时使用到。

当然，第一次手术失败的根本原因可能就是钢板放置位置不当而导致的，但不能否认的是，很多手术的失败并不都与位置有关，比如与钢板的弧度、长度、固定方式有关的失败，与钢板放置的位置就没有太大的关系，此时如果只是对相关的细节做调整，再经导引管将新钢板放入，手术将会变得相对简单。

其三，第一次手术后形成的新畸形的利用。第一次手术后，由于钢板作用的不合理，有可能出现新的畸形，这样的畸形往往是二次手术需要矫正的对象。但是，如果对新的畸形做孤立的处理，手术会非常烦琐且复杂，二次手术难度会明显增加。此时可以充分利用第一次手术后的新畸形，利用借力发力的道理使手术简化。

比如，一种漏斗胸术后因为支点的问题而导致的新畸形，凹陷依然存在，但凹陷的一侧边缘会凸起，这样的畸形实际上是一种复合型畸形。此时如果依然采用 Nuss 手术进行治疗，就几乎没有矫正满意的可能。但是，换一种思维来考虑一侧的凸起的话，反而可为接下来的二次手术提供便利。对于这样的情况，可以采用 Wang 手术来完成治疗。由于一侧边缘凸起，恰好提供了一个向上抬举的力，这等于是为钢板提供了一个坚固的支点，而且在压迫此凸起的过程中产生的弹性阻力恰好可为凹陷的塑形提供提拉的力量。如此一来，新出现的凸起反而方便了二次手术的进行。

第二种情况是借助现有操作来方便现有的操作。在各类胸廓畸形当中，有一种情况较为常见，即胸廓畸形合并胸腔内脏器疾病或者心脏疾病。对于这样的患者，如果只对其中的一种疾病进行治疗，由于术后粘连等情况的存在，势必会给后期另外一种疾病的治疗造成麻烦。很显然，分期手术会使简单的手术复杂化，既不符合极简法则，更不利于患者的治疗，因此更好的方法应该是两种疾病同时进行手术。但是，由于专业划分的缘故，很多患者并没有得到这样的治疗，这对患者的进一步治疗造成了极大的麻烦。

相对而言，胸廓畸形合并胸腔内脏器疾病的一期治疗较为简单，一般医生多会在一次手术中完成治疗。但是，当胸廓畸形合并心脏疾病时，由于多数医院的心脏外科与胸外科已经不再属于同一个科室，要想让二者同台手术，难度相当大。而即便那些心胸外科没有分家的医院，也经常偏重于某一种专业，要么心脏外科专业较强，要么普胸专业较强，极少有医生能同时完成两种手术。这样的现状在国内外都普遍存在，这使得这类患者的同期治疗陷入困境。

举个例子，对于心脏病合并漏斗胸的患者，如果一期手术只做心脏手术而不做漏斗胸手术的话，后期的漏斗胸手术将会因为粘连的存在而变得复杂而危险；同样地，如果只做漏斗胸手术而不做心脏手术，后期的心脏手术也会变得复杂而危险。

那么，如何在一次手术中同时完成两个方面的治疗呢？其实手术并不复杂，只要具备了两种基本手术技能，然后对手术的流程进行合理的安排，就可以有令人满意的效果。比如心脏病合并漏斗胸的手术，一般的方法为：①先于正中劈开胸骨，显露心脏；②建立体外循环，完成心脏手术；③完成漏斗胸手术。

完成心脏手术的既定操作步骤成熟，没有需要精简或者优化的问题，但是，此时的漏斗胸手术却有很大的讲究。如果选择 Nuss 手术，那就需要再于两侧胸壁做额外的切口，并将两侧胸膜打开，放入钢板后完成固定。这样的手术方式几乎是目前所有医生都在做的，如果没有别的选择，其就是最合理的手术方式。但是，如果选择 Wang 手术，则整个手术的操作会发生大的改观。由于已经有了很长的正中切口，此时如果使用 Wang 手术完成操作，则既不需要再做两侧胸壁的切口，也不需要进入胸腔，尤其重要的是，由于显露良好，操作会非常方便。在这样的手术中，漏斗胸的矫正可借助心脏手术的切口而轻易完成，不但提高了切口的使用效率，而且所有操作都可因此而变得简洁，这是借力发力的典范。与 Nuss 手术相比，Wang 手术显然是更理想的选择。

借助现有操作来方便现有操作的案例还有很多，比如一般胸廓畸形切口的选择问题。

在一些较为复杂的畸形手术中，往往不止需要一条钢板，如果再加上胸腔镜的通道，则会有多个切口。为了完成畸形的治疗，多个切口不是问题，患者一般可以接受这样的现实。但是，对于矫形手术来说，这种切口数量并不是令人满意的结果。正是因为如此，便有了切口使用效率的问题。基于用借力发力的道理来思考，那就是有没有可能用一个切口完成两个甚至更多操作的问题。在我们的手术中，凡是位于一侧胸壁的切口，绝对不会超过一个。我们的原则是，所有的操作必须经由一个切口完成，否则就等于切口实施的失误。当然，当一侧胸壁的操作过多时，切口数量的减少意味着切口长度的增加，这种弊端是客观存在的。为了尽可能消除这种弊端，我们进行了相关技术方面的改进，其中包括切口实施的技巧、切口缝合的技巧及切口牵引的技巧。这些技巧的实施，大大降低了切口长度增加的可能性，从而保证了一个切口完成所有操作的可能性。

除了上述两种借力发力的情况外，还有一种情况可以实现这样的目的，那便是根据这样的目的设计出其他操作。

胸廓畸形的手术中，多数情况下都会借助塑形材料来完成操作，而其中的材料几乎都不是用于直接修复的，而是用于施加外力的，正是因为有了这种特性，力学在此类手术中成了必须考虑的因素。

胸廓畸形除了单纯的畸形外，多数是复合型畸形。复合型畸形的定义是多种畸形同时存在的畸形。按照畸形的普遍分类，其一般分成凹陷与凸起两种类型。复合型畸形则一般会同时存在凹陷与凸起。按照最普遍的手术原理，由于用于凹陷与凸起的矫正手术的用力方向恰好相反，如果使用不当，可能会使两种用力恰好抵消，这无疑会削弱手术的效果。但是，往积极的方面考虑，如果能合理利用两种用力，即用一种手术产生的外力作用于另外一种畸形的话，则可以产生借力发力的效果，这对手术的开展是绝对有利的。

在讨论借力发力的问题时，最典型的例子就是我们设计的复合型畸形的 Willine 手术，其专门用于左右排列的复合型畸形。由于凹陷与凸起同时存在，而且处于并列的水平，如果借助一侧畸形矫正过程中产生的弹性阻力来完成对侧畸形的矫正，则会产生借力发力的效果。

在讨论复合型畸形的时候，除了左右排列的情形外，还有上下排列的情况，这种复合型畸形最适合选择使用 Sandwich 手术，其也存在借力发力的情况。当对位于上方的凸起做矫形的时候，凸起产生的弹性阻力会通过钢板施加于两侧的肋骨上，此时的肋骨会在外力的作用下被抬高。此时如果对下方的凹陷做矫形，侧胸壁的抬高相当于提供了一个较高且格外坚实的支点，这对于矫正凹陷来说无疑是一个有力的因素。而从另外一个角度来讲，下方的凹陷在撑顶过程中，会将正中的弹性阻力通过钢板施加于侧胸壁的肋骨，此处的肋骨有一个被压迫向下的倾向。而在上方的凸起被压迫的过程中，钢板两端又有一个向上抬的作用。两种作用互相补充，则会产生更优的矫形效果。

借力发力是发生在手术操作内部的协调作用，由于这种作用的存在，复杂的操作得以简化，手术的效果更为理想。这种作用给人的启示在于，在解决复杂问题时，要善于发现并利用各因素之间的内在联系，这样对优化流程、简化操作会有重要的作用。

极简法则要求手术尽可能简化，如果在操作过程中能充分利用各种有利的因素，使有关因素的作用尽可能得以发挥，消除不利的因素，并减少不必要的重复，极简法则规定的目标就可以轻易实现。否则，手术可能变得相当复杂，甚至因为过于复杂而无法实施。借力发力的精髓是少用力，是以较少的操作获得更好的效果，这也是极简法则的基本要求。

　　人患了胸廓畸形后，一旦将其当成疾病，便会到医院看病。此时医生的意见将决定患者的命运。医学是一种经验科学，医生在看病的时候多数是根据自己的经验来完成诊治的。但是，在做出具体决策的时候，医生又往往会为自己的行为找依据，这些依据多半被认为是客观的，而且越是客观，越被认为更可信。但这样做会导致医生不得不在主观经验与客观教条之间摇摆。貌似医生非常科学、非常客观地做出了决策，实际结果也许恰恰相反，即这个决策既不科学也不客观。这种情况在任何一种疾病的诊断与治疗中都会出现，而在胸廓畸形的决策中尤其表现得淋漓尽致。

　　术前决定是否进行手术时，医生做出决策的依据是手术指征。任何一种手术都会涉及手术指征。这些东西被写在教科书上、专著上或者形形色色的专业文章中。各种条条框框有条不紊地罗列着，看起来科学而客观，左右着每一个医生的行为。在一般医生的心目中，这种手术指征是神圣不可变更的，就如法律条文，它约束着医生的行为，医生只有老老实实执行的份儿，不存在商量的余地。

　　举个例子，关于漏斗胸 Nuss 手术的指征，很多文章中都会做如下的描述："具备以下两个或两个以上指标则应该考虑手术：①Haller 指数大于 3.25；②有明显症状；③心脏存在二尖瓣脱垂或不完全右束支传导阻滞；④肺功能检查提示异常；⑤外观无法忍受。"

先不看描述的这些具体内容，只要医生意识到这些东西是手术指征的条款，心中就会即刻肃然起敬，会马上以一种十分虔诚的心态去遵守。在很多时候，这样的条款真的有些类似法律条文了。比如在一些医疗纠纷中，如果医生没有按照这样的条款实施自己的手术，就一定会败诉。即使不上法庭，在平时科室内部的病历讨论中，这样的条款也会严格约束着医生的行为，谁都不敢有丝毫马虎，否则会给自己惹来难以处理的麻烦。这样的事情每天都发生在科室内部，也发生在很多医生熟悉的场景中，于是这些指征便真的神圣起来了。对于神圣的东西，大家只能认真执行，不允许质疑，更不允许不执行。

然而，这些指征真的科学吗？也许从来没有哪一款指征真正科学过。比如上述的漏斗胸 Nuss 手术的指征，就经不起推敲，一经推敲，就能发现很多漏洞。

比如说，在讨论漏斗胸是不是要进行手术的时候，很多人会想当然地认为，既然手术指征中有 Haller 指数这个项目，就必须在术前测出这个指标，否则就等于没有按照手术指征做决策，就很可能被当作医疗事故对待。而仔细分析其中的细节，就能发现 Haller 指数其实并非必要。

指征中罗列了 5 个指标，Haller 指数只是其中的一项。而指标的开始便强调"两个或者两个以上指标"就可以决定是否进行手术。那是不是可以完全不看 Haller 指数呢？如果 Haller 指数没有到 3.25，而其他所有指标均达标，此时 Haller 指数有何用途？是不是很多余呢？

仔细分析会发现，这个手术指征的各项内容设置都很不科学，甚至与临床完全脱节。比如说，有的患者因为外表异常的形状而烦恼，此时只是觉得难看，而其他所有的指标都没有达到标准，对于这样的患者，要不要进行手术？

按照指标中罗列的标准，医生是不可以进行手术的。在早期做这种手术的时候，我们自己也严格按照这种指征去开展工作。但是，有不少患者会因为外表的异常而极度痛苦，甚至以死相逼。此时医生难道真的不能为其做手术，以解除其痛苦吗？从治病的角度看，也许真的没有必要，但是，如果换一个思维，把胸廓畸形手术当作整形手术甚至美容手术，就像割双眼皮之类手术的话，此时依然不能实施手术吗？很显然，手术当然是可以实施的。单眼皮不是病，却可以名正言顺地进行美容手术。漏斗胸如果没有达到上述的手术指征，如果不被当作疾病，为什么不可以进行美容呢？

其实在实际操作时，类似手术指征的标准很难帮助医生做决策。即便做出了决策，患者也不一定信服。依然拿 Haller 指数来举例，有的患者该指数会明显大于 3.25，而且其他某些指标也已达标。按照指征要求，这是该做手术的强烈指征。但是，很多时候，当医生提出手术的建议时，患者却会斩钉截铁地拒绝。此时医生是不能坚持的，否则患者会以为医生另有所图。

手术指征本来是为是否选择做手术提供理论指导的，而从上述的分析中可以发现，这样的指征经常会让医生陷入困境。先不说这种指征是否科学，仅就其可操作性来说，就不是很合理的东西。既然操作都有困难，那这指征就实在是有问题了。这就如法律条文，如果其本身都存在问题，让法官执行起来都费劲的话，就一定不是好东西。

谈到这里，有人会说，那不是指征的错，而是制定指征的人能力有问题，或者是工作的失误。这种说法没有问题，制定指征的人是医生，医生是人，是人就可能会犯错误。而现实是，有些医生连话都说不利索，甚至连基本的逻辑关系都不懂，却频频制定各种手术指征。如果用这些指征去约束那些说话利索、思维敏捷的医生的行为的话，不就成笑话了吗？

但十分遗憾的是，很多时候这种现象层出不穷，根本避免不了，因为很多制定指征的人不是靠能力说话的，他们有地位、有各种头衔、有话语权，他们说的话会被当作金口玉言，于是各种无奈的笑话便难以避免了。更可悲的是，医生明知道指征有问题，却还不得不执行。

手术指征一直被当作外科医生开刀前必须执行的行为准则，其本身本来是非常严肃的，但是，医学或者医疗行为最基本的条文中从来没有规定到底什么人或者什么机构有权利制定手术指征，于是各种乱七八糟的所谓手术指征便漫天遍野了。指征定得如此随意，还必须让医生执行，这完全是不讲理的路数。

科学地讲，任何疾病的手术都应该有模式完全相同的指征，这样也许可以增加指征的权威性。但实际工作中却很难做到，这与临床工作的复杂性有密切关系。不过，如果认真研究，多花些心思去琢磨，每一种疾病的指征还是会有一个较让人信服的结果的。比如漏斗胸 Nuss 手术的指征，上述的内容虽然很不科学，但大家可以通过努力而使其变得更专业，至少能让大多数医生都觉得科学且合理，并最终自觉地执行。

在平时的工作中，我接诊过大量的胸廓畸形患者，很多患者也都接触过其他医生。按理说，关于是不是要手术的问题已经有很多条条框框约束着，不同的医生应该有相同的结论。但令人惊诧的是，几乎每一个患者都会遇到两种截然不同的意见。医生意见不统一，患者更是一头雾水，弄不清到底要不要做手术。

面对患者的畸形，医生之所以会给出不同的建议，有如下客观的原因：其一，不同医生对同一种疾病会有不同的理解，因此会给出不同的结论。由于胸廓畸形是一类相对小众的疾病，在当今的医院中，不同医生的理解会有很大的差异。因为，不同的医生其水平也会有很大的不同，水平不同，理解不同，对治疗的态度当然也会不同。一些胆子小、技术差又不愿在患者面前丢面子的医生，自然是力劝患者不要做手术。这样的情况相当多见，尤其在胸外科医生这个相对专业的群体中，更是常见。而离开了这个专家的圈子到了其他专业的医生那里，比如内科医生那里，反而会有更多的医生建议患者尽早做手术。其二，不同医生对手术适应证的把握存在分歧。如前所述，一些文献中罗列的所谓的手术适应证，本来就是模棱两可的，如果医生机械教条地应用这些指征，则必然会出现非常混乱的结果：对于不该做手术的提出了做手术的建议，而对于该做手术的又建议保守治疗。对相同的标准缺乏一致的理解，是出现分歧的根本原因。其三，标准的制定者胡说八道，用伪科学的标准误导人。在以往的文献中，一些作者为了不同的目的会炮制出各种标准，其目的如果不是为了某种名利或者社会地位，便是水平的问题。这些标准本来是某些作者自己主观的东西，而一旦被人为的力量加以渲染，本来是非常不科学的东西，实际的操作中却很可能被遵奉为所谓的金标准。金标准的地位一旦确立就很难撼动，那么接下来就只可能是害人了。受害的是医生，当然更可能是患者。

那么，到底怎样才能较为科学地制定出手术指征呢？在认真审视了胸廓畸形这种疾病之后，我们发现其有两种最基本的属性，一种是疾病的属性，一种是非疾病的属性。前者是因为压迫或者其他畸形导致的种种不适，也就是所谓的症状；后者则与疾病或者症状无关，完全是形状方面的异常。畸形的两种属性会给患者造成两种危害，一种是难受，一种是难看。前者是生理方面的问题，后者则是心理方面的问题。心理方面的问题尽管不是肉体上的痛苦，但从宏观方面来讲，则属于心病，心病同样是病。因此，不管是难看还是难受，患者一旦有了这样的感受，就意味着成了病人。既然是病人，就需要治病。治病的手段是什么呢？打针吃药？显然不行，那么便唯有手术了。相反，如果患者既不感到难看，也不觉得难受，说明患者是一个快乐健康的人，既没有肉体方面的毛病，也没有心理方面的毛病，两种毛病都没有，即便畸形相当严重，为何要把自己当作病人，进而接受手术呢？

考虑到胸廓畸形这类疾病的属性，我个人一贯的观点是，在决定患者要不要做手术的问题上，医生最好不要过于主动，应该将主动权交给患者和其家属。这才是医生最应该做的事情。

当然，对于疾病的危害性，患者往往理解得可能不是那么透彻，此时医生的责任是客观地交代疾病的相关知识，让患者对疾病有更多的了解，以便自己做出决定。

在做出要不要做手术的决策时，从问诊到物理检查再到各种化验和检查，医生要指示患者完成一系列烦琐的工作。在以往的医疗行为中，这些内容被看作手术前必须完成的规定动作。但是，由上述叙述可以看出，这些内容中的很多项目实际上是多余的。为什么会多余呢？因为这些内容最终服务于一个目标，那便是对上述一系列问题的评估。首先是要不要做手术的评估，其次是如何做手术的评估，最后是手术风险的评估。其实，对于多数胸廓畸形患者来说，疾病完全展现于医生的眼皮底下，关于手术的一系列评估本来是可以简单到直奔主题的，是一种非常直观的问题。如果医生意识不到这个问题的实质，只会做出各种表面上按部就班的决策，那不能说医生的技术不行，只能说医生没有意识到这些行为自身存在的问题。

从烦琐的观点和操作程序中理出条理并抽身出来，是一种品行，更是一种美德。这也是不同凡响者区别于庸医的明显标志。由此又回到了本书的主题，即极简法则的问题。

其实医疗行为会涉及很多方面的操作和问题，临床上行事的标准是医疗护理常规，医生的任何行为都应该严格按照这个常规中的内容进行操作。但是，常规的制定者是人，既然是人，就有可能夹杂主观的因素在其中。既然主观的因素可能起作用，为什么必须是这些人的主观因素，而不是其他人的主观因素呢？

我并不反对医疗护理常规的权威性，但是，我非常反感所谓人的权威。如果医生自己的行事方式足够科学的话，我并不反对医生依照自己的方式做事情。

正是因为有了这样的认识，我的病人几乎都对自己要不要做手术的问题做出了正确决策。患者满意是最好的证明，这比用医生的意见强加给患者，让患者极不情愿地被医生牵着鼻子走的做法，要更科学、更高尚、更道德，也更理智。而从工作的流程上看，将患者和医生从纷繁的决策过程中解脱出来，用极简且条理分明的选项来让患者做选择，不仅可以提高工作效率，更可以让医生和患者腾出时间、精力和心情，面对更重要的问题。可见，用极简法则处理要不要做手术的问题时，省去的不仅仅是要不要做手术的纠结，还包括一些检查的烦恼。这对患者是有利的，对医生的工作也有巨大的帮助。

我们在工作中始终坚持极简的行事法则，不仅免除了很多烦琐的工作，更增强了患者对我们的信任。另外，此过程中相关事宜的简化，使我们能够拿出更多的精力处理其他事情，于是整体的工作效率也因此而得到大幅度提升。

平时接诊患者时，如果不准备住院手术，我一般不会给患者做任何检查。这里说的检查，是指借助仪器或者器械做的特殊检查，而不是最基本的体格检查。我的做法经常让患者们误解，尤其是一些远道而来的患者，他们会对我的做法有疑虑。普遍的想法是："我跋山涉水大老远来找你看病，你就这么看几眼摸几下就了事，连个 X 线、CT 都不做，这是不是太敷衍了？"在患者的印象中，医生用眼睛看、用手摸基本上不算是看病，只有做了真正的大检查，花了钱，受了罪，才会"心满意足"，才算是看病。

患者有这种根深蒂固的想法，原因在于这是医院目前最普遍的做法。患者只要进了医院的大门，最常规的动作就是先去做检查。医生普遍都会开出各种各样的检查，患者排队缴费、排队检查、等结果，最后拿着结果给医生才算正式开始看病。患者生活在这样的就医环境中，也逐渐习惯了这些常规做法，于是万一遇到哪位医生"不按照规矩出牌"的话，就一定会认为是缺少了应有的服务内容。患者见医生的目的是看病，甚至早就做好了花钱受罪的准备，而医生在既不让患者花钱又不让患者受罪的情况下就告诉患者已经看完了病，他们自然会感到诧异。

我还遇到过很多特殊的患者，这些患者来找我就诊之前，往往也在其他医院看过病。他们过来时多会带上很多检查资料，包括不同时间的 X 线、CT、核磁共振等检查结果，有的甚至还带有 PET – CT 的检查结果。他们不但希望我能认真看那些结果，还普遍会主动要求再做相关的检查，以便与他们之前的检查结果做对照，似乎如此才能把他们的病看清楚。

患者对各种检查的痴迷无疑为医院提供了一个绝好的创收机会。我不想说医生做这样的检查完全是考虑了医院的经济利益，但是，至少可以说，很多医生已经不自觉地养成了一种习惯，喜欢用各种检查的证据为自己的判断做依据。用证据说话本是科学思维的正确模式，然而，在讲究证据的时候，是不是所有的检查都可以充当证据，或者有必要拿出来当证据，就需要仔细分析了。就拿胸廓畸形这类疾病来说，要想诊断清楚，必要的证据是什么？难道是各种形式多样的检查结果吗？认真分析一下就能发现，其实并非如此。对于门诊患者，除非有非常特殊的体征，否则我从来不让他们做那些特殊的检查。开始的时候患者也许并不认可我的做法，但是，当我把道理讲清楚之后，他们不但会接受我的意见，还会心存感激。这说明其中的道理大家都能懂，如果专业的医生反而不懂的话，那就明显是自欺欺人了。

胸廓畸形是一种位于机体表面的疾病，其病变的部位位于胸壁的骨性结构。这些疾病虽然有体表的软组织遮掩，但基本的形状多会直接显现出来。对于绝大多数患者来说，通过简单的视诊就基本可以明确畸形的类型、程度等信息，在此基础上，如果再用手进行触诊的话，病情就更加明确了。这是其他部位疾病所不具备的特征。另外，由于畸形几乎全为良性病变，并不需要与恶性病变相鉴别，因此通过视诊和触诊就可以完成所有信息的获取。根据这些信息，有经验的医生完全可以为患者的诊断和治疗做出明确的决策，患者根本没有必要再做其他检查。

其实这个道理很容易理解。举个例子，体表一些其他的瑕疵或者畸形，比如人脸上长的雀斑或者麻子，这类缺陷通过视诊是完全可以了解清楚的，医生用自己的眼或者手可以轻易诊断清楚并十分有把握地向患者提出治疗的建议。对于这样的患者，如果医生要借助 X 线甚至 CT 才能诊断清楚的话，显然就成笑话了。胸廓畸形与之类似，也是表面形状的问题，并不涉及过深的结构问题，如果医生执意要通过各种复杂的检查才能获得足够信息的话，那便同样成了笑话。

胸廓畸形的诊治工作与普通胸外科的工作性质不同，因此检查的内容也不应该相同。这是我们一直以来坚持的信念。在此信念的支持下，对于门诊患者，我们始终以最简单的方式为其做检查。但是，在门诊完成诊疗后，很多患者要接受手术治疗，那么，对于准备住院接受手术的患者，是不是也只靠眼看手摸就可以完成术前准备了呢？理论上讲，这样的做法并没有什么不可以。就拿漏斗胸这种畸形来说，有经验的医生通过肉眼便能明确了解凹陷的程度，评估手术的风险。这其实就是术前检查想达到的目的。既然通过肉眼就可以完成这些工作，那其他检查就完全可以不做。X线机器、CT机器是检查工具，肉眼为什么就不是呢？如此想来，不做特殊检查真的没有什么问题。然而，在实际操作中，这样做肯定是不行的，因为对于所有的医疗工作来说，都有要严格遵循的规矩。门诊工作可以按照自己认为对的原则进行，不会有太多的规矩约束，而一旦进入了手术程序，规矩就多了，不能过于随意。此时一些常规的检查就不得不做了。为什么要做呢？主要与如下的因素有关：

　　第一，医疗护理常规的基本要求。手术是一个系统工程，其中会牵扯到很多不确定的因素，万一准备不充分就可能发生危及生命的事情。为了保证手术安全，医疗护理常规会要求对一些主要脏器的功能进行分析，不但要排除异常的情况，而且要对相关的系统功能进行了解，以避免意外的发生。由此可见，做检查的目的是防止意外，保证手术安全。安全是头等大事，为了安全，必须按照常规的基本要求做事，于是一些最基本的检查就不得不做了。

　　第二，手术操作的基本要求。手术操作是针对特定病灶的操作，要想精确地完成手术，就必须对病灶和其周围的结构有最基本的了解。而这些结构通过肉眼肯定看不清楚，于是必要的检查就不能少了。就拿漏斗胸的手术来说，术中需要将导引器和钢板从心脏与胸骨凹陷中间的间隙穿过，这是一个极其危险的操作。为了更好地了解心脏与胸骨之间的关系，使操作更安全，做一些特殊的检查非常必要，这被当作最基本的要求。

　　第三，防止漏诊。很多疾病并不孤立，会同时合并其他的疾病。如果有这样的情况存在，术前就必须进行合理的评估，这对手术方案的设计尤为重要。就拿胸廓畸形来说，它可能会合并肺部疾病，也可能会合并心脏疾病。如果这样的情况客观存在，理想的手术应该是同时对胸廓畸形与合并疾病实施治疗，而不应该做一个留一个，否则会给患者带来额外的痛苦。而术前如果没有发现合并疾病存在的话，手术就必然会造成另外一种疾病的遗漏。为了避免这种情况的发生，术前一些常规的检查就很有必要了。

第四，医生习惯。对于绝大多数普通的胸外科手术来说，术前完成胸部的各种影像学检查被当作常规，不做这些检查会被认定为工作失误。胸壁外科的疾病一直被认为是属于胸外科的一类疾病，虽然与胸腔内的疾病完全不同，但在思维习惯的影响下，医生同样想当然地以为所有的检查都是常规的，都有必要。既然有这样的认识，很多检查就不能少了，一样都不能少。

第五，了解特殊脏器的情况。一些手术会涉及一些特殊脏器的问题，需要对其进行特别了解，这会被当作此类手术的常规检查。比如漏斗胸手术，由于凹陷对心脏压迫的程度会被当作重要的信息，为了了解这种信息，一些医生会要求做特殊检查，比如 CT 检查，以评价二者的关系，由此这样的检查成为常规。

第六，了解特殊参数。在一些疾病的诊断治疗中，会有一些特殊的参数需要了解，这些参数会被当作决定手术指征的重要依据。为了获得这些参数，一些检查就不得不完成。就拿漏斗胸手术来说，在各种参考资料甚至教科书中，Haller 指数被当作决定是否可以做手术的重要指标。但这个指标需要通过 CT 检查才能完成，为了获得此指标，CT 检查就不得不做了。如果没有这个指标外科医生便做手术的话，可能会招来非议。于是在很多医生心目中，术前不做 CT 简直就是错误。

由上述分析可以看出，由于临床中有太多的原则和要求存在，很多检查必须完成。但是，如果要实施这些检查，也必须掌握好检查的指征。如果不假思索地把所有貌似必要的检查都做一遍的话，不仅会增加术前准备的内容，耽误治疗进程，还会增加患者的负担。因此，我们是极其反对动辄为患者做各种检查的。我们遵循的原则非常简单，那就是极简法则。

在完成术前检查的过程中，医生要有自己的思考，不能人云亦云地随意做决策。哪些检查应该做，哪些检查应该优先做，哪些检查不应该做，医生必须非常清楚。影响医生做出决策的因素相当多，有观念性的、习惯性的、经验性的，当然还与医生的技术水平有直接关系的。不管怎样做，医生应该时刻牢记的是，应该尽可能减少检查的内容。这是衡量医生水平的重要指标。

在满足临床需求的前提下，尽可能减少检查的内容，不但可以减少患者的花费和痛苦，而且能够大量节省就诊的时间，这对于提高整个医疗行为的效率也具有巨大的作用。

如前所述，减少检查项目的极限是只用肉眼来完成检查。这样的做法对于门诊患者来说是合适的，但是，对于术前准备的患者来说显然不够。那么，如何才能做到恰到好处呢？

通常情况下，我们术前检查的项目只有 X 线和心电图两种。即便对于漏斗胸患者，甚至非常严重的漏斗胸患者，我们检查的项目也只有这两种。我们的做法非常简单，这让很多同行感到惊诧，其中最大的疑问是 CT 检查的必要性问题。他们的疑问是：不做 CT 检查，Haller 指数如何评估？如何观察心脏受压的程度？如何排除肺部合并病变的可能？

对于这些问题，我们早有考虑。正因为做了非常周详的考虑，我们才最终决定不把 CT 检查当作常规检查，以下是我们的理由：

首先，关于 Haller 指数的问题。Haller 指数是胸廓横径与脊柱前缘到前胸壁凹陷处距离间的比值。其可以大致反映前胸壁的凹陷程度，因此被当作手术指征的一项参考，但没有任何人绝对地认为达到某一个数值就一定要手术。个别医院个别医生重视这个指标没有问题，但是，如果将其当成一个绝对的标准让所有的医生都遵守的话，就有些过分了，更何况，这个数值的测量不一定准确。因此，Haller 指数对于手术来说并非必要，既然不必要，那么为获取该指数而做的 CT 检查也就没有必要了。

其次，关于心脏受压程度的问题。在 CT 的截面图上，心脏与前胸壁的位置关系可以显露得相当清楚，虽然很多高精尖的检查也许显露得更清楚，但关键要看有没有必要用如此高端的设备来进行检查。关于心脏受压的程度，普通的 X 线检查就可以显露很清楚，既然 X 线可以的话，为什么非要做 CT 检查呢？

最后，肺部合并病变的排除问题。对于肺部其他疾病来说，CT 检查是一项非常有效的检查手段。为了排除合并肺部疾病的可能，CT 检查是有必要的。但是，考虑到这种可能性并不大，而且可以通过其他更简单的检查进行初步的筛查，因此并不是每个患者都必须做 CT 检查。比如说，如果

X 线检查可以起到初筛效果的话，就绝对没有必要一开始就做 CT 检查了。

由如上分析可以看出，CT 检查虽然很有用，但对于一般的畸形患者来说，X 线已经足够，所以我们不会当作常规使用。

在现实的工作中，我们并不会杜绝使用 CT 甚至更复杂的检查，但会严格把握指征。当 X 线检查高度怀疑有肺部疾病且胸廓畸形相当复杂时，或者胸廓畸形格外严重时，我们不但会为患者安排 CT 检查，还会在此基础上做更高级的检查。这样做是因为我们的肉眼已经无法准确地判断患者的病情，而必须依靠更先进的检查才能弄清楚。在需要的时候做必要的检查，才会显得更主动，也更科学。

随着科技的进步，临床上相关检查会越来越先进。为了体现先进性与科学性，很多医生会紧紧跟随各种高级检查的脚步。但是，如果因为这些检查而耽误手术进程，给患者带来更大的经济负担甚至更多痛苦的话，这样的检查就没有必要了。

近年来，临床上出现了一种非常先进的检查技术，就是引人注目的 3D 重建技术。这种技术可以完全显现人的胸廓结构，并提供一个非常清晰的三维图像。单从诊断的角度来看，这种方法无疑会呈现一个非常清晰的视野，也能帮助医生更好地认识畸形。但是，如果医生能够通过自己的视觉和触觉而轻易获得间接信息，并能通过间接信息对畸形实现最大限度的理解的话，这种检查就没有必要了。

在平时的工作中，我们也曾做过一些 3D 重建的工作，我们的感受是，3D 影像除了满足某种复杂的心理外，对手术并没有太大的作用。这正如那些利用所谓的 3D 打印材料做漏斗胸手术的做法，除了故弄玄虚吸引眼球外并没有实际意义。它既不实用，又耽误功夫，而一旦原形毕露，还会使人惹得一身骂名。所以，对于一个负责任的医生来说，这种东西还是不做的好，做得太多了，就把自己的名声做坏了。

综上，在对胸廓畸形患者做检查的时候，不管是门诊患者还是术前患者，都应该力求极简，而极简的极限就是只用医生的眼睛。相信自己的眼睛，是医生实力的体现，如果医生连自己的眼睛都不敢相信了，也许就真的不适合做医生了。

术前准备

手术是一项复杂的系统工程，在接受手术期间，人体处于一种特殊的应激状态，任何一个环节都需要格外小心，否则会酿成大祸。正是因为手术具有危险性与复杂性，所以要做好严格的术前准备。在长期的临床实践中，每一种手术都形成了自己独特的术前常规准备。每个医院虽然可以根据自己的特殊情况进行调整，但总的方针不会有太大的不同。

在一般的术前准备工作中，为了使手术更安全，医生通常会倾向于做大范围的准备，力求面面俱到。如果不考虑患者经济上的花费、肉体上的痛苦及时间上的成本，面面俱到当然是个不错的做法，这样至少可以避免一些重要问题的疏漏。但是，过于强调全面又会有诸多的弊端，其中最主要的一条就是耽误时间。这样的耽误显然与极简法则不相符。按照极简法则，术前准备的项目应该尽可能减少，时间应该尽可能缩短，程序应该尽可能简化，这样才能让患者尽早得到治疗，减少痛苦，同时也方便医生的工作。

传统胸外科是一个高风险的专业，由于手术涉及一些重要脏器，而这些脏器的功能又直接关系到人的性命，因此必须有严格的术前准备。对于所有的胸外科手术来说，这些准备都是必要的。胸壁外科手术作为传统胸外科手术的一种，也有必要遵守相关的规定。但是，考虑到胸壁外科手术自身的特色，尤其当胸壁外科作为一个独立的学科分离出来后，相关的工作必然会发生变化，形成适合自己的工作特色。这样的特色很有必要，因为从手术的性质来看，胸壁的手术与胸腔内的手术完全不同，因此术前准备的内容也一定有差别。

我们的科室是独立的胸壁外科，是最早从胸外科中独立出来的科室。我们的工作与传统胸外科有很大的差异，因此有必要做出自己的特色。我们的术前准备有如下几项内容：

其一，评估健康状况。患者入院前，要对患者的身体状况进行合理的评价，首先是排除重大疾病，其次是评估身体的状况，看是不是适合做手术。这些工作在一般的医院几乎都是在门诊完成的。为了提高工作效率，我们的门诊工作完全安排在线上，我们会通过各种线上的平台与患者进行全方位的交流。如此一来，很多在医院里必须占用医疗资源的事情，都可以提前在线上完成，这样可以大大缩短在院术前准备的时间。

其二，告知住院相关事宜。患者入院前，需要了解住院的有关程序和事项。为了方便患者，我们会将所有必要的信息提前告诉患者，这个工作也是在线上完成的，不仅可以方便患者，同样也可以大大节省在院术前准备的时间。

其三，进行术前健康教育。术前的健康教育非常有必要，这个工作一般在入院前就已经开始，我们会把所有必要的知识都提前告诉患者。患者入院后，我们会指派专人对患者需要了解的知识再做详细讲解，这样不仅会加深患者的印象，而且能进一步节省时间。

其四，制定科学的流程。我们的科室是专业的胸壁外科手术科室，平时工作量非常大，在手术高峰期，每天会有大量手术需要完成，我们最高的纪录是一天完成了31台胸廓畸形手术。除了如此大的工作量，还有很多具体事宜需要完成。这些工作不仅包括手术患者的，还有新入院患者的、出院患者的，以及很多其他的日常工作。在如此繁重的临床工作中，要想使工作有条不紊地开展，避免差错，就必须有一个科学的流程，否则这些工作就很难顺利完成。

在患者入院前，我们会通过各种机会向患者介绍工作的流程。在入院后的健康教育中，会再次提醒患者按照规定的流程完成相关工作，这样不但可方便患者的治疗，也可节省医生的时间。除了一般的流程外，我们还会协调好医院科室间的联系，最终做出最便于患者的工作流程。

在很多医院，排队都是非常麻烦的事情。当我们想尽可能简化流程、缩短时间的时候，除了加快我们自己的工作效率外，还会尽可能帮助患者节省在其他科室花费的时间。患者第一个需要面对问题就是挂号，一些患者为了挂号，往往不得不排很长时间的队伍。有的医生还人为限号，患者根本没有办法挂到号。

在很早以前，我们便意识到了这个问题。为了方便患者，我们直接取消了门诊工作，但这并不是不出门诊，而是把门诊放到了两个地方，一个是线上，一个是自己的办公室。门诊换地方不是主要的目的，主要是为了方便患者就诊。患者只要想找我们看病，可以随时在线上与我们联系，我们会提供与线下门诊完全一样的服务。这样一来，患者就诊的第一站就不存在问题了。我们所有的患者都不需要挂号，虽然医院因此少了挂号的收入，但患者就诊却得到了极大的方便，且最重要的是，这种做法提高了我们接诊患者的效率。接诊效率提高了，科室整体的收治效率也会随之提高，因此可更好地促进科室工作的开展。

在绝大多数胸壁外科手术中，都需要准备特殊的手术材料。准备这些材料需要时间，这会人为延长术前的准备时间。为了尽可能缩短这种时间，我们优化了流程。通常情况下，我们会安排患者在入院后的第三天进行手术。对于胸壁外科手术来说，这样的效率已经非常高了。但是，我们依然不满足于这样的速度，在最繁忙的时段里，我们也会于入院第二天为患者实施手术。为了在如此短暂的时间里完成术前准备工作，我们会更加紧凑地安排术前工作。

按照我们医院的规定，每天的手术必须在前一天上午10点钟通过电脑预约。患者当天入院后，要保证第二天能做手术，且不说必要的检查与其他必要的准备，仅安排手术这一项就要求医生必须在最短的时间内完成。如果患者在8点钟前来就诊，给医生的时间只有8点到10点这两个小时。而在一般的情况下，我们的医生必须在8点半前进入手术室准备当天的手术，如此算来，给医生的时间其实只有半个小时。如何能在如此短暂的时间内完成手术预约而且不出现差错，对医生来说是个不小的挑战。我们的经验是，医生提前上班，在8点钟之前开出住院证，然后让患者在所有其他科室的患者都没有准备住院的时候就办理好住院手续。手续办完后，患者直接进入病房，办公护士以最快的速度接诊，医生则在所有其他工作开始之前便先预约好手术，然后再有条不紊地做其他工作。按照这样的工作流程，必然会有极高的工作效率。

术前准备是一项非常重要的工作，但是，对于医生来说，却不是唯一的工作，因为医生的主要工作是手术和术后的处理，还有很多其他的工作内容。因此，要想做好术前准备，就必须合理安排时间，合理规划流程，在兼顾所有工作的同时认真完成术前工作。

在繁忙的工作中，每个医生每天都有大量的工作需要完成。一线年轻医生有自己的工作，高年资医生也有自己需要忙的东西，此时科学流程就显得格外重要。我们的经验是，在处理所有的工作时，一定要分清轻重缓急，要分清楚主次。有时间限制的工作必须尽早完成，如果时间不够，就必须提前来医院完成；紧急的、主要的工作完成了，其他工作便可以坦然面对了。

其五，确定科学的检查内容。为了避免漏诊，为了手术的安全，或者出于其他目的，比如避免纠纷，彻底全面的检查很有必要。但是，这样会导致很多麻烦。面对检查的内容，医生必须时刻保持冷静的头脑，既要保证主要脏器功能的检查不遗漏，又不能因为检查项目过多而束缚了自己的手脚。这是每一个外科医生必须注意的内容。

如前文所述，我们术前的检查相当简单，一般常规的检查只有 X 线和心电图，CT 检查并不做常规要求，其他相关检查会根据需要来定，但绝对不会千篇一律，什么都做。

一般的胸部手术中，有一种检查需要常规完成，那便是肺功能检查。我们的患者从来没有做过这样的检查。我的理解是，如果患者因为畸形导致了肺功能异常，说明手术是使肺功能恢复正常的唯一有效手段，此时的肺功能异常不是手术禁忌，而是手术的指征之一。既然是手术指征，为什么还要特别强调呢？这样的检查显然是多此一举，不仅耽误功夫，而且可能会给自己带来麻烦。比如一些重度的漏斗胸患者，当肺功能存在严重问题时，一些咬文嚼字的医生可能会据此提出手术禁忌的问题，认为这样的手术有很大的风险，不能让患者接受手术。表面上看，这种做法合情合理，而且充满了科学精神，但事实上却是极度迂腐的表现。要知道，当患者因畸形导致严重呼吸功能不全时，畸形便是真正的罪魁祸首。要想让患者恢复呼吸功能，就只有通过手术解除畸形的影响，这才是唯一正确的决定。畸形不解除，机械压迫始终存在，患者的肺部被牢牢地限制于畸形的胸腔内，肺功能不但不可能好转，反而会持续恶化，最后的结果可想而知。因此，对于肺功能严重不全的患者，手术不是禁忌，而是救其性命的唯一有效方法。呼吸内科的医生如果认为不适合手术，那是因为其根本不懂什么是手术。

除了如上的检查外，为了排除合并心脏畸形的可能，一些医生会让患者做常规的心脏超声检查，其实通常也没有必要。心脏超声是为了发现患者心脏结构异常的检查。但是，绝大多数心脏异常的患者，首先会有一个明确的征象，那便是心脏有杂音，也就是说，对于这样的患者，如果用听诊器听的话，可以听到明显的异常。相反的结论其实也成立，即凡是心脏听不到杂音的患者，心脏也基本不会有结构的异常。这样的说法非常武断，如果细究起来会漏洞百出。但是，在多数情况下，这样的说法是正确的。既然如此，若大海捞针般地让所有患者都做这样的检查就没有必要了。我们的做法是，对所有的患者先做听诊检查，如果没有杂音，且患者又没有明显的发绀，则基本上可以排除存在心脏病的可能，这样的患者是绝对没有必要做进一步检查的。如果有杂音，也不用大惊小怪，对于以凹陷为主的畸形患者，杂音多半是压迫导致的功能性杂音，与心脏结构的异常没有太大的关系。而考虑到有可能合并心脏畸形时，心脏超声检查才有必要，否则则完全多余。

有的医生会因为单纯的心率或者心律的问题让患者做心脏超声检查，这实际上是愚蠢的做法，因为其完全没有弄懂做超声检查的目的。医生如此做决策，一不小心便把自己的无知显露给世人了，所以一个明智的医生一般都不会轻易让患者做这样的检查。

除了如上被认为是非常专业的检查外，另外一些检查同样会被认为是常规的检查，这里要说的是腹部超声检查。在胸部手术的常规检查项目中，经常会看到腹部超声的检查项目，这个项目一般是为了查看肝胆胰脾等脏器的形态。照理说，这些部位即便有了疾病，尤其是有外科疾病时，也不能在一次手术中同时完成操作。因此，理论上讲，这样的检查没有太大的意义。真正影响手术效果的也许是这些脏器的功能，但功能的问题主要通过化验检查来发现，而不是通过形态学检查来完成。由此可以看出，超声检查如果不算完全多余，也至少不是必需的。

术前准备中，除了各种检查外，还有一些特殊的内容需要准备，比如术前的饮食问题，以及留置管道、备皮等问题。对于这些内容，医生一方面要妥当处理，另一方面也要格外灵活，不能因为小问题而耽误手术。

在一般的胸外科手术中，术前会留置一些特殊的管道，比如尿管、胃管等，这都需要在术前放置。但是，由于我们普遍采用了无管技术，因此这些管道会一概省去。

备皮是所有手术都需要做的工作，很多医生会不分青红皂白地剃除患者很多重要部位的毛发，其实这也完全没有必要。胸壁外科只需要剃除术野周围的毛发，如果不涉及腋窝周围的操作，那么腋窝的毛发也不需要剃除。如此准备的话，术前的工作量会明显减少。

另一个就是关于禁食的问题。这个问题不需要医生去做，但需要医生提醒，这是不能忽略的工作内容。如果没有按照规定提醒患者，就可能会因此而耽误手术。

一次我到某医院协助手术，当患儿躺在手术台上准备麻醉的时候，麻醉医生问患儿有没有吃饭喝水，患儿随口告诉医生说喝水了。医生问什么时候喝的水，患儿说早上喝的水。当时麻醉医生看了时间，喝水的时间是4小时之前，这让麻醉医生果断地做出了决定，必须停止麻醉，要等够6个小时才可以开始工作。

手术医生已经做好了一切准备，突然遇到这样的事情，无疑是一个大意外。为了进一步明确到底会不会影响麻醉，医生又反复问了患儿。患儿告诉医生，他只是喝了几口水而已，而且特别强调，喝的一点都不多。按理说，这么少量的进水是没有问题的，何况已经过去了4个小时，即便真的很多水，也早进膀胱里了。但那天的麻醉医生非常坚决，而且据理力争，说教科书上说必须6个小时后才可以麻醉，所以没办法，只有等。我那天是受邀请前去帮忙手术的，他们当地的胸外科主任陪同。看到如此情景，胸外科主任也感到非常无奈，但麻醉医生不配合，大家也没有办法，只好老老实实在手术室等了2个小时。

对于那天的事情，麻醉医生说是按照教科书上的规定做事的，作为外院的专家，我不想与他争论。其实争论起来他也不一定有道理，到底是哪一本教科书，什么人写的书，这都是可以拿出来讨论的问题。即便书上写了，难道就有道理吗？很显然，这是个非常古板的麻醉医生。他按照他认为对的规矩办事，没有什么问题，但发生的这件事情是有问题的，问题在哪里呢？问题就在于临床医生。这至少说明临床医生没有把工作做好，没有交代清楚。如果事先反复交代了患儿和家人，怎可能出现这样的麻烦呢？

术前的准备工作由医生和患者双方共同完成，医生的工作只是其中一个方面，患者的配合同样重要，医生除了总体安全外，还必须协助、指导并监督患者完成术前准备工作，这样才能把工作做完善，否则会影响手术的进程。

术前准备内容烦琐，如果没有条理，就会显得凌乱而没有章法。如何才能把这样的工作做好呢？极简法则提供了很好的工作思路。按照极简法则的要求，需要从如下几方面做工作：①理念要精练。留住有用的理念，摒弃无用的理念。②内容要精练。做必要的工作，不做多余的工作。③步骤要精练。保留必要的步骤，舍去多余的步骤。在平时的工作中，我们始终按照这三项要求进行术前准备工作，所以我们的整体工作显得简单而高效，最终为患者的治疗提供了极大的便利。

我们的经验表明，极简法则是完成术前准备的重要行动准则。要想把工作做好，必须按照这个法则开展工作，否则会影响整个手术进程。

手术风险

手术风险是一个非常敏感的话题，患者和家属关心，医生同样也关心。很多人对风险都会有自己的认识，但认识又经常非常模糊。比如在手术前，经常有患者或者家属问及手术风险问题，他们希望医生能给出一个非常明确的答复，而医生如果反问："既然你问我有没有风险，那么你能否先告诉我，你想问的风险是什么样的风险?"那此时就得不到明确的回答。其实对于很多医生来说也是一样，他们也很难说出风险到底是个怎样的东西。医生自己都搞不清的概念，也就谈不上回答患者了。

到底什么是风险呢?风险也可以说是危险，对于手术，还可以说是并发症，甚至可以说是事故，但准确地说又不完全是这些东西。风险应该是一个总体的概念，是出现一切不利因素的总和，这些都可以被称作风险。

那么，应该怎样理解风险这个概念呢?风险是一个非常特殊的概念，要理解此概念，必须看到其特性。风险的特性包括两方面：一个是绝对性，另一个是相对性。绝对性是说风险绝对不可避免，几乎无处不在；相对性则表明风险有大小，可以把控。风险是绝对性与相对性的统一体。

关于风险的绝对性问题，可以从很多方面进行说明。有一些宗教认为，人生下来就是有罪的，既然有罪就要时刻受罪。但是，很多医生都看过产科手术，当看见胎儿被医生从母亲的肚子里取出来的时候，想象一下胎儿当时的情景，就能知道风险对于生命的含义了。从一个旁观者的角度看胎儿当时的感受，他可能会感到惊恐、不适，甚至还有疼痛。那是生命的第一刻，那样的时刻胎儿会形成怎样的印象呢？胎儿说不清楚，但那样的印象其实应该不陌生，因为我们每一个人都经历过那样的时刻，都应该知道那种滋味。当我们看到胎儿哭着来到这个世界时，当我们心中有太多的心疼、不忍与担心，唯恐生命会受到威胁时，那其实就是我们自己曾经经历过的一切。那就是风险，是任何一个生命都不得不承受的危险，不得不受的罪。

当所有的人都为胎儿能哭出第一声而欣慰的时候，对于他自己来说，那应该是第一次面对风险时既无奈又无助的反应。这个过程中客观的风险随时存在，比如新生儿窒息，如果不及时清理呼吸道，胎儿就会即刻毙命。在随后的时间内，其他的所有细节同样非常重要，稍有照顾不到，生命同样会面临危险。很多人说，生命是脆弱的，看了剖宫产的景象后，人的印象会更深刻，生命确实非常非常脆弱，稍微有一点疏忽或者闪失，命就没了。

这便是风险，是我们每一个人来到世上的第一个时刻起就不得不面对的东西。而在随后的岁月里，生命依然要时刻面对风险。人走在公园里散步，可能遇到歹徒被劫财劫色；人走在人行道上思考，可能会被失控的车子撞到；人坐在教室里努力学习，可能会遭遇地震，房子塌了，把人砸了；人躺在自家的床上享受人生时，床底下可能会跑出一只老鼠或者两只蟑螂，人生的欢乐一扫而空；人啃一个鸡腿时，骨头可能会卡在喉咙里，刺破食道、主动脉而即刻毙命。这其实都是风险，是随时随地都可能发生的意外，防不胜防，无处不在。

人生活在一个危机四伏的现实中，风险存在于每一分每一秒。而当到街上逛或者啃只鸡腿都有风险的时候，如果说手术没有风险，那显然是不可能的。每台手术都会有术前签字，如果大家认真研究过其中的内容，可能会被其中的风险吓破胆子。即便最小的手术，比如割包皮手术，都有风险，都要签字。所以说，当谈论风险的时候，首先要认识到风险的绝对性，然后才能将这个话题继续谈下去，去分析风险的大小。风险的大小是其相对性的体现。

风险这个概念本身并不精确。当说起风险的大与小时，不可能孤立地说，只要谈论起这个概念，就必然会有参照。因此，风险是一个相对的概念，是一个必须经过比较才能阐明的东西。对于手术的风险而言，要想让患者和家属有清晰的理解，同样需要比较。就拿胸壁外科手术的风险来说，就需要做如下的比较：

第一，要和其他行为的风险相比较。比如逛街的风险或者走夜路遇到强盗的风险，所有类似的风险都可以拿出来做比较，这样比较的目的是要让患者知道，手术的风险不仅存在，而且会较大。

第二，要和其他疾病手术的风险做比较。先和那些小手术的风险比，比如痔疮手术、包皮手术、阑尾炎手术等，这些手术的风险肯定比胸壁外科手术的风险小很多；然后再和大手术相比，比如胸腔内的手术、脑外科手术、胃肠道手术等，这些手术的风险肯定又比胸壁外科手术的风险大很多。当做完两方面的比较后，胸壁外科手术大致的风险就能较清晰地呈现在患者的心中。但是，这依然并不精确，还需要进一步做比较。

第三，要在不同术式之间做比较。对于任何一种疾病来说，治疗方式往往会有多种选择。治疗方式不同，风险肯定也不同。比如漏斗胸手术，到目前为止有开放性手术、Nuss 手术、Wang 手术等多种选择。术式不同，风险一般也不同，将 Nuss 手术与开放性手术相比，风险无疑会小很多，但是，如果与 Wang 手术相比，其风险又明显较大。

第四，针对不同的指标做比较。比较风险时，有人会将风险定位于某种特殊的内容，比如出血的风险、钢板移位的风险、畸形复发的风险等。不同的关注内容，其与手术关联的程度也不同。比如出血的风险，Wang 手术几乎可以做到全程无肉眼可见的出血，所以，其出血的风险相当低。而 Nuss 手术却不同，由于钢板要经过心脏进行放置，因此风险相对较大。再比如钢板移位的风险，经典 Nuss 手术的固定为间接固定，由于固定不牢固，钢板移位可能性大。如果做相应改良，直接将钢板与肋骨固定于支点处，则极少会发生钢板移位。可见，关注的焦点不同，风险的大小也会有很大的差异。

第五，针对不同的患者个体做比较。对于同一种疾病、同一种手术，患者的因素不同，也会导致风险不同。比如 Nuss 手术，5 岁的低龄患儿的手术风险与 50 岁成年患者的手术风险肯定不同，轻度畸形的手术风险与重度畸形的手术风险也不可能相同。在比较任何一种手术的风险时，患者自身的因素是必须纳入考虑的内容。

第六，要在不同医院间做比较。手术是一个系统工程，需要方方面面、很多人的参与，才能保证一台手术的成功。水平差的医院，虽然不一定每个环节都存在问题，但只要有一个或者个别环节出了问题，就可能有风险。相反，在一些高水平的医院，虽然不能保证每个环节都不出问题，但其综合水平无疑会胜出一筹，因此风险也会相对较小。

第七，要在不同医生之间做比较。手术是一门手艺，手艺是由人完成的，不同人完成的质量不同、效果不同，其中的风险也不相同。就拿漏斗胸手术来说，技术不行的医生可能分分钟会要了患者的命，而技术一流的医生则基本不会出现那样的事故。这便是水平的差异，不同医生手术过程中的风险不同。

经过如上的比较可以看出，影响风险的因素相当多。由于风险具有相对性，因此要想对风险有一个较为清晰的描述，就必须做比较，比较得越多，其轮廓也就越清晰。

总结影响风险的诸因素，可以概括为两种不同的类型：一类是客观的因素，一类是主观的因素。客观的因素指的是医生技术之外的因素，主观的因素指的则是医生的技术水平。对医生来说，客观的因素是自己很难把控的东西，但是，技术却是自己可以左右的。那么，要想降低手术风险，每个医生都必须努力提高技术，才能实现这个目标。

医生能决定的内容基本上包括两部分：一个是手术方式的选择，另一个是操作细节。手术方式与风险直接相关，要想合理规避风险，肯定得选择风险小的手术。手术方式确定了，接下来就是操作的问题。操作与医生的基本素质直接相关，有较强的可控性。操作细心了，周全了，风险也就越小了。

手术方式和具体操作的风险由很多因素决定，抛开一些细节的因素，应该与操作的繁简有很大的关系。一般来说，操作越复杂，涉及的操作内容越多，出错的机会就越多，面临的风险就可能越大；相反，操作越简单，犯错的机会就越少，就会更安全，风险也就越小。

操作繁简与风险的关系在很多手术中都有体现。比如 Nuss 手术，其中最危险的操作就是钢板过纵隔的操作。为了减小风险，很多医生会用胸腔镜来辅助操作，这种做法的目的显而易见，是想看得更清楚，避免刺破心脏。但是，现实中的操作却会事与愿违，恰恰是因为用了胸腔镜而使钢板插进心脏的概率有所增加。那些不使用胸腔镜的做法，却几乎不会有这样的悲剧发生。两者进行比较，不用胸腔镜的做法无疑更简单，因为简单，所以更安全，少了更多的风险。

Nuss 手术还有一种风险，就是钢板移位。这种风险虽然不至于致命，却会导致手术失败，因此也是一种不能忽视的风险。如前所述，标准 Nuss 手术中钢板固定的操作相当烦琐，不仅要用短固定板固定，还可能会将其再与肋骨进行固定。这种做法操作困难，非常复杂，其目的本来是想避免钢板移位的风险，但实际的结果却往往事与愿违。相比之下，如果将操作简化，干脆不使用短钢板做固定，而直接将主钢板固定于肋骨上的话，整个操作就会变简单，而固定的效果也会更牢固，很少会存在移位的风险。在标准 Nuss 手术中，为了减小风险，医生会做很多具体的操作，每一个操作都是为了达成一个目标，每一个操作都必不可少。而如果其中的某一个操作出了问题，就会影响整个的固定效果。可见，操作的复杂性明显增加了可能的风险。

在谈论操作的风险时，我们经常会拿 Wang 手术与 Nuss 手术比较。仅从操作的繁简程度来看，Wang 手术就比 Nuss 手术简单很多。最重要的是，Wang 手术甚至直接省略了最危险的一些操作内容，比如将导引器或者钢板放置于心脏与前胸壁凹陷底部之间的操作。操作简单了，内容减少了，犯错的机会少了，风险就会减少，手术也就更安全了。

研究手术的风险是为了降低风险，使手术更安全。由以上分析可以看出，要想使手术真正安全，首先要选好手术方式，其次要合理完成操作细节。手术方式越简单，操作细节越精练，手术风险就越小，也就越安全。极简与风险的关系可以在很多手术中看得分明，几乎可以看作一种大致的规律。但是，这种关系并不一定始终牢固，比方说，如果省略的操作恰好是最关键的操作的话，貌似更简单了，却会酿成大祸，那便不是好的极简，而是事实的偷懒了。

如上所述，为了避免手术风险，首先要做好术式的选择。但是，有时医生自己的能力有限，并不是所有的手术都能完成，如果不得不面对某些风险的话，那就是对医生真正的考验了。打个比方，治疗漏斗胸的手术，很多医生只会做 Nuss 手术而不会做其他手术。从风险的角度来看，这种手术肯定比其他手术风险更高，但是，由于没有其他的选择，医生便只能做这种高风险的手术了。

对于这样的固定术式，医生怎样才能做得更安全呢？当然可以采用极简法则，尽可能使手术简化。比如上面提到的，采用不使用胸腔镜的改良术式，使手术简化，风险自然会降低。而如果医生连这样的操作也做不到的话，就只有在胸腔镜下完成手术了。此时依然要尽可能简化操作，使操作精准到位，这样才能保证手术不出意外。

但是，有些必要的步骤如果省略的话，就会是偷懒、鲁莽的表现。比如在实施胸腔镜手术时，避免损伤心脏的几个要素为：胸骨后彻底的分离、心脏合理的避让及理想的视线。三个要素一样都不能少。如果为了更简单而省去了这些要素，则会不安全。可以说，所有心脏损伤的悲剧都是因为少了这些要素才发生的。由此可以看出，要想做好极简，绝对不可以盲目地减少要素。合理的极简是有所减有所不减，只有如此才能更安全。

综上所述，风险是任何一个手术都会存在的不利因素。只要做手术，就不可能没有风险。而风险虽不能避免，却可以有效把控。只要医生在技术方面付出努力，尤其是把操作做得干净利索，做得更符合极简法则的要求，就可以尽可能减小风险，使手术更安全、更成功。

操作方法

　　医疗行业是一个非常特殊的行业，医生的工作攸关性命，因此对其会有格外高的要求。医学教育被认为是最严谨也是最严格的教育。正因为如此，在人们的印象中，凡是受过正规医学教育的外科医生，在其手术过程中，基本的操作方法都应该是相同的。这就好比任何其他高风险的行业，行业内都有规则，都有操作规程，都有各种纪律，在这些东西的约束下，大家能够步调一致，安全有效地完成工作。然而在现实中，外科医生的具体操作却有很大的差异。有的医生操作笨手笨脚，拖沓烦琐，看不出一丝一毫的美感；有的医生却行云流水，游刃有余，给人以美的感受。大家都经受了相同的教育，经历了同样的考试，为什么操作会有如此大的差异呢？影响操作的因素有很多，具体说来有如下几方面：

　　其一，接受的理论教育不同。医生的工作关乎人命，本应该有最正规的教育，但是，现实的教育制度却总出人意料。在一般的手术室中，戴了口罩帽子、穿了手术衣的，都被称为外科医生，从操作的角度看，如果不考虑职称或者年资的高低，几乎没有差异。然而，其中却可能有博士生，有硕士生，有本科生，有大专生，甚至可能还会有中专生。如果将中医大夫也算进去，那就还可能有手把手直接师承的那种。所有的医生都在开刀，都经历过合法的教育，都取得了执业的资格，但是，很显然的是，大家接受的教育并不完全相同。接受的教育不同，理论水平就会不同，那么，对手术的理解就更会不相同。理论指导实践的道理大家都懂，但如果理论水平不同的话，做出来的工作成效怎么可能相同呢？

其二，接受的培训内容不同。手术是一门动手的工作，是一门手艺。光读书不够，还需要在手上练习。每一个学校都会进行相关的培训，不仅开设理论课程，还要进行手术训练，教医学生打结、缝合、做最简单的手术。可以说，外科医生最基本的操作技能都是在此期间学会的，但是，不同学校培训的东西却相差甚远。为了把手艺高效地传授给医学生，有的学校开设有很有用的"应用解剖学"，专门为将来实际的手术操作做准备；多数学校开设的是"手术学"课程，直奔主题；但有的学校却根本没有"手术学"这样的课程。不学"手术学"，也许连什么是滑结都弄不懂，那么怎能保证将来会成为好医生呢？

其三，师傅教的方法不同。外科医生从理论到实践，到自己成为一个成熟的外科医生，需要很多步骤，其中之一就是向老大夫学习。这其实很像其他行当的师傅带徒弟，师傅的水平会直接影响徒弟的水平。现实中，由于带学生的上级医生的技术差异甚大，那么学生的水平就很难相同了。所谓"名师出高徒"就是这样的道理。如果遇到技术很差的"名师"，徒弟的水平就可想而知了。

其四，个人的智商与悟性不同。即使接受同样的培训，传授同样的知识，但每个人的接受能力与理解能力也会有很大的差异。好的学生不仅会学到师傅手艺中最精髓的东西，还可能有自己的发挥，最终超过师傅；而糟糕的学生却很难领会师傅的意图，于是就会成为十分差的医生了。

其五，个人习惯不同。医生的具体操作往往与其个人习惯有关系。这个习惯可能是生活中的习惯，也可能是工作中逐渐养成的习惯。有的习惯是利于工作开展的，而有的习惯却分明是坏习惯。坏习惯如果持续在手术中表现出来的话，则一定会影响手术的开展。

其六，自信心不同。手术操作的很多步骤都有风险，风险最能考验人的就是医生的自信心。医生如果足够自信，手术时就不会有太多的顾虑，手术的进展就会非常顺畅；但是，如果医生总把风险考虑得过高，每一个操作都小心谨慎的话，不但会耽误手术的进程，还会阻碍手术的开展。而在一些紧急的情况下，如果医生自信心不足，则可能直接导致危险的发生。

每个外科医生的成长环境不同，自身的因素不同，最终技术水平也会有极大的区别。但是，当局者迷，旁观者清，外科医生评价别人的手术时经常非常理智，一眼就可以看出其中的问题，而一旦到了自己身上就开始糊涂了，不管自己手脚多不利索，都觉得自己的手术做得很漂亮。那么，有没有一种客观的标准来衡量手术技巧的优劣呢？这样的标准本不存在，但好的技术还是能在很多人心中产生共鸣的，于是便有了一些相对客观的标准。像很多行业的操作中都流行的标准那样，一般来说，好的手术应该讲究稳、准、狠三个字，这三个字代表了手术需要的基本美德。

稳可以理解为沉稳。沉稳代表了安全性，也代表了稳定性，要求医生基本功扎实，能够应对各种风险，不会出现大的差错，是一个让人信任、放心的外科医生。准是指操作的准确性。操作准确可以避免并发症，可以避免不必要的操作，可以明显提高操作的速度和效率；缺乏准确性，不但会增加手术的风险，而且会引起一系列不必要的副损伤，这是手术最忌讳的内容。狠代表了医生的自信心与勇气。足够狠的人，手术会非常果断，绝不会拖泥带水，不仅效率很高，而且效果很好。

手术是一个大的系统工程，又可以说是与病魔的搏斗。在此过程中，医生素质的高低决定了手术的成败，而稳、准、狠是外科医生应该具备的基本素质。如果不具备这三样素质，其一般就不会是一个好医生。

认真审视这些基本的素质可以发现，其核心的素质应该归结于极简。也就是说，不管哪个方面的素质，都可以看到极简的影子。强调手术中稳的素质，其实是以清晰简洁的操作为基础的，如果操作违背了这个基本理念，稳就会走向另外的极端，反而不利于手术的开展。准也是同样的道理。过于烦琐的准不是准，更不是精细，而是无用之功。只有当操作尽可能简化时，操作的目标才可能明确，才可能轻易达到准的目的。狠更是与极简有着天然的联系，可以说，极简保证了狠的安全性，从而能使最终的结果有更好的保障。

极简是一种信仰，更是一种习惯。医生有了这样的习惯后，会体现在自己工作的每一个方面。手术台是外科医生展现自己能力与素质的秀场，此时的习惯会影响每一个细节。平时做事雷厉风行的人，在手术台上会将稳、准、狠表现得淋漓尽致，而平时做事邋邋遢遢的人，便很难在手术中做得很漂亮。

我本人是一个看重效率的人，而且始终信奉极简，这也是我多年的生活和工作习惯。这些习惯体现在手术中时，便有了我自己的特点。

举个最简单的例子，比如拧钢丝，几乎我们所有的胸廓畸形手术都会涉及这个操作。按照一贯的思维，钢丝放置完毕，一般会用特殊的钳子夹住钢丝两端，然后再拧钢丝。当所有的医生都这样做的时候，便成了一种常规、一种习惯，大家都会觉得合理。我去过很多医院协助手术，看过很多其他医生的操作，每每看到这种按部就班的操作时就会有很多感慨。其实这个操作并不需要这么复杂。比如说，如果直接用手把钢丝拧到一起，会非常简单而且便捷。每次我以飞快的速度拧完钢丝时，对面的助手往往还在等着器械护士递钳子呢。这便是操作技巧方面的差别。我不能说别人不会做这样的操作，我想说的是，他们可能没有动脑筋，或者说没有养成习惯。当大家四平八稳地按照人们都认为对的步骤操作的时候，并不会觉得自己浪费了时间，于是也便不会像我那样以最简单最直接的方法拧钢丝了。有些人也许觉得我那样做根本没必要，但是，积少成多，如果每一个细节都讲究效率的话，最终的手术时间就一定会有很大差别。比如一台Nuss 手术，如果只放一条钢板，我们会在 15 分钟内完成所有操作，这样的效率即便放在全球范围内，相信也是名列前茅的。而我们的 Wang 手术操作就更快了，最快的纪录是 6 分 27 秒。为什么会如此迅速？最直接的答案就在我们的操作中。我们不但简化了整体的操作流程，而且简化了具体的操作细节，因为简化，所以有了速度和效率，我们的手术才像飞一般完成。

在上述的操作中，钢丝拧完后，靠手的力量往往并不牢固，还需要用钢丝钳夹住钢丝残端，彻底收紧钢丝。这样的操作在很多人眼里是没有技术含量的，而事实却并非如此。收紧钢丝的目的是让肋骨与钢板贴紧，很多人会抓住钳子便直接拧，直接拧的后果往往是钢板还没有贴紧肋骨，钢丝就已经被拧断。这样的问题一旦发生，就会非常麻烦，要再放一次导引线，再放一次钢丝，而且是在钢板已经存在的情况下完成这些操作，这会严重影响手术进程。

为什么会出现这样的事故呢？这其实就是上面提到的稳的问题。医生还没有完成收紧钢丝的操作就出了问题，而且出了非常麻烦的问题，这说明其操作过于鲁莽，过于不精细，过于不稳。此时最稳妥的操作是，先用钳子夹住钢丝的末端，一手压住钢板，一手用钳子提起钢丝，当钢板与肋骨贴紧后，再拧钢丝，将钢丝稳稳地收紧贴住钢板，这样的操作并没有直接费力地拧，却非常稳定，很可靠，也不会导致钢丝被拧断。因为沉稳可避免事故发生，操作更可靠，表面上看多了一道工序，好像耽误了工夫，实际上却因为避免了问题的发生而节省了工夫。这其实恰好是极简法则渴望得到的结果。

拧钢丝的操作完毕后，接下来一个重要的操作就是处理钢丝的残端。钢丝残端如果处理不好，就会凸出于切口表面，皮肤缝合完毕后患者会感到疼痛，还可能会影响伤口愈合。而即便最终切口得以愈合，钢丝也可能在将来的某一天顶出皮肤，造成损伤。因此，必须将钢丝的残端隐藏起来。如何隐藏呢？最理想的做法当然是将其藏在钢板的后方。完成这个操作似乎同样没有技术含量，用钳子夹住钢丝末端，弯过去放到钢板后就可以完成。但是，在我的印象中，与我同台的大量医生中几乎没有一位可以十分顺畅完成此操作的。大家可以用各种理由为这些同行辩解，比如不熟练、没有师傅教过等，但我也没有师傅教，为什么我可以呢？这便又回到了问题的根源，那便是习惯问题，其实依然是极简的问题。钢丝要想隐藏到钢板后，最关键的细节在于钢丝残端的头部。只要能把这个部位放置于钢板侧后方，剩下的操作就极其简单了。这个操作最终可以简化为两步：第一步是夹住钢丝残端的头部将其直接推送到钢板的侧后方，第二步是拿钳子同时夹住钢板和钢丝残端，用力将残端整体夹入钢丝后方即可。这个操作其实非常简单，没有多余的动作，也体现了前面提到的"准"或者"狠"字的含义。因为准，目标才明确，才能少走弯路，才能提高效率；因为狠，才能直奔主题，才能节省时间，获得好的结果。

在各类胸廓畸形手术中，最危险的风险是可能会对心脏造成损伤。这种损伤经常发生在 Nuss 手术中，因此 Nuss 手术也是最考验医生基本功的手术。

到目前为止，这种手术做得可谓五花八门，各处同行各显神通，都想把手术做得非常漂亮。但是，如果没有好的习惯，就不可能有好的操作水平，也就不可能做出很好的手术，在一些极端的情况下，甚至可能出现事故。举个例子说，比如从纵隔中过钢板或者导引器的操作，就最能体现出医生的操作水平。

据说，几乎每年都有患者因为做 Nuss 手术而死亡，为什么会出现这样的悲剧呢？就是因为穿导引器或者钢板的操作有问题。这种操作的风险很大，因为要紧贴心脏来完成操作，而且很多情况下是在视野不清晰的前提下完成的，因此风险难以避免，容易出事故。但是，这样的风险是完全可以通过技术的提高而避免的。我们曾做过数千台这种手术，而且我们的方法会让很多人都觉得胆战心惊，因为我们从来都是直接穿，不用胸腔镜，也不用其他方法做辅助。别人看着胸腔镜都出事，我们从来不看，为什么就非常安全呢？我只能说，这是因为大家没有掌握到技巧，也就说上面提到的狠。如果医生不够狠，越是有风险的时候，就越会缺乏自信心。医生不自信，就会唯唯诺诺、缩手缩脚、磨磨蹭蹭。当一切不利的因素都因为医生的不自信奔涌而至时，心脏的血也会在第一时间奔涌而出，倒霉的技术总会格外眷顾倒霉的医生。在病魔面前，作为一个战士，你不够狠，病魔怎会手软呢？这依然是极简法则的内容。狠了，效率就高了，一切都简单了，便"天高云淡"了。

在 Nuss 手术中，钢板进入胸腔的位置与切口并不在一个部位，而在我们设计的特殊操作中，我们一般将固定的位置设计在支点的位置，这个位置刚好在钢板进入胸腔部位的下位肋骨上。为了简化手术，我们的操作如下：切开皮肤后，用一个小拉钩将皮肤拉到胸腔的目标位置，直接切开肋间肌进入胸腔，然后再向侧胸壁方向切开一定长度的肌肉，至此，放置钢板之前的主要工作就已经完成了，我们完成该操作几乎不会超过 1 分钟。我看过很多其他同行的手术，大家做手术的习惯不同、理念不同、操作的方法也不同。但是，用一种公允的目光来评判大家的手术，我相信没有人会觉得我们的操作很差。事实上，每当有同行看完我们的操作，都会表现出各种惊叹。我并不喜欢惊叹，我们需要的是认可，认可我们的技术，更认可我们的观念。本来可以做得非常简单的小手术，为什么要做成彻底的大手术而且一定要惊心动魄呢？

操作技巧的极简，是骨子里的功夫，是血液里流淌的素质。不管哪种手艺，剃头、搓澡、修脚、修鞋、轱辘锅，样样都需要极简。对外科医生来说，如果连极简的意识都没有，那么其就很不适合做这门手艺，更合适的事情也许只有改行。

操作技巧

胸壁外科的不少疾病都是非常古老的疾病，这些疾病的治疗多有悠久的历史。由于疾病的具体情况不同，所以治疗状况也不同。基本的状况大致可以分为三种：一种是治疗效果比较好的情况，一种是治疗效果不大好的情况，还有一种是不能治疗的情况。治疗状况也是医生个人水平的直接体现。同一种疾病，有的医生会处理得得心应手，有的医生却处理得不理想，有的医生则根本不会处理。因为医生的水平是有差异的。为什么会有差异？除了客观的因素外，医生自身的因素是主要的。而这种差异又主要表现在一些基本的技巧上。技术好的医生会拥有很好的技巧，而技术不好的医生却很难把握这些技巧。没有好的技巧，手术的方方面面都会受到影响。

胸廓畸形手术是开展较早的手术，但开展的状况却极不乐观。在所有的畸形中，似乎只有漏斗胸手术才被广泛开展，鸡胸手术则很少有人会做，扁平胸手术开展的情况更差，至于桶状胸手术，在很长时间里几乎只有我们在做。除了这四种基本的畸形外，我们命名的那些畸形，比如沟状胸、鞍状胸、单侧胸壁凹陷畸形、扁鸡胸、Wenlin 胸等畸形，虽然偶有治疗，但治疗效果却都不理想。正是考虑到治疗不理想，我们才另起炉灶，针对畸形特征另外命名，以方便设计针对性强的治疗方法。此外，还有其他的畸形，比如 Poland 综合征、Jeune

综合征，其治疗状况则更糟糕，全球范围内都没有几个医生会做这样的手术。

除了漏斗胸之外，几乎所有的畸形手术效果都不太令人满意。以前曾经有一个朋友无意中向我提起："在目前中国的胸外科圈子里，能够熟练完成 Nuss 手术的医生只有几个人。"起初听到这样的论述我觉得非常诧异，因为在我的印象中，漏斗胸的 Nuss 手术是一种非常流行的手术，很多医生都声称会做这种手术。那位朋友的话听起来很刻薄，但稍加思考后便发现，这说法并不过分。Nuss 手术很多医生会做不假，但会做与做好不是一个概念。据我所知，绝大多数胸外科医生没有做过这种手术，大家对该手术的印象只停留在理解上，并没有实践经历。在过去的这些年，我的足迹几乎遍布全国各地，去过 400 余家医院协助手术，这些手术中的多数恰好就是 Nuss 手术。如此简单的手术为什么一定要请我去帮助完成呢？原因很简单，大家要么不会做，要么就是做不好，正如上面那位朋友说出的事实。

漏斗胸本是一种大家都觉得简单的手术，但事实却令人意外，那么其他畸形的手术治疗状况就更令人不安了。别的畸形手术暂且不做评价，我们先分析一下 Nuss 手术，为什么如此简单的手术很多人却做不好呢？

手术做不好的原因有很多。从医生个人的因素看，可以总结为两个方面的原因：其一是认识问题，其二是技巧问题。Nuss 手术的原理很多医生都自以为非常了解，但这种认识只停留在表象的认识上，并没有认识到其实质，也就是我提到的杠杆原理。没有认识到这个原理，就不能把握手术的要点，就很难做好手术。技巧问题同样决定着医生手术的质量。Nuss 手术在临床上流行了很多年，需要特殊的材料和器械，而这些东西都来自 Nuss 医生最初的设计，因此几乎全世界的医生都原封不动地照搬了 Nuss 医生的操作技巧。在后来的传播过程中，虽然有个别细节方面的改良，但总的原则和操作要点几乎没有变化。这些技巧不变，就很难走出困境，把手术做完美。

相对于 Nuss 手术来说，鸡胸手术的情况更有意思。很多人声称知道其治疗的原理，但是，所谓的知道基本只停留在粗浅的认识上，多数人甚至连钢板的弧度设计都不清楚。如此基本的操作都不清楚，那何以了解操作的原理呢？由此可以看出，像 Nuss 手术一样，很多医生同样存在认识和技巧两方面的问题。在错误认识的指导下，医生采用的技巧就很难不存在问题了。到目前为止，鸡胸手术开展得非常不理想，其根本原因就在于此。

我们的科室为独立的胸壁外科，胸廓畸形手术是我们主要的工作内容。我们开展的胸廓畸形手术包括所有种类的畸形，只要胸廓有问题，几乎没有我们做不了的畸形手术。在过去的工作中，我们完成了大量高难度的畸形手术，也帮助国内很多单位开展了很多难度极高的手术。如果说我们做的手术确实与众不同的话，如上所述，除了认识不同外，重要的就是技巧不同。不同的手术中会有不同的技巧，但基本的技巧是相同的。总的来说，我们的手术中有 6 种基本的技巧：①固定技巧；②直接穿通技巧；③间接穿通技巧；④钢板导引技巧；⑤预塑形技巧；⑥微塑形技巧。以下分别对这些基本技巧进行详细说明。

第一种基本技巧是固定技巧。在所有的胸廓畸形手术中，均需要用到各种材料，其中特制的钢板是最常用的材料。这样的材料要放入人体内，最基本的操作就是固定，而不同手术的固定方法会有很大的差别。经典的 Nuss 手术采用短固定板做固定，固定板与主钢板垂直，当二者被固定牢固后，固定板会产生侧向的阻拦，使主钢板得以固定，不容易发生转位。这种设计的初衷十分合理，尤其当主钢板的两端都用短固定板固定时，"工"字形的架构似乎是最牢固的结构，即便不用其他附加方法做额外固定，也基本不会发生钢板的移位或者其他方向的位置变化。正是因为看中了这样的设计，有的人甚至直接将钢板设计为"工"字形，将这样的设计理念直接贯彻到自己的手术中。

但是，理论的设计不一定能在现实中获得理想效果。由于实际的胸壁并不平整，且正中的凹陷存在各种不同程度的坡度，所以经典 Nuss 手术钢板需要的理想工作环境并不容易存在。工作环境不理想，固定效果就不好。为了避免术后钢板的移动，一些医生不得不做额外的操作，再将固定板与肋骨固定在一起。而由于操作的空间有限，且表面上已经有钢板存在，此时如果用钢丝做固定，仅放置钢丝就不是简单的操作，其操作格外艰难不说，还很难获得令人满意的固定效果。Nuss 手术后常有因固定不牢靠而出现的各种并发症，都与这种特殊的固定方式直接相关。这成了该方法最大的问题。

Nuss 手术固定的问题始终存在。按理说，对于甄别能力较强的外科医生来说，这种问题早就应该有好的解决办法，但事实却令人意外，因为很多人并没有考虑过更改这样的固定方法。这种固定方法不仅影响了整整一个时代的漏斗胸治疗，而且还延伸到了其他畸形的治疗上，比如鸡胸的治疗，当医生将同样的方法用于鸡胸手术中时，就会出现更大的问题。鸡胸手术之所以开展得极不理想，根本原因就在于此。

由此可以清楚地看出，固定钢板的技术问题实际上是一个限制各种畸形手术顺利开展的大问题。如果不解决这个问题，所有的畸形手术就都做不好。

事实上，仔细分析 Nuss 手术钢板固定存在的问题可以发现，其根源恰好就是在固定的短钢板。如果不用此钢板做固定，视野就会即刻开阔起来，新的方法就会出现。

在开展 Nuss 手术的早期，我们也曾使用短钢板做固定。但从第一台 Nuss 手术开始，我们便看短钢板不顺眼了，于是很快就有了废弃这个东西的念头。经过反复的思考与探究，我们发现最简单也最理想的方法是将钢板直接与肋骨固定。这样的固定有非常明确的优点：①节省了手术的空间。漏斗胸手术切口本来就小，短钢板虽然名曰短，但这只是相对于主体钢板而言，如果与切口相比，实则硕大无比。将这样的东西放在切口中必然会占据很大空间，使切口不能尽量缩小。另外，对于需要放置两条甚至三条钢板的手术来说，短钢板占据的空间会更大，此时往往需要更大的切口才能容纳。而当两条或者三条短钢板头对头地放置于一个切口中时，钢板之间也会相互影响，钢板的位置都不好安排。可见短钢板对切口空间的影响是个大问题。那么，一旦去掉短钢板，就能腾出巨大的操作空间，由此为进一步缩小切口奠定基础。②简化了操作的流程。表面上看，短固定板的固定方法较为简单，将其与主钢板套接后用钢丝做缠绕便可以完成固定。即便需要与肋骨再做固定，由于全部在体表，应该不会有太大的困难。但是，这种设想只是一厢情愿罢了，在现实的操作中，由于切口不可能无限大，显露是一个非常大的麻烦，显露的麻烦还来源于钢板的遮掩。如果要与肋骨固定，在主钢板与短固定板先行放置的情况下，再与深面肋骨做固定的难度极大，而且放置钢丝的过程中伤及肺组织的风险也不得不予以重视。如果以直接固定代替，并合理设计手术的细节，操作将会变简单，手术整体的状况也会大为改观。③获得更好的效果。Nuss 手术采用的短钢板固定是一种间接固定，真正起塑形作用的主钢板并没有直接固定于胸壁的骨性结构上，而是通过短钢板间接固定的。既然固定不直接，就很难保证固定足够牢靠，就无疑会影响固定的效果。直接固定是将肋骨与钢板通过钢丝直接绑定，主钢板紧挨骨性结构，根基牢靠，固定彻底，因此效果更可靠。④有更多的适应证。这种直接固定的方法虽然是 Nuss 手术设计的，但由于很多畸形的操作都有共性，因此可以用在很多其他畸形的手术中，使所有其他手术都更加方便，使不可能的手术成为可能。

直接固定的优点如此之多，按理说，应该早有人发现这种固定方法的妙处，为什么到今天为止依然有那么多的人用短钢板做间接固定呢？真正的原因也许是，不是大家不想直接固定，而是没有想到好的直接固定方法。如果直接固定的方法不如用短钢板间接固定的方法简单的话，谁会愿意花更多的工夫去折腾自己呢？

直接固定的方法是将钢板与肋骨绑在一起。理论上讲，完成这样的操作并不困难，只要将固定的钢丝绕过肋骨然后与钢板捆绑在一起即可。但实际操作时并不容易，因为绕钢丝是一个很难的操作，这主要与跨肋骨的角度有关。现有的缝针弧度一般都不合适，即便临时改变了其弧度也不容易穿过。另外，如果直接采用缝针绕过肋骨，可能会刺伤肺组织。为了完成这个操作，有人会将肋骨骨膜剥离，环绕肋骨一圈做游离之后，再将钢丝绕过去；还有人做了其他五花八门的设计，都想将这个操作简化。这些操作不乏新鲜的创意，但都不简单也不方便，所以最终都没有得到重视与推广。

我们的方法很多同行都亲眼见过，可以说，这应该是目前为止最灵巧也是最简单的操作。在操作方法最终定型之前，我们先后做了很多尝试，经过了反复的试验，最后形成了现有的方法。我们的做法不是直接放置钢丝，而是采用丝线导引钢丝。这种做法的优点很明确，一方面可以避免直接放置钢丝的难度，另一方面可以避免预先放置钢丝对主钢板操作的影响。

我们的具体方法是，先用直角钳过肋骨，钳夹双十号丝线中间，将其绕过肋骨，然后放置主钢板，待主钢板翻转完毕，以丝线牵引钢丝并绕过肋骨，直接收紧钢丝，将钢板与肋骨固定牢靠。

这样的操作有很多的优点：其一，设计巧妙。考虑到直接以钢丝环绕肋骨的难度，我们采用了间接的办法来完成操作，以导引线做导引，间接将钢丝绕过肋骨。为了使此操作方便易行，我们将较长的钢丝对折，同样将导引的丝线对折，先用直角钳牵引导引线绕过肋骨，导引线绕过肋骨后，一端恰好是对折的丝线的中间连接部，就会形成一个天然导引圈，此时将对折的钢丝穿入丝线的导引圈之后，只要牵拉丝线，就可以很方便地导引钢丝，使钢丝绕过肋骨，从而完成最艰难的操作。这样的设计充分利用了导引线与钢丝对折的妙处，使整个操作如行云流水般流畅。其二，操作简单。在操作的具体过程中，只需要将肋骨周围稍做游离，将直角钳尖端从肋骨的一侧跨肋骨深面到另一侧，钳夹对折丝线并将其牵回，就可以完成操作。操作简单，没有太大难度。正因为简单，操作需要的空间也可以因此而变小，最终可在微小的切口内完成手术。其三，操作安全。放置钢丝的过程中，并没有缝针和尖的钢丝接触肺的过程，唯一跨肋骨的操作是直角钳。由于钳尖较钝，且紧贴肋骨背面跨过肋骨，所以不太可能会伤及肺组织，由此安全系数大大提高。其四，不需要特殊器械。整个操作需要的唯一器械就是直角钳，而这种器械是每一家医院都有的最常用的器械。不需要特殊器械，就可以使操作更为方便，也更容易得到推广。其五，流程合理。在完成固定的操作中，如果先放钢丝再放钢板，钢丝的存在可能会影响接下来的操作；而如果先放钢板再放钢丝的话，钢板的存在又会影响钢丝的放置。钢丝与钢板的放置始终是一个矛盾，强行放置必然彼此影响。我们设计的流程是先放导引丝线，由于丝线几乎不占空间，因此并不会影响钢板的放置与翻转。导引丝线的放置为钢丝的放置做了铺垫。当钢板放置完毕后，因为有导引线存在，放置钢丝的困难就会减少，因此就合理化解了矛盾，简化了手术。其六，效果确切。由于钢板和肋骨直接绑定，固定效果极佳，只要收紧钢丝，一般不会出现钢板的移动。另外，我们放置钢板的位置正好在支点的位置，此处是钢板的着力点，将二者在此位置做固定，不仅固定效果令人满意，而且可有效维持支撑的效果。

由如上的叙述可以看出，我们的固定方法完全颠覆了 Nuss 手术原有的固定理念，由此使手术改观，大大降低了 Nuss 手术的难度，明显改善了其效果。此固定方法被设计出来后，我们不仅将其应用在 Nuss 手术中，还将其应用在其他所有涉及固定钢板的胸廓畸形手术中。由此该技术成了胸壁外科一项基本的技术，这项技术就是我们在前文提到的 Wang 技术（Wang Technique），该技术也为我们发明的所有其他手术奠定了扎实的基础。

第二种基本技巧是直接穿通技巧。这是凹陷型畸形中经常用到的技巧。标准的 Nuss 手术都是在胸腔镜下完成的。到目前为止，全球范围内几乎所有的医生做这种手术都离不开胸腔镜，该装置被当成这种手术的基本配备。使用胸腔镜的初衷是在经过心脏与胸骨之间的间隙放置钢板时避免损伤心脏，很多人认为有必要借助胸腔镜来改善视野，以避免意外发生。但讽刺的是，每年大量钢板插入心脏致死的恶性案例中，几乎无一例外都是在使用胸腔镜的情况下发生的。血淋淋的事实似乎很难说明胸腔镜是外科医生的眼睛，如果真是眼睛，为什么医生们看着心脏还会捅进去呢？

像很多其他同行一样，最初我们做 Nuss 手术时也是在胸腔镜下完成的，但那种体验十分不好，因为视野并不清楚。既然不清楚，这东西就没有使用的必要了。于是我们很快便决定摒弃胸腔镜。我们先是从胸膜外完成手术，这种方法成熟后，便又将操作彻底简化，最终形成了非常简单的直接穿通法。到目前为止，这个方法已经被应用在我们所有的手术中了。自从这种技术成型后，我们便再也没有使用过胸腔镜，即便最复杂最危险的畸形手术，我们也坚决不用。没有了胸腔镜这样的眼睛，在很多人看来似乎是很不安全的操作，但在数千台手术中，我们从来没有出过事故，更没有损伤过心脏。尤其值得提出的是，我们穿通钢板的时间一般只需要几秒钟，这与使用胸腔镜的操作相比较的话，优势非常明显。

我们的所有操作全在胸腔内，外部根本看不到，因此旁人很难理解其中的奥妙。其实方法很简单，最重要的是要明确解剖结构，其次是要有胆量，当然最重要的还是要有技术。技术的要点就是直接穿过去，仅此而已。同行们看了我们的操作后总觉得异常危险，不敢尝试。这主要是没有掌握住要领罢了。只要注意细节，操作就相当安全，没有太大难度，也没有太大风险。

第三种基本技巧是间接穿通技巧。这是对直接穿通技巧的补充。不使用胸腔镜直接过钢板的方法是最简单的方法，而对于一些非常严重的畸形，直接穿通也有很大的风险，甚至几乎没有操作可能。此时即便使用胸腔镜，也依然非常困难。如果不采取特殊方法，就无法完成手术。那么，怎样才能降低风险和难度，使不可能成为可能呢？其实方法也很简单，那便是采用间接的方法，通过一个中转站，将整体困难的操作简化为两侧简单的操作，如此一来，困难就会被成功化解。

具体方法是于剑突附近做辅助切口，由此切口分别向两侧胸壁切口做导引，通道连通后，将导引管先由一侧引到辅助切口，然后再由辅助切口引到另一侧胸壁切口。

第四种基本技巧是钢板导引技巧。这是所有需要放置钢板的手术中都会涉及的技巧。

Nuss 是一个伟大的医生，不但发明了伟大的 Nuss 手术，而且为这样的手术量身定做了特殊的钢板。这种钢板从发明的那一天起，便救治了无数的患者。但是，这种钢板却并非十全十美，最大的缺陷应该就是钢板两端的凹齿。这些凹齿的设计初衷也许是为了方便固定，而实际的操作中，放入和取出钢板时，由于必须紧贴着心脏表面经过，此时的凹齿就成了锯齿。当这样的结构在心脏表面划过来又划过去的时候，就相当于在心脏表面拉大锯、扯大锯，其风险不言自明。其实生产厂家早就清楚这种风险，令人不解的是厂家始终没有改正，于是全世界范围的医生便不得不冒着割破心脏的风险做手术了。

为了消除这种弊端，韩国的 Park 医生果断对钢板两端做了新设计。他设计的钢板两端变得圆滑、平整，凹齿没有了，潜在的风险也就消除了，由此成就了更先进的塑形材料。但是，即便是 Park 的新钢板，也不能直接穿过纵隔，实际操作时均需要先用导引器引导才能将钢板放到隧道中。这种导引的操作会引发新问题，那便是导引器与钢板的连接问题。如果用普通的缝线或者带子绑扎，由于二者接头间并不平整，又可能出现类似锯齿切割的副作用。那么如何才能使凹齿及接头不再成为锯齿去切割心脏呢？我们特殊的设计又来了，我们用的是普通吸引器使用的塑料管，但这还不是我们操作的全部，真正的奥秘其实是剪管口的那一刀。为什么要剪开呢？这主要与 Nuss 手术钢板两端的凹齿有关。在具体操作过程中，导引管与钢板的连接必须足够紧密和结实，以防导引过程中导引管与钢板的连接不够牢固。为了使二者连接紧密，管道的口径不能太大，太大则一定不会牢固，一般的管道口径会稍小。此时如果将钢板插入管道一定长度的话，可以连接得足够牢固。但是，对于有凹齿的 Nuss 手术钢板来说，仅仅连接牢固还不够，更理想的操作是将凹齿遮盖住，这等于是消除了锯齿。而由于管道不能太粗，以较窄的管道包裹所有的凹齿会非常艰难，即便费很大的力气也很难将钢板的凹齿部分全部套住。那么怎样才能既遮住这些凹齿，又保证二者连接得足够牢固呢？于是便有了剪开一刀的操作。将管口剪开一定距离后，再将钢板插入管道，剪开的部位可以轻松遮掩凹齿，此时再将钢板向未剪开的管道内放置一段较短的距离，就可以相当牢固，这等于同时满足了两个要求。由此导引钢板的过程就变得既安全又便捷，且消除了潜在的隐患。这使得该技巧成了一个相当实用的技术。

第五种基本技巧是预塑形技巧。这是很多手术中都会用到的重要技术。胸廓畸形的塑形手术一般都是一次性到位的操作。对于有一定弹性的结构，这样的操作不会有太大的难度。但是，胸廓的结构中很多都是骨性结构，这些结构会非常坚硬，直接塑形往往难度极大，有时甚至无法成功。尤其对于成年患者，其骨骼不仅坚硬而且粗壮，要想对这样的骨骼做塑形，往往非常困难。那么，怎样才能完成操作呢？我们设计了一种很特殊的技术，即预塑形技术，这种技术使最困难的手术也能较为容易地完成。

什么是预塑形呢？顾名思义，就是在正式塑形之前预先做塑形。预塑形的方法有多种，但不管哪种方法，其基本的作用原理就是预先改变畸形的形状，使局部应力得到释放，为正式塑形打下基础。使用这样的操作，不管多么困难的手术都可以轻易完成。

第六种基本技巧是微塑形技巧。这同样是一种非常重要的技术。胸廓畸形手术主要是针对骨骼进行整形，由于涉及美观的问题，如果能将细节或者局部的瑕疵做得更加完美，将会获得更加令人满意的效果。为此我们设计了一些基本的局部塑形技巧，我们将其称为微塑形。

胸廓畸形手术多属于整体塑形，也就是说，通过整体连贯的操作使畸形整体得到塑形。这样的手术一般不会顾及细节，正是因为不顾及细节，很多手术便会有各种瑕疵，也就是令人不甚满意的地方。这些地方可以表现为各种形式的局部畸形，总的来说可以分成两类：一类是以凸起为主的畸形，另一类是以凹陷为主的畸形。那么，怎样才能通过创伤极小的手段完成这些局部的微塑形呢？其实方法非常简单，其原理上与漏斗胸和鸡胸手术的通用方法均不同。一般来说，凹陷的矫形方法是撑顶，凸起的矫形方式是压迫。而当实施微整形的时候，则需要反过来，也就是说，凹陷需要提拉，凸起则需要牵扯。这种方法不容易理解，如果结合我们设计的Wang手术进行理解的话，道理就简单了。

在实施微整形的过程中，必须明确一个基本的问题，那便是固定的部位问题，其实这个问题完全不成问题，要知道，在几乎所有的矫形手术中，都会有这样或者那样的材料，而这些材料在微整形之前便会放入患者体内。那么，有这么硬的材料存在于患者的胸壁中，而且距离需要微整形的部位并不遥远，那还有什么难题不能克服呢？

综上所述，在平时的工作中，我们设计了一些很特殊的技巧，这些技巧都非常有用且设计巧妙。有了这些技巧，手术操作会被大大简化，不仅手术效率提高了，而且手术效果也得到了改善。而这些技巧的设计和实施，都是极简法则的体现。

比如我们设计的基本固定技巧，如果与传统的固定方法相比，会显出极大的优势，其最鲜明的特征就是简单。直接的穿通技巧省去了胸腔镜，不仅使手术需要的装置更为简单，而且也使操作大大简化。本来长时间完成的复杂操作可以几秒钟便完成，其极简的特性格外鲜明。间接穿通技巧相对烦琐，但是，从其适应证来看，等于将不可能的手术化解为了可能且安全的手术，这也是极简法则的代表，所以表面上看变得烦琐了，实际上却更简单了。钢板导引技巧使过钢板的操作更安全更顺畅，操作也更简单。预塑形技巧大大降低了手术的难度。这两项技巧的极简特性同样非常鲜明。至于微塑形技巧，如果看成多此一举，则必然与极简法则相悖。但是，从完美塑形的角度看，其实又等于是将不可能变成了可能。像间接穿通技巧一样，这同样应该视为极简法则的体现。

胸廓畸形手术发展到今天，很多人在做这方面的工作，但是为什么很少有人能将其做得完美，这是个值得反思的问题。经过上面的介绍，大家看了我们在手术技巧方面做的努力后，就知道为什么我们能做出自己的特色了。

那么，为什么我们会有如此多的有用技巧呢？如上所述，这完全是极简法则的作用。当医生总是想简化操作，使手术更简单的时候，就会想方设法改进技术，最终使技术越来越简单、越来越实用。我们做梦都想把复杂的手术变简单，于是这些基本的技巧就应运而生了。

手术都需要有切口，切口是完成手术操作的通道。从手术的整体操作内容来看，如果病灶不在较为表浅的部位，切口的操作一般不会是手术中主要的操作内容。而对于一些恶性病变来说，即便在暴露的部位也不一定需要过多考虑切口的操作，因此总的来说，切口的操作并不重要。正是因为不重要，很多医生在处理切口时才会相当随意：切口的位置随意选择，切口的长度随意确定，切口的方向随意变更，切口的具体操作更是随意进行。一种操作如果过于随意，似乎意味着可以随心所欲，有了彻底的自由。这种不受约束的自由好像与极简法则十分相投：不受约束了，操作便简单了，当然就是极简了。但是，手术之所以是手术，是因为永远不可能让医生随意在患者身上拉口子，所以不受约束是不可能的，否则便不叫手术了。

切口作为外科手术中的基本操作之一，其实施并非随意，肯定有基本的原则。这些原则包括三个方面：

首先，必须利于显露。在任何手术中，实施切口本身不是手术的目的，真正的目的是通过切口完成目标部位的处理，因此切口必须为目标部位的操作服务。为了达到显露的目的，可以通过多种手段实现：①尽可能接近操作部位。距离越近，越利于显露。②尽可能扩大切口。切口越大，肯定也越利于显露。③必须避开重要的结构。通过切口完成特定部位手术时，如果其间有重要结构阻挡，则肯定不能为了完成手术而损伤该结构，此时就必须尽可能选择其他途径以避开这些重要结构。避开了重要结构，显露才真正可行。显露的问题是切口必须关注的首要问题，这个问题直接关系到手术能否实施，关系到手术的成败，因此格外重要。

其次，必须兼顾美观。切口是暴露于体表的，既然存在于体表，术后的疤痕就可能影响美观。一般来说，尽管切口的疤痕不可避免，但如果术后的疤痕过大过难看的话，患者肯定会不高兴，因此美观的问题必须考虑。要想顾及美观，必须做到如下要点：①切口必须尽可能短小。切口越长，疤痕必然越大，术后就越不美观，所以切口必须做得尽可能小。②切口必须尽可能隐蔽。切口位于体表，不同部位给人的感受不同，易暴露部位的切口影响美观，因此要尽可能避免，最好选择在隐蔽的部位做切口。切口越隐蔽，美观效果越理想。③充分利用身体自然的结构做切口。比如皮肤正常的褶皱或者皱纹，在这种部位做切口，术后疤痕可以合理遮掩，不会影响美观。

最后，必须考虑创伤。做手术是为了治病，是为了减少患者的痛苦，而切口的创伤是手术的代价。创伤过大，会增加患者的痛苦，增大治疗的代价，因此，必须减小因为实施切口而带来的额外损伤。影响切口创伤的因素有如下几条：①切口的长度。切口越长，实施切口的创伤就越大。因此，在完成手术时，必须尽可能缩小切口。切口小了，相关的损伤也就小了。②切口的牵拉。单纯完成切口操作时，如果不做强烈的牵拉，一般不会有更多的损伤，此时的损伤主要集中于切缘，非常有限。如果暴力牵拉切口，切口周围所有的组织和结构都可能受损伤，因此牵拉是会增加损伤的一种因素。为了减少创伤，就应该尽量避免牵拉。③切口的血运。切口的损伤与血运没有直接的联系，但是，手术过后面临的直接问题是愈合的问题。如果局部血运丰富，愈合就快，甚至不容易出现并发症；如果血运差，术后就会很麻烦。术后愈合的情况是损伤大小的直接反映，因此血运的情况也是影响创伤的因素。

如上三条原则是实施切口时必须注意的。表面上看，只要按照原则行事，切口的实施不会太困难。但是，仔细分析原则中的要求会发现，真正实施起来并不简单，主要原因在于其中隐藏的各种矛盾。比如说，为了利于显露，不得不将切口做得尽可能大，但切口过大又会增加创伤，且影响美观。这是一个天然的矛盾。再比如说，为了减小创伤，需要采用较小的切口，但是切口小的话，会影响显露，此时为完成手术而强行牵引切口的话，又会反过来增加切口的损伤，这又违背了做小切口的初衷。由此可以看出，切口的实施并不是一个简单的操作，要想做得完美，必须兼顾各种要素与细节。

胸壁外科手术是一种特殊的手术，该手术与其他专业的手术有较大的不同。具体来说，该手术具有两种基本的属性：一个属性是治病，另一个属性是整形。尤其对于胸廓畸形手术来说，这两种属性表现得尤为清晰。比如漏斗胸手术，由于漏斗胸基本的病变是凹陷畸形，可能会因压迫重要脏器而引起严重的后果。因此，漏斗胸首先是一种疾病，手术的目的首先是治病。但是，漏斗胸又有一个重要的影响，那便是对胸部外观的影响。很多患者是因为畸形的外表才决定手术的，这使得手术本身又具有了整形的属性。治病的属性要求优先处理病灶，如果有必要甚至可以忽略切口的要求。但是，对于整形手术来说，由于本身有美容方面的要求，所以对切口就会有格外高的要求，如果依然只注重治病的属性而不考虑整形的属性，就会影响最终的效果。

在平时的工作中，我看过很多医生完成的手术切口，切口的实施五花八门，各种做法都有。不可否认，不少医生的工作是出色的。但是，有些医生的做法却实在让人不敢恭维。比如说漏斗胸手术，有的医生不但切口开得多，而且可能都是大切口；另外，切口的位置也不讲究，术后的疤痕格外显眼，严重影响美观。切口做不好，不仅影响具体的操作，最终还可能因疤痕问题影响整体的塑形效果。那么，如何才能真正做好胸壁外科手术的切口呢？其实要想达到此目的并不复杂，只要注意了以下要点，就能够获得令人满意的效果。

首先，必须明确手术需要。不同性质的疾病对切口要求不同。胸壁外科有五种基本疾病，不管哪一种疾病的手术都涉及皮肤切口的处理问题。创伤、肿瘤、感染、缺损的随意性大，做切口时必须根据实际需要具体分析；畸形的手术相对定型，尤其对于常见的手术来说，切口都有较为固定的操作方法，这些切口均较容易完成操作。

其次，必须满足手术切口操作的基本要求。如上所述，手术切口的实施必须按照三个基本的原则实施，但要想满足每项原则又不大可能，因此必须做折中处理，兼顾各条原则，达到最好效果。

最后，必须考虑合理性与可行性。手术是复杂的大工程，不仅涉及治病和整形，还需要考虑其他的问题，比如风险问题等，所以有必要充分评估其合理性，不能冒着巨大的风险做手术。另外，也要对可行性进行评估。如果切口设计得很好，但不能良好地服务于手术，其就没有了使用价值。

在各类胸壁外科手术中，最被熟知的应该是胸廓畸形的手术，其中又以 Nuss 手术广为人熟知。在很多人的观念中，Nuss 手术是个很简单的手术，正是因为简单，所以大家不太会注意手术的细节，特别是切口的细节，可能更没有人关注。

与 Nuss 手术中诸多关键操作相比，切口的操作也许并不是特别重要，但这只能说其重要性被大家忽略了，其实切口的操作是尤其需要重视的内容。切口不光关系到显露、操作、美观，还有一个容易被忽略的问题，就是切口内钢板的处理问题，这显然是愈合的内容。也就是说，如果切口处理不好，不仅会影响所有术中的操作，还会影响术后的愈合，而且可能引起并发症。所以手术切口的实施必须非常小心。那么，怎样才能成功地完成 Nuss 手术切口的操作呢？以下要点值得注意：

第一，切口的数量。切口数量主要由医生的手术习惯和手术条件决定。如果要用胸腔镜实施手术，此时有的医生会用 4 个切口，有的医生会用 3 个切口，而将切口拉得比较长的医生可能会用 2 个切口。如果不使用胸腔镜，为了保证安全，医生会做辅助切口，于是就成了 3 切口手术。极少数医生会仅用 2 个切口便完成手术，即 2 切口手术。还有的医生认为切口多是一种耻辱，企图要以一个切口完成手术，于是便有了所谓的单孔手术。切口数量是一个敏感的话题，患者经常比医生更在意这种问题。按理说，肯定是数目越少越受欢迎，但是，如果切口能足够大的话，切口数量也就自然会变少。一些医生正是用这种说法安慰患者的，由此也使他们获得了不错的口碑。不过对于这样的切口还是要小心，虽然能轻易让患者相信，但关键是要让其他的旁观者尤其是同行也相信。如果切口真的过大的话，最终还是会影响医生的口碑。所以说，千万不能只为贪图减少切口数量而做大切口，否则反而会弄巧成拙。

第二，切口的位置。考虑到切口的美观性，一般选择在侧胸壁最好。

切口越靠背部，位置越隐蔽，越不影响美观。对于女性患者，还要考虑乳腺的存在，可以将切口选择在乳腺下部的皮肤皱褶处，这样可以更隐蔽。为了便于操作，还需要考虑显露问题。Nuss 手术的主要操作均在切口附近，因此显露的问题不会对切口位置的选择造成太大影响。如果同时做多个切口，位置的选择要考虑多方面的因素，比如兼顾每一个切口需要完成的操作内容，当然，一定要考虑有没有将切口合并的可能。如果需要做辅助切口，则多选择在剑突附近。

第三，切口的长度。切口的长度由很多因素决定，主要如下：①固定钢板的方法。目前通用的方法为 Nuss 医生原创的方法，即将短钢板安装于主钢板之上。这种方法不仅要考虑主体钢板放置的位置，还需要考虑短钢板的位置，因此切口往往需要开得比较长。如果采用韩国 Park 医生的固定方法，其固定装置明显较小，且操作也完全不同，可以采用较小的切口。但是，如果采用我们设计的固定方法，根本不用固定短钢板的话，则可以进一步缩小切口。我们最小的切口一般只有1cm 左右，是此类切口最小的长度。②使用钢板的数量。使用 1 条钢板时，肯定不需要太大的切口；如果需要放置 2 条甚至 3 条的话，就不得不延长切口了。此时如果再考虑固定短钢板的因素，多条钢板往往需要很长的切口才能满足需要。③操作方法。目前多数 Nuss 手术是在胸腔镜下完成的，胸腔镜需要占用操作空间，这无疑需要增加切口的长度，如果不用这种装置，切口便可以大幅度缩短。④切口的数量。如果在术中采用多个切口，则可以有效缩短切口长度。⑤医生的技术水平。医生的水平不同，对切口的要求自然不同。水平差的医生总嫌切口短，拉大口子是完成手术的基本保证；如果医生水平够高，则不需要太长的口子。

第四，切口的方向。实施切口时，方向是一个非常重要的问题。不确定切口的方向，就无法实施切口的操作，因此方向也是必须考虑的内容。一般来说，横向或者纵向的切口符合审美的习惯，只要没有特殊要求，都应该采用这样的切口。如果切口较小，不管横向还是纵向都可以实施，没有太大区别。但是，有些因素需要考虑，比如钢板的数量。如果同时需要两条或者多条钢板，也就是需要较长切口时，最好的选择无疑是纵向切口，这样，切口位于较靠背部的位置，即使较长也不易暴露。另外，要考虑术中需要延长切口的可能。有的切口开始时做得较小，术中根据需要可能要做延长，此时要对延长切口的方向进行预估。如果在侧胸壁，最好的方向当然是纵向，这样会便于操作。如果为横向切口，延长切口不仅容易损伤乳腺、胸大肌等结构，还会使切口更容易暴露，影响美观，因此横向切口不是好的选择。另一个需要考虑的因素也是延长切口的可能，但不是为了操作而延长，而是考虑到万一出现事故时便于采取紧急措施进行抢救。在 Nuss 手术中，最大的风险是损伤心脏或者大血管，如果把这种危险考虑在内的话，切口当然最好是横切口。万一出现意外的话，可以沿肋间快速向正中延长，进行紧急处理。这种情况如果发生在纵向切口的手术中，临时再做横向切口，将会形成一个难看的丁字形疤痕，既不美观也不符合操作原则。当然，在如此紧急的状态下，只要能把出血止住，不管什么切口都符合原则，主要是术后外观与感受不同罢了。切口方向除了需考虑上述因素外，还要考虑特殊结构的因素。特殊结构有两个：一个是乳腺，一个是胸大肌。如果在乳腺附近做切口，最好的选择应该是沿着乳腺周边皮肤皱褶的方向，这样更便于疤痕的隐蔽；如果在胸大肌附近做切口，则应该尽可能避免横断肌肉纤维，以减少损伤。

第五，具体实施方法。切口数量、位置、长度、方向等要素确定完毕后，便可以实施具体操作了。对于 Nuss 手术来说，由于需要进入胸腔，有医生会非常随意地切开切口，然后由切口直接进入胸腔。这样的操作对于胸外科医生来说是最常规的操作，似乎天经地义，不需要太多的讲究，而事实恰好相反，这种做法十分危险。首先，虽然 Nuss 手术的切口要进入胸腔，但切口的位置与进入胸腔的位置一般不在同一个平面上。如果将二者在同一个平面上完成，操作当然简单，但绝对无法获得好的效果。可以毫不夸张地说，很多医生之所以将 Nuss 手术做坏，就是因为这样的操作。其次，Nuss 手术需要放置钢板，而钢板的末端需要放在切口附近，如果皮肤切口与进入胸腔的切口位于同一水平，钢板末端的处理必然会受影响。这个部位处理得不合适，不仅会影响钢板的放置，而且会影响切口的愈合。由此可见，切口是绝对不能直接切入胸腔的。在此问题上，很多细节必须注意，我们的方法是：①皮肤切开后，先定位。皮肤切口做好后，先从切口处找到其中的肋骨，以此肋骨做参照寻找进入胸腔的合适位置，这个位置也是我们设计的固定点的位置，一般位于凹陷边缘的最高点。②进入胸腔。固定点找好后，以拉钩牵拉皮肤，直接拉到固定点，充分显露后，逐层切开肌肉，显露肋间肌，切开肋间肌后再进入胸腔。③做钢板隧道。进入胸腔的部位操作完毕后，直接对准其下方肋骨表面切开胸壁肌肉，然后从此处向外一路切开各层肌肉，切到皮肤切口位置后，再向外继续延伸约3cm。沿肋骨表面向上下游离各肌肉，形成一条足以容纳钢板的隧道。至此，切口的操作基本完成。这是放置一条钢板时需要的操作。如果需要放置两条或者三条钢板，可以采用同样的方法做第二条、第三条隧道，当然，都是要经同一个皮肤切口完成。如果以两个或者多个切口做手术，皮肤切口不同，其余操作均相同，不过，由于我们的操作全都经过一个切口完成，因此不存在这样的情形。在两条或者三条钢板的手术中，也可以将两条或者三条隧道合二为一或者合三为一。也就是说，第一条隧道完成后，将肌肉充分游离，最终使多条钢板都位于一个大的隧道中，这样不仅更便于显露，也方便操作。其唯一的缺陷是损伤较大，切口容易渗血，如果止血不良，视野反而不清晰。

以上主要是介绍 Nuss 手术切口的具体实施方法。在各种畸形的手术中，只要是侧胸壁切口，操作基本上都差不多。不过也有些细微的差别，比如 Wenlin 手术，固定的位置与 Nuss 手术不同，也不需要进入胸腔，因此钢板隧道的操作并不完全相同。除了侧胸壁切口外，有时会需要剑突下切口。这样的切口非常简单，只要对准剑突一路切下去就可以完成操作了。

关于切口的问题还有很多，上面介绍的都是实施切口过程中涉及的常见问题，实际操作过程中还可能有很多其他的问题，比如切口的闭合问题、皮肤切口的缝合问题，也都是需要探讨的内容。

像切口实施的操作一样，关闭切口对于胸外科医生来说似乎也不存在问题，不需要拿出来单独讨论，而事实并非如此。当然，如果按照我们设计的方法做切口的话，关闭切口不会有太大难度，只需要按照层次逐层缝合即可。但是，临床中很多医生的切口不是这样实施的，既然切口方法不一样，相应的关闭方法也就五花八门了。关闭没有章法就可能影响切口的愈合，甚至会引发一系列并发症。

关闭切口的要点有如下几方面：其一，要保证钢板位于隧道中，并被肌肉完全覆盖。钢板是一个异物，如果不被肌肉覆盖，其将直接位于皮下，便必然会影响切口的愈合。即便侥幸愈合，术后的某一天也可能顶破皮肤，从而导致严重后果。因此，一定要用尽可能多的组织进行覆盖。而切口内的肌肉是最好也是最丰富的组织，用这样的组织覆盖，显然是最明智的选择。其二，必须彻底止血。切口内操作时，需要切开较多的肌肉，并对肌肉做游离，而肌肉是最容易出血的组织。另外，经肋间入胸，可能会损坏肋间血管，这也是可能造成出血的因素。出血会直接影响术野，影响显露，因此必须尽可能及时止血，否则不仅影响切口愈合，而且可能因肋间血管出血而导致术后大量胸腔积液，严重者甚至需要二次开胸止血，所以必须重视止血。其三，要消除无效腔。由于手术切口较小，而内部游离范围较大，缝合如果不理想，可能会形成局部无效腔，无效腔则可能会存留积液或积血，术后将影响切口愈合。其四，切口的无菌操作和消毒。一般实施手术时，患者均处于平卧位，如果实施侧胸壁切口，位置会靠近手术台面，此时如果不注意无菌操作，很可能造成切口污染，所以在关闭切口的过程中，不仅要格外重视无菌原则，更要特别做好消毒工作，这样才能避免可能的切口污染。

按照上述关闭切口的要点完成操作，一般能获得令人满意的效果。但是，我们在实际操作中并不满足于这样的要求，我们会做额外的工作，其中最重要的一项就是缩小切口。

一般来说，在实施手术切口时，切口不一定做得很长，因为可以做适当的牵拉切口，而其附近的皮肤又有弹性，因此牵拉之后的切口长度往往会延长两到三倍。切口本来做得很小，而做完手术后如果不做特殊处理，切口可能会变成大疤痕，这无疑会成为操作的一大遗憾。为了避免这样的遗憾，我们设计了一种特殊的技术，使术后的切口尽可能缩小，甚至缩小到切开皮肤时最初的长度。具体方法是：在完成肌肉缝合后，先采用连续缝合对皮下组织进行缝合，然后用同一条缝线进行水平褥式连续缝合，缝合结束后，收紧打结，便可以明显缩小切口。在此基础上，再做皮内的美容缝合，会获得更令人满意的效果。

与手术的主要操作相比，切口的操作都是小问题，是细节的问题。正是因为小，很多医生不重视。但是，像很多其他的细节问题一样，如果医生忽略了，就可能会影响手术操作的大局。因此，"细节决定成败"的说法对于切口这个小问题来说，依然是真理。由上面的叙述可以看出，我们在切口的问题上下了很大的功夫。表面上看，我们似乎是将原本简单的问题复杂化了，与极简法则完全不符，但是从另一个角度看，也许恰好是极简法则的完美诠释。

其实切口的问题本来就是个大问题。患者花钱受罪，为了让自己摆脱病魔困扰、为了让胸部好看而不得不接受手术，接受手术不管是为了治病还是整形或美容，切口都是必须考虑的重要因素。我们给予这个重要因素充分的重视，是做了该做的工作，而不是多此一举。和我们的做法不同，别人的做法也许很简单，但他们的简单并没有获得好的效果，反而很可能带来恶果，那样的简单就是事实的偷懒、疏忽甚至失误。

其实，在很多细节问题的处理上，我们之所以格外严苛，是想还这些问题一个公道，这些貌似不重要的细节其实是非常重要的，只是长期被人忽视了，才被当作不甚重要的内容。事实上，它们本来就需要格外用心去对待，以往没有人做而我们用很简单的方法做好了，这不但与极简法则不冲突，反而是极简法则最直接的体现。

外科手术的每一项具体操作都有特殊的规律和要求，不管是哪一种操作，都需要医生按照要求进行工作。切口的实施也好，关闭也好，缝合也好，都有其特定的要求。只有严格按照这些基本的要求实施操作，才能在规矩的呵护下天马行空、随心所欲，那才是最高境界的自由，也才是真正的极简。

　　漏斗胸是一种古老的疾病，在数百年前就被人认知了。但是，对这种疾病的治疗却相对滞后。一般认为第一台手术由德国医生 Meyer 于 1911 年完成，他也成了公认的治疗漏斗胸的鼻祖。Meyer 在手术中只是将患者右侧的第 2、3 肋软骨切除了，这种做法在现在看来仍匪夷所思。当时的手术细节不清楚，也不知道 Meyer 医生为什么会有这样的手术设计。很显然，这种完全不靠谱的做法不可能有好的结果，所以他的手术以失败而告终。然而，像很多领域的先驱一样，Meyer 医生依然被当作漏斗胸手术的开拓者。他之所以伟大，是因为他第一个挺身而出，他使后来者意识到漏斗胸是可以通过手术治疗的。有了这样的认识，其他人才可能做更多的尝试，于是接下来漏斗胸的外科手术治疗便正式开始了。

　　第一台手术过去 2 年后，到了 1913 年，Sauer-bruch 医生做了更激进的手术，他将患者左侧的第 5~9 肋软骨及相连的部分胸骨全部切除。与 Meyer 的手术相比，Sauerbruch 的手术显然更合理，因为切除的结构恰好是凹陷胸壁的结构。从理论上讲，此处结构被切除后，凹陷的主要危害也就是对心脏的压迫就解除了，这无疑会有明显的治疗效果。这位患者术前因胸壁压迫而有明显症状，表现为心慌气短，活动后加剧，甚至无法工作。如术前预期的那样，手术后他的前胸壁压迫解除了，症状基本消失了，身体恢复了健康。这成为漏斗胸手术历史上第一个成功的案例。

Sauerbruch 的第一台手术成功了，但是一些具体的问题受到关注：①心前区的骨性结构被切除后，局部的反常呼吸相当明显，这无疑会影响呼吸功能。②由于胸壁出现明显的薄弱区域，腹腔脏器可能由此疝入胸腔。③外表异常的外观没有得到完全改善。

用现在的眼光看上述问题，每一个问题都非常严重。当时的医生虽然对一些问题的认识不如现在深刻，但对于基本的道理还是清楚的。这三个问题的出现，同样让当时的医生担忧，于是大家便开始围绕这些问题进行深入的研究。

Sauerbruch 本人也很快对手术方式进行了改进，他改从两侧对前胸壁结构进行更大范围的矫正，并对胸骨做了塑形。为了消除前胸壁的软化，他还设计了前胸壁的牵引装置。使用该装置在术后将前胸壁牵引 6 个月左右，直到其形状基本固定为止。他的手术在当时是绝无仅有的先进方法，因此逐渐被欧美的医生学习并传播，并最终被美国的 Ravitch 医生发扬光大，成为后来治疗漏斗胸的标准术式。

Ravitch 手术的基本原则是对前胸壁凹陷相关结构做彻底矫形。具体方式是，显露胸骨两侧的肋软骨、胸骨甚至剑突，针对畸形的具体特征进行更加细致的矫形。从这些细节可以看出，Ravitch 手术其实并没有统一的方法，只是原则基本固定罢了。在基本原则的指导下，整个手术类似汽车的大修理，这便是该手术最本质的特征。

Ravitch 手术的优点包括：①显露彻底，便于操作。此手术一般有很长的切口，切口位于胸壁的前正中，从胸骨角甚至胸骨上窝一直向下延伸到剑突下，切口长，术野大，可以保证所有的畸形细节都显露清楚，操作完全直视，因此非常方便。②整形效果令人满意。由于所有的畸形细节都显露无遗，只要有足够的手段和方法，畸形的所有细节一般都可以处理得令人满意，因此总体效果较为理想。

但是，这种手术又有很多的缺陷：①损伤过大。由于手术创面极大，涉及范围甚广，而且可能侵入双侧胸腔，因此损伤相当大。②术后切口疤痕大，容易暴露，不美观。手术的切口位于前胸壁正中，上端位置过于靠上，穿常规的衣服很难将其遮掩，因而影响美观。

在 Ravitch 手术流行的时代里，曾有很多五花八门的具体操作出现，这些操作都是为了做矫形，有的直接针对畸形做操作，有的借助各种材料做治疗，虽然手术的细节不同，但基本的理念都差不多，因此依然是 Ravitch 手术的范畴。但有一种手术却完全不同，那便是 1954 年由 Judet 医生提出的胸骨翻转术。这种手术设计得非常巧妙，是将凹陷的前胸壁从周围离断后做翻转，然后放回前胸壁并做固定，以此消除前胸壁的凹陷。这样的手术 Judet 本人做得并不多，但后来日本的 Wada 医生却做了大量报道，他成了做这种手术最多的医生。

胸骨翻转术原理较为简单，手术方式也较为固定，对于消除凹陷这种简单目标来说，是一种成功的手术。如果患者手术的目的只是消除凹陷的话，这种手术是很有价值的。但是，这种手术存在很多问题：①创伤极大。这种术式不仅术野大，范围广，而且需要进入双侧胸腔，需要将所有的前胸壁畸形结构全部离断，损伤之大，Ravitch 手术都不及，这成了该手术最大的硬伤。②风险很高。在操作过程中，所有凹陷周围的血管都需要切断，不仅会有大量出血，而且可能会影响术后翻转部分胸壁的血供，这使手术存在很大的风险。③术后切口疤痕过长。像 Ravitch 手术一样，此术式也需要很长的手术切口，切口长，疤痕就大，影响美观。④术后整形效果不佳。将凹陷部位的胸壁翻转后，底部向前方形成了新的凸起，翻转部分的胸壁与周边原有的胸壁很难光滑平整地对接，因此经常凹凸不平，很难获得令人满意的塑形效果。这样的问题在早期可能会因为皮肤的覆盖而遮掩，但是，随着时间的推移，骨骼畸形的形状会逐渐显现，外观依然难看。

在治疗漏斗胸的早些年，整个外科领域尚没有微创的概念，胸外科领域也没有，因此对创伤和切口的弊端不可能给予太多重视。此时医生和患者的共同目标就是治病。因为治病而带来的创伤和难看的疤痕，被当作理所应当的代价。治病不可能没有代价，于是不管创伤多大，术后的疤痕多难看，都没有太多人在意。此时的 Ravitch 手术和胸骨翻转术都只有一种目的，那便是治病。随着生活水平的提高，人们开始更注重外观的美观，手术也就多了美容的属性，但这只是后来的事情，早期的人们关心的重点唯有前胸壁压着心脏让患者很不舒服，其他问题并不重要。

但是，人对美的追求是一种天然的渴望。以往的手术虽然可以治病，但无法满足人们对美的渴求。尤其当科技水平足够先进，人的更多渴求有可能被满足时，患者对医生的要求便也增加了。于是，微创的概念终于出现在手术中。

早期的微创手术主要指的是小切口手术，人们将创伤的来源归咎于切口的实施，于是大家简单地以为，只要切口小了，创伤就会减小。这种观点在早期是比较容易被人接受的。小切口的拥趸们除了用创伤小作为他们的理由外，也会将美观因素拿出来支撑自己的选择，小的切口意味着小的疤痕，患者当然更乐意接受。

小切口手术出现的早期，有的人欢迎，有的人抵触，最根本的原因是其会影响显露，增加了手术的难度甚至风险。在没有更好的辅助装置的前提下，一味地强调缩小切口是不可能不让人忧心忡忡的。但是，这种顾虑很快得以消除，顺应手术的要求，一种伟大的装置出现在临床中，这便是改变了整个外科历史的神器——腔镜。这种神器首先在腹部手术中开始使用，由于其有极诱人的前瞻性和优越性，很多其他专业的医生也很快加入使用的行列，胸外科的历史也被改变，全方位的微创手术时代终于来临。

胸外科使用腔镜，先是为了完成一些简单的肺手术，之后操作越来越复杂，并逐渐应用于其他各种各样的手术中。切口进一步缩小，但显露在腔镜的协助下变得越来越清楚，操作也因为各种特殊器械的发明而变得更精确，这使得腔镜技术越来越成熟。

漏斗胸手术是胸外科一种常见的手术，微创时代到来，这种手术不可能成为孤零零的旁观者。于是该来的东西如期而至，这便是 Nuss 手术。

Nuss 手术在 1998 年正式公布，而在此前的很多年，Nuss 医生便已开始了相关的尝试和研究。关于这种手术的具体操作，如今已广为人知，而从传统的开放性手术过渡到 Nuss 手术，经历的却是一场脱胎换骨的革命。

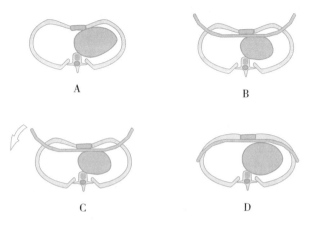

A：漏斗胸的截面图；B：钢板经胸壁与心脏之间的间隙放入；

C：旋转钢板，将凹陷的胸壁撑起；D：钢板两端固定于两侧胸壁的肋骨，手术完成

图 13　Nuss 手术操作示意图

Nuss 手术最本质的特征是间接塑形，即不对骨性结构做任何破坏性操作便可以完成对骨骼的塑形。这种特性与以往的所有术式都有本质的区别，这种间接的属性也使该术式顺应了时代的要求，具备了更多难能可贵的优越性，具体包括如下内容：

其一，创伤明显减少。以往不管哪种手术，由于操作的对象是所有病变的结构，且全部采用直接塑形的方法做矫形，因此损伤不可能很小。但 Nuss 手术并不直接对畸形结构做破坏性塑形，而是通过特制的钢板做间接塑形。这种间接操作只是改变了骨骼的形状，并没有破坏任何有形的结构，故手术的创伤大幅度减小。而在创面创伤方面，整个创面主要局限于两侧胸壁狭小的切口及纵隔周围，因此来自创面的直接创伤也极小。所以该术式赶上了时代的潮流，微创成了其鲜明的特征。

其二，切口美观效果大大提升。以往的手术只考虑治病而不太考虑切口的美观，这样的问题虽然一直被当作治病所必须付出的代价，但只要有可能，患者就会更倾向于接受更小更隐蔽的切口。和同时代的很多其他胸外科手术一样，胸腔镜的使用为这样的愿望提供了可能。在 Nuss 手术中，常规使用的胸腔镜使远离切口的操作成为可能，于是切口终于可以不再位于畸形的正中或者附近，而被放在更远更隐蔽的侧胸壁。在开放手术的时代，这种选择是违背显露的基本原则的。但是，因为有了胸腔镜的帮助，

不合理的切口变得合理，不可能的操作成为可能。于是，漏斗胸手术终于不再需要巨大的切口来实施操作了，术后的疤痕也更符合美观的要求。

其三，整体的塑形效果得到改善。Nuss 手术采用一种巧妙的设计对畸形做间接塑形。表面上看，这种手术不可能有很好的效果。但是，任何手术都有自己的适应证，不可能包罗万象，也不可能对所有的疾病都达到理想效果。Nuss 手术也一样，不是所有类型的漏斗胸都适合选用 Nuss 手术，然而，只要适应证选择合适，其手术效果就可相当令人满意。这成了 Nuss 手术受到广泛欢迎的重要原因之一。

其四，手术难度大大降低。从 Nuss 手术的操作原理来看，只要将弧形的钢板放入凹陷底部做翻转，就可以获得令人满意的塑形效果。具体操作时，其难度也并不高，只要掌握了要领，就能很轻易完成。这样的操作与之前的开放性手术相比的话，仅从难度来看，显然不是一个级别。由于难度大大降低，该手术受到极大的欢迎。此后漏斗胸手术之所以在全球范围内大面积开展，也正是因为 Nuss 手术有了这种革命性的成就。

由最开始 Meyer 医生设计的手术一路发展到 Nuss 手术，漏斗胸的治疗经历了一个漫长而复杂的变化过程。在此过程中，操作理念发生了翻天覆地的变化，操作细节也有了根本性的改变。操作越来越简单，越来越高效，效果越来越令人满意。漏斗胸的治疗由此进入了真正的微创手术时代。

回顾漏斗胸手术发展的历史可以发现，手术经历了一个操作由繁到简、切口由长到短的变化过程。而这样的过程恰好是极简法则的具体体现。其实，每一个新术式的出现，都顺应了极简法则的要求方向。新术式只有更简单、更高效，才可能被人认可、被人接受。Nuss 手术之所以最终能获得成功，恰好是因为具有了这样的特性。

所有手术都是特定历时条件下的产物，在某种大的环境当中，每种手术都有其存在的合理性。然而，社会在进步，人们的观念也在改变，人们对手术的认识也不会一成不变。Nuss 手术是时代发展的产物，顺应了时代的要求，其自身的种种优点为其存在与流行提供了支持。但是，Nuss 手术同样有缺陷。既然有缺陷，就会对进一步的发展和改进提出要求，这便是推动手术发展最强大的动力。在这种动力的推动下，Nuss 手术将迎来自身的不断改进和完善，漏斗胸手术也在为下一次革命进行充分准备。该来的都会来，像 Nuss 手术一样，手术的进步必将沿着极简法则指引的方向，不断前行。

从 Nuss 手术到 Wung 手术

Nuss 手术的问世是漏斗胸治疗的一次革命，其出现不仅影响了漏斗胸的治疗，甚至影响了其他很多胸壁畸形的治疗，比如扁平胸、鸡胸及许多被误以为是漏斗胸的其他胸壁畸形的治疗。因为有了 Nuss 手术，漏斗胸的治疗发生了翻天覆地的变化，手术更简单，操作更安全，损伤更微小，漏斗胸的治疗进入了真正的微创手术时代。与传统手术相比，Nuss 手术的优点显而易见，而其最大的特征就是手术方式的简化。这无疑是极简法则的完美体现。但是，任何手术的简与繁都有相对性，Nuss 手术同样如此。相较于传统手术而言，这种手术的确简单，似乎是一个小手术，而感觉与动手操作是两回事。凡是做过这种手术的人都知道，这个手术其实并不小，相反，在很多场合下甚至是一个绝对的大手术。Nuss 手术的"大"表现在以下方面：

其一，Nuss 手术本身具有很大的风险。Nuss 手术最大的危险是对心脏的损伤，这种损伤来自导引器和钢板的放置。由于必须将钢板经心脏表面放入心脏与凹陷底部的间隙内，这使心脏损伤成了最大的风险。总的来说，有三个因素增加了这种风险：①不可直视。为了顾及美观并方便固定，Nuss 手术的切口一般在侧胸壁，而最危险的操作部位即心脏表面的间隙位于胸腔的中部，这种位置关系使切口与操作部位之间存在很长的距离。在一些严重的病例中，即便心脏偏向左侧，也会与另一侧即右侧胸壁的切口之间存在很长的距离，距离长就很难直视。另外，由于手术的切口往往较小，且胸腔内还有肺组织的阻挡，于是直视更加不可能。为了使无法直视的操作部位获得较好的视野，普遍的做法是采用胸腔镜。胸腔镜虽然可以提供较清晰的视野，但其本质上依然不是直视，只是通过屏幕显示的间接影像。但即便是这种间接影像，在某些时候也会成为奢望，比如在凹陷非常严重的畸形手术中，心脏受压严重，偏向左侧，心脏与整个前胸壁完全贴在一起时，胸腔镜将看不到任何东西。还必须指出的是，在 Nuss 手术中，往往需要同时看清楚纵隔两边的术野，而胸腔镜只能看到一侧的术野，另外一侧则成了必然的盲区，所以同样无法直视。任何手术都有危险的操作，要想避免损伤大血管或者重要脏器，直视是最重要的前提。不能直视的操作就会有很大的不确定性，不确定就会增加损伤的可能。②间接操作。Nuss 手术的切口距离畸形的部位较远，在整个过程中，操作者根本没有办法直接接触凹陷，而必须以钢板间接完成塑形。间接的操作会缺乏精确的手感，也增加了操作的不确定性。操作不确切就很难保证操作的安全性，损伤的风险同样会增加。③结构特性。漏斗胸最大的病理特征是凹陷的前胸壁对心脏的挤压。在正常情况下，心脏只是轻轻地挨着前胸壁，二者之间的间隙自然存在。但是，当凹陷压迫心脏时，二者之间的间隙便成了潜在的间隙，凹陷越严重，二者挨得越紧密。此时如果要在中间放入导引器和钢板的话，操作的风险无疑是巨大的。关于手术的大小，很多人的理解实际上指的就是风险。当风险小的时候，人们也倾向于将其说成小手术。Nuss 手术的风险毋庸置疑，尤其是当存在损伤心脏的风险时，这种手术就真的不能小看了，于是也便成了大手术。

其二，该手术具有很大的难度。对于操作过 Ravitch 手术和胸骨翻转术的人来说，Nuss 手术很容易被视为简单的手术。Nuss 手术的简单也是其最大的优势。但是，很多时候这只是个假象，因为除了部分操作简单外，更多的手术操作并不简单：①一些特殊情况下的病例并不简单。比如年龄极小和极大的病例，除了手术操作，要保证手术成功尚需要顾及很多其他的要素。②一些病变非常严重的病例。比如凹陷极深、面积极大、位置偏高、不对称的类型，或者合并其他问题的类型，比如合并肋弓畸形、凸起畸形的漏斗胸，其手术需要特殊的技巧才能获得满意效果。③合并其他病变的漏斗胸。很多漏斗胸畸形本身并不孤立，会合并其他病变。比如肺的病变及心脏病变，由于涉及合并病变的处理，因此会相当复杂。④成人漏斗胸。Nuss 手术是以钢板将凹陷的骨性结构撑顶起来的操作，骨性结构的硬度大小直接决定了手术的难易，骨骼越柔软，手术越简单。低龄或者青春期前的患者骨骼柔软，可塑性好，手术较简单；但是成年患者的骨骼普遍偏硬，且更粗壮，因此塑形会相当困难。⑤失败的病例或者心脏手术后的病例。临床上很多患者经历过一次或者多次矫形手术，有的会发生在心脏手术后，这些患者的最大特征就是存在心脏与胸骨之间的粘连。而粘连意味着固有间隙消失，在间隙已经不存在的情况下，如果强行从二者之间"制造"间隙并放入钢板，其风险和难度可想而知。更为麻烦的是，这样的操作还无法直视，只能间接操作，这无疑是雪上加霜，风险和难度变得更大。

其三，该手术具有很大的排场。为了完成 Nuss 手术，需要很多的特殊装置和材料。除了 Nuss 手术特需的钢板外，还一定要有特殊的器械，且都要提前消毒准备。另外，在绝大多数医生的手术中，都会用到胸腔镜。胸腔镜是一个很大的装置。当所有的器械、装置都摆在手术台周围时，会形成很大的排场。排场如此之大，如果坚持将其认定为小手术的话，显然很不合适。

其四，该手术有很多失败的案例。人们对小手术的定义有很多，其中之一涉及手术的效果。如果一个手术成功率很高的话，人们会倾向于将其视为小手术。但是，Nuss 手术的成功率并不高。在平时的工作中，我们接触过很多手术后的患者，这些患者来自五湖四海，他们的手术由不同医院的医生完成，有的甚至是非常著名的医生，但很多手术做得并不理想，不少甚至是失败的。我们曾做过很多失败手术的二次或多次手术，一种几乎被公认为简单的手术，为什么会出现这么多失败的病例呢？原因很简单，那是大家对该手术有误解，误将复杂的大手术轻视了。所以说，Nuss 手术并不简单，也不是小手术。

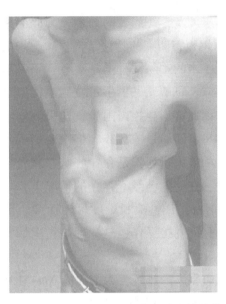

**图 14　Nuss 手术失败的案例（患者术前为简单的漏斗胸，
而经历了失败的手术后，成了极其复杂的畸形）**

由如上的分析可以看出，虽然 Nuss 手术被普遍认为是一种简单的手术，但事实并非如此。实际操作过程中，尤其在形形色色的大医生、大专家的手术刀下，该手术会表现为一个难度大、风险高、效果难以把控的大手术。这才是 Nuss 手术的本来面目。

从 Nuss 手术的原理看，其操作本应该是十分简单的。但为什么很简单的操作实际上却并不简单呢？上述分析给出了具体的解释，也说明了手术中最大的风险与难度。那么，有没有可能化解所有的风险，降低难度，使之成为真正的小手术呢？这正是我们一直以来努力的方向。令人欣慰的是，经过不懈的努力，我们终于使这个并不算小的手术成了一个真正的小手术。这便是我们设计的改良 Nuss 手术，也就是 Wung 手术。

如何才能使一个风险高、难度大的大手术变成一个小手术呢？为了实现这样的目标，很多人都在努力，国内的、国外的，大医院的、小医院的，所有医生都在做着各种努力与改良。我们的做法与其他人的做法都不同。具体表现在如下方面：

其一，对工作原理的认识。以往人们之所以对 Nuss 手术有不切实际的认识，根本原因在于没有真正了解其工作原理。表面上看，其原理非常直观且简单，实际上却并不简单。经过长时间的观察和研究，我们发现其本质是杠杆原理。这样的认识相当重要，正是因为认识到了这种机制，我们才轻易发现了操作的真正要领。要领清楚了，操作就能更精确，就无疑能降低手术的难度，使手术简化。

其二，Tubeless 技术的应用。在目前通行的 Nuss 手术中，需要使用各种各样的管道，从气管插管到胃管、尿管、动静脉测压管、胸腔闭式引流管等，都是手术中经常放置的管道。这些管道的存在，不仅使手术更烦琐，还加大了患者的痛苦，另外，还可能带来相关的副作用。以往这些管道被普遍看成不可或缺的东西，如果说有副作用，也被视为必须付出的代价。但是，经过大量尝试，我们发现，这些管道全部可以从手术中去除。开始的时候，我们会在一些简单的手术中尝试无管技术，随着经验的积累，我们将这种技术逐渐推广到几乎所有的漏斗胸手术中。我们的经验表明，这种技术是一种非常安全实用的技术。这些管道一旦去除，整个手术的面貌将能得到彻底的改观，不仅手术的条理更清晰，手术也会得到大幅度简化。

其三，不使用胸腔镜。Nuss 手术用于临床后，为了获得一个良好的视野，同时也为了使手术进一步微创，胸腔镜被常规用于手术中。如上所述，胸腔镜的视野并不是直接的视野，虽然是间接视野，也比没有视野摸着黑完成操作更安全。正是因为有了这样的认识，胸腔镜成了 Nuss 手术最重要的装置。离开了胸腔镜，外科医生纷纷表示没有了眼睛，没有眼睛的话手术当然不可能完成。但是，在 Nuss 手术中，这样的眼睛并不能看清楚所有的东西，尤其一些最关键的细节往往是胸腔镜的盲区。而这些关键的细节若无法看清楚，胸腔镜也便失去了最应该有的价值。临床中频频发生刺破心脏的不幸，如果有良好的视野就绝对不会发生，这样的不幸几乎全部发生在使用胸腔镜的手术中。所以胸腔镜的使用并不见得是一个理想的方法。而因为使用胸腔镜，无形中会使手术操作更烦琐、更复杂。如果将心脏的损伤也算作这种装置固有的并发症的话，这种装置就真的不应该继续使用了。很显然，如果不使用胸腔镜，手术无疑会大大简化。经过长时间的摸索，我们实现了这样的目标，在所有的手术中都不再使用胸腔镜。这个最必需的装置消失后，不仅所有的相关操作得以简化，其他配套技术还得以改进和提升。当然，其中的配套技术不可能比之前的技术更麻烦，否则我们不可能选择将胸腔镜去除。总之，我们的手术中，不使用胸腔镜应该是最鲜明的标志。因为不用，所以更简单，更像小手术。

其四，切口的特殊处理。Nuss 手术的操作细节有很多，而几乎所有的操作都是在切口附近完成的，因此，切口的处理格外重要。切口的处理并没有固定的模式，每个医生都可能有自己的一套方法。最直接的处理方法是逐层切开切口内的结构，游离肌肉，制造隧道。这种方法直观，也不复杂，但可能为放置钢板和之后的操作造成麻烦，甚至最终影响塑形的效果。我们的方法更为简单，切开皮肤后以拉钩直接将皮肤牵拉到固定的位置，找到固定点，做隧道。这个操作体现了杠杆原理的精髓，直奔主题，从而可使手术大大简化。尤其在切口长度非常有限的情况下，这种操作的简单与便利性更加明显。

其五，过纵隔操作的简化。对所有开展 Nuss 手术的医生来说，最危险也是最困难的操作是将导引器或者钢板穿过纵隔。此操作虽然几乎全部在胸腔镜的"直视"下完成，却完成得并不顺畅，凹陷稍有深度就会非常困难。我们的操作对此进行了简化：对于较为简单的凹陷畸形，我们会以导引器直接由一侧穿到另一侧；对于复杂的病例，我们会通过辅助切口完成操作。有人会认为这样的操作风险极大，对技术的要求更高，不具备可复制性，无法大面积推广。这样的观点并不正确。任何操作都有要领，我们的操作要领不但不复杂，甚至相当简单，因此总体的难度并不大。

其六，预塑形技术。在 Nuss 手术的具体操作中，有的畸形类型是很难处理的，比如成人畸形或者非常深的畸形，手术难度相当大。而对于凹陷局部的病变，由于只能通过钢板间接矫形，处理的难度更大，很多情况下操作者不会对此做出直接处理，这无疑会影响最终效果。为了消除这样的弊端，我们设计了一种特殊的技术，预先对坚硬的骨骼进行软化，或者对畸形的局部做预处理，这样处理可以释放应力，为接下来钢板的撑顶打基础。这样的操作，不仅可使手术的难度大大降低，简化手术操作，而且可明显改善手术的效果。

其七，钢板的固定技术 Wang 技术（Wang Technique）。钢板固定是 Nuss 手术的一个核心操作，以往的固定方法都以短的固定板完成，不仅操作烦琐，而且效果不理想，很多时候甚至还会因为固定的问题而引起并发症。为了简化固定方法，我们对相关方法做了全新的设计，不再使用短固定板，而是将钢板直接固定在肋骨上。为了使操作变得可行，我们不但设计了过钢丝的详细技术细节，而且合理规划了流程，由此使钢板固定的技术既流畅又便捷，最关键的是，这种操作的效果更确切，手术的质量可得到大幅度提升。

其八，复杂漏斗胸畸形的处理。Nuss 手术的难度经常体现在一些复杂漏斗胸病例当中，比如二次手术病例、合并其他畸形的病例或者合并其他脏器疾病需要同时手术的病例。对于这样的病人，最重要的是要将复杂的问题简单化。比如二次手术，其最大的风险和困难就是胸骨后的粘连。那么如何才能使此问题得到解决呢？方法有两个：一个是寻找新的路径绕开粘连，另一个是尽可能在直视下完成粘连分离。第一个方法实际上就是我们设计的 Wang 手术，该方法将在另外的章节中介绍。这里介绍第二种方法，即直视下进行分离。为了尽可能安全有效地完成操作，我们通常会在剑突下做辅助切口，经过此切口进行粘连分离，可以成功化解风险，降低难度。

Nuss 手术是一个伟大的手术，自发明之日起，已经帮助千百万漏斗胸患者解除了痛苦。由传统手术过渡到 Nuss 手术，漏斗胸的治疗实现了革命性飞跃。但任何技术都在不断进步和发展，其中有量变也有质变。如果说后来的 Wang 手术是一种新的质变的话，那么 Nuss 手术自身的各种改良应该是能量的积蓄或者量变。为了使手术更简单、更安全，很多医生付出了巨大的心血，这不仅促进了技术的进步，还逐渐改变了很多落后的观念。我们之所以能做出如上诸多新设计，是因为我们从别人的经验和教训中总结出了属于我们自己的经验。这些经验非常实用，让 Nuss 手术的操作从本质上得到了改观。如果说之前的 Nuss 手术有很大的风险和难度的话，我们设计的 Wung 手术则已经成了非常安全非常简单的小手术。

我们的科室是独立的胸壁外科，主要收治胸廓畸形患者。我们收治的患者中，虽然有大量的漏斗胸患者，但其他畸形的患者也有很多，尤其是病情极其复杂的患者，他们来自全国各地甚至海外，在其他医院得不到良好的治疗，便纷纷来到我们的科室，抱着最后的希望寻求帮助。他们的很多手术都很复杂，风险高，难度大，都属于大手术。相比之下，漏斗胸的 Wung 手术属于我们科的小手术，虽然后来我们设计的 Wang 手术比 Wung 手术更小，但这也不影响其小手术的属性。不管怎样，能将别人眼里很危险很麻烦的手术做到这样的水平，应该是做了一件很对的事情。

看了我们的工作后可能有人会疑惑，为什么这些改进会发生？灵感又是怎样涌现出来的？缘由有很多，其中最重要的一条经验就是一种执着的理念，那便是对极简法则的笃信。大家抱着极简的理念去观察现有的手术时，会习惯于用批判的眼光审视现有的操作。批判让人挑剔，使人严苛，能让人更易发现问题，找出操作的缺陷。缺陷找到了，继续在极简法则的指导下探索，便会有解决问题的办法。由此可以看出，当大家始终抱着极简法则开展手术的时候，所有的过程和细节都会自觉地遵守法则的要求，于是最后也必然结出极简的果实。

Wang 手术登场

在漏斗胸治疗的历史上，Nuss 手术的地位是无法撼动的。此手术的出现，是漏斗胸手术历史上一次真正的革命。但是，像所有手术一样，Nuss 手术并不是完美无缺的，而是有着这样或者那样的问题。因为有这些问题，很多人一直在努力，渴望将这种手术做得更完美。然而，一些根深蒂固的问题是不可能消除的，比如与手术基本原理相关的问题，只要做 Nuss 手术，这些问题就会客观存在，绝对不可能被消除。这种残酷的现实一方面阻止了 Nuss 手术最深刻的改良，另一方面也蕴藏了新的希望。有道是不破不立。当热衷于改良 Nuss 手术的人们终于陷入绝望时，希望的光芒会冉冉升起，那便是漏斗胸治疗的下一站，与 Nuss 手术完全不同的新术式——Wang 手术。

Wang 手术在临床中正式出现，缘于 Nuss 手术，可以说，没有 Nuss 手术就没有 Wang 手术。很多人说，Wang 手术是与 Nuss 手术的相反操作。这种说法非常中肯，首先揭示了二者之间的联系，其次也揭示了 Wang 手术的实质。但是，客观地说，从 Nuss 手术到 Wang 手术，绝对不是简简单单的相反操作就可以完成的，这是在对 Nuss 手术进行深刻认知、深刻批判、深刻反思之后才做出的新设计。

在相当长的时间里，Nuss 手术始终是治疗漏斗胸的主流手术。除了这种手术外，几乎其他所有手术都不被认可。医生这样认为，患者也这样认为。

但任何一种手术都需要客观的评价，Nuss手术同样如此，而社会的热捧使任何微词都不被允许，没有批判就没有进步，这无疑限制了漏斗胸治疗的进一步发展。

像很多其他的医生一样，我本人也曾是Nuss手术的拥趸。之所以非常认可这样的手术，是因为在此手术应用之前，我曾做过不少开放性手术。开放性手术的艰辛可想而知，正是因为了解其中的不易，掌握Nuss手术后，二者的差异让我由衷地感谢这样的手术。在过去的多年中，我做过很多Nuss手术，从不熟练到熟练，也积累了很多经验。经验多了，对于这种手术的优缺点，自然就会很清楚。经过长时间认真思索与总结后，我曾针对Nuss手术的缺陷写了一系列的评论文章——《Nuss手术批判》，对这种手术的诸多实际问题做了总结，当然主要是缺陷的总结。文章发表后，立即引起轩然大波，一些人对文章的观点表示极度不满；也有一些人表示支持，认可我对Nuss手术缺陷的分析。

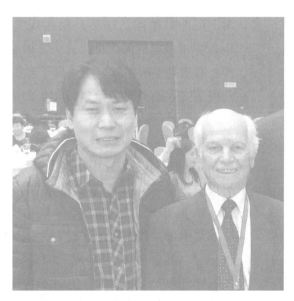

图15　我与我的偶像Nuss医生（右）在一起

Nuss手术的缺陷可以概括为如下方面：

第一，原理方面的缺陷。Nuss手术的工作原理表面上看十分简单，但是，如果用物理的模型描述这种操作则并不容易。以往没有人对手术的原理做过理论性的解释，这使得手术原理一直未被清楚地认识到。对基本原理认识不清，就很难把握手术的真谛，这应该是很多人将手术做坏的根本原因。我们对 Nuss 手术的原理做了深入的研究，最终发现了对应的物理模型，并成功地将其解释为大家熟知的杠杆原理。用杠杆原理可以很容易地将 Nuss 手术中所有的操作要领分析清楚：当用钢板撑起凹陷时，着力点恰好位于侧胸壁的某条肋骨上，这条肋骨与钢板的接触点刚好扮演了杠杆支点的角色。在部分手术中，支点能满足手术的需要，可以使手术获得成功。但是，在另外的很多手术中，支点本身会存在缺陷，此时不仅会直接影响手术效果，而且还可能导致手术失败。除了与支点相关的问题外，还存在其他的问题，比如手术的风险问题、对胸廓的约束问题，这些都与手术的基本原理相关。这些事实表明，Nuss 手术本身的设计是有缺陷的。在一般情况下这些缺陷也许并不明显，但是，对于一些特殊患者来说，这些缺陷就会明确地显现出来，影响手术效果。

第二，对两侧胸壁支点处的压迫。在 Nuss 手术中，要想将前胸壁凹陷支撑起来，需要强大的支撑力，这个力会通过钢板全部施加于侧胸壁的支点上，支点受到压力后，局部也就会受到压迫。一般来说，前胸壁正中的凹陷越严重，骨质越坚硬，对支点局部产生的压迫就会越严重。在严重的压迫作用下，局部可能出现新的凹陷，这等于是以侧胸壁的新凹陷畸形替代了正中的畸形，相当于继发性的鞍状胸。这是该手术非常明显的缺陷。

第三，胸廓发育的约束。Nuss 手术中，为了完成凹陷的支撑，钢板一般较长，且有一个较大的弧度。与整个胸廓的周长相比，Nuss 手术钢板的长度几乎相当于它的一半。对于成人来说，由于其胸廓的周长基本不再增大，此时钢板可能不会对其生长产生明显的约束。但是，对于生长较快的患者，比如年龄极低的患儿或者青春期前的患者，由于其胸廓在快速生长，如果在此期间实施了手术，钢板势必约束胸廓的生长。过度的约束可能会导致胸壁内陷，导致新畸形。

第四，手术的风险。在 Nuss 手术中，需要将钢板放入心脏与前胸壁之间的间隙中。为了完成此操作，目前通用的办法是先用导引器做引导，放入导引器后，再放入钢板。正常情况下，心脏与胸壁之间有明显的间隙，可以相对安全地通过钢板。但是，对于漏斗胸患者，其前胸壁存在明显凹陷，凹陷压迫心脏后，二者之间的间隙将不太明显，此时如果从二者之间放入钢板或者导引器，有可能因刺入心脏而导致非常严重的出血，患者甚至可能直接丧命。并且，每年都有不少患者因为这样的事故而丧命。正是因为有这样的风险，看似非常简单的 Nuss 手术其实相当危险，以至于应用很长时间后，依然不能在更大的范围内做推广。

第五，胸腔镜的使用问题。为了使手术尽可能安全，尤其是使钢板或者导引器过心脏表面的操作变得更安全，视野的问题显得格外重要。为了有一个好视野，胸腔镜几乎成了这种手术的标配。目前绝大多数医生在完成 Nuss 手术时都必须借助胸腔镜。对于胸腔镜这种特殊的装置，如果医生技术熟练，使用其无可厚非。但是，胸腔镜的使用会带来很多具体问题：①会使手术变得相当烦琐。由于术前要做胸腔镜的准备，术后还要做胸腔镜的撤离，这无疑增加了工作量。Nuss 手术本来应该是一个简单的手术，但胸腔镜的参与使手术变得复杂。②胸腔镜的使用会增加额外的花费，这将增加患者的手术负担。③胸腔镜本身存在损伤的可能，可能出现与其使用相关的种种并发症。④增加了切口的数量。一般来说，胸腔镜的使用均需要额外的切口，这无疑会增加切口的数量。对于一般的胸外科手术来说，增加一个操作孔似乎并不是太大的问题，但是，对于漏斗胸手术这种具有整形属性的手术来说，尤其是对于一种以创伤微小为主要特征的微创手术来说，切口数量是衡量手术质量的重要指标。胸腔镜的使用增加了切口的数量，无疑是一个巨大的缺陷。⑤学习成本升高。胸腔镜虽然已经是相当普及的技术，但是，要掌握这样的技术并不容易，需要较长时间的培训，这无疑会增加学习的成本。⑥不利于推广。胸腔镜手术是一种技术含量较高的技术，目前这样的技术主要集中于较大的医院，基层医院的胸腔镜技术开展情况并不令人满意。如果 Nuss 手术的操作离不开胸腔镜，那么基层医院就无法开展这样的手术，这不利于该手术的大面积推广。胸腔镜的应用本来是想利于手术实施的，而使用过程中却带来了如上诸多问题，对胸腔镜的依赖无疑也成了 Nuss 手术的缺陷。

第六，复发问题。漏斗胸的凹陷位于胸壁的正中，以往的开放性手术是直接针对此处的畸形完成操作的，是一种针对畸形的局部性操作，具有很强的目的性，因此塑形效果往往较为理想。Nuss 手术的目的是矫正凹陷畸形，但操作部位却在胸壁的两侧，远离畸形，是一种间接操作，又或者说是一种整体塑形。这种操作关注的是最终的结果，而不考虑细节。如果不对凹陷最严重的局部做操作，手术往往无法获得理想结果，即便在术中用钢板撑起了凹陷周围的结构，最严重的部位始终存在，这无疑会影响手术的效果。另外，由于漏斗胸发病原因与凹陷底部纤维的牵拉有明确关系，如果不对这些纤维做处理，术后将很容易导致凹陷的复发。Nuss 手术没有干预凹陷底部的纤维结构，取出钢板后纤维结构依然存在，这会成为凹陷复发的重要诱因。

第七，手术的难度问题。表面上看，Nuss 手术非常简单，只要放入钢板，将其翻转固定后就可以完成手术。但事实上，要想把这种手术做完美，需要注意非常多的细节，比如钢板的长度、弧度、放置位置、固定方式等，任何一个环节出了问题都可能直接导致手术的失败。而这些问题并不是一个新手可以掌握的，对每一个问题的掌握都需要大量的经验积累，否则很难将这种手术做得完美。

第八，对年龄的限制。由 Nuss 手术的原理可以看出，要想将凹陷撑起来，必须有一个强固的支点。但是，对于年龄较小的患儿，由于其骨骼没有完全骨化，硬度无法满足手术的需要，此时如果强行实施手术的话，根本不可能完成支点的使命，手术将以失败而告终。另外，由于骨骼不够坚硬，正中凹陷产生的张力通过钢板作用于支点时，将会压迫胸壁局部，形成新的凹陷。除此之外，低龄患儿胸廓生长速度极快，而 Nuss 手术使用钢板的弧度不能随年龄的增加而改变，这将严重约束患儿胸廓的生长。由这些不利因素可以看出，低龄患儿接受 Nuss 手术将会出现诸多严重的问题，因此患儿不适合在此阶段接受该手术。目前比较公认的看法是，低于 5 岁的患儿不建议使用 Nuss 手术；一些较为激进的医生会将手术年龄提前到 3 岁；但是对于 3 岁之前的患儿，没有医生主张使用 Nuss 手术。这是该手术对年龄限制的底线。然而在多数情况下，漏斗胸是一种先天性疾病，这种疾病在孩子出生后不久便会表现出来。家长一旦发现了这样的疾病，往往会非常渴望尽早完成手术，如果让患儿等到 5 岁之后再实施手术，家长将不得不在漫长的等待中忍受煎熬。如果没有其他手术可以实施，孩子的不幸将转换成全家人的不幸。

第九，隐性的危害。以上提到的缺陷都能较易被注意到，但还有两个危害不易被注意到，其一是术后胸腔内的粘连，其二是钢板对肺和心脏造成的压迫。

在 Nuss 手术中，钢板放入时要经过两侧胸腔和纵隔，沿途必然会形成粘连。这些粘连会造成不良的影响：①粘连可能带来明显的症状，比如疼痛、呼吸困难。只要粘连存在，这样的症状就可能存在。②粘连可能给取钢板操作造成困难，甚至是伤害。粘连严重时，不仅会约束钢板，而且可能阻碍钢板的取出。如果心脏表面存在的粘连过重，取钢板时可能因牵拉心脏而导致严重并发症。③粘连可能给二次手术造成困难。很多漏斗胸手术做得并不成功，第一次手术失败后，如果需要做第二次手术的话，粘连的存在将意味着巨大的困难和挑战；同时，粘连还会增加手术的风险。④粘连可能给将来的其他胸腔内手术带来麻烦。Nuss 手术后，如果需要做胸腔内的其他手术，粘连的存在将增加该手术的难度和风险。在 Nuss 手术中，粘连因钢板的存在而产生，而手术又离不开钢板，这使得粘连成了 Nuss 手术无法克服的缺陷。

另一个被忽视的隐性危害是钢板对心脏和肺的压迫。这种情况其实经常会遇见。一般来说，Nuss 手术中的钢板应该紧贴前胸壁的内侧，这样的位置是很少会对心脏和肺造成压迫的。但是，当钢板撑顶不彻底或者位置发生移位时，钢板就很难紧贴前胸壁，而会与前胸壁之间存在空隙，恰好压迫于心脏和肺表面，造成额外的损伤。

隐性的危害之所以为隐性，是因为其存在于人们的视线之外，很少有人关注。尽管不为人关注，但危害始终客观存在，其存在的根本原因就在于 Nuss 手术的设计。

不可否认，Nuss 手术是一种非常优秀的手术，但是，上述的缺陷、弊端或者危害也是无论如何都不能否认的。在没有更好的选择之前，一些积极的医生会针对这些缺陷进行相关的技术改良。然而，由于手术的基本原理没有改变，这些缺陷便不可能通过改良而根除。

在进行 Nuss 手术的过程中，我们很早就发现了手术的种种缺陷。为了消除这些缺陷，我们也做了大量的改良。这些改良措施虽然取得了不错的效果，但对于一些根深蒂固的缺陷，不管技术怎样改变都没有好结果，这促使我们不得不做最深刻的变革，即从原理上对手术进行新的设计，于是便有了 Wang 手术。

如果说 Nuss 手术是以钢板支撑凹陷的话，Wang 手术可以理解为相反的操作，即用钢丝提拉凹陷。提拉的着力点在哪里呢？依然是钢板，即将一条钢板放置于凹陷的前表面，用钢丝兜住凹陷的底部，收紧钢丝后，将凹陷提起并固定，从而达到塑形的目的。

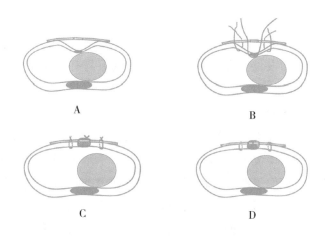

A：钢板的位置，位于骨性结构的表面；B：钢丝将凹陷的骨性结构提起；
C：收紧钢丝将凹陷的骨性结构固定于钢板之上；D：剪除钢丝，妥善处理
钢丝末端，矫形完成

图 16 Wang 手术操作示意图

从原理上看，Wang 手术是一种非常简单的手术，如果能以这种手术替代 Nuss 手术，无疑可以使漏斗胸的手术彻底改观。但是，要使 Wang 手术的设想成为现实，必须对手术的细节进行充分的设计。

第一，切口的问题。Wang 手术操作的重点是凹陷局部，要想达到此目的，切口必须在此部位。一般的凹陷均在剑突附近，这里是多数凹陷畸形的中心位置，在此部位做切口，不但有利于显露，而且方便操作。如果不涉及更多的操作，完全可以在这一个切口内完成手术。为了达到单切口完成操作的效果，切口内的操作必须尽可能精简，不能有远离切口的操作。另外，对于切口的操作也应该尽可能简化，不能过于复杂。

第二，钢丝悬吊的方法问题。Wang 手术的基本原理是用钢丝将凹陷悬吊起来，要想达到这样的目的，必须将钢丝置于凹陷的底部。在一个微小的切口内完成这样的操作，难度似乎较大。但是，如果用带针的钢丝完成这个操作的话，就会变得简单易行。在考虑悬吊的问题时，还要考虑钢

丝的数量。理论上讲，钢丝当然是多多益善，然而不能忘记悬吊局部骨性结构的性质。在低龄患儿中，这些部位基本上是软骨组织，其最鲜明的特征就是脆弱，如果穿的钢丝过多，可能会使软骨彻底碎裂，最终影响手术效果。为此，我们设计了三条钢丝做牵引，一条放于胸骨的最下端，另外两条放于肋弓的顶端，如此放置钢丝基本能够满足手术的需要。

第三，钢板的设计。在 Wang 手术中，钢板具有横梁的作用，能够承受提拉凹陷钢丝的拉力。如果不考虑切口及手术操作的具体事宜，普通的钢板便可以完成此使命。但是，由于只有一个切口，且切口相当微小，就得对钢板提出特殊要求。如果用一般的钢板，不但会增加放置的难度，而且会使整个操作变得复杂。为此，必须设计出手术专用的钢板。经过大量的试验与思考，我们最终设计出了一种比较理想的钢板，这个钢板可以从正中拆开，也可以通过简单的咬合机构合二为一。放置钢板的时候，可以通过正中的切口将钢板的两半分开放置，放置完毕后，再通过中间的咬合来形成一个整体，以承担支撑作用。

第四，钢板的放置。钢板放置于骨性结构的表面，位于肌肉等软组织深面。放置时，只要预先将两半钢板分开，并分别放置，就不存在特别大的难度。此时需要注意的是放置钢板的位置，一般来说，要放置于凹陷最深位置前方。但是，当凹陷位于剑突下方时，考虑到正中的钢丝位于胸骨最下端，如果钢板过于靠下，可能会引起钢板的转位，所以此时的钢板依然要放于胸骨最下端的附近。

第五，取钢板的问题。对于所有需要取出钢板的手术来说，手术设计均包括取钢板的操作。可以通过一个微小的切口放置专用钢板，那么取钢板的操作如何解决呢？这依然是钢板设计的问题。如果钢板末端凹凸不平或者有空洞，组织将会长入这样的部位，从而使取钢板的操作变得很麻烦。为了方便取出，钢板两端必须设计成光滑平整的外形。另外，中间的咬合结构为可拆卸的设计，取钢板时，一旦松开咬合，便可以轻易将两半钢板取出，所以取钢板的操作也变得极其简单。我们设计的钢板就具有这些特性，因此不仅放置方便，取钢板的操作同样也非常方便。

第六，防止复发的问题。Wang 手术要想全方位超越 Nuss 手术，除了操作方面的技巧外，其他问题也必须考虑到。其中，复发的问题就是必须考虑的内容。按照一般的机理，漏斗胸术后复发最可能的原因之一是凹陷底部纤维的牵拉。为了消除这种隐患，需要对这些纤维做游离，从而从根源上消除复发的隐患。完成剑突下切口后，胸骨后可以轻易显露，纤维结构的游离也会比较简单，而且游离后还会方便放置钢丝。

以上问题是 Wang 手术设计过程中必须解决的问题，这些问题关系到 Wang 手术的成败。好在这些问题解决起来并不是特别困难，只要按照最基本的原理进行设计，最终都可以达到目的。

由以上具体的设计可以看出，与 Nuss 手术相比，Wang 手术是一种全新的手术方式，不仅原理不同，操作方法也完全是两回事。Wang 手术是否优于 Nuss 手术呢？由操作的基本原理和细节可以看出，Wang 手术有明显的优越性。

第一，操作简单。Wang 手术操作包括如下要点：①切口的实施；②剑突下的游离；③放置钢丝；④放置钢板；⑤提拉固定凹陷胸壁；⑥关闭切口。这些内容非常简洁，操作也相对简单，几乎没有特殊的难度，有外科基础的医生基本都可以轻松完成这样的操作，因此，Wang 手术是一个比较简单的手术。

第二，手术安全。Wang 手术的操作全部在直视下完成，且操作的部位在骨性结构的表面，几乎不涉及心脏表面的操作。这使得手术很安全，可以有效避免 Nuss 手术的严重并发症。

第三，切口只有一个。Nuss 手术一般需要多个切口，经过某种改良后的单孔手术虽然只有一个切口，但放置钢板的操作会变得更加危险，增加了手术的不安全性，因此不是理想的选择。而 Wang 手术则是真正的单切口手术，不但可明显减小相应的损伤，而且术后的疤痕更少、更小。

第四，创伤明显减小。Wang 手术的所有操作只局限于非常有限的范围内，既无须进入双侧胸腔，也没有过大的术野。另外，由于只有一个切口，与之相关的损伤也会降到最低。

第五，不需要胸腔镜。Wang 手术的操作完全在直视下完成，不需要胸腔镜，与使用胸腔镜相关的众多问题也都可以避免。

第六，不容易复发。Wang 手术直接对畸形局部做操作，可以使畸形直接得到矫正。另外，由于游离了凹陷底部的纤维，复发的结构基础不复存在，所以经 Wang 手术治疗的畸形一般不会复发。

第七，钢板放置的时间大大缩短。为了防止复发，Nuss手术的钢板一般要放置3年，较为保守的医生甚至会要求放置5年。钢板放置时间过长，会对患者造成不利影响。Wang手术不容易复发，因此可以不用为防止复发而长时间地放置钢板。我们放置钢板的时间为2年左右，明显短于Nuss手术。

第八，模板塑形。Nuss手术是靠机械外力来完成塑形，钢板的末端从侧胸壁穿出，且胸壁不同部位的受力情况不同，这会使塑形后的胸廓出现凹凸不平。这种外观是该手术无法克服的缺陷。但是，Wang手术的钢板位于胸壁骨性结构一侧，且胸壁的各部位均紧紧贴着钢板而得到塑形，所以，钢板的形状将是胸壁的形状，相当于是用一个模板复制出了胸壁的形状，其效果当然比Nuss手术那种靠机械外力完成的塑形好很多。

第九，直接塑形。Nuss手术是间接塑形，其操作的部位距离目标畸形部位较远，效果不确切。Wang手术是直接对畸形局部做操作，其效果更为确切。

第十，创可贴手术。由于所有的操作均在直视下完成，且操作的内容较为简单，切口会变得非常微小，一个小的创可贴便可以覆盖。这是一般的Nuss手术不具备的优越性。

第十一，消除了隐性危害。在Wang手术中，所有的操作均在胸壁完成，不经过胸腔，所以术后不会形成胸腔内的粘连。剑突附近虽然可能有操作，但范围相当有限，所以也不会在纵隔内形成大面积粘连。另外，钢板位于骨性结构表面，根本不接触肺和心脏，因此也不会对其产生压迫。

第十二，用途广泛。标准的Wang手术除了用于漏斗胸治疗外，尚有其他众多的用途，包括：①合并心脏病时的漏斗胸手术；②二次或者多次手术的漏斗胸手术；③畸形极其严重的漏斗胸手术；④局限性凹陷畸形的手术；⑤其他部位的凹陷畸形手术；⑥在其他手术中针对凹陷的附加操作。

综上所述，作为一种全新的手术方式，Wang手术具有鲜明的特征，这些特征使其明显优于Nuss手术。

从传统手术发展到Nuss手术，再从Nuss手术发展到Wang手术，表面上看似没有规律可循，事实上却有非常清晰的规律，即手术方式的简化。

其实任何手术都是依照此规律向前发展的，肺手术、食道手术、心脏手术都是如此。由 Nuss 手术发展到 Wang 手术，最大的变化就是手术的简化，因为简化而变得更安全，因为简化而变得更容易实施，这是 Wang 手术真正的生命力。

与传统手术相比，Nuss 手术算是简单的手术，虽然通过努力可以将其做成小手术，却不是绝对的小手术。而 Wang 手术则不同，由于操作简单，安全性高，其本身就是真正的小手术。

首先，Wang 手术的操作原理非常简单。Nuss 手术的原理被认为是"撑顶"，而 Wang 手术则是"提拉术"。这个描述虽不精确，却基本反映了操作的主要内容，也侧面体现了 Wang 手术操作原理的简单。

其次，Wang 手术的开展条件非常简单。开展 Nuss 手术需要胸腔镜，需要特殊的器械、特殊的材料，这些并不利于手术的开展。但是，Wang 手术对这些条件一概不做要求，开展的条件简单了，手术自然变简单。

最后，Wang 手术的操作非常简单。概括起来，Wang 手术的操作只需要四个基本的步骤，即做钢板隧道、放置钢板、放置钢丝、提拉固定。操作步骤如此简单，手术当然简单。

在 Wang 手术的设计和实施过程中，极简法则得到了全面且完美的体现。正是因为极简，Wang 手术才拥有了其他手术不具备的优点，成为治疗漏斗胸的另一个理想选择。

Wang 手术从 2013 年开始构思，历经 5 年后，技术逐渐成熟。我们于 2018 年 10 月 27 日对外公布了该技术，立即受到全社会的关注。此后国内大量医生开始使用该技术，并进一步完善。2019 年，该手术正式被《手术操作分类代码国家临床版》3.0 收录，该临床版由国家卫生健康委正式颁发，是我国最权威的手术名称名录。"Wang 手术"的正式收录，标志着该手术得到了国家权威的认可，为该手术的大范围应用奠定了基础。这不仅从侧面证明了该手术的科学性和实用性，同样也是对其极简特性的肯定。漏斗胸手术终于因为 Wang 手术的出现而变成小手术了，这也是最让我们感到欣慰的事情。

34.7400x001		鸡胸矫正术
34.7400x005		胸廓畸形矫正术
34.7400x007		鸡胸反NUSS手术
34.7400x008		漏斗胸NUSS手术
34.7400x009		胸腔镜下鸡胸反NUSS手术
34.7400x010		胸腔镜下漏斗胸NUSS手术
34.7400x011		漏斗胸Wang手术

图 17　Wang 手术被收入《手术操作分类代码国家临床版》3.0

（编码为：34.7400×011）

鸡胸 Wenlin 手术

在所有的胸廓畸形种类中，漏斗胸被认为是最常见的胸廓畸形。但是，大批量观察胸廓畸形的患者人群后可发现，这种说法值得商榷，因为与漏斗胸相似，鸡胸也是非常多见的畸形。那么这两种畸形到底哪种更常见？这不能仅凭印象说了算，需要用大范围的统计数据来确定。不过，不管鸡胸是不是更多见，有一个现象值得人们反思，那便是该畸形的治疗状况。到目前为止，漏斗胸手术已经相当普遍，但鸡胸手术的开展状况并不乐观，这显然与鸡胸并不少见的发病率极不相称。分析造成该现状的原因，手术治疗相关的理念或者细节也许是问题的根源。

早年的鸡胸治疗是通过开放手术完成的，随着微创概念的出现，尤其 Nuss 手术的理念出现后，微创手术也用于鸡胸的治疗中，这无疑是一个巨大的进步。但是，一般人总是将鸡胸的微创手术与治疗漏斗胸的 Nuss 手术联系在一起。很多人理不清二者的关系，理不清就会出现混淆，就会影响手术操作，最终影响效果。任何一种手术，流行与推广的前提就是有效，如果没有好效果，就很难推广使用了。

当前很多人使用的鸡胸手术实际上都是对 Nuss 手术的借鉴。由 Nuss 手术推演出鸡胸手术本是一件很有意义的工作，至少为鸡胸的微创治疗提供了可能。但是，在借鉴过程中非但没有摆脱 Nuss 手术的影响，反而使该手术成了制约鸡胸手术发展的桎梏。这种不利的影响表现在如下方面：

首先，手术的理念问题。鸡胸主要的病理特征是前胸壁的前凸畸形，表面上看，这种前凸与漏斗胸的凹陷在形态学上恰好相反。既然相反，一般人都会用一种相反的理念去理解或者设计手术。但是，尽管两种畸形在形态上可以理解为相反，实际手术中却并不能简单地实施相反的操作。鸡胸手术会涉及完全不同的问题，比如塑形过程中材料工作原理问题、应力合理分散问题、骨性结构保护问题、材料固定问题等，都与漏斗胸手术毫不相干。既然不相干，就不能总期望借用漏斗胸的手术理念解决鸡胸的问题了。如果执着于这种手术的话，便会从一开始给自己套上枷锁，就很难有正确的思维。

其次，手术的材料问题。鸡胸手术是一种针对前凸畸形设计的特殊手术，这种手术有其鲜明的特征。既然特征鲜明，就必须有自己特殊的材料。这些材料需要根据手术的具体需求来设计，而不能用某种现成手术的材料，比如 Nuss 手术的钢板来将就。如果在手术中强行使用这样的钢板，不但不会获得好的效果，反而会处处影响实际的操作。

最后，特殊的操作问题。鸡胸手术有非常独特的操作要点，这些要点是其他手术不具备的，是手术成功的关键。但是，如果总以为这种手术与 Nuss 手术有关的话，就肯定会将后者的一些操作应用到鸡胸手术中去。这种操作并不是针对鸡胸手术而设计的，如果勉强使用，则必然会影响手术的效果。

在鸡胸手术的设计与操作中，合理借鉴 Nuss 手术的理念与技术可以理解，最初的鸡胸微创手术之所以能开展，正是得益于这样的借鉴。但是，借鉴不等于过分依赖甚至痴迷，如果处处照搬照抄 Nuss 手术的话，就一定会影响鸡胸手术的实施。非常遗憾的是，在很长的时间里，这种观念和做法始终存在，这成了限制鸡胸手术发展的根本原因。

到目前为止，鸡胸手术的开展相当不乐观，很多人认为这种手术相当困难，于是几乎不做手术的尝试。这正是受 Nuss 手术影响过深的缘故。鸡胸客观上需要新的技术才能完成治疗，Nuss 手术的理念是一种货不对板的设计，所以，要想使鸡胸手术有所突破，就必须尽可能摒弃 Nuss 手术的影响，只有这样才能获得令人满意的效果。

在过去的工作中，我们完成了大量鸡胸手术，所有的手术均采用我们自己设计的方法，到目前为止，此方法已经相当成熟。我们的体会是，与漏斗胸手术相比，鸡胸手术不但是一种更加安全可靠的手术，而且更容易获得好效果。很显然，我们的体会与很多其他医生的体会完全不同。为什么会有这种截然不同的体会呢？根本原因在于，我们从一开始就采用了与Nuss手术完全不相干的理念进行手术的设计与操作。我们的手术有如下特征：

首先，在操作原理上，我们采用的是与Nuss手术完全无关的技术。Nuss手术是一种借助钢板局部施加机械外力完成的畸形塑形，局部作用力是其成功的关键。表面上看，鸡胸手术似乎也需要用钢板施加外力才能完成操作，但本质却完全不同。我们将鸡胸手术的基本原理称为模板塑形，也就是说，通过现成的模板使畸形的胸壁获得理想的形状。由原理可以看出，我们设计的手术与Nuss手术没有任何关系，是截然不同的手术。

其次，在材料准备上，我们采用了与Nuss手术完全不同的材料。我们设计的手术需要的材料虽同样是钢板，但其充当的是模板的作用，因此首先要有足够的硬度与宽度，其次还必须具有可塑性。这是此手术对钢板的特殊要求。这种钢板可以用Nuss手术中使用的主钢板替代，但绝对不是离不开这样的材料。尤其需要强调的是，Nuss手术中使用的短固定钢板绝对不会出现在我们的手术中。

最后，在具体操作中，我们采用了与Nuss手术完全不同的手术方法。我们设计的方法非常特殊，具体体现在如下方面：①钢板独特的设计。我们的钢板无论长度、弧度都有特殊的要求，与其他人设计的各项参数完全不同。②钢板特殊的固定方法。我们的钢板并非通过短固定板来完成固定，而是采用直接固定的方法与肋骨做固定。③独特的操作理念。我们的操作处处体现模板塑形的理念，从各个细节对操作做要求，使塑形效果达到理想水平。

我们的具体操作方法是：患者平卧位，于两侧胸壁做皮肤切口，切口长一般为1~2cm。于切口内切开胸壁肌肉，显露切口周围的肋骨。于凸起最明显的平面做钢板隧道，隧道位于骨性结构表面、胸壁肌肉深面。隧道中放置钢板导引管，放入钢板，以钢丝导引线牵引钢丝，收紧钢丝，将钢板与肋骨牢固固定，关闭切口，手术结束。

由操作细节可以看出，我们的方法无论从哪个角度看都没有 Nuss 手术的影子。正是因为没有 Nuss 手术的影子，我们的手术才彻底摆脱了观念和操作上的束缚，最终成为完全不同的手术。我们的手术有如下优点：

其一，操作简单。整个手术只需要简单的几步就可以完成操作。与传统的手术相比，这无疑是一种简单的手术。而与其他人的方法相比，由于采用了诸多特殊技巧，比如钢丝放置技巧、钢板固定技巧等，手术步骤大大简化，最终成为真正的简单手术。

其二，操作安全。手术的主要操作均位于骨性结构的表面。放置钢丝的操作虽然需要临时跨过肋骨，但由于用的是钝头的直角钳且紧贴肋骨完成操作，基本不会有危害，因此，总的来说手术风险极低，基本不会造成严重并发症。

其三，不需要特殊的条件。该手术需要用特殊的钢板对畸形进行矫正，此钢板虽然较为特殊，但是加工非常方便，因此材料的获取并不困难。另外，手术也不需要特殊器械，一般的胸科或者骨科器械便可以满足手术的需要。除了材料和器械外，手术的其他方面也没有特殊要求，一般能开展全麻手术的医院都可以开展此手术，这无疑降低了推广的难度。

其四，效果理想。由于采用的是模板塑形原理，而模板的形状是根据正常胸廓形状设计的，因此最终的塑形效果会接近正常胸廓形状，效果更令人满意。

在过去的工作中，我们利用该技术完成了大量鸡胸手术，也在国内多家医院协助开展过该技术，这种技术是目前公认的较理想的技术。但是，要想真正把该手术做好，一些技术细节必须注意：

一是切口的设计问题。一般来说，鸡胸手术多需要两块钢板，遇到特殊的情况甚至需要三块钢板。对于两块或者三块钢板，如果做多个切口的话，显然不是好的做法，最理想的做法应该是一个切口，这样才符合切口实施的原则。另外，在具体实施时，切口应该采用纵向切口，位置平行于凸起最高的平面，长度根据需要而定，一般不超过3cm。

二是应力的分配问题。鸡胸的凸起是靠钢板压迫完成矫形的，此过程中产生的力将通过钢板加载于两侧肋骨上。由于力量巨大，如果不注意力的合理分配，就可能出现两种意外：一种是钢丝断裂，一种是肋骨断裂。这两种意外一旦发生，都将直接导致手术失败。因此在实施操作的过程中，必须注意应力的合理分配。

三是钢板的固定问题。固定的问题涉及单块钢板的固定及多块钢板的固定，由于空间有限，必须做充分的考虑，否则不仅会相互影响，甚至可能导致塑形失败。

四是度的问题。塑形过程中，由于采用的是模板塑形，一般来说不会有不合适的情况发生。但是，有一个问题必须注意，那便是度，也就是塑形的程度问题。要想获得好的结果，既不能塑形不足，也不能过度。塑形不足时，术后依然会有凸起；如果塑形过度，则可能出现相反的结果，即矫枉过正，用另外一种畸形替代了前凸畸形。不管哪种情况发生，都会影响最终的效果，因此必须做到恰如其分。

五是凹陷的处理问题。鸡胸是一种以单纯凸起为特征的畸形。由于凸起的前胸壁是一个整体，而这个整体有较强的硬度，因此当将最凸起的部位压低时，原本不高的部位必然也会同时被压低，此时会出现局部的凹陷。这是此类手术中经常会遇到的问题。这样的凹陷并不是合并的畸形，而是因为操作而出现的新畸形。那么针对此畸形该如何进行处理呢？方法有两个：一个是减轻压迫的程度，另一个是采用特殊方法消除凹陷。关于后者，有两种方法：一种是 Nuss 手术，一种是 Wang 手术。这两种方法在其他章节中有详细叙述，这里不做赘述。

纵观我们设计鸡胸手术的全过程，有一个理念功不可没，那便是创新。创新其实是很多人都在推崇的理念。但是，为什么那么多人推崇，却依然要用 Nuss 手术的理念、材料甚至方法约束自己的行为呢？这只能说明一个问题：他们不是在创新，而是在伪创新。

创新是一个批判的过程，也是一个继承的过程，但不能一味地考虑继承而忘记了批判。要创新首先要学会做减法，减去不合理的理念，减去不合理的方法，减去不合理的内容，再在此基础上融入新理念、新方法、新内容，这才是真正的创新。

分析创新的过程可以发现，此过程恰好体现了极简法则的要求。就拿我们设计的鸡胸手术来讲，我们首先将操作的理念简化为最简单的模板塑形，在此理念的指导下，操作更是直奔主题，以最简单的操作完成了模板塑形的目标。另外，我们采用了一些非常特殊的操作技巧，从而使操作内容也明显减少，我们的手术方法也处处体现了极简法则的基本要求。

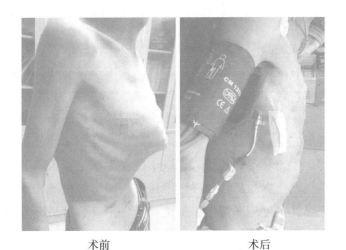

术前 术后

图 18 利用 Wenlin 手术完成的重度畸形患者的矫形

经过大量的临床实践，我们设计的鸡胸手术方法已经相当成熟。我们的经验表明，这是一种简单、有效的微创手术方法。为了与他人的手术相区别，我们将其命名为 Wenlin 手术。

Wenlin 胸是我们命名的一种重要畸形。该畸形非常罕见，有作者做过统计，全球关于此畸形的文献中报道的所有案例总和不足 100 例。但在我们中心这种疾病并不少见。到 2022 年 12 月份为止，我们完成手术的病例已经超过了 100 例。这主要与我们中心的专业特性有关。因为畸形罕见，且不同作者交流较少，导致很多作者对这种畸形做了不同的命名。到目前为止，文献中出现的名称五花八门。英文名称有 Pectus arcuatum，Pouter pigeon chest，Currarino-Silverman syndrome，Chondro-manubrial deformity，Type 2 pectus carinatum 等；中文名称也不少，有鸽子胸、鸽球胸等。由于同时有凹陷和凸起，因此有作者干脆将其称为漏斗胸合并鸡胸。对此畸形做命名的都是些个案报道的作者。本来病例就不多，却搞出一大堆名称来，这种做法无疑会严重影响对畸形的认知。在我们治疗这种畸形的过程中，我们对其基本的属性和手术方法进行了深入研究。我们研究的结果也与其他作者的结果有很大差异。为了更好地认识和治疗这种畸形，最终我们做了命名，这就是 Wenlin 胸的来历。

第一次接诊该畸形时，看到患者前胸壁既有凸起又有凹陷，我们便将

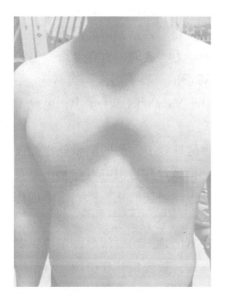

图 19　Wenlin 胸

其当作了一般的复合型畸形。既然是复合型畸形，按理说只要用一般的 Sandwich 手术便可以完成矫正。但我们很快发现这种想法并不合适，根本的原因在于，患者前胸壁正中凸起处的骨骼非常坚硬，采用钢板压迫根本无法消除。同样地，用钢板也没有办法撑起局部的凹陷。Sandwich 手术属于微创手术的范畴。既然微创手术不行，就只好采用最基本的开放性手术了。在操作中，我们采用正中切口，切口位于两侧凸起中间的嵴部，也就是胸骨角上下的水平。切口完成后，我们将局部畸形的骨性结构彻底显露，然后用最直接的方法对凸起的结构做处理，使局部的外观尽可能正常。

对于完全的开放性塑形手术来说，如果操作彻底，应该有良好的疗效。但手术中我们并没有放开手脚实施真正的"大修"，根本原因在于对局部结构的顾虑。胸骨是胸廓前部唯一的承重结构，而胸骨角位置增厚之后，此处几乎成了前胸壁承重的焦点。如果此处损伤过大，必将影响到胸廓的稳定性。由于当时对完全切除畸形结构后能否恢复正常形态没有信心，我们没有实施更大动作的手术。不过经过处理，患者胸壁外观有了大的改善，患者对结果表示满意。

胸壁外科是一个新兴的专业，这种专业来自传统的胸外科。如今胸外科已经进入了微创手术时代，胸壁外科从胸外科中走出来，如果背离微创的原则，总是采用开放术治疗畸形的话，显然很不合适，因此对于上述方法我们自己很不满意。不满意就有了改进的动力，我们一直在考虑如何将这种畸形的手术设计得更微创，更能满足矫形的需要。后来，当 Wang 手术用于临床后，我们很快将其改良并直接用于 Wenlin 胸的手术中，由此手术的效果大大改善。

将 Wang 手术用于此类畸形矫形的设想是针对下方的凹陷做处理，而胸骨角附近过于坚硬，要想使上方的操作变得简单几乎没有可能，于是我们将希望寄托于凹陷的处理，希望此处的处理尽可能简化，从而减小创伤的程度。

将改良 Wang 手术用于此畸形的操作并不困难，切口依然在正中，完成胸骨角附近的操作后，游离凹陷周围的结构，放置钢丝导引线，将弧形钢板置于胸壁骨性结构表面，然后做固定，即可以完成操作。与之前的开放性手术相比，改良 Wang 手术的操作更简单、更微创，效果也更理想，可被视为一种微创手术。但是，任何手术都有缺陷，改良 Wang 手术也不例外。关于此手术的缺陷，我们一直非常清楚：首先，正中的切口不能避免，而且不能过小，这会使手术的美观效果打折扣；其次，为了使畸形能够被钢板塑形，必须先对骨骼做塑形，这会使实际的创伤较大；最后，需要利用钢板做塑形，不但有异物，而且需要较高的费用。

关于手术切口的问题，一般来说，只要操作允许，我们都会尽可能选择侧胸壁切口；如果正中切口不能避免，我们也总是尽可能将切口放在极低的位置。而对于 Wenlin 胸这种特殊的畸形来说，其操作的重点在胸骨角附近，侧胸壁切口和极低的正中切口均不可能，所以 Wang 手术必须有一个较大的正中切口才能实施，否则根本没有办法完成手术。

关于手术的创伤，客观地讲，这不单是由手术方式决定的问题。手术的目的是矫形，是使坚硬的骨头改变形状。Wenlin 胸的骨头异常坚硬，要想使这样的骨头改变形状，矫形本就意味着创伤。因此，这样的手术要想做得极其微创，几乎不可能。

矫形材料在所有的胸廓畸形矫形手术中，几乎都是必需的元素，面对如此严重的畸形，至少在当前的技术条件下，使用一定数量的材料并不能算作缺陷。

针对改良 Wang 手术的缺陷做了如上反思后，我们发现，这种手术虽然不理想，但在没有更理想的手术可以替代的时候，其便成了唯一合理的选择。于是在接下来的所有手术中，我们继续心安理得地使用着该技术。

在用改良 Wang 手术治疗 Wenlin 胸的同时，我每天都在做其他的畸形手术。由于技术的不断改进，其他所有畸形的手术都被我们大幅度简化，很多手术都成了真正的小手术。在所有胸廓畸形手术中，窒息性胸廓发育不良应该是最复杂、最具挑战性的畸形，而经过不懈的努力，我们最终设计出了一种非常满意的手术来治疗它。这个畸形的治疗被我们攻克后，我曾多次告诉我的同事，Wenlin 胸将是所有胸廓畸形中最后一块硬骨头，需要加大力度，尽快啃下。但是，这种畸形并不是那么容易就能被啃下的，要想设计出真正理想的手术，尚有很长的路要走。

2018 年 12 月中旬，我们收治了一例 38 岁的 Wenlin 胸患者。与往常的患者一样，他的畸形同样明显，骨骼同样坚硬。这一回我们没有急于手术，而是对患者做了最细致的检查，包括整个胸部的三维重建。通过检查我们发现，患者的病变有以往未被关注过的特征：其一，从外观看，该畸形虽然为复合型畸形，既有凹陷又有凸起，但主要的病变只有凸起，其外观上看到的凹陷实际上只是相对的凹陷，凹陷的最深处甚至没有明显低于正常的胸壁平面，也没有对心脏造成明显的压迫。其二，上胸壁的凸起是肋骨、肋软骨与胸骨的整体凸起，但肋骨与肋软骨只是改变了空间的形状，其自身的形状即粗细并无变化。与肋骨、肋软骨不同的是，胸骨的改变尤为明显，凸起主要位于胸骨角附近，此处的凸起并不是胸骨简单的折叠，而是胸骨角局部整体增厚。与胸骨体处的厚度相比，胸骨角的增厚更加严重，远远超出了正常胸骨的厚度。其三，胸骨角处胸骨的后缘平面位于凹陷处胸骨前表面的深层，这进一步说明胸骨角处胸骨明显增厚。在一般人的眼里，这些特征也许没有特殊意义，但是对于一心想简化手术的我们来说，意义却尤为重大，因为这意味着一个崭新的手术方式将由此产生。

新设计的想法来自瞬间的灵感，是不经意间的觉悟，是在看一些与专业无关的新闻时想到的。

在很长的一段时间里，我经常会关注网络上的社会新闻。有几天，《今日头条》有一个关于企业生存与发展的帖子，作者引用了马云的话，大意是说，干掉自己的绝对不是自己的对手，而是圈外的人。作者举例说，干掉方便面企业的人，不是行业内部的竞争对手，而是行业之外的企业，比如饿了么，以及各种快餐企业，才是方便面企业真正的敌人。支付领域的竞争也是如此。很长时间内，相互竞争的都是 IT 行业的产品，比如支付宝和微信。但是，当华为手机与银行联手进军支付领域时，一切 IT 产品都将成为过去。不过这并不是竞争的终结，最后的终结者应该是人脸识别，那将是所有支付行业的噩梦，即便华为也不例外。

对一般人来说，上述文字传递的信息也许只是新闻而已，但对我来说，却是一个极大的启示，这便是人们常说的跨界问题。其实这种说法并不稀奇，很多人也都知道它的道理，只是每个忙于自己的工作且忙于与同行竞争的人，无暇考虑自己专业之外的事情罢了，于是跨界的问题说起来容易，做起来却并不容易。事实上，我们一直在做跨界的工作，比如做胸壁外科，做自媒体宣传，都是如此。也许跨界的事情做得多了，所以对上述的新闻格外敏感，于是便有了新的创意。

如何在 Wenlin 胸的治疗中实现跨界呢？我想到的内容非常简单，那便是美容手术。在很早时，我就知道有美容外科的医生在做胸廓畸形手术，尤其是漏斗胸手术，国外早就有人在做。他们的做法更简单也更直观，即用假体或者其他填充材料将凹陷填平。这种做法是美容医生固有的习惯，他们几乎不考虑功能的问题，只看外观，只讲究美观，这是他们的目的。为了漂亮和美观，他们的手术甚至会有很大的破坏性，当然，破坏针对的是正常的功能。对于普通的美容手术，这样的破坏也许是可以接受的。但是，对于胸廓畸形，比如他们曾经做过的漏斗胸手术来说，这样的做法几乎是不可饶恕的。因为植入的假体不仅不能消除对心脏的压迫，还可能加重这种危险，因此，在很长时间里我始终对此做法持批评态度。

但是，除开漏斗胸的做法，这种思路真的不可饶恕吗？也许并非如此。要知道，绝大多数整形手术是达不到美容标准的，而如果将美容与整形结合起来，在整形的基础上再做美容，岂不是会更令人满意吗？

这便是跨界的思维。受此启发，我们设想在 Wenlin 胸的手术中使用这种思路。具体方法是，先削平突起的胸骨角，然后对凹陷做填充。

漏斗胸中有凹陷，Wenlin 胸中也有凹陷。我一直对漏斗胸中的填充方法持批评态度，为什么又要在 Wenlin 胸中使用填充的方法呢？因为在 Wenlin 胸中，凹陷并不是真正的凹陷，或者至少不是非常严重的凹陷，这样的凹陷与漏斗胸很深的凹陷是完全不同的。所以，凹陷对心脏和肺的压迫肯定不会严重，或者根本就没有。既然没有病理性的损害，就可以不做任何处理，此时的填充也就没有了具体危害。如果能使外观看起来更美观，何乐而不为呢？这便成了我们联合使用美容方法进行跨界尝试的依据。

构思基本形成，接下来就是填充物的问题。按照美容医生的做法，可以采用假体或者自身的脂肪做填充，这是最常见的做法。用脂肪进行填充当然可以，但是，如果只做正中的切口，并经此切口获得脂肪的话，似乎很不容易。而且不能忽视的问题是，如果在其他部位获得了脂肪，相应部位必然会出现缺陷，这对于前胸壁来说是不现实的考虑。脂肪不可取，莫非要用假体做填充吗？对于美容科医生来说，这样的做法也许合情合理，但胸壁外科医生暂时还不能接受假体填充的做法。为此，我们就想方设法寻找合适的填充物。

在 Wenlin 胸的手术中，我们要大量削平胸骨角的凸起，这是最常规的操作。在此过程中，局部多余的骨性结构一般会被遗弃。如果能充分利用这些多余的骨性结构，用于填充凹陷的话，填充物的问题不就解决了吗？难题得到解决，我们便找到了理想的手术方式。这是一种优于改良 Wang 手术的新方法，是一种能让我们终于放下心来的方法，我们终于啃下了 Wenlin 胸这块硬骨头。

我们设计的具体操作如下：先于胸骨角处做纵切口，切口长约 2 ~ 3cm；充分游离切口内的软组织，显露骨性结构；以咬骨钳咬掉凸起的胸骨结构，部分截取凸起的肋软骨，将截取的骨性结构全部堆放在凹陷处，将截断的肋软骨固定于胸骨，关闭切口，手术结束。

这种手术有如下的特性：①切口微小。以往做开放性手术或者改良 Wang 手术时，由于操作内容多、范围广，切口不可能过于微小。但是，该手术操作内容少，且显露良好，因此不需要过大的切口就可以完成操作，这使切口有了缩小的可能。我们认为一般 2 ~ 3cm 的长度就足够完成手术。②操作简单。在手术中，全部操作其实只有两个，一个是咬掉凸起的骨性结构，另一个是对截断的肋软骨与胸骨做固定。至于填充凹陷的操作，则完全是顺手完成的动作，几乎没有难度。因此，整个手术的操作都比较简单，可以轻易完成。③不使用额外材料。在手术中，填充材料就地取材，不需要其他额外的材料，这不但降低了手术的代价，而且不会因异物的问题而考虑再次手术取出，同样也避免了异物引起的种种并发症。④不需要过多特殊器械。在操作过程中，唯一需要的特殊器械就是咬骨钳，而这是临床中常用的工具。不需要过多特殊器械，为手术的开展提供了极大的便利。⑤创伤降至最小。在手术中，去除凸起骨性结构的操作是唯一会造成创伤的操作，这是创伤程度的底线，故其可视为微创甚至超级微创手术。⑥费用低。整个手术操作简单，不需要过多特殊器械，不需要特殊材料，所以手术花费低，甚至低于一般的开胸手术。⑦效果完美。Wenlin 胸两个主要的问题就是凸起和凹陷，在该手术中，凸起被去除，凹陷被填平，效果非常理想，明显优于开放性手术和改良 Wang 手术。

Wenlin 胸是一种非常复杂的特殊畸形，不管是对畸形的认识，还是对手术的设计，都经历了漫长的过程，我们也花了巨大的努力。值得欣慰的是，心血没有白费，最终所有的付出都得到了回报。回顾整个历程，最大的体会依然是极简法则，这始终是我们的行为准则。其影响可以在很多方面得到体现：

（1）对于畸形外表特征的认识。表面上看，Wenlin 胸是一种非常复杂的胸廓畸形，早期我们将其认定为鸽子胸时，曾一度绞尽脑汁希望尽可能详尽地描述该畸形，并努力借助鸽子胸部的形状来解释该命名。这样的做法并没有使畸形得到更好的解读，相反，还令我们自己都有些糊涂了。二者的差异相当明显，如果刻意做解释，则越解释越糊涂。认识到这种问题后，我们对自己的观念做了反思，于是很快看出了此畸形与鸽子胸部的差异，这也直接促使我们下决心改掉其名称，最终用 Wenlin 胸命名。

名称改掉了，但表面上的畸形依然复杂，如何能更进一步简化认识呢？这个时候，我们引进了胸廓畸形的整体命名，我们将这类畸形归并于Ⅱ型胸廓畸形，也就是凸起型胸廓畸形中的Ⅱ–C型畸形。命名完成后，该畸形的特征即刻变得相当明确，其主要的特征就是凸起，在此基础上合并了特殊部位的凹陷。如此理解，该畸形的特征彻底简化，也为后面的治疗奠定了基础。

（2）畸形病理改变细节的认识。在早期接触此畸形的时候，普通的 X 线和 CT 检查并不能反映出畸形的细节，因此对其病理改变的认识较为模糊。后来我们引进了最先进的三维重建技术，该技术成像功能极其强大，所有的细节都展现得清清楚楚，这让我们对该畸形的细微特征有了更清晰的认识，也使本来以为非常复杂的畸形变得格外简单。其根本的病理改变是，胸骨角增厚，前凸，周围的其他结构随之前凸。这便是该畸形最本质的特征。清楚畸形的本质特征后，针对特征做手术设计就有了可能。

（3）发病机理的认识。关于 Wenlin 胸的发病机理，到目前为止没有人做过专门的研究。而从其病理特征及各种细节的改变可以看出，其发病应该启动于胸骨角。在外部因素的作用下，胸骨角局部逐渐增厚前凸，将周围的肋软骨及远处的肋骨一并牵引前凸，便形成了上部胸壁的前凸畸形。胸骨体较为坚硬，在发育的早期便骨化，因此不会随着胸骨角前凸而有较大幅度的移动，所以二者之间会形成一个高度的落差，这便是所谓的凹陷。这是对 Wenlin 胸形成机理的一种较为合理的解释。盲目地猜测此畸形的形成机理，很难弄清其中的道理。我们从最本质的病理改变出发，根据最基本的力学原理做分析，于是便有了最简单也最有说服力的解释。

在认识 Wenlin 胸的过程中，我们始终按照极简的思维去认识畸形的诸特征，因此最终有了与众不同的看法。看法不同了，才可能做出与众不同的手术设计。我们设计的每一种术式中都可以看到极简法则的影子。

在开放手术时期，尽管手术损伤较大，但我们并没有像汽车大修理一样用彻底的大幅度的操作去完成治疗，那样不但会使手术创伤变大，而且可能使操作变复杂。其实对整形手术来说，过度复杂的操作是相当忌讳的。一方面，复杂的操作会使手术变得非常困难，另一方面也很难让其他医生去重复，由此会限制技术的推广。我们开始的开放性手术较为简单，只是按照早年做鸡胸手术的方法，将肋软骨部分除去，将胸骨角局部凸起削平，仅此而已。表面上看，这样的操作与后来的 Wenlin 手术似乎有很多的相同点，实际上却存在质的差别。但这种潜在的相似恰好说明一个问题，那便是极简的影响。也就是说，我们采用的方法是当时条件下最简单的操作，我们一直都在依照极简法则行事。

到了改良 Wang 手术时期，我们依然在贯彻极简法则。这主要体现在如下几个方面：①理念方面的极简。从大的矫形理念出发，细节末节应该忽略，从而使整体效果以最便捷的方式呈现出来。在手术中，我们使用 2~3 条钢板完成操作，如果凸起部位过于坚硬，我们会用 2 条钢板做压迫；而对于凹陷，则用 1 条钢板将其提起。钢板的作用属于整体塑形的范畴。这种视野与格局有利于优化流程，简化细节，大大提高效率。②流程的极简。按照一般的操作方法，在实施改良 Wang 手术时，应该先完成畸形的处理，然后放置钢板，接着再固定。但是，在 Wenlin 胸的手术中，由于涉及两种不同性质的畸形，且包含一些具体的操作细节，因此需要重视操作流程，不然会使整个手术过程相当混乱，不但影响效率，而且还影响手术效果。我们对流程进行了合理的优化，删去了多余的操作，合并了重复的操作，最终使整个操作程序变得更为清晰，手术效率大大提高。具体操作的流程如下：首先完成畸形骨性结构的去除，然后于上位胸壁放入钢板，放置钢丝，先做简单固定，再放置下位钢板，将凹陷提起，彻底固定，再反过来对上位钢板做最终固定。在此操作过程中，流程得到最大的优化，且步骤也最为合理。比如钢板固定顺序的问题，由于上位肋骨内侧基本游离，活动度大，因此可以放在最后做彻底固定，否则会增加提拉凹陷的难度。而提拉完成后再完成上位钢板的固定，肋骨活动度大，不至于将提起的胸壁再压下去。③操作细节的极简。在完成具体钢板的放置与固定过程中，我们同样采用了最简单的方法。当然，除了最终的手术方法外，我们还采取了很多简单的技术，比如在直视下完成钢板的放置、固定，还有固定悬吊胸骨等，都是以往其他手术中不曾有过的简单技术。这些技术不仅在单纯 Wang 手术中不曾使用，即便在其他场合的改良 Wang 手术中也不曾使用过，它们同样使操作大大简化了。

在我们最后设计的手术方法中，极简法则更是体现得淋漓尽致。首先，我们克服了专业的壁垒，采用更为积极的理念实施手术的设计。我们充分利用不同专业的优势，将其发挥到极致，保证手术的合理与高效。其次，充分利用手术中不同操作之间的关系，彼此关照，相互照应，对材料做最合理的利用，不但节省了材料，降低了费用，而且获得了理想的效果。最后，我们对操作细节做最大程度的简化，使整个手术变得非常简单。该手术最主要的操作是对畸形胸骨的处理，按照一般的观念，可能需要实施切除，例如楔形切除、横行切除，或者其他更复杂的切除，这样的做法也许非常规整，但将使手术方法变复杂，一般医生很难驾驭。在我们的操作中，我们使用了最简单"粗暴"的做法，用咬骨钳直接将凸起的畸形骨性结构去除。这种做法表面上看很粗糙、没有技术含量、不理性，但谁能否定其效果呢？尤其当部分去除胸骨角处的骨性结构成为手术的要点之一时，这种貌似不合理的做法反而成了唯一合理的选择。而这恰好是极简法则最直接的体现。

从开放性手术到改良 Wang 手术，再到我们最终设计的新手术，每一种手术都践行着极简法则，而整个手术变化的历程更是极简法则的具体体现。与开放性手术相比，改良 Wang 手术显然是更简单的手术，而到了最终设计方案，手术的性质几乎被改变，成了彻底的不可思议的小手术。对于此，谁能否认极简法则的功劳呢？

对 Wenlin 胸的认识和治疗先后经历了漫长的数年，在此过程中，由于我们始终依照极简的法则认识和处理这种畸形，其治疗最终获得了理想的效果。我们的设计虽不可能是十全十美的手术，也不是唯一合理的选择，但在目前的所有手术中，这种手术无疑是最好的选择。

对 Wenlin 胸的认识和治疗给我们带来了非常有意义的启示，启示中最重要的一条就是跨专业发展的问题。2018 年，中国整形美容协会邀请我们成为该组织的成员。起初对于这个身份我们并不看重，甚至非常抵触，而到了后来有了跨界发展的念头时，才发现这个身份非常难得。

　　胸壁外科疾病的治疗有两个目的，一个是治病，另一个是整形，而整形本身就有美容的属性。虽然治病和大的整形往往是很多胸外科手术的主要目标，但不可否认的是，美容的性质同样重要，尤其随着社会的发展，人的审美需求越来越高，美容的性质就更加不容忽视了。在我们的临床中，很多患者并不是因为疾病前来手术的，他们唯一的目的就是变美。既然如此，这样的手术几乎可以与美容手术等同了。那么，用美容的手段来达成整形的目的，就既合情又合理，但很多做胸廓畸形的胸外科医生直到今天还在排斥美容手术，这无疑会约束大家的视野。不过非常幸运的是，我们在别人没有醒悟的时候就觉悟了，于是便有了手术方式质的改变。

　　很多事实证明，跨专业发展是成功的一个捷径。而成功的必要条件之一就是极简。有了跨专业的指引，有了极简的保障，成功的可能性就会大大增加。Wenlin胸本是一个非常复杂的胸廓畸形，是所有畸形中的最后一块硬骨头。但是，因为有了极简和跨界两大法宝，我们有了更好的技术和手段，最终啃下了这块硬骨头。

桶状胸 Wenlin 手术

桶状胸是一种非常特殊的胸廓畸形。在医学生和医生的印象中，这种畸形似乎只有在呼吸科才能见到，而且这种畸形一般都发生在慢性肺部疾病之后，也就是说，桶状胸是一种继发性病变。作为继发于慢性肺部疾病的病变，这种畸形被认为是慢性缺氧后胸廓骨性结构为了满足机体供氧需要而发生的代偿性改变。既然是代偿性改变，理论上讲是不需要处理的。既然这样的畸形被认为不需要处理，所以当人们谈论胸廓畸形的手术时，尤其讨论到桶状胸时，几乎从来不考虑这种畸形的手术问题。

我对桶状胸的认识也源于呼吸科的认知。在很长的时间里，我也认为这种畸形不需要处理。但是，随着接触各种畸形患者数量的增多，我的观念逐渐发生了变化。当然，这种变化并不是指对慢性肺部疾病患者的畸形，而是指对另外一种特殊人群的态度，即原发性桶状胸患者的处理。这种变化的原因是，我发现在日常生活中有很多年轻的患者，他们并没有任何肺部的疾病，却有着严重的、典型的桶状胸。

相对于其他畸形来说，桶状胸是一种较为少见的畸形，如果考虑到原发的特性，这种畸形就更加少见。与其他胸廓畸形一样，当一种畸形被医生重视，且能得到很好的治疗时，这种患者就会显得很多，因为到医生那里就诊的人会变多；但是，如果畸形得不到治疗，患者也就没有治病的动力，这样的患者也就会远远地生活于医生的视野之外，医生也便不知道还有那么多患者了。桶状胸就是这种被医生忽略的畸形。医生不予重视，或者想当然地以为只有继发性桶状胸存在，就不可能考虑手术的问题。这是一种恶性循环，最终使这种疾病的治疗率几乎为零。正是因为这样，当我们把桶状胸手术的文章投到国内外专业杂志的时候，竟然全部被退稿，这不能说编辑们没有看懂文章的内容，只能说，大家从来没有听说过桶状胸应该手术的说法。

但是，生活中的原发性桶状胸患者并不少，别人看不到这样的事实，是因为这些患者从来没有去找他们看病，但我却接触到了很多这样的患者。我不但看到了他们畸形的外表，更知道了他们痛苦的内心，知道他们非常渴望手术。为了摸索出桶状胸治疗的方法，我曾经找遍了国内外的相关文献，但文献中关于此疾病的外科治疗一片空白，没有医生做过手术的尝试。没有现成的方法，患者却又需要治疗，怎么办？这是个问题。而问题总需要解决，于是我们便主动承担起解决问题的重任了。

在考虑这种畸形的治疗时，我们首先对这种畸形的特征做了研究，紧接着我们又对患者的诉求做了详细调查。其实每个患者都会对胸廓的前后径有看法，患者的诉求相当清楚，就是希望前胸壁不要凸出得过于明显。

按照一般的想法，前后径较宽，说明侧胸壁的长度过长，要想缩小前后径的距离，需要在侧胸壁将所有肋骨截取一部分，这是最简单最直接的做法，而且也应该是最有效的方法。但是，这种方法虽然理论上可行，却不一定能让患者满意。最大的问题是，这种手术方式的创伤肯定很大，而且需要一个较长的切口。做胸廓畸形的患者都渴望美观，如果切口过长损伤过大的话，患者一定不会接受。那么，有没有简单的方法或者用目前最为流行的微创方法完成手术呢？这时我们想到了胸廓畸形整体的分类问题。考虑此问题的目的，是想寻找各畸形之间的内在联系，进而为手术方法的设计寻找借鉴。

整体分类方法是我们设计的一种分类方法。在这种方法中，我们将所有的畸形分为两大类，即凸起类与凹陷类。在这种分类方法中，桶状胸与鸡胸有着天然的联系，鸡胸可以被看成局部的凸起，而桶状胸则被看成整个前胸壁的凸起。既然都是凸起，手术就必然有相通之处。

鸡胸的治疗已经有多年的历史，手术方法也有很多种。早年的方法与桶状胸手术的设想类似，即将前凸的部分胸壁结构切除，然后再重新做塑形。在过去很多年中，这样的方法都是治疗鸡胸的有效方法。但是，近年来，微创的概念被引入手术中，于是有了各种相应的微创手术。微创手术的基本操作理念是将预先塑形的板子放于胸壁凸起的前方，通过钢板的挤压使凸起变平。这样的操作一般只需要两个切口，而且全在胸壁表面完成，因此创伤较小，效果却相当令人满意。这种理念出现后，不少医生做了相关手术的尝试。但是，这种手术并没有完全得到推广，最根本的原因是手术中一些具体的细节无法得到较好处理。在大量手术实践中，我们逐渐摸索出了一种非常简单的方法，我们将其命名为 Wenlin 手术，其是用特殊的材料、特殊的方法完成的微创手术。我们完成的大量手术经验表明，这种方法是一种非常理想的微创手术方法。

考虑到桶状胸与鸡胸在结构上的关系，我们认为，二者的手术也有相通的可能。于是我们对桶状胸的微创手术进行了深入的研究，最终摸索出了理想的手术方法。我们将这样的手术同样命名为 Wenlin 手术。

我们设计的桶状胸 Wenlin 手术最初的想法是，既然前胸壁局部的凸起可以用钢板压下去，前胸壁整体的凸起应该也可以用相同的方法压下去，唯一不同的是需要增加钢板的数量。如果鸡胸需要 2 条钢板的话，桶状胸可以考虑用 3 条甚至 4 条。只要外力施加够了，骨骼的形状必然会改变，这就是一物降一物的道理。

这样的设计存在几个顾虑：①桶状胸患者前后胸壁的宽度一般都有增加，如果将这样的距离缩短的话，多余的胸壁结构会不会被挤压到两侧胸壁，使胸廓整体的宽度变宽呢？这样的可能性肯定是有的，而且是一种必然出现的结果。但是，经过粗略计算后我们发现，当前后径基本恢复正常后，即便两侧胸壁有所增宽，增加的宽度也是可以接受的，而且这种宽度的增加反而会让整个胸廓的形状更接近正常。因此，这种顾虑完全不需要考虑。②钢板压迫的力度问题。桶状胸患者前胸壁整体前凸，如果是青壮年患者，自身的应力相当强大，靠一般的钢板很难将其压扁。但是，不管骨性结构的应力多么强大，在更加强硬的钢板面前，其应力依然是弱小的。尤其当钢板的数量足够多时，这个问题就更加不算是问题了。③手术具体的操作问题。将多条钢板放置于前胸壁，需要考虑手术的很多细节，比如放置钢板的层次问题、路径问题、固定问题，其中任何一项考虑不妥，都可能影响手术的效果。在鸡胸的 Wenlin 手术中，我们其实已经面临过相似的技术问题。这些问题可以从鸡胸手术中借鉴，因此其难度也不是太大。只要按照类似的做法做处理，我们有把握做出很好的效果。

顾虑消除了，方法其实也就找到了。经过仔细的设计，我们最终得出了详细的手术方案，并很快用于临床，最终取得了理想的手术效果。我们将手术结果对外公布后，很多患者找上门要求做手术。这时我们发现，其实桶状胸人群的数量并不小。在认真把握手术适应证的基础上，我们先后完成了大量桶状胸手术，全部获得成功。在很长的时间里，我们是全球唯一实施桶状胸手术的医生，我们一直保持着这样的纪录，直到写下这些文字的时候，我们也还没有听说过或从文献中看到过有其他医生完成了这样的手术。

由 Wenlin 手术产生的思想历程可以看出，极简法则起到了非常重要的作用。用传统的思维直接截取肋骨需要做很长的切口，需要将左右两侧胸壁的所有肋骨都截取一部分，而截取之后还必须对残余的结构做妥善的固定。这样的操作损伤大，且比较烦琐。对医生来说不是个简单的手术，而对患者来说也不是个小手术。由于创伤过大，患者必须在术后长时间休息，避免剧烈运动，由此给患者带来的痛苦和麻烦不容小觑。而采用 Wenlin 手术实施治疗时，整体的理念发生了变化，医生的操作变得非常简单，患者康复的过程也不再有太多的痛苦，而且时间会大大缩短。这是极简法则优越性最直接的体现。

在所有的胸廓畸形当中，单从形状上看，桶状胸虽不是较为复杂的畸形，却是相当严重的畸形。因此，要想将这样的畸形手术做得完美，需要一些特殊的技巧，这些技巧是手术成功的关键。而从纯理论的角度来看这些技巧，其又具有极简的特性。

首先，Wenlin 手术对材料的要求。由于这样的手术非常特殊，一般人会以为必须有非常特殊的材料才能完成，即便参考鸡胸的手术，一般人也会认为至少需要 Nuss 手术钢板的全套材料才能完成手术。其实在鸡胸的 Wenlin 手术中我们已经对这个问题进行了阐述。在桶状胸的 Wenlin 手术中，我们依然不需要过于复杂的材料，塑形板也只需要最普通的钢板就可以。材料简单，并不能说手术简单，我们只是将最复杂的手术做了最简单的处理罢了，这完全得益于极简法则的功效。

其次，Wenlin 手术对钢板的长度和弧度有特殊的要求。在不明白手术原理的情况下，钢板形状的设计也许被当作一个非常复杂的工作。但是，如果明白了手术的基本原理，问题就会变得很简单。那么，手术究竟是以什么原理完成的呢？在前文我们提到过模板塑形的原理，而且提到过 Wang 手术和鸡胸的 Wenlin 手术两个实例，桶状胸的 Wenlin 手术与鸡胸的 Wenlin 手术类似，因此也是根据模板塑形完成操作的。那么，既然是模板塑形，对钢板的设计也就相当简单了。这就是说，只要按照正常胸廓的形状设计钢板的形状，便可以达到目的。依照如此原理来理解钢板的设计问题，显然可以迅速将复杂的问题简化，从而成为一个极其简单的问题。

最后，钢板的固定问题。在 Wenlin 手术中，钢板担当了最重要的角色。它是完成塑形的模板，是施加外力的工具。但是，要使钢板完成使命，必须对钢板做最牢固的固定。按照极简法则，固定最简单的操作应该是直接固定于肋骨之上。但是，肋骨对外力的承受能力是有限的。在手术过程中，塑形产生的外力需要施加于肋骨之上，这样的外力相当强大，如果将这样的外力积聚于一条肋骨或者两条肋骨，其都不足以承受住外力的牵拉，结果可能导致骨折或者固定钢丝断裂。这样的问题一旦发生，塑形就会彻底失败。为了避免这种问题的发生，最有效的方法就是分散应力。如何分散应力呢？基本的方法有三个：

（1）增加钢板的数量。钢板数量增加，应力必然分散，这无疑会获得更好的效果。但是，钢板过多会带来额外的问题。首先，费用会明显增加，这对患者来说是不利的。其次，前胸壁面积有限，如果并排放入过多的钢板，可能导致前胸壁组织大面积游离，这将给术后的康复和切口愈合造成麻烦。万一出现了感染等并发症，术后将会出现严重的问题。另外，钢板过多，患者术后会觉得严重不适，这显然不利于康复。由此可见，钢板并不是多多益善。我们一般使用 3 条钢板完成手术，这个数量基本可以满足各方面的要求，又不至于带来太多的麻烦。

（2）分散每条钢板自身的应力。按照一般的想法，钢板要想直接与肋骨固定，只要固定于一处就可以解决问题。但是，这样的做法会使所有的应力均集中于肋骨的某个局部，就必然会导致肋骨骨折。那么怎样才能使应力分散呢？在鸡胸的微创手术中，一些医生做了特殊的设计，即用 Nuss 手术的短钢板做铺垫，先将短钢板固定于相邻的几根肋骨上，然后再将主固定钢板放入短钢板的凹槽中，这样，钢板的所有应力会分散于多根肋骨之上。理论上讲，这种方法非常巧妙，效果也应该非常理想。但问题是，手术操作是一个实践活动，必须考虑到手术的实际场景。这种方法有如下几个弊端：首先，短固定板先固定于肋骨上，需要固定得非常牢固，否则将无法完成塑形的使命。但是，要想固定牢固并不容易，需要多条钢丝进行操作。从总体的操作过程来看，这种操作费时费力，且效果难以保证。其次，主钢板不是直接固定于肋骨，而是通过短固定板间接固定于肋骨之上的，这样有可能会影响固定的效果，使最终的塑形效果大打折扣。再次，将主钢板插入短固定板凹槽中的操作并不是一个容易的操作，在没有外力存在的情况下，这样的操作不成问题，会非常简单。但是，在钢板受力的情况下，要想将主钢板轻松地插入这样的凹槽，操作的难度会相当大。最后，短钢板的放置意味着要占据一定的空间。放置一条短钢板至少需要跨两根肋骨。但是，对于一般的凸起畸形手术来说，一条钢板根本不能解决问题。如果要用两条钢板的话，就需要放置两条短固定板。这么多板子同时放在两侧胸壁短小的切口内，如何排列、如何摆放都是非常考验人的问题。空间就那么大，如何摆放呢？这是非常大的麻烦。

正是因为使用短固定板有如上的麻烦，我们设计了一种非常精巧的固定方法：直接将钢板与肋骨固定。为了分散应力，我们并没有考虑在同一个平面上固定于两根肋骨，而是将目光放到了另外一个平面上，即与钢板平行的平面，我们采用两个部位对钢板做固定，靠近中线的固定对应力做第一次分散，然后使更大的应力落在钢板末端的固定部位。有了两道固定，应力会得到充分分散，于是便可以轻松实现手术的目的。

（3）分散手术中的整体应力。分散整体应力，实质上是进一步减小肋骨上的应力。为了达到这样的目的，我们将钢板尽可能固定于不同的肋骨之上。但是，考虑到肋骨数量有限，且切口也不适宜做得太大，我们最终采用了一种特殊的叠加方式来完成固定。这种方法是我们的手术中最核心的操作技巧。我们在所有的手术中都用了这样的技术，最终的结果表明，这种技术是一种效果非常理想的技术。

从以上的叙述可以看出，钢板固定的问题并不是个简单的问题，需要从多个角度、多个方位做考虑，才能获得良好的效果。在桶状胸手术中，如果想当然地借鉴普通鸡胸 Wenlin 手术中的操作，不但会使操作非常麻烦，而且无法保证手术的效果。在桶状胸的 Wenlin 手术中，我们对手术的细节做了充分的研究，然后设计出了极其简单的方法，只要按照固定的顺序完成操作，就不会有太大难度，最终也可获得令人满意的效果。

总的来说，我们的方法充分遵循了极简法则的要求，将本来非常复杂的手术简化成了非常简单的手术。桶状胸 Wenlin 手术是极简法则又一个极好的例证。

沟状胸手术

　　长期以来，各种专著或者教科书对胸廓畸形的描述一般只有4种，即漏斗胸、鸡胸、扁平胸、桶状胸，除此之外没有提及更多的其他畸形。但临床上经常会遇到一些特殊的畸形，这些畸形与上述4种畸形都不相同。遇到这样的情况，医生以往的做法是将其归并于与之相似的畸形类型，并采用已有的手术方法进行治疗。这种做法虽然较为通行，但不一定是最理想的做法。畸形形状不同，客观上需要进行个性化手术设计，如果手术千篇一律的话，一定不会有好的效果。

　　在临床中，我们发现一种非常特殊的畸形，这种畸形为前胸壁明显的凹陷，但这种凹陷与漏斗胸的凹陷完全不同。漏斗胸是位于正中的坑，而这种畸形却是一个横行的沟。以往一般不对这种沟做区分，而将其看作漏斗胸的一种。这是大家一贯的做法，即前胸壁所有的凹陷都被当作漏斗胸。漏斗胸的手术对解剖结构有特殊的要求，而这种特殊的沟状凹陷在结构上与漏斗胸的凹陷有很大差别，这种差别恰好是决定手术的关键。如果将其视为漏斗胸的话，就可能要采取Nuss手术做治疗，那将是一个失败的选择。我们接诊过很多Nuss手术失败的患者，这些患者来自各个地区，有的甚至来自国外，他们患的是同一种畸形，即沟状的凹陷，但接受的却是漏斗胸的Nuss手术。他们都很不幸，需要再做手术。

由此可以看出，如果将这种沟状的凹陷视作漏斗胸的话，不仅会影响对这种畸形的认识，还会直接影响手术方式的选择。这无疑是一种十分不妥的做法。那么，怎样才能避免这种问题的发生呢？方法很简单，那便是将其当作一种完全独立的疾病去认识、去治疗，只有这样才能获得理想的效果。我们对这种沟状的凹陷做了命名，这就是我们命名的第一种畸形——沟状胸。

沟状胸最标志性的病理特征就是沟状凹陷。此凹陷一般位于前胸壁下部，从左到右横行于前胸壁全程。凹陷位于心脏前方，且会对两侧肺部造成压迫，因此会表现出明显症状，需要手术矫正。

由于认识的问题，以往对沟状胸的治疗一般会采用 Nuss 手术。这是一种非常错误的选择。那么，沟状胸为什么不可以做 Nuss 手术？要想了解具体的原因，首先要知道 Nuss 手术的原理。我们反复强调，Nuss 手术利用的是杠杆原理。既然是杠杆，其工作的必要基础就是支点。支点有基本的三要素，即高度、硬度和稳定度，三个要素缺一不可。漏斗胸患者的凹陷边缘为支点，一般能提供足够的高度，如果硬度和稳定度都可以满足，Nuss 手术就将是合理的选择。

从 Nuss 手术工作的基本条件看，沟状胸患者的前胸壁很难找到一个符合支点要求的部位。要想实施 Nuss 手术，必须在沟的两侧胸壁寻找合适的支点，但此处的高度与沟底的高度处于同一个水平面，这样的高度不能达到支点的要求。没有支点，杠杆就没有工作的基础，那么，如果实施 Nuss 手术的话，就只有失败了。仔细分析每一台沟状胸手术失败的原因，其实都是支点的选择出了问题。

由此可以看出，与标准漏斗胸相比，沟状胸确实有不同的特点，而这些特点恰好决定了手术的成败。那么，要想避免失败，就有必要重新认识这种畸形，使其特征更明确地彰显出来，以便于相关的治疗。

将不同个体的共同特征提炼出来，是归纳的过程，这对命名非常必要。前胸壁的凹陷畸形有很多，如果将这些畸形都归纳为漏斗胸，并特别地强调其凹陷的特性，将是一个非常主动的过程。但事实上，大家对凹陷畸形的认识并不是主动的，而完全是被动的，是因为找不到更好的名称才随意用漏斗胸这个名字充数。这种做法显然与主动的归纳不同，不仅不能简化思维，突出其特征，反而会使更重要的特征被掩盖。这种做法不是主动的极简，而是被动的偷懒。对沟状胸做单独的命名，是主动认识其特征的过程，这等于是从杂乱无章的凹陷畸形中将其特征标定出来，使畸形的认识更简洁、更清晰，使问题得到简化，因此是极简法则的一种体现。

在对沟状胸进行命名之前，我们没有对任何其他畸形做过命名。我们始终认为，命名是一个非常严肃的工作，并不是随意拿一个名字出来就可以有令人信服的效果。而令人欣慰的是，沟状胸这个名字提出后，得到了广泛的认可，这也恰好说明了这个工作的意义。

名称有了，畸形的特征得到关注了，接下来就是手术的问题。在很长的时间里，Nuss 手术都是微创手术的代表。对于凹陷畸形来说，如果不能选择 Nuss 手术，似乎就不可能再有其他微创手术可以实施。这是一个令人绝望的事实。意识到沟状胸治疗的问题后，我们曾尝试做一些微创的设计，但并不容易，所以我们想到了最直接的办法，也就是开放性手术，这是第一个方法。

开放性手术是针对畸形的直接矫形，相当于汽车的大修理，因此，不管哪种畸形，只要接受该手术，都有可能被彻底矫正。但是，沟状胸患者毕竟是人，不是车子，要想真正做"大修理"，就要考虑很多的限制，否则畸形没修好，人可能就没了。

表面上看，沟状胸的病理改变是沟状的凹陷。这样的描述其实只是表象，不是真正的本质。我们经过观察发现，其本质应该是沟底部肋骨的缩短，这也是形成外表凹陷的根本原因。当此骨性结构的长度不足时，会导致局部的下陷，从而形成表面的沟状凹陷。这应该是其发病的主要机理。治疗沟状胸的目的是消除凹陷畸形，既然其本质的病理改变是肋骨长度较短，那么要想使此部位整体凸起，最简单的办法就是将肋骨加长，这样的操作可以在两侧胸壁分别完成。肋骨分别被加长，肋骨向前方拱起，凹陷就会消除。

经两侧完成加长肋骨的操作并不复杂，但是，由于这常涉及至少两条肋骨，所以两侧的操作依然较为烦琐。另外，由于此处的肋骨往往并不是紧挨在一处，要想完成操作，需要游离较大面积的胸壁，就会有明显的损伤。再者，如果中间部位涉及的胸骨较坚硬，则很难通过增加两侧肋骨长度的方法将正中凹陷顶起。这是这种手术最大的顾虑。这个问题不解决，最终就不能获得令人满意的效果。

对于开放性手术来说，不管多么复杂的矫形，按理说都有最终的解决办法。这是毋庸置疑的。而这将意味着会有长而难看的切口、复杂的操作、巨大的损伤，这显然与如今主流的微创观念不相符。在这样的手术中，即便将手术的创伤控制到最低程度，将操作的内容简化到极致，也不能与真正的微创手术相比。

开放性手术有众多的问题，而除了所有这些具体的问题外，还有一个较为抽象的问题，那便是不符合极简法则的要求。当然，我们并不能机械地认为不符合极简法则的手术就不是好手术，但大量的事实证明，不符合此法则的操作，一般都不是好手术。因此，手术必须进行简化，按照极简法则行事。

第二个方法较简单，我们的设想依然是在两侧胸壁做操作，以短的钢板分别将两侧的凹陷撑起。当然，此时的撑不是水平的撑，而是垂直的撑，即将两条钢板垂直于凹陷的肋骨，放于凹陷的底部，将其撑起。这样的手术设计原理非常简单，单从原理上看，完全符合极简法则的要求。但问题是，原理简单的设计做起来并不一定简单，尤其当涉及手术的细节要求时，问题可能非常复杂。该设计可能面临的问题如下：

（1）皮肤切口问题。很显然，如果要在单侧完成撑顶，必须有 2 个切口，即凹陷的上下缘各 1 个切口，每侧 2 个切口，意味着总共需要 4 个切口。这样的切口数量不仅患者难以接受，医生也难以接受。

（2）支点问题。要想将凹陷支撑起来，必须有两个支点。一个支点来自上位的肋骨，另一个支点就只有肋弓了。上位肋骨的走向往往是水平的，足够坚硬，因此充当支点不成问题。但是，这种患者的肋弓是不是可以完成支撑的使命就很难说了。而根据我们的观察，他们的肋弓似乎都不是特别坚硬，很难撑起钢板，所以手术大概率会失败。

（3）支撑钢板的数量问题。该手术的设计是靠一侧 1 条钢板做支撑的，但是，1 条钢板能不能撑起单侧的凹陷，这是个值得考虑的问题。对于年龄较小的患者，这样的做法也许是足够的，而对于成人患者，数量可能就不够了。如果用 2 条钢板做支撑，两侧就需要用 4 条，这会不会带来其他问题呢？

（4）中间凹陷的处理问题。当两侧的凹陷被撑起后，中间的凹陷肯定会被连带提起，但是，这样的提起毕竟不是直接的作用，因此效果必然会不太理想。如果这个问题解决不了，它将成为该手术最大的硬伤。

（5）术后对运动的影响。于前胸壁垂直放置钢板后，这些钢板将严重限制前胸壁的运动。侧向运动受的影响可能不大，但前屈运动将会受到明显影响。术后患者如果想做弯腰或者前倾运动的话，不但其本人会非常难受，而且可能会影响钢板的稳定性。

由以上分析可以看出，垂直放置钢板的做法看起来虽然简单，但实际的效果却值得商榷。那么，有没有可能通过其他更简单的办法来完成手术呢？

在对患者进行观察的过程中我们发现，沟状胸的患者可以分成两种类型：一种是沟底非常宽的类型，一种是沟底不太宽的类型。前者的情况类似扁平胸，由此我们想到了扁平胸的手术；而对于后一种情况，则需要另外设计手术。

对于沟底比较宽的患者，我们的设想非常简单，那便是当成扁平胸来做治疗。扁平胸的手术这里就不赘述了。我们用这种方法医治了不少患者，效果基本上都是令人满意的。而对于沟底比较窄的患者，这种方法是不行的，需要再做设计。

在一次沟状胸的手术中，我们使用了两条钢板做手术。当上位的钢板放置完毕后，我们发现一个非常有趣的现象，整个沟状胸的中部凸起，呈现为一个典型的鞍状胸。第二条钢板本来是想用来做 Wang 手术的，此时中间已经完全隆起，不需要做提拉，Wang 手术没有了用武之地。此时鞍状胸的手术倒成了更理想的方法。我们将第二条钢板做成蝶形，中间稍低，两侧弧形隆起。钢板被放入后，鞍状胸中间凸起的部位就成了支点，然后我们于两侧凹陷的底部同时将两条肋骨提起，固定于钢板两侧弧形的隆起部位，获得了令人满意的效果。

这次手术让我们进行了一个非常有益的尝试，由此我们也摸索到了治疗沟状胸的最佳方法。这种方法的基本思路是，先将沟状胸变成鞍状胸，然后再进行矫正，如此便可以获得令人满意的效果。

沟状胸支点低平，无法满足 Nuss 手术的需要。但是，在沟的上方接近正常的肋骨平面实施第一条钢板的 Nuss 手术操作后，支点便可以满足需要，而且可以使正中被撑起，这等于在正中为鞍状胸的治疗人为制造了支点。有了这个支点，鞍状胸的手术就有了一个结实的肩膀，蝶形的钢板就可以像一条扁担，将两侧的凹陷稳稳地挑起。

在以往的很多畸形手术中，我们都一直在强调支点的设置。比如扁平胸手术，首先是要寻找合适的支点，如果没有合适的支点，则要人为地制造支点。这样的理念用到沟状胸的手术中，再一次被证明其可行性。当钢板两端的支点不存在时，通过迂回的操作，人为地在中间制造出新支点，可使手术最终得以完成。

为了使手术更合理且进一步简化，我们对手术的细节做了详细的设计。首先是皮肤的切口问题。在早期，由于考虑到 Wang 手术的可能，我们一般实施 3 个切口，两个位于侧胸壁，用于完成第一条钢板的放置，中间剑突附近的切口用于 Wang 手术。这样的切口本来较为合理，但在操作中我们发现，侧胸壁切口或者正中切口对两侧胸壁凹陷处肋骨的显露并不充分。为了克服这样的弊端，我们将侧胸壁的切口向前正中方向移动，由一般的腋中线移到腋前线，此处的切口既能完成第一条钢板的操作，又可以很方便地完成第二条钢板的操作。由于不再需要进行正中的提拉，因此也不再需要实施正中切口。如此设计，切口数量进一步减少，2 个切口就可以完成手术。

沟状胸的畸形位置偏低，沟底肋骨的走向一般不水平，多数情况下会成角，尤其下位的肋骨，其成角的可能性更大。成角会使局部活动度变大，缺乏机械强度，不容易定型。而此处又多与肋弓紧密连接，肋软骨的成分较多，这更增加了其活动度。正是由于这样的缘故，此处的塑形明显较正中部位漏斗胸的塑形容易。但是，这也增加了手术后复发的可能性。为此，术后的钢板不能过早取出，而应该放置较长时间，如此才能获得理想的效果。

在过去的工作中，我们使用上述的手术方法完成了大量沟状胸手术。我们的经验表明，这是一种非常实用的方法，当然，也是极简法则的一种诠释。

从极简的角度来看这种手术，可以发现如下特点：首先，这种手术原理非常简单。从手术的形式上看，是将一种没有支点的手术成功化解为有支点的手术。而从具体的操作细节上看，其核心就是制造支点，支点做好了，手术就没有问题了。其次，这种手术操作非常简单。虽然手术涉及两种性质完全不同的操作，但操作都不复杂，实施起来比较容易。最后，开展手术的条件非常简单。与其他畸形手术相比，此手术并没有耗费多余的材料，不需要特殊的器械，不需要特殊的技术，因此很容易开展。

沟状胸的治疗给人的启示是，当对一种看似复杂的畸形做治疗时，如果直接的手术方法行不通，可以考虑使用迂回的方法实施治疗。迂回的方法看似绕了弯子，走了弯路，却可能是更正确的选择。此时貌似比较不直接，甚至不够极简，而当直接的做法根本行不通时，绕弯子反倒成了更便捷的道路。既然便捷，当然极简。这正是我们始终努力追求的目标。

鞍状胸手术

鞍状胸是继沟状胸之后我们命名的另外一种畸形。我们曾尝试过其他的名字，但均不合适，于是便有了现在这个名字。这应该是一个较为形象的比喻，外观像马鞍，所以叫作鞍状胸。

鞍状胸的病变主要位于前胸壁下部，表现为两侧胸壁的凹陷。该凹陷位于前胸壁中线两侧，逐渐呈坡状向外侧延伸。两侧凹陷被中间的凸起隔开，凸起虽然没有真正凸出体表，但明显高出两侧凹陷。

在我们命名之前，尚没有人报道过该畸形，也没有人对其进行描述过。如果只看其凹陷与凸起的话，这种畸形可被视为复合型畸形的一种，但它显然不是一般的复合，而是更复杂的复合，因为除了正中的凸起外，两侧尚有凹陷。这种特征显然比一般的复合型畸形更复杂。

鞍状胸虽然是一种复杂的畸形，但由于固定畸形组合反复出现，而且有特定规律，因此肯定是一种独立的疾病，而不可能是凸起与凹陷畸形的随意组合。既然是一种独立疾病，就会有特殊的致病因素、发病机理。我们曾尝试对此进行研究和解释，但尚没有结果，但愿今后会有令人满意的答案。

鞍状胸的形状与其他现有的畸形都不相同，因此当谈论其治疗方法时，其他现成的手术方法均不适用，于是只能针对此畸形的特征设计新的手术方式了。

按照一般的思维，如果实在没有其他方法可以完成治疗，最终都可以选择一种万能的手术，那就是开放性手术。用开放性手术完成治疗并不困难，只要将所有畸形的部位显露清楚，将两侧的凹陷设法撑起来就可大功告成。

鞍状胸虽然才被我们命名，但以前肯定有人患过这样的病。既然患过病，就可能存在接受过手术的病人。当没有特殊的手术方法被报道时，不能排除有人用过开放性手术，可惜没有人对此做过记载，不过这并不影响今后对此疾病的治疗。其实只要想治疗，如果真的没有其他方法可以选择的话，开放性手术仍然是一个不错的选择。不过进入微创时代后，开放性手术是不能轻易使用的。有没有其他的微创方法可以借鉴呢？这是个很值得深思的问题。如果有这样的选择，自然比开放性手术更适合采用。

鞍状胸虽然被我们做了特殊的命名，但从病理结构上看，可以当作一个复合型畸形，也就是说，由凹陷与凸起组成的一个复合体。在其他章节中，我们曾对复合型畸形的治疗做过专门的论述，其中使用最多的是Sandwich 手术。该手术一直是治疗复合型畸形最热门的手术。鞍状胸既有凹陷，又有凸起，如果真用 Sandwich 手术，理论上似乎是可行的。但是，仔细分析这种畸形的特征就可以发现，Sandwich 手术并不适用。

Sandwich 手术适用的是既有凸起又有凹陷的畸形，其中的凸起是真正的凸起，也就是凸出于体表的局部隆起。而鞍状胸的凸起实际上并不是真正的凸起，是相对的凸起，也就是因为两侧的凹陷而相对高出的凸起。这种凸起本身高度并不高，因此不是一般意义的凸起。

Sandwich 手术包括两种基本的操作：一种是针对凸起的 Wenlin 手术，一种是针对凹陷的 Nuss 手术。既然鞍状胸不存在真正的凸起，就不能使用 Wenlin 手术。另外，对于 Nuss 手术来说，客观上要求凹陷位于正中，两侧有较高的支点。但鞍状胸的凹陷位于两侧，如果使用钢板进行支撑，支点的部位恰好是最低点，Nuss 手术则无法起作用。由此可以看出，尽管鞍状胸是复合型畸形，但其凸起和凹陷均不能以 Sandwich 手术完成操作，因此Sandwich 手术并不适用。

针对复合型畸形的治疗，除了 Sandwich 手术外，我们还设计了一种特殊的治疗方法，即 Willine 手术，其主要用于凹陷与凸起左右排列的复合型畸形。鞍状胸的凹陷与凸起似乎能满足这样的要求，但实际上它是一种更为复杂的畸形状态，即两侧凹陷中间凸起，这显然也不是 Willine 手术适用的场景，因此该手术同样不可用于鞍状胸的治疗。

专门用于治疗复合型畸形的两种方法都不合适，鞍状胸的微创治疗遇到了困难。除了开放性手术，似乎再没有其他更好的方法可以使用了。

既然畸形相当复杂，那就可以选择较为复杂的手段。与简单的手术相比，这样的手段也许显得复杂，但对于复杂畸形来说，应该是恰如其分，复杂也有复杂的理由，这也是治病的一般规律。

有没有可能利用极简法则将这复杂的问题简化呢？也就是说，能否首先将畸形的复杂性进行简化，然后再对畸形的治疗做更简单的手术设计呢？这是我们从一开始接触这种畸形就有的念头。

我们做的第一个工作就是从认识的角度将复杂的鞍状胸简单化。为此，我们做了三种尝试：第一种尝试是将鞍状胸看成两个左右排列的复合型畸形；第二种尝试则是将鞍状胸与沟状胸做联系与对比，将其视为沟状胸正中凸起的畸形；第三种尝试是将鞍状胸看成两个侧胸壁凹陷畸形，也就是两个漏斗胸。

第一种尝试的基本细节是：把鞍状胸畸形从正中纵行分开，使之成为两个复合型畸形，即两个左右排列的复合型畸形，正中凸起的部位视为两个复合型畸形的公共凸起。如此处理后，鞍状胸这种复杂的畸形就简单了，成了我们经常遇到的简单的畸形类型，由此使畸形的认识得到简化。认识简化了，接下来就是治疗的问题，治疗也需要简化。我们具体的设想是，既然是左右排列的复合型畸形，就可以用 Willine 手术进行治疗。当并排两个复合型畸形需要完成治疗时，两个 Willine 手术可以合二为一，并使用同一条钢板完成操作。Willine 手术本身就是用一条钢板同时完成两个畸形的矫形，这种操作已经是极简的操作了，而在鞍状胸这种手术中，如果将两个 Willine 手术需要的两条钢板再合二为一的话，就等于在极简的基础上再做简化，问题便更加简单了。

为了达到上述目的，操作的重点是对钢板形状做设计。我们最终设计的形状是翼状的钢板，其两侧有一个向上凸起的弯曲，可以将凹陷撑起，钢板中间平整，置于凸起的表面。在手术中，中间的凸起是唯一的支点，两侧的凹陷被钢板撑起，此时的钢板起到了类似扁担的作用。

对于鞍状胸这种本来就非常复杂的畸形来说，经过上述的简化后再做相关操作的设计，其手术必然也随之简化，于是就可实现微创手术。这也是极简法则发挥作用的典范。

在临床工作中，我们曾使用这种方法为患者做过许多手术，总体效果较为令人满意。但是，这种手术有一个缺陷，那便是中间支点的性能问题。当正中部位足够高、足够硬时，这种手术的效果会非常令人满意；然而，如果高度或者硬度不足，就很难担当起重任，此时的效果不一定令人满意。

那么，如何才能使正中的支点足够高、足够硬呢？我们想到了 Nuss 手术，这种手术最大的特点就是可以使正中较高较硬。既然有这样的特殊效果，不妨先用一条钢板在凹陷偏上的部位作支撑，使正中支点够高够硬，然后再做 Willine 手术，效果应该更为令人满意。后来我们用了这样的方法，效果果然不错。

与单纯的 Willine 手术相比，这种方法稍显复杂，但是，它却为 Willine 手术的操作提供了最重要的结构基础，因此具有重大意义。而从手术的繁简程度来看，这种手术并没有增加太多的操作内容，也没有增加很多的创伤，所以依然是微创手术的范畴。可见，这种方法是更为稳妥的选择。

我们做的第二种尝试也是先简化对畸形的认识，我们试图将鞍状胸与沟状胸建立联系。在外观上看，沟状胸与鞍状胸完全不同，前者是一条沟，后者是两侧的凹陷，这种特征无论如何都不能使二者在外观上等同起来。但是，可以从另外的角度来看两种畸形：沟状胸的正中如果加上了凸起，恰好就是鞍状胸。从这个角度认识鞍状胸，问题就简单了，这等于是沟状胸与凸起的组合。沟状胸的问题并不复杂，凸起的问题也简单，于是鞍状胸的问题也就不再复杂了。

有了如上的认识后，治疗的问题也就随之简化了。沟状胸的手术是将整条沟都撑起，既然鞍状胸的正中已经不存在凹陷，因此只需要将两侧的凹陷撑起即可。从操作的内容上看，如果只为了消除凹陷，鞍状胸需要撑起的凹陷面积显然比沟状胸更少，既然更少，如果用沟状胸手术来治疗鞍状胸的话，一定会更简单。这种假设完全是加法与减法的运算，符合逻辑，因此一定可行。

做了如上设想后，我们再认真回顾沟状胸的手术。沟状胸的手术有很多种方法，其中一种做法类似 Nuss 手术。在操作时，需要对钢板的弧度做特殊设计，并将两端的支点牢牢固定，不允许滑动。如果这样的方法对治疗沟状胸有效的话，对鞍状胸应该同样有效。我们对患者实施了这种手术。我们有意识地将钢板两侧弧度做大，类似上述扁担状的翼状钢板，并在两端对钢板做了牢固的固定。操作完毕后，手术的效果基本令人满意。但是，由于支点部位的肋骨往往较为纤细，且位置并不固定，容易滑向背侧，这使支点自身很难固定，从而会影响手术的效果。

那么，如何才能使手术更为合理呢？为了达到这样的目的，我们继续简化对畸形的认识，这便是我们做的第三种尝试。

在鞍状胸中，我们总是说两侧凹陷中间凸起，但这个凸起其实是一个相对性的凸起，实际的高度并不高，而是与正常前胸壁的高度相同。既然凸起并不高，那么两侧的凹陷就可以看作两个侧胸壁的凹陷畸形，或者直接看成两个漏斗胸。很显然，这种认识更加简化，为接下来新的治疗方法奠定了基础。

漏斗胸也好，凹陷也好，治疗方法完全一样，有两种基本方法：一种是 Nuss 手术，一种是 Wang 手术。既然鞍状胸被看作两个凹陷，那么不管是 Nuss 手术还是 Wang 手术，应该都可以使用。

首先分析 Nuss 手术。要想完成治疗，必须使用钢板从底部将凹陷撑起。用两条钢板分别将两侧的凹陷撑起没有问题，但是，不管是切口还是材料准备，都会给手术带来麻烦，因此不能分开完成。为了简化手术，可以将两侧的 Nuss 手术联合起来完成，即用一条钢板同时完成两边凹陷的撑顶，这就要求钢板有一个特殊的形状。以怎样的形状来完成这个使命呢？依然需要两侧凸起、中间稍平的翼状设计。此时再看手术的所有细节，是不是有似曾相识的感觉呢？没错，这恰好成了两个 Willine 手术合并时的情形。二者的操作完全一样，是一种殊途同归的巧合。

那么，Willine 手术的实质是什么？如果单看凹陷部位的操作，其实就是 Nuss 手术，其原理和操作都完全一样，只不过 Willine 手术在处理凸起的操作时，多了些压迫的力量罢了，除此之外并没有实质的差别。

不管是 Nuss 手术还是 Willine 手术，当用于治疗鞍状胸时，两者的操作完全相同。从不同的角度分析手术的操作，竟然得出完全一样的结果，一方面有些诡异，另一方面也说明，两种分析方法都有扎实的科学依据。

分析了 Nuss 手术后，我们再来分析 Wang 手术的可能。Wang 手术是从凹陷的表面实施提拉操作的手术。凹陷位于两侧，与 Nuss 手术中的情形一样，也可以合二为一，也就是用一条钢板同时完成两边的 Wang 手术。此时中间的凸起成了公共的支点，再加上两侧的支点，手术没有太大难度。为了充分简化手术，完全可以按照标准 Wang 手术实施操作。正中不做切口，切口位于两侧凹陷正中，同时完成两个 Wang 手术，手术比较简单。

将两个 Wang 手术巧妙地结合在一起，操作实现质的飞跃，手术得到彻底简化。但是，这种手术也有问题，由于正中的凸起部位是所有应力的承重部位，如果此处不够高不够硬，手术就非常麻烦。这一点与 Nuss 手术中的情况完全相同。但二者又有不同的地方，在 Nuss 手术中，可以通过两侧胸壁的支点进行加固，从而缓解正中支点的压力，但在 Wang 手术中，由于切口在凹陷底部而不在两侧支点处，因此支点处很难做操作，此时所有的应力就只有靠正中的支点了，这对支点提出了非常高的要求。

如何使支点合适并能担当起支点的作用，是 Wang 手术成功的关键。其实这样的目的不难达到。最简单的方法就是用另外一条板将正中撑起，人为加强支点的功能。这种做法在前文中已经叙述过，操作起来并不困难，因此手术很容易达到目的。

在临床工作中，会遇到各种各样复杂的畸形，孤立地看这些畸形往往会令人沮丧。但是，如果能换一种思维、换一个视野看问题，就可能会看到其中的规律。规律找到了，问题就简单了，不管是认识畸形还是处理畸形，都不会有太大的困难。这便是极简法则的基本原理。

鞍状胸是一种不一般的畸形，与以往的简单畸形都不同。但是，畸形复杂并不可怕，只要能充分利用极简法则这个法宝去审视畸形，复杂畸形就可成功化解为简单畸形，最终得到矫正。

扁鸡胸手术

扁鸡胸的命名非常偶然。一位患者因为在某医院接受 Nuss 手术失败而来找我就诊，患者告诉我，在第一次手术前，医生给她的诊断是漏斗胸，所以才做了 Nuss 手术。但患者的畸形并不是漏斗胸。一般来说，漏斗胸的诊断应该是最简单的，只要有凹陷，而且位于特定的位置，漏斗胸的诊断便不难获得。这位患者前胸壁正中确实有凹陷，但她的凹陷非常特殊，因为凹陷恰好位于本来就已经整体前凸的前胸壁正中。对于已经整体前凸的前胸壁而言，正中的凹陷反而不是主要的畸形。很显然，如果将其诊断为漏斗胸，将不能准确反映整体的畸形。那么，是不是可以诊断为鸡胸呢？也不合适。鸡胸的最高点是前凸的，不应该是凹陷。这个患者有明显凹陷，因此不能算作单纯的鸡胸。既然凹陷与前凸同时存在，是不是应该当作一般的复合型畸形呢？按照现有的诊断方法，复合型畸形确实同时包括凸起和凹陷，但二者一般都是独立的，也就是说，两种畸形独立存在于前胸壁，不会像这位患者一样凹陷位于鸡胸的正中，因此也不能算作复合型畸形。不算是独立畸形，也不是复合型畸形，这似乎应该是一种新的畸形。我们查阅了文献，没有看到类似的描述与报道，于是便只有重新命名了。经过反复的斟酌，我们最终给出的名称为"扁鸡胸"。这个名称不一定最精准，但是，只要能给一种特殊的畸形做出标识，就应该是合适的名字。

扁鸡胸特征鲜明，是凹陷与前凸的合并畸形，但总的来说，前凸更为明显，而且是一种整体基础性的前凸。确切地说，这种前凸不像是鸡胸，倒更像是桶状胸。不过，由于二者治疗的原理基本相同，不需要过分较真。与前凸相比，凹陷并不是程度巨大的极深凹陷。凹陷的部位非常特殊——在前凸顶端，这无疑增加了凹陷畸形形成的难度。如果凹陷较严重，则意味着范围会较广。一旦凹陷向两侧稍有延伸，就会消除所谓的前凸畸形，那样会转变为完全的漏斗胸，而不再是扁鸡胸。由畸形的这种特征可以看出，要想形成最终的扁鸡胸并不容易，这大概就是此种畸形非常罕见的缘故吧。

治疗这种畸形，最理想的方法只有手术。手术的目的是恢复前胸壁的正常形状。扁鸡胸既有凹陷又有凸起，因此手术必须同时针对两种畸形进行整形。

在治疗方面，最容易出现的问题是将其视为鸡胸或者桶状胸。这种问题主要来自对畸形特征认识的不足。由于凹陷不是主要的畸形，因此很容易只看到前凸的问题而忽略凹陷。为了消除前凸，可以采用 Wenlin 手术，但是，凹陷的部位却会随着前胸壁的整体下沉而下降，这种下降是在凹陷的形状不变的前提下完成的。也就是说，即便前凸被消除，凹陷也依然会存在。这等于是将一个复合型畸形矫正成了一个中间凹陷的单纯畸形。很显然，这种手术是有缺陷的。

那么，从相反的方面考虑，可不可以针对凹陷做治疗呢？上述手术失败的患者的故事表明，这种方法是行不通的，甚至比单纯着眼于前凸畸形更行不通。像其第一次手术的处理一样，如果采用 Nuss 手术，连矫正凹陷都困难。理论上讲，只要有凹陷就可以通过 Nuss 手术进行治疗，但是，扁鸡胸中的凹陷较为局限，位于正中部位，其两侧虽有较高的边缘，却也靠近正中。如果将此处当作支点的话，矫正可以完成，但需要一些具体的条件：首先，切口必须靠近支点。如果采用普通的侧胸壁切口，切口距离支点会非常遥远，很难通过操作使理论上的支点位置担当起支点的功能。这样的功能无法实现，就会出现上述患者第一次手术中出现的问题，导致手术失败。然而，切口过分接近支点也不可行。支点位于接近正中的位置，接近支点意味着切口必须做在前胸壁，这样的切口对于要求美观效果的塑形来说是不可接受的。特别是对于女性患者来说，由于有乳腺存在，这种切口几乎不可能实现。其次，需要做一定的预塑形。扁鸡胸的凹陷位于胸骨正中，此处恰好是骨质最坚硬的部位，要改变其形状本来就很困难，再加上范围较小、应力过于集中，塑形的难度更大，要想使手术成功就必须做预塑形。但是，预塑形同样有难度。要知道，预塑形也是塑形，只不过是将钢板完成的塑形操作提前，以其他方式提前改变骨性结构的形状罢了。由此可以看出，矫正需要的两个基本条件在扁鸡胸中根本无法获取，所以就很难保证手术的效果了。

由此可见，如果只是采用单一的治疗措施，不管是针对前凸畸形还是凹陷畸形，都不会有好的效果。那么接下来的选择就只有针对复合型畸形的联合手术了。毫无疑问，对于前凸的畸形来说，只有一种方法可以选择，那便是 Wenlin 手术。但是，对于凹陷畸形是不是既可以选用 Nuss 手术，也可以选择 Wang 手术呢？如上所述，由于凹陷位置靠中间，且较为坚硬，综合考虑各种特性的话，Nuss 手术几乎无法发挥作用。而即便将其与 Wenlin 手术联合在一起使用，也不能有效克服操作中的麻烦，因此这种手术是不适用的。

Nuss 手术不行，那就只有 Wang 手术了。对于正中型小范围的凹陷畸形，Wang 手术往往有非常好的效果。这种效果主要来自该手术的几个基本特性：其一，Wang 手术直接瞄准畸形自身做操作，因此更加精准，即便局部畸形非常坚硬，也可有很好的效果。其二，Wang 手术更适合小范围的畸形。范围较小时，显露更方便，可以直接对所有的局部做操作，因此效果更确切。其三，这种手术不需要考虑支点的因素，切口位于操作部位表面，所以更为可行。

Wenlin 手术难度不大，Wang 手术同样可行，于是 Wenlin 手术与 Wang 手术的组合就成为解决问题的首选。总的操作原则是，首先以钢板做整体的压迫，使前胸壁整体下压，减小胸廓的前后径，在此基础上，于正中部位做操作，消除凹陷。具体操作时需要先在两侧胸壁做切口，先完成 Wenlin 手术的隧道和切口内的操作，再于正中做切口，完成 Wang 手术的相关操作，然后放置 Wenlin 手术的钢板，塑形固定后，再放置 Wang 手术的钢板，完成相关操作。

考虑到两侧胸壁已经有切口，此时可以在侧胸壁切口中对 Wang 手术的钢板做额外固定，这样可增加钢板的稳定性，获得更为理想的效果。

扁鸡胸是复合型畸形，理论上需要采用联合手术才能获得令人满意的效果，Wenlin 手术与 Wang 手术的组合可以完成矫形要求。这也符合复合型畸形的基本处理原则。但是，有没有更好的解决办法呢？

仔细分析 Wenlin 手术和 Wang 手术的操作细节可以发现，这种组合有一些特征：首先，二者的钢板全部位于骨性结构的前表面，也就是一个方向，不像 Nuss 手术那样位于胸壁的另一侧；其次，二者的钢板距离可以非常接近，要么紧挨在一起，要么隔一个或者两个肋间，但距离不可能很远；其三，二者用力的方向不矛盾，不会相互抵消，Wenlin 手术的钢板受力向下，Wang 手术的钢板同样受力向下，二者针对的畸形方向虽然相反，但由于作用机理不同，却可对钢板产生相同方向的外力。

认真考虑上述特点后可以设想，如果将两种手术的钢板合二为一的话，是不是可行呢？当然可行。设想一下合二为一的场景，先以钢板将前胸壁整体下压，完成 Wenlin 手术的操作，此时钢板中间部位悬空，恰好为 Wang 手术的实施提供了可能。一条钢板同时充当两种手术的材料，又不会互相妨碍，不会抵消彼此的效果，无疑是最佳的选择。在上述那位手术失败患者的再次手术中，我们就采用了这样的方法，获得了令人满意的结果。尤其值得欣慰的是，本来是一个二次手术，经过这种特殊的处理后，不仅相关的风险得到化解，手术得到简化，而且获得了非常理想的效果。

从扁鸡胸的认识和治疗过程看，这应该是极简法则的一种体现。扁鸡胸是一种非常特殊的畸形，以往没有任何诊断与治疗的经验，也没有任何现成的案例可以借鉴。如果按照习惯性思维对待，可能会有很多麻烦。但是，一切从简，以极简思维处理的话，就会获得意想不到的好结果。

两种不同性质畸形合并存在的情况，一般会被视为复合型畸形，这样的畸形非常多，因为凹与凸的组合、排列、空间位置千变万化，没有固定的特征。这些畸形虽然具有特定的名字，但由于每一位患者都有不同的特征，因此很难从畸形名称中获得更精准的信息。没有精准信息，就等于没有命名。命名对于认识畸形非常重要，而更为重要的是指导治疗。所以，一种畸形如果有更加合适的名称的话，最好不要称其为复合型畸形，否则会丢失很多特征信息。

在以往的工作中，我们曾做过很多新畸形的命名，Wenlin 胸就是一个典型的代表。为什么要做这样的命名呢？Wenlin 胸的情况与扁鸡胸类似，同样是复合型畸形。但是，其特征非常鲜明，其前凸和凹陷与其他畸形的特征与组合都不相同。如果简单地将其称为复合型畸形的话，会让一大批特殊畸形淹没于毫无特征可言的复合型畸形当中，那样做便不够科学。于是我们便非常果断地将其分离出来，单独做了命名。命名有了，其特性就显现出来了，接下来其独特的手术方法也就很容易被设计出来了。这便是命名的真正意义。

扁鸡胸的命名也有如此意义，命名可将其最典型的特征凸显出来，从而为其治疗提供精确的指导。

如果将扁鸡胸认定为复合型畸形的话，首先会想到的治疗方法应该是Sandwich 手术，它是处理复合型畸形较为通行的手术，是 Wenlin 手术与Nuss 手术的组合。但很显然，这种手术用于此种畸形的治疗中是行不通的。当然还有其他的组合或方法，而在了解这种畸形的具体特征之前，根本无从下手，不可能仅仅通过复合型畸形的名字就知道应该采用哪种具体的手术方式。而一旦对扁鸡胸做了命名，与之相对应的手术方法便会即刻浮现在眼前，不仅是 Wenlin 手术与 Wang 手术的组合，还可能是二者合二为一的手术。从治疗的角度看，扁鸡胸的命名又赋予手术方法更多个性化特性，避免了盲目选择，使目标更明确、思路更清晰，因此也是极简法则的体现。

具体到扁鸡胸的操作方法，Wenlin 手术加 Wang 手术的组合本身就是一种非常简单的设计。将一种复杂的手术简化或者使一种不可能完成的手术变得可能，这都是极简法则的体现。结果表明，我们的方法是对的。

肋弓畸形手术

肋弓是一个经常被提及的词汇，位置相当于胸廓下口的边缘，包括向后向外延伸的部分，但具体位置不太好明确。这种位置的不确定直接导致了对发生于此处的畸形描述的不确定，因为在讨论胸廓畸形的问题时，几乎没有人对肋弓畸形做过单独描述。以往提到的肋弓畸形一般都会被当作其他畸形的附加内容，或者手术的并发症。比如描述位置偏低的漏斗胸时，肋弓的前凸可以当作漏斗胸特殊征象的一部分，而不会被当作独立的畸形；再比如漏斗胸 Nuss 手术后肋弓出现的前向凸起，会被当作治疗的结果或者手术的并发症，而不会被认为是独立的畸形。在对肋弓畸形进行描述的时候，一般的说法有两种：一种称为 Protrusion，一种称为 Flaring。两者表述不同，实际都是指前凸的形状。肋弓前方没有固定、没有约束，一旦出现异常形状，首先会前凸，这是其解剖结构导致的必然结果。表面上看，将肋弓畸形简单地认为是前凸畸形似乎符合极简法则，但这并没有反映出畸形的全部，因为即便是前凸，肋弓的具体形态也会有不同的表现。前凸范围不同，伴随的畸形不同，形成的形状也会不同。因此，将所有畸形简单描述为前凸，并不能反映畸形的真正面目。

依照极简法则将复杂的畸形尽可能简化，并不是忽略必要的特征，而是要在复杂的特征中找到规律，使各种特征更加清晰地显露出来。这才是认识疾病时极简法则的基本要求。

为了尽可能极简地认识肋弓畸形，我们在认真观察了各种具体畸形的基础上，依据其主要的特征将其分成了三种类型：①Ⅰ型（整体前凸畸形）。肋弓边缘及周围的大面积结构整体前凸，相连的肋软骨、肋骨一并前凸，肋弓呈斜坡状向外、向背侧延伸，不合并凹陷畸形。②Ⅱ型（局部前凸畸形）。凸起局限于肋弓边缘，相连的肋软骨、肋骨形状、位置正常，没有前凸表现，凸起与周围肋软骨和肋骨平面有明显成角，不合并凹陷。③Ⅲ型（复合型畸形）。肋弓明显前凸，呈整体前凸或局部前凸，合并侧胸壁局限性凹陷，肋弓形状扭曲。

按照如上标准对肋弓畸形进行分类之后，其主要的特征便非常翔实地显现出来。尽管详细的描述更为复杂，但畸形的特征却更为清晰，分类也更富有条理，这使得对畸形的认识更为简单。

认清肋弓畸形的特征后，接下来就是治疗的问题。

在 Ravitch 手术年代，肋弓畸形并没有被单独提出来，因此治疗也没有独立的手术方法。所以，这种畸形被作为胸廓畸形的合并畸形而予以治疗。

传统手术一般均通过开放性手术实施操作，由于这样的手术显露良好、术野清晰，因此追求的标准往往比如今的微创手术更高。在胸壁手术早年的尝试中，当那些伟大的先驱们对一个低位的深度漏斗胸进行矫形时，很难想象他们只处理畸形的上半部分而不处理凹陷下方凸起的肋弓，所以针对肋弓畸形的操作必然也是手术的一部分。

Ravitch 手术对畸形的处理朴素而直观，基本方法是将病变的结构修复后再与周围结构固定。如果病变严重，则彻底切除，然后再用其他材料进行塑形。这种方法虽然并不独立，但对肋弓畸形治疗具有实际意义。

对于Ⅰ型肋弓畸形，由于其病变范围广，单纯切除肋弓局部并进行塑形难度较大，需要修复材料辅助才能获得较为令人满意的效果。对于Ⅱ型肋弓畸形，由于其前凸局限，因此单纯切除前凸往往就可获得令人满意的效果。对于Ⅲ型畸形，当其合并局部凹陷的时候，单纯的切除固定一般难以获得令人满意的效果，此时需要将一些精细的整形措施用于手术中，而这样的手术往往需要特殊的材料才能获得令人满意的效果。

开放性手术显露良好、操作简单，相对于漏斗胸、鸡胸等较为复杂的畸形来说，单纯肋弓畸形的开放性手术并不复杂。如果设计良好，可以获得令人满意的效果。但是，这样的手术切口长、切口位置暴露、损伤大，对于因外观而接受治疗的畸形患者来说，显然不是合适的选择。

2010年，Bosgraaf等提出使用微创理念治疗肋弓前凸的方法。他报道了一种处理Nuss手术后肋弓前凸的手术，具体方法是：于肋弓突出最明显的部位切开皮肤，显露肋弓，剥离肋弓及周围肋软骨表面的骨膜后，切除凸起的部分肋弓及相连的1~3条肋软骨的一部分，以此对畸形进行塑形。待形状满意后，将骨膜缝合，关闭切口，手术完成。

从操作的细节上看，该手术与Ravitch手术没有太大的差别，而其实际意义在于，Bosgraaf首先提出了针对肋弓前凸实施的手术，尽管这种前凸并不是孤立的肋弓畸形，但手术并不与Nuss手术同期完成，因此同样可以用于独立肋弓畸形的治疗。与Ravitch手术相比，其最大的区别首先在于手术目的的不同。该手术针对的是肋弓的畸形，而Ravitch手术针对的是其他复杂的畸形。手术目的的不同使手术有了不同意义，至少说明已经开始有人关注肋弓畸形这种特殊的畸形了。另外，与Ravitch手术相比，该手术有切口短、创伤小的优点，因此被Bosgraaf当作微创手术。但是，由于涉及切除肋弓、肋软骨的操作，虽然创伤已有减小，但与真正的微创手术相比依然有本质的区别，因此其并不是真正的微创手术。

由Bosgraaf的报告可以看出，他设计的手术针对的是Nuss手术后出现的肋弓前凸畸形。实施该手术，前凸可以彻底消失，但此时的前凸本身并不是独立的肋弓畸形，也就是说，Bosgraaf虽然意识到这种畸形的存在，却并没有意识到该畸形会独立存在，这使得其收治的患者范围只能局限于Nuss手术后出现并发症的患者，而不包括实际存在的更多的单独存在肋弓畸形的患者。Bosgraaf在9年的时间中仅遇到5例这样的患者，显然不能说明这种畸形实际的发病情况。

2016年，Park等在处理复杂胸廓畸形的Sandwich手术中加了微创的操作，以期对畸形本身合并的肋弓凸起或者术中临时出现的凸起进行矫正。他们的方法是先完成Sandwich手术，即将两条钢板从骨性胸廓的内外两面放入胸壁完成塑形后，再对凸起的肋弓畸形进行矫正。具体做法是，将一条特制的缝线由一侧胸壁的切口向肋弓凸起的表面穿行，到达最凸起的表面时，转向另外一个切口方向，等穿出切口后，将缝线两端与钢板两端进行固定，收紧缝线，凸起的肋弓就会被拉平。Park 将这种方法称为 Magic string 手术，并认为其可以获得令人满意的塑形效果。在治疗复杂胸廓畸形的 Sandwich 手术中，这种方法借助了钢板的力量而使凸起的肋弓被拉平，是一种非常巧妙的设计。手术操作有两个基本的要点：其一是必须有已经存在于胸壁内的钢板，其二是必须有"神奇的"缝线。而缝线虽然被称为神奇的，但其本身并没有特殊性。对于单独的肋弓畸形手术来说，如果事先没有现成的钢板，那等于缝线没有固定的部位，自然就不能发挥神奇的效果。在 Park 的手术中，钢板是用来矫正其他畸形的，对于单独的肋弓畸形没有存在的理由。由此可以看出，这种方法不适合在单独肋弓畸形中使用。另外，缝线用力的方向并不符合力学的最佳作用原理，因此即便能使用缝线进行矫正，这种做法也有很大的问题。

为了消除传统手术的各种弊端，并摸索出更优的治疗独立的肋弓畸形的手术方式，我们对该类畸形进行了反复的研究，最后设计出了一些具体的手术方法。这些方法切口小且隐蔽，损伤小，术后疤痕不明显，按照当今微创手术的标准来衡量，应该是名副其实的微创手术。

这些手术的基本原理如下：以钢板为模板对畸形的肋弓及周围结构进行塑形。肋弓及周围的结构虽然有一定的机械强度，但相对于更加坚硬的钢板来说，其强度相对较小。当骨性结构牢牢固定于坚硬的钢板之上时，骨骼形状会随钢板的形状而改变。这种原理其实类似于胸廓其他部位畸形的塑形手术。

原理明确后，我们设计了具体的操作步骤：患者取平卧位，双上肢外展，于侧胸壁腋中线处做纵切口，切口长 2cm 左右，大致相当于畸形最明显的平面。切开皮下组织、胸壁肌肉，于肌肉与骨性结构之间做隧道。由侧胸壁向中线方向游离相关结构，中线附近穿行于腹直肌鞘前方，两侧隧道于中线贯通。每条隧道中植入一条预先塑形的钢板，钢板呈弧形，两端位于腋前线与腋中线之间。将钢板与其深面紧邻的两条肋骨用钢丝进行固定，钢丝分别位于腋中线与腋前线附近。将钢丝收紧，使肋弓及周围结构紧贴钢板固定，完成塑形。

以上操作是总的手术步骤。由于肋弓畸形有三种不同的类型，为了获得更好的效果，我们又对具体畸形做了具体设计。

Ⅰ型肋弓畸形手术：这种畸形以前凸为主，形态单一，前方游离且活动度大，一般只需要一条钢板就可以获得令人满意的效果。对于使用一条钢板效果不佳的患者，可以用两条钢板做塑形。这种方法类似于凸起畸形的 Wenlin 手术。

Ⅱ型肋弓畸形手术：畸形虽然局限，但与周围结构有成角，所以简单下压往往会使正常结构一并向深部移动，这将影响塑形效果。对于这种畸形，具体的方法是使用两条钢板，一条钢板用于下压凸起，另一条钢板用于提拉压迫后向下移位的正常胸壁。

Ⅲ型肋弓畸形手术：一般使用两条钢板，凸起处用一条钢板压迫，凹陷处用另外一条钢板提拉。钢丝的外侧固定于腋中线，而内侧则位于凹陷的最底部，使凹陷得到有效提拉而消除畸形。此时的操作类似于前胸壁凸起合并凹陷的畸形，因此同样可以使用 Sandwich 手术。在此手术中，凹陷深部需要放置一条钢板以将凹陷撑起，另一条用于压迫。

上述手术的设计本身并不太复杂，但具体操作时需要处理好一些技术要点：

（1）切口的位置和长度。为了最大限度减小术后切口疤痕对美观效果的影响，最佳的方法是将切口尽量放在隐蔽的部位且长度尽量短。考虑到操作主要集中于前胸壁，因此最大限度的隐蔽应该是腋中线附近。由于需要放置一条或者两条钢板，切口的长度不可能无限制缩短，我们一般选用 2cm 长的切口，经过合理牵拉，即便放置两条钢板也可以满足需要。切口具体的平面及位置可以根据操作部位决定，一般要在畸形最明显的平面。

（2）钢板的长度。对于钢板的长度，必须认真测量，使其两端位于腋中线与腋前线之间，过长与过短均可能影响手术效果。

（3）钢板的弧度。为了使塑形效果接近正常的胸廓形状，钢板的形状也应该接近前半部分胸廓表面的形状。弧度不能过大也不能过小，否则不能获得令人满意的效果。

（4）钢板的位置。放置钢板的过程中，一方面要考虑畸形的需要，另一方面也要考虑固定的需要。肋弓畸形发生时，局部肋骨、肋软骨可能也会出现畸形，此处的肋间可能不会像上位的肋间一样规整，这就会给钢板的放置带来困扰，为此，在手术中必须对多种因素进行综合考量，才能获得令人满意的效果。

（5）钢板固定的方式。为了使手术方便，我们全部使用钢丝进行直接固定。为了防止骨折发生，每条钢板的一端都采用两点固定，以分散应力，防止应力过于集中而导致肋骨骨折。

（6）钢板固定的方向。为了避免钢板固定过程中肋弓向侧方偏移，在固定过程中要向正中方向挤压两侧肋弓，使肋弓向内、向下固定，而不是向外、向下固定，这可以保证最终获得令人满意的塑形效果。

（7）钢板固定的顺序。与其他很多固定钢板的顺序相似，也要从内侧固定开始，这样可以使肋弓有一个逐渐被压平的过程。先固定外侧钢板可能会使肋弓形状变化速度过快，由于应力过于集中，可能会引起肋弓或者肋骨骨折。另外，过早固定外侧不利于钢板位置的调整。

（8）对于凹陷的处理。如果借助提拉作用来完成凹陷的塑形，那么可根据凹陷面积、范围对钢丝的数量、固定位置进行灵活调整，以保证凹陷被提拉到最佳程度。如果采用撑顶的方式处理凹陷，则应该对撑顶的位置、支点等因素做合理的考量。

微创手术的实施，可以使所有肋弓畸形都得到令人较为满意的治疗。但是，这种手术并非完美无缺，其最大的缺陷在于钢板的使用。钢板存留于体内时，可能会使患者术后康复不便，而且钢板的存在还可能会对患者的生活和工作造成影响。再者，钢板是一种较昂贵的材料，这种材料的花费往往占据了总医疗费的大部分，很多患者正是因为费用负担而无法接受手术。此外，钢板的使用意味着术后要另外实施手术取出，这对患者来说是一种额外的负担。除了钢板自身的弊端外，微创手术虽然创伤明显缩小，但依然需要在体内做隧道，因此创伤依然存在。这些都是微创手术自身无法克服的缺陷。

为了消除微创手术的缺陷，我们设计了一种创伤更加微小的手术，我们将其称为超微创手术。

超微创手术的设计是出于如下的考虑：由于肋弓畸形的主要病变是肋弓前凸，而凸出的部位处于游离状态，活动度大，易于改变形状和位置，因此可以直接借助较轻微的外力对肋弓进行干预。我们的方法是直接用缝线或者钢丝将肋弓向正中拉拢，从而使其高度变低平。具体操作方法是：于剑突下正中做纵行切口，具体位置相当于肋弓最高处水平，切口长1cm。经切口向两侧肋弓稍做游离，用双股2－0 Prolene 缝线直接对两侧肋弓做贯穿缝合，缝针紧贴肋弓后表面穿入，跨肋弓后由前表面穿出，收紧两侧缝线，将两侧肋弓向正中拉拢后，将缝线直接打结。在此过程中，根据肋弓的高度调整拉拢的程度。待肋弓低到理想平面后，固定缝线，缝合切口，手术结束。

为了保证拉拢的效果，Prolene缝线可以用钢丝代替。如果病变面积较大或者骨质较为坚硬，则可以用多条缝线或者钢丝从不同平面进行拉拢。

与使用钢板的微创手术相比，超微创手术只有一个极其微小的切口，且切口内并没有过多的操作，因此其创伤明显减少。而肋弓被拉拢降低的过程中，只是整体改变了位置而已，没有多余的损伤，因此整个手术的创伤都非常微小。与其他手术相比，其微创的优势显而易见。

Ⅰ型和Ⅱ型肋弓畸形以前凸为主要特征，因此使用超微创手术的塑形效果相当好，并不一定比微创手术逊色，由此可以被当作首选的手术方式。对于Ⅲ型肋弓畸形患者，由于其侧胸壁有凹陷存在，因此，单纯的缝线拉拢不能满足整体塑形需要。但是，如果没有其他更好的塑形方法的话，可以考虑在使用一条钢板撑顶凹陷的基础上，再用这种超微创方法做拉拢，这样的组合显然要比使用两条钢板的单纯微创手术更佳。

超微创手术的要点是：①手术的目的是将凸起的肋弓拉拢并使其变得低平，因此在放置钢丝或者缝线的过程中，可根据畸形的特点调整进针的方向和次序，以保证操作能顺利完成。②切口可以尽量做得微小。游离皮下组织的操作可以省略，可用针直接于切口内完成缝合肋弓的操作。③收紧缝线后，线结位于切口内，缝合皮肤时要尽可能用皮下组织将缝线或者钢丝包埋，以利于切口的愈合。④对于Ⅲ型肋弓畸形，除了正中切口外，可以根据凹陷塑形的需要于侧面胸壁或者凹陷附近做辅助切口。

以单纯缝线或者钢丝替代钢板进行塑形的理念，使畸形的治疗走出了Nuss手术出现于临床后逢手术必使用钢板的怪圈。这使得手术方法发生了彻底的变革，由此使创伤的极限得以突破，使微创之后的超微创成为可能。

超微创手术的设计初衷是为了进一步减少创伤，这显然更符合外科技术发展的总方向。按照这样的理念进一步延伸下去，超微创甚至可以做得更加微创，那便是没有切口的手术，这也许是终极的微创手术。

我们设想的具体方法如下：以带有双头针的缝线进行操作，先确定缝线放置的位置，该位置与上述超微创手术中的位置相同。位置确定后，找出与剑突下中线相交的点，从此处进针，进针深度达腹直肌层，接近肋弓内侧面时，针尖向皮表，并从皮表穿出。然后以同一个针经同一个针眼紧贴肋弓进针，绕肋弓深面达肋弓外侧的肋间，再由肋间穿出皮肤。用同一个针沿同一个针眼再次进针，针向中线处第一个针眼方向行进，并从该针眼穿出。缝线的另外一头用另外一个针对对侧肋弓做相同的操作，最终两侧的两个针从同一个位于中线的针眼处穿出。收紧缝线，调整肋弓高度后，牢固打结，从一侧抽动缝线，使最终的线结移动到针眼内，并离开针眼。放开缝线，使所有缝线缩于针眼中，以创可贴覆盖针眼，手术结束。

在具体操作中，以下问题需要注意：①缝线必须有足够的强度。由于凸起的肋弓要完全凭借缝线向中间拉拢，因此缝线必须有足够的强度。如果一条缝线力度不够，可以使用两条甚至多条。为了合理分散应力，可以从多处进针，从不同部位拉拢。除了缝线之外，也可以用钢丝，但金属异物有其固有的缺陷，因此如果能避免则最好不要使用。②拉拢力度要适中。肋弓局部活动度大，如果强行牵拉，可能会使两侧的肋弓完全并拢于中线处，这会导致新的畸形。因此在拉拢的过程中一定要讲究适度，既不能拉得不紧，也不可拉得过紧。不紧会影响塑形效果，过紧不但会产生新畸形，还可能使下胸部被严重束缚，患者术后会非常难受。另外，拉得过紧还可能将肋弓拉断，肋弓一旦断裂，手术必然失败。③缝针要有合适的长度与弧度。缝针穿行于肋弓前后，由于跨度大，出入较深，因此要求缝针不但要有足够的长度，还要有合适的弧度，不然很难完成进针的操作。④进针不宜过深。肋弓深面往往紧邻重要脏器，如果进针过深，可能会损伤这些结构，酿成大祸，因此进针必须适度，最好能紧贴肋弓的表面进行。⑤进针的部位一定要严格按照要求进行。要始终遵循"从一个针眼出一定要从同一个针眼进"的原则，这样可以保证对皮肤的损伤最小，没有明显的疤痕，最终达到无切口手术的目标。⑥要认真处理最终的线结。由于 Prolene 缝线非常光滑，可以将打结后的缝线向一侧牵拉，线结随后可以通过针眼被拉到皮下。如果针眼过小，可以将针眼撑大，从而使线结能被埋藏于皮肤针眼中，而不是显露于皮肤表面。

由传统手术过渡到微创、超微创手术再到无切口手术，手术的显露逐渐变小，理论上的手术难度逐渐增大，这对医生的技术无疑是一个巨大的挑战。但是，在我们的手术中，技术的难度分明在逐级递减。这恰好顺应了极简法则的要求。

由我们对肋弓畸形手术进行变革的过程可以得到启迪，即如果沿着一种固定的路径去减小创伤的话，很快就会走到尽头。但是，如果换一条路径去尝试，就很可能找到解决问题的捷径。我们的经验表明，使手术的创伤尽可能缩小是完全可行的，其关键是要彻底摒弃一些陈旧思维的束缚。没有这样的束缚，技术革新的能量才可能得到充分释放，才可能实现真正的技术进步。

胸骨裂手术

　　胸骨裂是一种非常罕见的胸壁畸形,有人报道其发病率占所有胸廓畸形的 0.15%,而在新生儿中发病率低于十万分之一,这样的发生率是相当低的。我们完成的各类胸廓畸形手术有数千台,而这种畸形的手术仅开展过 3 台,我们的数据也证明了这种畸形的罕见性。

　　胸骨裂是一种非常古老的疾病,Torres 于 1740 年首次报道了该疾病。1858 年,Groux 对其病理特征做了详细描述。100 年之后,也就是 1958 年,Cantrell 介绍了一种特殊的疾病,该疾病同时包括胸骨裂、腹壁缺损或膨出、膈肌前部缺损、心包发育不良或部分缺损、先天性心脏病等 5 种病变,后来被称为 Cantrell 五联征。这是第一次对胸骨裂的合并症做了详细的描述。在对该疾病做了大量研究和观察的基础上,1990 年,Shamberger 和 Welch 开始对胸骨裂进行分型,分成基本的 4 种类型:胸骨裂并异位心、颈部异位心、胸部异位心和单纯胸骨裂。到了 1999 年,Daum 又将胸骨裂分成另外 4 种类型:①胸骨完全裂开,无其他畸形或者合并心脏异位,无大血管、面部及脑血管的异常;②单纯胸骨上裂或者伴发心脏异位,伴大血管、面部及脑血管的异常;③胸骨下裂伴发 Cantrell 五联征;④胸骨裂伴发腹壁裂。由这些分型可以看出,胸骨裂经常伴有心脏的问题,有人称 30% 的胸骨裂患者会合并先天性心脏病。既然心脏病如此常见,分型时自然要将此因素考虑进去。但是，过分强调合并畸形未免有喧宾夺主的意味，会使分型变得条理不清。对于临床来说，这些分型既不简单，也不实用，更谈不上极简。其实，要做到极简并不困难，只要牢牢抓住疾病的实质就可以完成。胸骨裂的实质就是胸骨裂本身，如果将目光紧紧盯住此实质而不急于忙活别的东西的话，就可以轻易达到极简的效果。Eduarodo 应该也是一位受极简法则影响颇深的医生，因为他的分型显得合理很多。他先将胸骨裂分成完全型和不完全型 2 种基本类型，再将不完全型分成上、中、下三个亚型。类似的分型还有一种，同样也很简单，包括 4 种基本类型：全胸骨裂、次全胸骨裂、上胸骨裂和下胸骨裂。这两种分型方法一目了然、主次分明，是极简法则的体现。分型简单了，疾病的主要特征才能被把握，接下来的诊断和治疗也就非常容易了。

胸骨裂是一种发生于胸骨上的独立畸形。要研究该畸形，首先要从其畸形的结构特征下功夫。胸骨裂具有怎样的结构特征呢？其实非常简单，这种畸形不过是胸骨沿纵轴的方向裂开罢了。全胸骨裂开表现为左右两半胸骨的彻底分离，部分胸骨裂开则表现为"U"字形状，胸骨一部分分开，尚有一部分保持完整。这是胸骨裂最基本的形态学特征。结构特征清楚了，就可以继续研究深层次的问题了。

胸骨是胸廓主要的承重结构，前胸壁所有的骨性结构都附着于胸骨之上，因此其对于稳定胸廓具有极其重要的作用。另外，胸骨的完整性对胸腔内脏器有重要的保护作用。胸骨裂发生后，胸骨的结构和功能会受到影响，可能会造成一系列不利的影响：其一，外观的异常。胸骨位于前胸壁正中，此处是前胸壁相对容易暴露的部位。如果存在单纯胸骨裂，局部会呈现出凹陷畸形，很容易暴露影响美观。如果合并有心脏的异位，则心脏有可能凸出于体表，更会对美观造成影响。其二，呼吸功能的异常。胸骨下方为纵隔，通过纵隔胸膜与两侧胸腔相邻。正常生理状况下，随着呼吸运动的进行，胸腔内压力会发生改变，这种压力的改变会传递到胸壁表面。当胸骨裂发生后，胸腔内压力的变化会跨过纵隔胸膜及纵隔的软组织而直接传递到胸壁表面，由于此时胸廓失去了胸骨的支撑作用，局部胸壁会出现与正常呼吸运动相反的运动，这便是所谓的反常呼吸。反常呼吸发生后，反过来又会抵消呼吸运动做的功，因此会影响呼吸功能。其三，循环功能的异常。循环功能的影响来自两个方面：一个是对心脏的直接影响，另一个是对静脉回流的影响。当胸骨较大范围裂开时，心脏可能由裂口膨出体表，即心脏异位。心脏处于这种异常的位置中，功能肯定会受到影响。而反常呼吸出现时，胸腔内的压力将会改变，从而可能会影响静脉血的回流，对循环功能造成影响。

由此可以看出，胸骨裂一旦发生，会对机体造成严重的影响，因此有必要尽早完成手术治疗。而考虑到合并疾病的治疗，比如先天性心脏病，其危害往往更为严重，更需要尽早治疗。和其他种类的胸廓畸形合并心脏病的治疗一样，胸骨裂合并心脏病时，一般也要同期完成手术。心脏手术一般需要经过胸骨正中切口来实施操作，手术后为了保证有好的效果，胸骨切口必须妥善闭合。心脏手术需与胸骨裂手术同期进行，这对胸骨裂的处理提出了更高的要求。也就是说，胸骨裂的手术必须配合心脏手术的需求进行操作。

胸骨裂的手术可以分成两种情况来考虑：第一种是单纯胸骨裂的手术，第二种是合并其他疾病时的同期手术。单纯胸骨裂手术较为简单，主要涉及基本的重建与修复操作；如果合并其他疾病，则需要同时兼顾两种疾病的手术治疗。

单纯胸骨裂手术的目的是消除缺损，恢复胸廓的完整性。由于胸骨裂具有不同的类型，因此手术方法也要根据具体情况而设计。总的来说，可分为两种类型的操作，即直接缝合和胸壁重建。

直接缝合是相对简单的方法。当胸骨正中裂隙不是太严重，缺损面积较小，尤其当胸骨裂两侧有较宽的胸骨残留时，可以进行直接缝合。具体操作时，需要先将胸骨充分游离，然后将两侧残余胸骨对合后直接缝合。多数情况下，胸骨具有良好的可塑性，因此缝合不会有太大的难度。而如果中间缺损面积较大很难将胸骨对合时，需要对胸骨周围做彻底松解。如果仍有困难，可以从正中切开剩余的部分完整胸骨，对其做整体修整后再直接缝合。

直接缝合虽然简单，有时却不能解决所有问题。当缺损面积较大时，是不可能直接缝合的，此时需要按照胸壁缺损的做法进行胸壁重建。胸壁重建需要重建材料，材料可以是人工材料，也可以是自体肋骨。人工材料可以有很多的选择，但考虑到组织的相容性，自体肋骨应该是较为合适的选择。但是切取肋骨又意味着额外的损伤，且肋骨切除后会在胸壁上留下新的缺损，因此自体肋骨也不是最佳选择。

如上所述，胸骨裂合并先天性心脏病时需要同时完成手术。这种手术与普通的胸廓畸形并发先天性心脏病的情况类似，从胸壁外科的角度看，主要涉及两个内容：其一是开胸的问题，其二是关胸及同时完成的胸壁修复操作。

由于临床上存在心脏外科与胸外科专业的划分问题，多数情况下手术会由不同的人员完成。如果由同一组医生完成手术，则不需要考虑手术过程中的分工问题。但是，如果两种手术分别由心脏外科医生和胸壁外科医生完成的话，操作的细节就需要有明确分工了。

首先是开胸问题。一般来说，开胸操作本来应该由心脏外科医生完成，但是考虑到重建胸骨裂的特殊操作，最好由胸壁外科医生完成。如果胸壁外科医生不进行这个操作，事先也要把操作的要点告诉心脏外科医生。对于完全型的胸骨裂，开胸没有太多的注意事项；如果是不完全型的胸骨裂，则必须从残余胸骨的正中劈开胸骨，以便为术后关胸和重建打好基础。

其次是显露问题。按理说，这个操作也应该由心脏外科医生来完成，而由于相关细节涉及术后胸骨裂的手术操作，因此胸壁外科医生同样要对心脏外科医生就手术的细节问题做交代。对于全胸骨裂，牵开时没有特殊的要求，对于部分型胸骨裂，牵开时必须妥善放置牵开器，否则容易造成局部肋骨或者软骨的骨折，影响术后的重建。

最后是胸壁重建问题。这个操作由胸壁外科医生完成，虽然与单纯胸骨裂手术没有本质区别，但有些细节问题必须注意：①关胸的时机问题。心脏在接受手术后较为脆弱，不能忍受任何挤压，尤其是那种术前异位甚至凸出于体表的心脏，手术后如果直接关胸并做缺损重建的话，容易影响心脏功能。为了避免这种影响，有医生会选择二期关胸。这种做法较为安全，但是要多做一次手术，且需要在第一次手术后做特殊的治疗与护理，因此不是好的选择。更好的做法应该还是同期关胸。②关胸的方法问题。如果胸骨自身的条件允许，心脏不会因为关胸而受挤压，可以直接缝合；但是，如果缺损面积大，心脏受压明显，则应该选择胸壁重建。③与心脏手术相关的因素。心脏手术一般在体外循环下完成，需要进行抗凝处理。心内操作完毕后虽然会对抗凝做对抗，但创面依然容易出血。此时如果因为胸骨裂的手术而使创面明显增大的话，创面可能会广泛渗血，所以此时一定要采取特殊的措施进行处理。

从本质上说，胸骨裂也是胸壁缺损的一种类型。在胸壁外科所有疾病类型中，这种疾病的手术是相对复杂的类型，尤其当涉及心脏疾病需要同时操作时，相关问题就会更麻烦。以下是需要重点关注的问题：

其一，直接缝合对胸廓的影响。胸骨裂开后，正中均会有较宽的间隙，如果对这样的间隙进行直接缝合，胸廓必然有一定程度的缩小，这样的缩小也许不会对整个胸腔的容积造成明显影响，但是，术后远期会不会造成缩窄则需要考虑。如果肋骨、肋软骨能够正常发育，也许这种影响不会明显。而对于胸骨裂这种特殊疾病的患者来说，其肋骨、肋软骨的发育有可能同样存在问题。正是因为有这样的顾虑，最稳妥的做法肯定不是直接缝合，而应该是用材料进行胸壁重建。

其二，胸壁重建对胸廓的影响。用各种材料实施胸壁重建后，胸廓的正常容积可以得到保障。尤其在同期完成心脏手术时，残余的胸骨也被完全切开，此时可以根据需要做彻底的重建，因此所谓的术后二次关胸完全没有必要。

其三，重建材料的选择。胸壁重建需要材料，目前可以选择的材料种类繁多，但并不是每种都令人满意。自体肋骨虽然有很多优点，但也有诸多的缺陷。近来数字材料的概念被用于临床，这种材料有很多优点，但加工过程烦琐且漫长，因此同样不是最理想的材料。在实际的操作中最终使用哪种材料，需要根据实际情况做选择。

其四，切除自体肋骨后的处理问题。以自身肋骨作为修复材料完成手术后，切除肋骨的部位会形成新的缺损。此缺损如果不予以处理，不至于导致严重后果，但缺损总归是缺损，缺损就意味着缺陷，因此如果不予以处理的话，会成为一个遗憾。那么怎么处理合适呢？我们曾用 Matrix–RIB 材料做修复，这种材料是可以终生留在人体内的。但是，它会不会限制上、下肋骨的发育尚不得而知。如果有这样的顾虑，可以在术后定期复查，根据患者的恢复情况进行相应处理。

胸骨裂的认识与治疗涉及很多复杂问题，尤其当其与心脏病同时存在时，问题会变得更复杂。那么如何使复杂的问题变简单呢？依然可以通过极简法则完成这个工作。

首先，通过极简法则使认识简单化。如前所述，很多人在早年对这种疾病做了很复杂的分型，那样的分型既不科学也不合理，因此根本不利于认识这种疾病。但是，如果将其简化，尤其是只关注胸骨自身的病变时，问题就会变得格外简单。

其次，通过极简法则使治疗简单化。表面上看，单纯的胸骨裂手术涉及很多问题，而用极简法则将其简化后会发现，其实就是重建的问题，只需要根据重建的要领完成操作就可以了。合并心脏病时手术操作会很复杂，但是，从胸壁外科角度来看，心脏手术的操作可以视为不同专业的问题。专业的问题由专业人士去完成，胸壁外科医生不需要过于担心。如此看来，问题就彻底简化成胸壁外科的问题了，此时胸骨裂的操作与单纯的胸骨裂手术也就没有什么不同了。

最后，通过极简法则使相关问题简单化。具体手术操作时会有很多复杂的问题，但是，这些问题无非是重建与效果的把控问题。从这个角度看整个胸骨裂手术的话，也许就真的没有什么太大的难题了。

在过去的工作中，我们曾完成过大量各类的胸壁外科手术，但胸骨裂手术却只有 3 台，而且均同时完成了心脏手术。手术例数不多，经验也不是太多，但一些基本的感受是有的。如果没有合理的规划与设计，这样的手术会非常麻烦。但是，因为有了极简法则的指引，我们的操作变得非常简单且顺利。这些经验表明，只要能够自觉地按照极简法则去做，任何复杂的问题都可以得到简化，任何麻烦的手术都可以成为小手术。

Poland 综合征手术

Poland 综合征是一种较为少见的畸形，这种畸形常累及两个主要部位：一个是胸壁，另一个是同侧的上肢。胸壁的病变可表现为左右胸壁明显的不对称。像所有胸壁的疾病一样，这种疾病同样会有两方面的问题：一个是美观问题，另一个是生理问题。相对于其他严重的畸形来说，此类畸形的生理问题虽然存在，却不会特别严重，但美观问题却是很多患者的烦恼。因此一旦确诊，患者多有强烈的手术愿望。

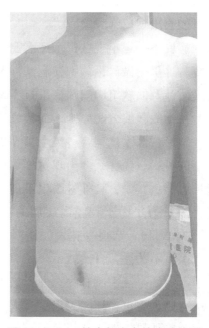

图 20　Poland 综合征患者的胸壁外观

Poland 综合征发病的原因较为复杂，公认的一种观点认为，这种畸形源于胚胎时期一侧胸壁和上肢血液供应的障碍。正常情况下，脏器与组织的发育需要血液供应，当血液供应出现问题时，血液供应区域就会出现生长发育的异常。这种异常多见于一侧胸壁和同侧的上肢。两个部位的病变可以同时出现，也可以只表现为胸壁的畸形。

Poland 综合征在胸壁的病变主要涉及骨性结构和软组织。骨性结构的病变可表现为肋骨和肋软骨的缺失或发育不全，外观可以表现为局部的凹陷畸形，也可以不表现出明显的外观异常。软组织病变主要表现为组织的缺失或发育不全。男性患者主要是一侧胸大肌发育不良，女性患者在青春期前病变不甚严重，不会有明显的外观异常，而青春期后会表现出一侧乳腺的发育障碍，可为发育不良，甚至完全缺失。从胸廓整体外观看，所有的患者都会有左、右两侧明显的不对称。

骨性结构的病变主要发生于上位肋骨和肋软骨，多见于第 1 到 3 肋骨水平，可以表现为局部的缺失，也可以表现为其他畸形。骨性结构缺失时，可能会形成胸壁局部缺损，其他畸形可为骨性结构的发育不全，也可以是局部形状的异常。外表可能存在一侧胸壁的不对称型凹陷，患者深呼吸时局部可能会出现反常呼吸。

上肢的病变不一定出现在每个患者身上，就算出现，也不是胸壁外科处理的内容，这里不做讨论。胸壁病变涉及的骨性结构问题应该由胸壁外科医生处理，涉及的软组织问题如果过于复杂，则可以由整形外科医生处理，这是最科学的救治分配原则。而检索文献后可以发现，骨科医生、手外科医生、整形科医生、美容科医生都在做这种畸形的治疗，唯独看不到胸外科医生的身影。为什么会出现这样的问题呢？原因很复杂，但不外乎以下的三种可能：其一，胸外科医生不屑于做这种手术。当代的胸外科医生越来越将注意力集中于胸腔内疾病的治疗，如今连最简单的胸廓畸形（比如漏斗胸、鸡胸）都很少有人关注，更不用说 Poland 综合征这种少见的畸形了。医生不关注，自然就不会做相应的手术。其二，胸外科医生不会做这种手术。如今几乎所有的胸外科医生都在做胸腔内的手术，胸壁畸形的手术虽有巨大需求，却因为很少有人关注而导致技术严重滞后。没有娴熟的技术，胸外科医生自然不敢做相关的手术。其三，胸外科医生不愿意与其他专业的医生合作。胸外科医生即便有成熟的技术实施胸壁畸形的矫正，也会因为软组织的手术而犹豫，此时需要整形外科医生共同完成这个工作。如果胸外科医生缺乏这种协作精神，就很难保证手术的顺利完成。

上肢的病变专业性极强，胸外科医生没有能力完成；胸部软组织的塑形较为复杂，尤其当涉及大的肌肉和女性乳腺的塑形时，胸外科医生也不擅长。但是，胸壁骨性结构的异常也不是整形外科医生擅长的工作，而整形外科医生却一直在整形，而且做得风生水起。如果其基本的治疗方法与胸外科医生的治疗方法相同的话，并没有什么不妥，但事实上他们的方法存在很大的问题。多数情况下，他们会采用假体或者组织填充的方法来遮掩胸壁的病变或者畸形。这种做法只是矫正了胸部的外观，却并没有对胸壁骨性结构本身的问题做矫正，因此并不是一种最优方法。要知道，不少时候胸壁骨性结构的病变是会引起症状的，如果只是一味地用假体或者组织做填充而不针对病因彻底消除畸形，那可能会在外观改善的前提下导致症状加重。所以说，对于骨性结构的处理，整形外科同样不专业，那么，真正专业的医生，也就是胸外科医生，就非常清楚了。当然，如果胸外科医生因为胸腔内手术实在忙得没有工夫和精力完成 Poland 综合征胸壁骨性结构手术的话，这种工作就应该交给更为专业的胸壁外科医生了。这才是最好的选择。

胸壁外科的主要工作是修复胸壁缺损、矫正胸廓畸形。这两方面的工作其实难度并不大，如果单纯只做这样的手术，也就是说完全按照胸壁外科的原则完成手术操作的话，手术可以做得很简单，而且有很多的方法可以选择。但是，由于涉及表面软组织的矫形问题，这使得手术不得不考虑相关的整形问题，因此问题也就变得不那么简单了。不过，任何手术都不是孤立的。如果仔细研究，都可以从中找到规律。规律找到了，问题也就简单了。

对于胸壁外科医生来说，骨性结构异常的处理并没有太大难度，这种手术可以在任何时间、任何条件下完成。因此，当骨性结构与软组织的问题同时存在时，可以不考虑骨性结构的操作，而优先解决软组织的问题。

胸壁的软组织是一种非常特殊的结构，在青春期之前，不管是胸大肌还是乳腺，发育都不完全，只有在青春期后才会发育到正常水平。另外，这些软组织还有一个特点，那便是形状可能会发生自然的改变。比如说，锻炼可能影响胸大肌的形状，而生理特性更可能影响乳腺的形状。由软组织这些特点可以看出，在考虑软组织手术时，首先必须考虑一个非常重要的问题，那便是手术的时机。比如对隆胸这个操作来说，青春期前做手术是绝对不行的。如果能在一次手术中完成所有的治疗，最好的时机自然是青春期之后。但是，由于一些骨性结构的畸形，患者不能等到较大年龄时才做手术，这使得手术不得不分成两次完成。也就是说，年少时完成骨性结构的矫形，青春期后再完成软组织的整形是较为合理的做法。

以往由于胸外科医生没有尝试过相关畸形的治疗，因此所有的手术均由整形外科医生完成。对于没有明显骨性结构的凹陷或者凹陷不严重，尤其是对没有明显症状的患者来说，整形外科的做法是一种不错的选择，可以说是整个手术的简化。但是，这种方法对于凹陷较深且有明显症状的患者来说显然不合适。这种做法可以从两方面理解，既可以理解为对胸壁外科工作的无视，也可以理解为一种"捞过界"的行为。不管哪一种理解，现实都是一样的，那便是没有让胸壁外科医生或者胸外科医生一起参与工作，就肯定无法得到最好的结果。

从胸壁外科的角度考量此畸形的手术，其实也可以按照整形外科医生的路数进行，也就是说，要么完全无视，要么直接过界。这种大包大揽的做法也许有人会选，但从科学的角度来看肯定不合适。所以我们的观点是，胸壁外科一定要紧紧围绕骨性结构去做工作，至于软组织的工作，如果能邀请到整形外科医生一起做自然最好，如果不能，就要为他们将来的工作打下好的基础，而不是给他们增加难度。这一点其实与胸廓畸形合并心脏病的情况基本类似。

骨性结构的手术对于胸壁外科医生来说是最常规的手术。但是，Poland综合征的骨性结构异常与其他疾病中的情况不同，因此需要特殊的操作方法才能完成治疗。

第一种常见的问题是胸壁缺损。缺损主要是由骨性结构的缺失所导致的。合理的手术方法是直接对肋骨和肋软骨做修复。但是，这种手术方法常常会有很大的困难。这种困难来自四个方面：其一，缺损的位置往往过高。上胸壁接近胸廓出口，局部常有重要的结构通过，此处做操作往往有较大的风险。如果要考虑切口的美观，切口的选择也会比较麻烦，因此总的难度相对较大。其二，表面特殊结构的存在。这里的特殊结构就是乳腺和胸大肌。这些结构不仅限制了切口的实施，而且也会给显露造成麻烦，增加手术难度。其三，局部骨性结构的畸形。缺损存在时，残余骨性结构往往也会存在一定的结构异常，要么是畸形，要么是发育不良，这同样会给修复增加困难。其四，额外的整体塑形。缺损存在时，胸廓往往会呈现不对称型凹陷畸形，这种外观的畸形需要同期手术处理。而由于缺损手术已经有难度，此时如果再做凹陷的修复，难度会更大。

胸壁骨性结构的缺损其实是胸壁外科一种常见的疾病，可见于肿瘤、感染或者其他原因导致的缺损。但是，这些缺损显然与 Poland 综合征中的缺损不同。前者几乎都是直视下的缺损，手术时只需要考虑单纯的修复而无须考虑其他的因素；而 Poland 综合征中缺损的修复则多要在非直视下完成，还需要考虑众多因素，因此这种手术的难度更大。不过像所有类似的手术一样，难度大并不是障碍，只要合理设计手术，困难就一定可以克服，最终使手术简化。

在充分研究了胸壁缺损的特征后，我们设计了两种具体的手术方法。第一种方法，彻底修复，即先把缺失的肋骨肋软骨修复完整，同期考虑外观的塑形。这种方法需要先用修复材料对缺损的胸壁做重建，重建的同时要考虑外观塑形的因素，最终获得两方面的效果。从理论上说，这种方法最合理，但真正操作起来并不容易。为了使手术得到简化，我们设计了第二种方法，即直接做外观塑形，忽略肋骨、肋软骨缺失的现实问题。这种设计不但可使手术大大简化，而且能获得更好的效果。不过有个问题必须注意，那便是材料的属性。如果材料在术后可以不必再取出来，那么这种手术将更为合理。

第二种方法最适合于无胸壁缺损但有胸壁畸形存在的畸形。在这种畸形中，胸壁骨性结构有两种变化可能，一种是结构基本正常，另一种是结构存在畸形，但整体外观会有明显异常。由于没有缺损存在，这种情况可以视为单纯的胸壁畸形。此时外观多表现为凹陷，由于胸骨高度一般不会存在问题，凹陷会表现为高位的侧胸壁凹陷畸形。这种畸形与漏斗胸有明显差异，需要用特殊的方法才能完成治疗。

在对左右排列的不对称畸形实施手术时，我们设计了 Willine 手术。具体操作时，将钢板的一侧放于胸骨表面，另一侧置于对侧肋骨表面，钢板中部位于凹陷的底部。这种手术的实质类似于 Nuss 手术，但操作则明显不同。这种方法其实非常适合治疗 Poland 综合征中的凹陷，尤其当胸壁骨性结构没有缺损时，效果更好。另外，由于跨凹陷的操作不经过胸骨后，只是在同一侧胸壁进出，因此手术风险很小，且操作也非常便利，由此也使 Poland 综合征所涉及的诸多问题得到简化。这样的简化不仅方便了胸壁外科手术的开展，还不会对胸壁软组织造成损伤，甚至切口都远离前胸壁，这无疑为整形外科医生的工作提供了很大便利。

在过去的工作中，我们完成过不少 Poland 综合征的手术，但我们的工作仅仅局限在骨性结构的操作中。由于手术时机的原因，我们所有的手术都没有邀请过整形外科医生同台。但是，我们会努力为接下来整形外科的工作打好基础，即便不能方便其工作，也至少不会让我们的手术给后续治疗造成麻烦。这是我们最基本的工作思路。

Poland 综合征是一个涉及多专业的综合性疾病，与一般的胸廓畸形相比，其手术要复杂得多。但像其他复杂的畸形一样，不管多么复杂，都会有内在的规律。只要能仔细研究并发现这些规律，就能使手术简化，最终获得令人满意的效果。在治疗 Poland 综合征这种复杂畸形的过程中，极简法则能发挥很好的作用，严格按照这种法则认识这种畸形并设计手术，其治疗会更简单、更安全，效果也会更令人满意。

胸廓发育不良综合征（Thoracic Insufficiency Syndrome）是一种较为少见的畸形，具体发病原理不详，其主要的病变涉及胸廓和脊柱，表现为胸廓的畸形合并脊柱的畸形。其实合并脊柱畸形的情况在很多胸廓畸形中都会存在，比如重度的漏斗胸就会伴随脊柱侧弯，其他一些胸廓畸形也会伴随脊柱的问题。一般来说，这些胸廓的畸形都是胸外科或者胸壁外科的病种，并不会被归为脊柱外科。从胸廓发育不良综合征的名字上看，其也应该是一种地地道道的胸外科疾病。但非常奇怪的是，这种疾病却一直被当作脊柱外科疾病，胸廓发育不良综合征这个概念首先由脊柱外科医生 Campbell 提出，以往所有的治疗也都由脊柱外科医生完成。胸外科医生忙于攻克其他所有的胸科疾病，却从来没有做过此类胸廓畸形的手术，未免让人产生误解，以为这种疾病根本与胸外科无关。但是，认真审视这种疾病的病理特征时就可发现，这种病是一种真正的胸外科疾病，而不应被当作脊柱外科疾病。

Campbell 将这种畸形分为 4 个类型，Ⅰ型为肋骨缺如合并脊柱侧弯；Ⅱ型为肋骨融合合并脊柱侧弯；Ⅲa 型为全小胸廓型；Ⅲb 型为缩窄型胸廓，这种类型被当作 Jeune 综合征，或者窒息性胸廓发育不良（Asphyxiating thoracic dysplasia）。这 4 种类型的畸形中，Ⅰ型和Ⅱ型是典型的脊柱与胸廓同时存在病变的类型，而Ⅲa 和Ⅲb 型的病变则全集中在胸廓上，脊柱病变并不明显。因此，严格来说，后两者就是胸外科疾病，而不是脊柱外科疾病。由此也可以发现，Campbell分型并不科学，因为Ⅰ型、Ⅱ型联系紧密，而这两者与Ⅲ型之间几乎没有任何形式的联系。既然没有联系，将其放在一起进行分类就很不合适了。如果让胸外科医生进行分类肯定不会如此分类，因为窒息性胸廓发育不良本身就是一种独立的疾病，需要单独拿出来讨论。为了使疾病的讨论更专业，这里只讨论其中的两种类型，即Ⅰ型和Ⅱ型。

Ⅰ型和Ⅱ型胸廓发育不良综合征的特征明显，除了胸廓的发育问题外，脊柱有明显的侧弯，这是脊柱外科实施手术的理由。但他们的做法并不是直接瞄准脊柱，而是对肋骨施加外力进行塑形。其具体的方法是采用一种可撑开型人工假体钛合金肋（Vertical expandable prosthetic titanium rib）进行手术，具体分三种类型：一种是肋骨与肋骨之间的撑开装置，一种是肋骨与脊柱之间的撑开装置，一种是肋骨与髂骨之间的撑开装置。三种装置可以根据手术的需要进行支撑，具体方法是一端固定于肋骨，另一端固定于特定的受力部位，然后通过支撑肋骨来间接完成脊柱的塑形。

从力学的角度看，这种方法的设计是相当合理的。脊柱弯曲了，从弯曲的一侧用力将其撑起来，消除弯曲，是较直接的手术方法。但是，这种方法显然不是最直接的方法，最直接的方法应该是直接瞄准脊柱的手术。

为什么脊柱外科医生不直接做脊柱手术而非要绕道胸科的结构完成脊柱矫形呢？有人可能会猜测，这种疾病本来就有胸廓的问题，当然要从胸廓结构入手，这相当于同时解决了两个问题。但是，如果认真研究Campbell的手术就会发现，这种手术其实根本没有对胸廓结构做任何处理，也就是说，他们使用的支撑装置只是对肋骨施加了支撑脊柱的外力罢了，而没有针对肋骨的缺失和融合做任何操作，而这也恰好暴露了这种手术的缺陷。因为即使通过这种方法使脊柱形状得到了矫正，这种支撑也必然要去掉，一旦去掉了支撑，而胸廓的畸形又没有矫正的话，脊柱两侧会再次出现受力的不均衡，从而会导致脊柱再次出现侧弯。这是结构上的不对等造成的必然结果。

由此可见，脊柱外科治疗胸廓发育不良综合征的方法并不合理。而这种方法还有很多其他的弊端，比如创伤问题。由于需要将装置固定于肋骨、脊柱和髂骨，其创伤非常大，因此即便在肋骨之间做支撑，创伤也明显大于胸壁外科的常规手术。另外，为了获得较好的效果，不得不定期对装置的长度进行调整，这意味着不得不多次实施手术，患者将不得不忍受巨大痛苦。

很显然，脊柱外科医生处理这种疾病的方法并不合理，说得严重点，甚至非常不专业。那么，有没有更专业更合理的方法呢？在提出新的方法之前，需要对脊柱侧弯与胸廓畸形之间的关系进行分析。只有当二者的关系明确了，才能找到问题的答案。

我们曾对漏斗胸导致脊柱侧弯的原理进行过详细分析，其实对于任何一种类型的脊柱侧弯来说，那样的分析都是成立的。也就是说，正常情况下，脊柱两侧受力均衡，就不可能出现侧弯；而当受力不均时，脊柱就会弯向一侧。

在胸廓发育不良综合征中，一侧胸壁的肋骨出现明显的异常，且不说由此导致的间接力学变化，仅从结构上来看，就相当于脊柱缺少了一边的支撑，这无疑是导致脊柱侧弯最直接的原因。那么，既然原因如此明确，要想矫正脊柱侧弯，就必须将脊柱一侧支撑的结构修复完善，这是最简单也最朴素的道理。在 Campbell 的方法中，他瞄准的不是胸廓的异常结构，而是脊柱的受力，这显然是一种治标不治本的做法，因此不可能是合理的方法。

从上述的分析中可以发现，脊柱的侧弯其实完全是一个继发性的畸形，根本原因在于胸廓的病变。这是一个最典型的因果关系，这种关系与很多胸廓畸形中涉及的畸形与脊柱的关系完全相同。由此也可以说明，胸廓发育不良综合征完全是一种胸外科疾病，而不是脊柱外科疾病。既然如此，最合理的方法当然是直接瞄准胸廓畸形实施手术，而不应该是 Campbell 采用的方法。

通过胸外科的手段直接对胸廓畸形做矫形有两个作用：其一，不管是Ⅰ型还是Ⅱ型畸形，直接塑形可以尽可能使胸廓一侧的结构恢复正常，这样的结构对支撑脊柱非常重要。对于Ⅰ型畸形来说，矫形后等于在脊柱弯曲的一侧垫上了牢固的支撑基石，这显然比间接地通过残存的肋骨向脊柱上施加外力要稳妥很多。其二，直接塑形可以为脊柱提供最直接的支撑外力。Campbell 的方法是通过侧胸壁撑顶肋骨，施加支撑脊柱的力，这种力并不是直接施加的，而是通过肋骨间接发挥作用的力。但是，如果将肋骨缺失的部分修复完整，并通过肋骨直接对脊柱施加作用力的话，其作用力显然是最直接的力，而这样的力无疑会更有效。

通过上述两种作用，脊柱侧弯会得到很大程度的修复，而这仅仅是通过修复胸廓畸形获得的作用。除此之外，在真实的操作过程中，还可以根据需要做其他附加的操作，比如借鉴 Campbell 方法中肋骨与肋骨间支撑的方法，可以使支撑力更丰富，由此获得更好的效果。

在具体的操作中，手术方法可以根据具体畸形的类型进行不同的设计。对于Ⅰ型畸形，重点是肋骨缺失的修复。这种畸形实际上就是一侧胸壁的缺损，对于此手术我们会在其他部分做详细讨论，这里需要注意的是材料问题。要修复缺损，必须使用修复材料。如果是人造材料，将不可能随身体的发育而生长，当患者发育到一定时期后，异物的存在将会限制脊柱的形状，同样可能会导致脊柱侧弯。考虑到这种因素，应该对手术的时机进行考虑。如果早期做手术，有可能需要做第二次手术；如果尽可能在接近成人时再做手术，自然有可能一劳永逸，但脊柱的病变是不是允许长时间的等待值得考虑。

在Ⅱ型畸形中，胸廓局部的畸形主要表现为肋骨的融合与结构的异常，这是表面的直观印象，而使脊柱变化的其实是整个病变局部肋骨与肋软骨长度变短小。对总体胸廓进行观察会发现，患者一般左右胸廓不对称，病变一侧明显窄小，这是导致脊柱侧弯的最直接因素。针对这样的事实，手术的重点不应该是消除畸形，而应该是延长肋骨，增加患侧胸廓的周径。这是手术最重要的目标。

以上对胸廓发育不良综合征的发病机理与手术的技巧进行了一些分析，从分析中可以看出，胸外科处理这种畸形的技术已经非常成熟，且没有太大的难度。但是，非常可悲的现实是，到目前为止真正做过这种手术的胸外科医生没有其他人，只有我们，其他医院的胸外科医生都没有做过这种尝试。为什么会出现这种现象呢？具体原因有很多，大家会因为各种各样的理由而不做这种手术，但如果任由脊柱外科医生实施这样的手术的话，将会是对患者最大的不公平。正是因为这样，我们才不断努力，始终坚持做这样的工作，我们也希望通过这些努力让更多的胸外科医生加入这个行列中来，让这个本属于胸外科的疾病彻底回归到胸外科或者胸壁外科的收治范畴，而不再是脊柱外科医生间接手术的对象。

在很多畸形的治疗中，由于涉及多学科的内容，大家都主张多学科一起攻关，共同努力完成治疗。比如胸廓畸形合并先天性心脏病时，我们就主张由两个专业的医生同台完成治疗。再比如 Poland 综合征，由于其涉及胸壁表面软组织的异常，我们主张胸外科医生与整形科医生同时参与治疗。其实很多畸形都涉及脊柱的问题，按照同样的逻辑，我们似乎应该非常积极地邀请脊柱外科的医生共同完成此类畸形的治疗。但是，在真正的治疗过程中，这种联合常常是不必要的。先天性心脏病与 Poland 综合征胸壁表面的软组织病变是完全独立的病变，与胸廓畸形的发生没有任何关系，更不会有因果关系。如果只治疗胸廓畸形而不做另外疾病的处理的话，这些疾病不可能好转也不可能消失。要想彻底完成治疗，胸外科医生没有操作的能力，因此必须由其他专业的医生来完成。但在不少的胸廓畸形中，脊柱的畸形往往是一个继发性病变，也就是说，这不是一个独立存在的畸形，而是因为胸廓畸形发展到一定程度后导致的一个继发性的结果。由于存在明确的因果关系，因此有可能在胸廓畸形矫正完毕后逐渐恢复。这等于说，脊柱的问题并不需要进行专门的处理便可以恢复或者改善。这显然和先天性心脏病与 Poland 综合征胸壁表面的软组织病变完全不同，既然如此，就不需要再惊动脊柱外科的医生了。另外还有一个原因，那便是脊柱手术自身的必要性问题。通常情况下，胸廓畸形引起的脊柱侧弯并不会非常严重，既然不严重，也就没有必要通过手术进行矫正了。与胸廓畸形手术相比，脊柱手术是难度更大的手术。如果能避免，对患者自然是一件天大的好事情。

将一个本来属于脊柱外科的疾病硬生生拿来当成胸外科或者胸壁外科的疾病，肯定会让很多脊柱外科医生不高兴，尤其当提到脊柱的侧弯不需要脊柱外科处理时，未免有些武断的嫌疑。客观地说，脊柱侧弯永远是脊柱外科的疾病，不管是继发还是原发的脊柱侧弯，对于脊柱外科医生来说都是其分内的工作。做上述论述时，我的本意是想强调胸壁外科工作的重要性，但并不拒绝两个专业合作的可能。比如对于一些脊柱侧弯非常严重的畸形，仅靠胸廓畸形的矫正是无法彻底治疗的，因此最终还需要由脊柱外科医生来进行处理。

专业的医生做专业的事情，这是游戏的规则。将脊柱外科治疗胸廓发育不良综合征的方法与胸壁外科的方法做比较可以发现，后者针对性更强，直奔致病的根源，因此是更专业的手术方法。既然更专业，就不应该再对畸形的专业归属与治疗有异议。这是广大专业人士应该逐渐接受的现实。

我们接触胸廓发育不良综合征这种疾病的时间较早，但其并不是一个主动的过程。因为我们的科室是独立的胸壁外科，很多患有胸壁疾病的患者会主动找我们治疗。起初我们接触的胸廓发育不良综合征患者多没有看过脊柱外科医生，他们想当然地以为这种病应该属于胸壁外科或者胸外科，而不应该属于其他的专业。相信很多胸外科同行也遇到过这样的患者，但非常遗憾，很多人将这些患者推到脊柱外科了，于是便彻底影响了这种疾病的治疗。

我们接触了胸廓发育不良综合征这种特殊的畸形后，对相关资料进行了查询及研究，很快便发现了其中存在的问题。发现了问题，就为研究解决问题的方法奠定了基础。对于当初的我们来说，面前的这个疾病无疑是个全新的病种。不过，像研究其他畸形那样，我们有一个法宝，那便是极简法则。有了这个法宝，所有的问题都会变得简单，从而为问题的解决提供可能。在我们认识和治疗胸廓发育不良综合征的过程中，极简法则发挥了如下的作用：

其一，我们首先从 4 种基本的类型中抽出两种真正意义上的畸形做研究，使研究对象得到简化，这是最直接的极简。从分类学的一般原理看，Campbell 的分类有很大的弊端。Ⅰ型和Ⅱ型均有脊柱和肋骨的病变，而Ⅲ型的两种亚型均不涉及脊柱病变。这等于没有用统一的标准实施分类，显然是不规范的分类方法。既然不规范，就很容易造成对畸形的误解，也就更容易导致治疗方向的偏差。比如说，Campbell 的方法完全是针对Ⅰ型和Ⅱ型设计的，对Ⅲ型中的两个亚型就完全行不通，这也从反面说明了这种分类存在的问题。其实，Ⅲ型完全是独立的病变类型，如果将其分离出去，剩下的Ⅰ型和Ⅱ型关系不但得以明确，而且畸形的特征也更加鲜明。如果仅仅将这两种类型定义为胸廓发育不良综合征，整个研究对象就会更符合逻辑，也更简单。

其二，将脊柱与胸廓畸形的关系阐述清楚，使脊柱侧弯发病的机理变得简单易懂。在脊柱外科的相关研究中，研究的重点集中在整体畸形的发病机理上，脊柱侧弯和胸廓畸形都被当作了结果，大家努力在寻找导致这两个畸形的原因，却忽略了这两个畸形之间的因果关系。认识不到其中的关系，就很难看清畸形发生的本质，也便难以设计出合理的手术方法。

其三，将复杂的脊柱外科手术简化为胸壁外科手术。Campbell 手术的难度是有目共睹的，胸外科医生肯定做不了那样的手术。即便对于脊柱外科医生来说，那样的手术也具有很大的挑战性。但是，针对胸廓畸形的手术就非常简单，如果以这样的手术替代脊柱外科手术，无疑会使整个治疗大大简化。

胸廓发育不良综合征是一种非常特殊的疾病，回顾人们认识与治疗它的历史，尤其当分析其专业归属问题时，一些现象值得人们深思。按理说，胸外科医生应该早早接受这样的疾病，但直到今天，依然几乎没有其他胸外科医生做这样的工作。为什么一个本来发生于胸壁的疾病却遭到胸外科医生的拒绝呢？除了观念、习惯等因素之外，最根本的原因应该是手术的难度。按照一般胸外科的思维习惯，这种手术几乎无从下手，胸外科医生觉得无从下手时，患者必然会找别的医生，于是胸廓发育不良综合征便自然而然地成了脊柱外科的疾病。由此可见，要想使这样的患者回到胸外科来医治，首要的问题就是手术技术。只有熟练掌握手术技术，胸外科医生才会有信心和勇气去与脊柱外科医生比试技术水平。

如何把手术的技术研究出来？这是个复杂的过程，但极简法则可以使之变得简单。当所有相关的问题都得到简化后，一切难题都会迎刃而解，胸廓发育不良综合征的治疗也才能走上对的轨道，才能让胸廓发育不良综合征成为胸外科或者胸壁外科疾病，而不再是脊柱外科疾病。

窒息性胸廓发育不良手术

窒息性胸廓发育不良（Asphyxiating thoracic dysplasia），又名 Jeune 综合征，是一种极其凶险的胸廓畸形。患儿出生后很快会出现呼吸功能不全，多数患儿因窒息而夭折，幸存下来的患儿会反复出现呼吸道感染、持续缺氧等症状，即便艰难度过新生儿期、幼儿期，也会在将来面临一系列严重的问题，极少有患者能存活到青春期。

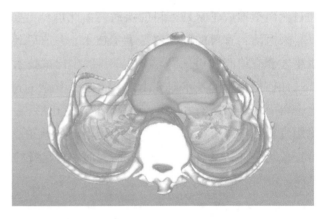

图 21　窒息性胸廓发育不良患者胸廓的三维重建图

由于出生后会马上出现严重缺氧，如果不及时手术，患儿就有生命危险。但是，在婴幼儿时期，患儿年龄小，体质量低，畸形复杂，手术难度极大，且手术效果不理想，因此治疗极不理想。到目前为止，我们是国内唯——家可以完成此手术的单位，此外还没有其他医生对此畸形做过手术治疗。

国外虽有报道，但只有零星个案，没有大组手术报道。

以往国外用于临床治疗此病的方法主要有 4 种：①正中劈开胸骨，将胸骨切口向两侧撑开，中间用同种骨或者人工材料支撑，以扩大两侧胸腔。该方法主要用于年龄极小的患儿。两侧胸腔可因此而扩大，具有一定的作用。但是，这种方法没有从根本上解决两侧胸壁畸形的问题，即便度过了危险期，在随后的发育过程中也仍会出现各种问题，还需要进一步手术。②两侧做切口，将侧胸壁的肋骨全部游离，然后将上位与下位肋骨错开切断并连接，从而达到扩大胸廓的目的。表面上看，这种方法设计得非常别致，但仍不能彻底解决问题。患者的侧胸壁呈现一种向中间凹陷的特殊畸形，不是平整的结构，因此很难像这种方法中描述的那样先切开肋骨然后再从容地做固定。③借用 Nuss 手术的原理和方法，用钢板自两侧做支撑，以达到治疗效果。这种方法似乎很有道理，甚至可以做得极其微创，但并不是一个靠谱的技术。该畸形患者胸壁两侧的肋骨与肋软骨呈锐角向胸腔内生长，而且不只是一条肋骨如此生长，我们在手术中发现，至少有 5~7 条肋骨都如此生长。如果只是用一条钢板做支撑，至多只能撑起 2~3 条肋骨，其余的肋骨根本不可能有变动。即便是被撑起的肋骨，其锐角畸形也不可能被消除。当钢板取出后，肋骨仍会按照错误的方向生长。由此可见，这种方法同样是一种极其不靠谱的技术。④在术中采用多条塑形材料直接对下位畸形肋骨做塑形。这种方法直接针对畸形的局部做处理，因此是所有现存方法中较为合理的一种。

上述 4 种方法虽都被声称有一定的效果，却均存在问题。其主要的问题有如下几方面：①几乎全是姑息性手术，不算是根治手术，其主要原因是没有对畸形局部做处理。畸形不消除，骨骼就可能仍按照不正确的方向生长，最终使畸形越来越严重。②只考虑功能问题，不考虑外观形状。几种方法都只考虑扩大胸廓容量，却丝毫不顾及胸廓的形状，也不考虑切口的美观，这与整形手术的初衷相违背。③想当然地做手术设计，却连基本的病理特性都没有搞清楚，很难获得理想效果。4 种方法中，除了第四种之外，另外的三种都没有考虑基本的病理特性，他们看到的只是胸廓形状的窄小，却并不了解窄小的真实原因。建立于这种认识基础上的手术，即便有可能使外表稍有改善，也绝对不可能根除疾病。第四种方法虽然直奔主题，做了最需要做的工作，但最下方的肋骨却并没有处理，依然没有彻底了解疾病的病理特性，因此同样不可能根除疾病。④手术操作烦琐，不容易掌握和推广。4 种手术的原理似乎很简单，实际操作的细节却均较复杂。如果在极低年龄患儿的胸廓上完成这些操作，其难度往往会非常大。操作难度大，就很难让更多的人掌握这些技术。

在长期研究窒息性胸廓发育不良的过程中，我们对这种畸形的病理特性有了非常清楚的认识。这种畸形有如下的基本特征：第一，胸廓狭小只是一种假象，并不等于骨骼发育停滞，恰恰相反，患者的骨骼并没有停止生长，只是生长方向出现了偏差；第二，上胸壁的肋骨与肋软骨连接处可为正常形状，而下部的肋骨与肋软骨连接处多呈锐角刺入胸腔，前胸壁有可能出现凸起，使截面呈现典型的"凸"字形改变；第三，越是靠下的肋骨，肋骨与肋软骨连接处陷入越深，最下方甚至可能出现分离，二者以不同的方向"刺入"胸腔或者腹腔。

由如上三个主要特征可以看出，这种畸形是一种相当复杂的畸形，绝对不能用简单的单一矫形手术完成治疗。国外现有的方法虽然均不是单一的手术，却非常烦琐，甚至需要二次或多次手术才能完成治疗。这些手术的弊端显而易见，因此都不是理想的方法。那么，有没有可能一次性完成治疗，以一种极其简单的方法获得根治性效果呢？我们做了相应的尝试，最终获得了令人满意的效果，这便是我们设计的 Wenlin 手术。

Wenlin 手术的具体方法如下：于两侧胸壁做纵行切口，先切开所有肌肉，直至肋骨表面，沿肋骨肋软骨表面游离肌肉和胸壁软组织，将畸形局部的骨性结构彻底显露清楚。于每一处凹陷的上下缘各放置一条钢丝导引线，于前胸壁正中做 2~3 条钢板的隧道，先后放入钢板，然后以钢丝导引线穿过钢丝，用钢丝提起胸壁凹陷并固定于钢板之上，完成基本操作。

这里的 Wenlin 手术与鸡胸或者桶状胸的 Wenlin 手术有一定的相似性，根本的原因是其中都涉及对正中凸起的处理。由于所有患者的截面都呈现"凸"字形改变，这为正中的压迫操作提供了基础。这种畸形同时还存在两侧的明显凹陷，这种凹陷与凸起并存时，恰好为一条钢板完成两种使命提供了可能。在具体操作中，凸起下压的力量刚好通过钢板作用于侧胸壁的凹陷部位，顺势将凹陷提起。这种手术的设计使两种畸形同时得到矫正，由此，操作大大简化。

通过如上操作，"凸"字形的凸起与凹陷基本可以得到矫正。但是，这种患者的畸形往往并不是那么简单，因为最下方的肋骨畸形多难以直接得到矫正。这主要与这种畸形的一种特殊病理特征有关。一般来说，窒息性胸廓发育不良综合征患儿的胸廓上下跨度都较长，胸廓的长度与胸骨的长度往往不成比例，也就是说，胸骨相对较短。在 Wenlin 手术中，钢板正中的支点位于胸骨表面，这是该手术完成的前提。但当钢板位于胸骨最下端时，下位的一些肋骨距离钢板较远，会使塑形非常困难。这些下位的肋骨畸形一般不会明显影响胸廓容积，但它们都有生长的潜力，有可能影响胸廓形状，并会长入腹腔，对腹腔脏器造成影响。因为这些肋骨有不利的影响，所以有必要予以处理。

经过反复的研究，我们设计出了几种具体的操作方法：其一，用肋骨骨折接骨板做塑形。先将凹陷处的肋骨与肋软骨掰直，然后用接骨板做固定。理论上讲，这样的材料应该可以获得较好的效果，但我们在操作时遇到了巨大的困难，主要的问题是此处畸形部位明显成角，肋骨与肋软骨不在一条直线上，此时如果用一般直的接骨板做固定的话，会相当困难。其二，用其他的塑形材料固定。我们尝试的是 Matrix RIB 材料，这是一种直的带孔的钢板。这种钢板可以根据需要做一些形状方面的改变，可以更好地满足肋骨与肋软骨形状的需要，因此这种材料比普通的接骨板效果更好。其三，直接塑形。理论上讲，直接借助塑形材料对凹陷做塑形应该可获得较好的效果，但事实上并不容易，主要的问题在于肋骨与肋软骨锐角的连接。不管是用钢丝提拉也好，还是用接骨板或者其他材料做塑形也好，均无法彻底改变畸形肋骨形状。这无疑是一个潜在的隐患。如果这种异常的结构持续存在，即便大体的形状有了改变，也可能导致畸形复发。为了彻底消除这种隐患，我们设计了第四种方法，即直接用钳子将肋骨与肋软骨连接部夹断，使其形状彻底改变，夹断后的局部可以再做固定。如果位置过深不方便做固定，可以不做任何处理。这样做并不影响胸廓的形状和功能，因为与胸骨相连的主要肋骨构成了胸廓的主体，这些主体的内容已经得到完全固定，下位肋骨的完整性不会对胸廓造成太大的影响。正是基于这样的认识，我们又设计了第五种方法，即直接将下位过于畸形的肋骨和肋软骨夹断后，再将第11、12肋骨夹断或者直接切除。这样做不会影响胸廓整体的功能，却可以消除畸形，因此是一种更合理的做法。

由我们的方法可以看出，我们的理念和操作方法与其他医生完全不同。我们的方法具有多种优点：①彻底消除了肋骨、肋软骨生长方向的偏差，从而获得一种根治性的效果；②同时矫正了凸起和两侧的凹陷畸形，借用一种操作获得了两种效果，效率大大提高；③对每一处畸形都做了特殊的处理，避免了可能出现的后顾之忧；④消除了最下方畸形潜在的隐患，使手术效果更好。

窒息性胸廓发育不良是一个广为人知的疾病，儿科医生、胸外科医生都对其危害有所了解，但是，到目前为止，其治疗状况却极不乐观。为什么会出现这样的情况呢？原因很复杂，很多因素制约了手术的开展。不过令人欣慰的是，我们在此疾病的治疗方面获得了巨大的成功。我们的成功有很多经验可以总结，而其中最重要的经验就是极简法则的应用，这可以说是我们成功的法宝。极简法则的应用主要反映在如下方面：

（1）病理特征认识的极简。关于窒息性胸廓发育不良病理特征的认识，到目前为止并不统一，一些学者的描述相当复杂，多数人会将其描述为胸廓的窄小或者发育的停滞。从胸廓的外表上看，这种说法似乎很直观，但事实并非如此。主要原因在于患儿皮肤、皮下组织对骨性结构畸形存在遮掩。如果医生没有亲手完成手术的话，很难彻底了解这种畸形的真实面目。从畸形的形态特征来看，窒息性胸廓发育不良算是复合型的畸形。对于这种畸形，看问题的角度不同，得出的结论也会有差异，有时甚至会大相径庭。在审视此畸形的时候，我们没有被患者体表的形状蒙蔽双眼，我们看到的是深部的骨性结构，因此才真正了解到了畸形的实质。在此基础上，我们将这种畸形看成两种主要畸形的复合体，即正中的凸起和两侧的凹陷。这种认识极其简单，又非常合理，这使表面上非常复杂的畸形因我们的描述而变得简单，这也为接下来的治疗提供了理论依据。

（2）致病机理认识的极简。关于窒息性胸廓发育不良的致病机理，到目前为止没有令人信服的说法。其基本病因不是我们的研究内容，我们是外科医生，工作内容是完成手术治疗，因此从认识这种疾病的基本原则来说，我们应该遵循有所删减的原则，即更多地关心与手术相关的问题，而不是疾病的所有问题。正是有了这种认识的原则，我们没有过多地纠结于畸形的具体病因，而是将注意力集中于致病机理上。我们发现的最终机理同样非常简单，我们曾用有轨电车的行走线路来作比喻，窒息性胸廓发育不良并不是骨性结构发育的完全停滞，而是发育方向出现了偏差，这相当于有轨电车走上了歧途。当电车的方向被改变后，就会越走越远，越走越偏离正确方向。窒息性胸廓发育不良患者的肋骨与肋软骨因为某种原因被导向了胸腔内的方向，这种方向显然不是正常的方向。随着骨性结构的生长，胸廓整体的周径并没有增加，而伸向胸腔内的骨性结构却对肺和心脏造成了压迫，从而出现呼吸和循环功能的异常。这是这种疾病最基本的致病机理。有了对致病机理的认识，在接下来的治疗过程中，就能有的放矢，设计出精准的操作方法。

（3）治疗理念的极简。窒息性胸廓发育不良的致病机理相当明确，是骨性结构的发育偏离了正确的轨道。依据这样的机理，要想获得理想的治疗效果，可以针对机理做出最直接也是最有效的手术设计。我们设计的Wenlin 手术就遵循了这种治疗理念，由此变得格外简单。

（4）手术次数的极简。以往国外文献报道的方法均为姑息性手术，既然是姑息手术，就需要多次手术才能完成治疗，这不仅会影响手术效果，而且会增加患者的痛苦。网络上曾有一个著名的帖子，作者是一个窒息性胸廓发育不良患儿的母亲，她在文章中提及国外医生对此畸形治疗的说法，据说手术要做几十次。这种说法虽不一定可信，但可以从侧面说明，其手术的效果并不理想。我们的手术直接针对畸形做处理，目标明确，效果确切，因此一次便可以解决问题，不需要再做额外的操作。这使我们的手术操作在次数上实现了极简。

（5）操作内容的极简。在 Wenlin 手术中，我们将两种主要的畸形纳入矫正的视野中，并将两种畸形放在一种操作中完成。我们充分利用了塑形钢板的作用，同时完成压迫凸起和提拉凹陷两种使命，彼此借力，彼此作用，大大简化了操作。

（6）主要操作的极简。在 Wenlin 手术中，主要的操作是对上胸壁各肋骨的操作。为了使这些操作简化，我们对手术细节做了详细的设计，直接提拉肋骨与肋软骨，于凹陷两侧分别放置钢丝，这样不但避免了使用接骨板进行塑形，而且使操作得到最大程度的简化。

（7）附加操作内容的极简。对于下胸壁的肋骨，由于其显露困难，操作不易，我们采用直接夹断的方法，或者将第11、12 肋骨彻底切除。如此处理彻底简化了操作，使操作内容进一步减少，从而实现了极简的目标。

窒息性胸廓发育不良是一种非常复杂的复合型畸形。到目前为止，世界范围内的医生对此畸形的认识和治疗之所以均不理想，是因为其较复杂。那么，要想有更好的认识，设计出更好的方法，就必须将问题简化，走极简的路线，只有这样才能改变该疾病的诊疗状况。

我们于 2018 年 5 月 29 日完成了第一台窒息性胸廓发育不良手术，当时的患儿是 7 岁男童。到 2022 年底，我们共完成了 41 台窒息性胸廓发育不良手术。这是全球数量最多的一组手术案例。

早期考虑到术后监护的困难，我们没有对年龄过小的患儿实施手术。在较长的时间内，我们完成的手术中患儿年龄最小的是 3 岁。但是，由于很多低龄或者新生儿患者的家长渴望尽早得到治疗，我们后来与广东省儿童医院合作，将手术年龄进一步降低。2021 年 12 月 28 日，我们完成了一例 4 月龄患儿的手术，这是我们完成的第 28 台窒息性胸廓发育不良 Wenlin 手术，手术获得巨大成功，这也是我们完成的手术中年龄最小的患儿。

由于此畸形极其凶险，很多患儿在青春期前就夭折，所以很少有成人的患者来就诊。2020 年 10 月 27 日，我们为一例 36 岁的患者成功实施了手术。此患者术前胸廓畸形极其严重，由于患病时间长，心肺功能均严重受损，另外，患者还有重度肺动脉高压。这位患者是我们所有患者中年龄最大也是最严重的一例，同时也是全球存活年龄最大的。为了确保手术成功，我们做了大量工作，最终获得理想效果，患者病愈出院。

窒息性胸廓发育不良是一种非常罕见的疾病，发病率极低，再加上极其凶险，因此真正到医院就诊的人数相当少，而接受手术的患者就更少了。在很长的时间里，我们接诊的患者数量都是全球最多的，我们的手术例数更是遥遥领先，我们拥有全球数量最多的一组手术数据。更难能可贵的是，我们的手术全部获得了成功。为什么会有如此骄人的成绩？我们的体会在上面已经介绍得非常清楚，那便是极简法则。有了这种理念的指导，所有复杂问题都会变得简单，一切都水到渠成，不成功都困难。

直背综合征是一种非常特殊的疾病，其发病的根源在脊柱。正常情况下，脊柱有生理弯曲，弯曲对维持相关的生理功能具有重要意义。正常胸椎的生理弯曲凸向背侧，此弯曲与前胸壁骨性结构共同围成纵隔所在的空间。纵隔内的主要内容有心脏、大血管、气管、食道及进出肺门的诸结构。这些结构需要一定的空间来容纳。正常的胸椎与前胸壁可以为纵隔诸结构提供足够的空间，而当脊柱的生理弯曲消失时，脊柱与前胸壁之间的距离将缩短，空间变狭小，如果纵隔内的诸结构位置不发生变化的话，就会受到挤压，从而出现一系列问题。

直背综合征的根本病理改变是脊柱生理弯曲消失，其后果是对纵隔诸结构造成挤压，进而引起一系列临床症状。纵隔结构受压程度与三个因素有关：其一是自身的抗压性能，其二是体积大小，其三是自身的位置特征。

纵隔结构抗压性能与很多因素有关，最主要的是结构内部的绝对压力。很多结构内有特殊的成分，会有不同程度的内在压力。主动脉内还有持续高压的动脉血，内部压力绝对值高，因此抗压性能良好，这样的结构不容易被挤压变形。左心室和右心室内部也有压力极高的血液，内部压力的绝对值同样较高，因此也有很好的抗压性能，不容易被挤压变形。除了动脉和心室外，纵隔中的其他结构一般都缺乏较强的内部压力，压力较小则机械强度就会小，对周围的挤压就缺乏良好的抵抗能力，很容易出问题。

在纵隔中，各结构的内部压力不同，故其抗压性能也不同。在总的空间变小时，抗压性能较差的结构会首先受到挤压，导致相关功能异常。抗压性能较差的结构有气管、食管、静脉及心房等，这些结构都是理论上容易受到挤压的结构。与主动脉相比，心脏也算是抗压性能较差的脏器，因此同样会出现整体受压的情况。

在一个密闭的空间内，如果各结构分布均匀，各处压力均等的话，当总体空间变小时，各结构受到的挤压状况应该是相同的。但是，由于纵隔结构复杂，各结构之间存在分布不均匀的情况，因此受到挤压时会出现特殊的变化。一般来说，体积较大的结构会首先受到影响。心脏是纵隔中体积最大的结构，当纵隔空间变小时，心脏会首先受到压迫，从而出现各种症状。

纵隔前方为前胸壁，此处面积较广，各脏器要想避开前胸壁的压迫并不容易。但是，脊柱椎体的范围是有限的，如果相关结构能从椎体前方移开而到达空间更大的胸腔的话，就能避免压迫。在纵隔内的各结构中，食道始终处于脊柱的左侧，在跨越主动脉弓时，由于脊柱前缘的阻挡，食道基本上不会受到压迫，因此食道是最不容易出现症状的结构。气管先走行于椎体前方，如果无左右方向限制的话，一旦受到挤压，气管可以滑向一侧的胸腔，从而避免受压。但是，气管在最下端分为左右两侧支气管，两个分支分别伸向两侧胸腔，使气管位置不可能再滑向两侧胸腔，结果其就成了纵隔内最容易受到挤压的结构之一。心脏体积较大，容易受到挤压，如果能顺利滑向一侧，则同样可以避免受压。但是，心脏上下连接有进出心脏的各种血管，下方的下腔静脉位于脊柱右侧，降主动脉位于脊柱的左侧，上方的上腔静脉位于脊柱右侧，而主动脉弓等结构位于脊柱的前方，所以整个心脏被各种大血管固定于脊柱的前方，很难向两侧移动。即便有一定程度的移动，由于心脏体积过大，也不可能全部避开脊柱的压迫。在纵隔的各种结构中，心脏是最不容易避开挤压的结构，因此也是最容易受压的结构。

纵隔内各结构受压时，由于位置和体积不同，受压的具体情况也不同。心脏受的压迫来自脊柱和前胸壁，而气管受的压迫则来自前方的升主动脉。因此，当纵隔空间变小时，首先受压的一定是心脏。当压迫达到一定程度时，前胸壁会挤压升主动脉，压力作用于气管时，才会表现出气管受压的症状。

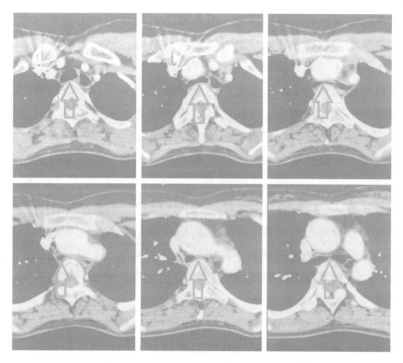

图22　重度直背综合征患者气管严重受压的影像学图像

由如上分析可以看出，直背综合征发生后，最多见的症状往往来自心脏，随着病情加重，可能会出现气管方面的症状。心脏受到挤压会表现出各种各样的临床征象，最多见的是心电图的改变。受压较为严重时，心脏形状可能会发生改变，进而瓣膜的开放与闭合会受到影响。心脏的病变可以表现出各种症状，严重时会出现心脏功能问题。气管受压将影响呼吸功能，严重的患者会出现极其严重的呼吸道症状。

直背综合征的所有病症均来自胸廓骨性结构的机械挤压，要想消除挤压，最有效的方法是增加纵隔的空间容积。但是，要达到此目的并不容易。增加纵隔容积的方法有两个：一个是使脊柱向后弯曲，一个是使前胸壁前突。脊柱是非常坚硬的结构，要想改变其形状极其不易。而前胸壁外观基本正常，要想使这样的结构向前突也是一个极具挑战性的工作。由此可以看出，通过手术方法消除挤压的尝试极具挑战性，一般没有医生会做这样的尝试。临床上最常见的做法是保守治疗，通过药物缓解症状，但很难获得根治效果。

直背综合征虽有明显的压迫，但多数患者的压迫并不是非常严重，因此即便有症状，通过保守治疗也可以使症状缓解。然而，少数患者的压迫相当严重，保守治疗对其是无效的，所以必须手术。

如前所述，通过手术改变脊柱的形状几乎不可能，唯一的可能就是改变前胸壁的形状。按照胸壁外科的一般手术原理，前胸壁形状的改变有两个基本方法：一个是微创手术，一个是开放手术。

通过微创手段改变胸廓形状的基本方法有两种：一种是针对凸起的手术，即 Wenlin 手术；一种是针对凹陷的手术，即 Nuss 手术、Wang 手术或者 Wung 手术。当前胸壁有畸形存在时，通过微创的方法可以使其形状改变。而对于直背综合征患者来说，其胸壁形状基本上是正常的。对于形状正常的胸壁，是无法通过微创手段来使其形状发生改变的，也就是说，无法使其形状变得更加前凸。既然微创手段无法满足需要，那就只能选择开放性手术了。

按照一般的思路，开放性手术改变前胸壁形状的基本方法有两种：其一是纵行劈开胸骨，将胸骨适当撑开后再以合适的材料进行重建；其二是将部分胸骨切除，然后用合适的材料做修复。

在第一种方法中，为了达到增加纵隔空间的目的，可以做如下的操作：①切除胸腺组织，使纵隔内容尽可能减少；②胸骨两半要尽可能撑开，至少要使一定部位的心脏和血管显露出来，并位于两侧胸骨间隙之间；③重建材料要位于胸骨的外表面，并轻度隆起，以此来增加纵隔的前后径；④如果气管有受压迹象，可考虑将升主动脉悬吊起来，固定于重建材料之上。

在上述方法中，当胸骨被撑得足够大时，纵隔空间将会增大。增大的因素来自两个方面：一个方面是胸骨压迫的消失，由此可以使纵隔前后径至少增加了胸骨的厚度。如果胸骨厚 1cm 的话，纵隔前后径就将增加 1cm 的距离。另一个方面是材料的隆起，隆起的程度可以根据需要设定。如果不考虑操作中的实际问题，这两个因素都可以满足手术的需要。但是，这样的操作会带来很多具体的问题：首先，手术的目的是增加纵隔前后径的距离，而不是胸廓左右的宽度。由于肋骨和肋软骨的长度不变，弧度变化也不甚明显，如果单纯将胸骨向两侧撑开的话，前后径增加的幅度将不甚明显。其次，胸骨被撑开得过大，前胸壁软组织将会形成缺损，缝合切口较为困难。最后，修复材料如果隆起过高，同样会给切口的缝合造成困难。由此可见，将胸骨劈开的操作并不可取。

第二种方法是切除部分胸骨，然后做重建。一般来说，纵隔空间较窄的部位是上纵隔，此处也是受压最明显的部位。所以切除胸骨时可以考虑只切除上半胸骨，然后对此部位做重建。具体方法是，先将上半胸骨连同肋软骨一并切除，切除胸腺，接着用修复材料于骨性结构表面做修复。这种做法的优点是：①不需要增加胸廓的宽度，术后切口较容易缝合；②胸骨切除后，在骨性结构外表面修复缺损，可以有效增加纵隔空间；③可以轻易切除胸腺组织，增大纵隔空间；④如果气管受压明显，可以将升主动脉悬吊，减轻压力；⑤可以根据纵隔结构受压情况随意调整胸骨切除的范围，如果压迫严重，可以将胸骨甚至连同两侧的肋软骨全部切除。

直背综合征发病率较低，较为严重的情况较少见，因此一般不需要手术治疗，真正使用手术治疗的情况并不多见。到目前为止，文献中尚未见相关的报道。我们曾为一例29岁的患者实施了手术治疗，采用的是第二种方法。该患者幼时被诊断为直背综合征，早期没有明显症状，随着年龄增长，逐渐出现呼吸不适。27岁时症状加重，到医院就诊后发现气管严重受压，行气管支架植入，由于气管严重狭窄而无法植入。患者升主动脉较宽，直接压迫气管，纵隔空间狭小，保守治疗无效，唯有手术治疗。我们直接切除患者胸骨上半及相连的第1、2肋软骨，先将胸腺切除，然后以数字材料重建前胸壁，使前胸壁整体稍前突，由此使纵隔空间最大限度增大。术中我们直接将升主动脉悬吊于数字材料之上，使气管受压得到迅速解除。此患者术前的气道压力是23cmH$_2$O，手术操作结束后马上降低到12cmH$_2$O，症状彻底消除，获得了非常好的效果。

直背综合征是一种较为复杂的病症，很多患者是因为心脏或者呼吸道的症状前来就诊的。由于一些人意识不到疾病的根源，会把诊断和治疗处理得非常复杂，此时最需要极简法则来指导医生的行为。

首先是诊断过程中的极简法则。在接诊此类患者时，不能被各种假象迷惑。一旦发现脊柱有问题，其他问题必须忽略，重点考虑直背综合征的可能，这样可以使诊断大大简化。

确诊直背综合征后，治疗更应该遵循极简的法则。治疗必须直奔主题，瞄准脏器的压迫实施治疗。保守治疗如果没有效果，必须尽早实施手术。在实施手术的过程中，两种方法都是备选的项目，但在实际操作中，依然要遵循极简法则。首先，必须放弃繁杂的思维。一些医生可能会考虑用微创的方法做处理，这样的出发点是可取的，但要想做出效果来可能会极其烦琐，不仅不微创反而可能会增加创伤，因此不能采用微创的方法。开放性手术虽然有较大的创伤，却更直观，更简洁，更有效，相对来说反倒是较为极简的方法。其次，必须采用最简洁的方法进行操作。直背综合征的病因清晰，要想消除病因，最基本的方法是增加纵隔的前后径。要想达到此目的，有很多方法可以选择，而最简单也是最直接的方法是首先切除胸骨，然后再做重建。这种思路是极简法则的体现。如果摒弃这种方法去做别的设计，操作可能会变得麻烦，效果也不一定好。最后，细节问题。注重细节与极简法则并不矛盾，只要不过分纠结于细节，依然符合极简法则。在直背综合征的操作过程中，一些操作细节的合理处置不仅可以加速手术的进程，而且能够明显改善手术效果，比如胸骨的切除、第1肋软骨的处理及升主动脉的悬吊操作等。如果不注意这些细节，操作会变得烦琐且有风险，最终会影响手术效果。

在切除胸骨的过程中，我们的方法非常简单。先于第2肋间隙入胸，向正中方向切开肋间肌，结扎胸廓内动脉，两侧胸廓内动脉均处理完毕后，直接横断胸骨，将胸骨向上方掀起，然后处理其他结构。这样操作比较简单，且没有太大风险。

第1肋骨与锁骨结合紧密，中部还有锁骨下血管神经经过，因此与第1肋骨和肋软骨相关的所有操作都具有一定风险。另外，由于第1肋骨与锁骨在空间上成角，要想对第1肋骨做重建，不仅难度极大，而且非常烦琐。为了使手术简化，我们一般不切除第1肋骨，也不对第1肋骨做重建，术中只是将靠近胸骨的肋软骨切除即可。这样做的好处是：①不在锁骨下血管神经附近做操作，可使手术风险大大降低；②省去了难度最大的第1肋骨的操作，使手术大大简化；③不考虑第1肋骨的重建，材料加工也变得简单。

升主动脉的悬吊也是有一定难度的操作。我们的做法是，先将动脉背侧游离，然后放置悬吊带的导引线，再用导引线将悬吊带牵引绕过主动脉，最终对其做悬吊。此操作的重要技巧就在于悬吊带导引线的放置。由于主动脉压力高，悬吊带必须有一定的宽度，否则可能会切割动脉。带子过宽，直接绕过动脉难度较大，如果有导引线则可以使操作明显简化。

如上细节都是操作过程中一些关键的因素，处理得当可以使手术大大简化，使极简法则的优越性充分体现出来。如果不注重这些细节，则手术就不可能简化，手术效果也会受到影响。

纵观直背综合征的认识和治疗过程，其实处处都体现出了极简法则的影子。首先从概念上看，该疾病的根源在脊柱，但其具体的危害却全部集中在纵隔，这种特征本身具有很大的欺骗性。正因为如此，这种疾病往往被误认为是心脏病，进而使该疾病的认识变得极其复杂。而由其致病的机理可以看出，该疾病的发病机理并不复杂，可以用非常直观非常简单的道理来解释，这种解释就是极简法则的体现。如果能善于把握这个法则，认识此疾病就不再是复杂的问题，而会变得非常简单。其次，从治疗上看，如果将目标紧盯脊柱不放的话，手术难度将会极大。但是，如果采用迂回的方式对其受压的结果做处理的话，治疗就会大大简化。我们正是采用了这样的理念对疾病进行认识和治疗，才使极其棘手的病例得到治疗，最终获得了非常令人满意的结果。

复杂性胸廓畸形手术

　　为了更好地认识畸形，我们对所有的畸形做了一个系统的分类，按照畸形的主要特征分成了两大类型。但是，临床中还有很多其他特殊的畸形，这些畸形并不在整体分类包括的畸形之列，也就是说，不是单一的畸形。既然不单一，说明应该是多种畸形的复合体。在其他的章节中，我们已经对既有凹陷又有凸起的复合型畸形做了介绍，这里将介绍一种更复杂的情况，也就是复杂性畸形。这些畸形之所以复杂，是因为其已不再是凹陷与凸起一加一的简单组合，而是更复杂的畸形。这种畸形的认识与治疗更具有挑战性。

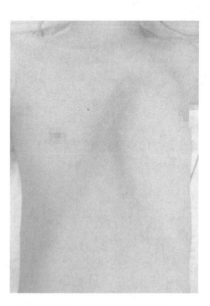

图 23　复杂性胸廓畸形

对于任何一种胸廓畸形来说，认识畸形不是目的，最终都是为了治疗，以往 Park 医生分类漏斗胸之时是为了治疗，我们做系统分类也是为了治疗，如今要认识复杂畸形，也是为了治疗。既然是为了治疗，抛开认识的环节而直接考虑治疗的问题不可行吗？当然可行，此时可以直接选择开放性手术。对于任何一种畸形来说，如果没有更好的方法可以选择的话，仍会有一个通行的有效方法，那便是开放性手术，也就是做"大修"。大修是没有底线的，只要能完成修复，可以不考虑创伤，不考虑皮肤切口，不考虑术后的疤痕，甚至不考虑成本，这便是"大修"的便利之处。有了这样的便利，不愁畸形无法治疗。但是，畸形是病，会给患者带来痛苦，如果没有底线地为了消除畸形而大动作折腾的话，创伤会带来痛苦，长的切口疤痕也会带来痛苦，很多的花费也意味着痛苦。以众多痛苦去消除一种痛苦，换来的也许是更大的痛苦，所以开放性手术并不是一剂灵丹妙药，在很多时候并不是合适的选择。

开放性手术不能轻易实施，就必须找其他方法进行治疗。这便又回到了话题的原点，需要重新认识畸形的特点和属性，并根据认识的结果设计更合理的手术方法。可见，不管畸形多么复杂，认识畸形都是不可省略的步骤。

在认识畸形的过程中，我们始终有一个法宝，那便是极简法则。我们设计的系统分类方法其实就是这种法则作用的结果，那么如果按照这个思维习惯去认识复杂畸形，应该同样能够得到很好的结果。

如何才能对复杂畸形做极简的认识呢？那就是要紧紧抓住凹陷与凸起这两个最基本的病变特性，这是所有畸形都存在的共性因素。只要共性的东西抓住了，问题就很容易搞清楚了。具体的做法如下：

（1）抓住主要特征。畸形不管多么复杂，都是由特殊的形状构成的，面面俱到对其进行详细描述较为困难，但可以抓住主要特征进行描述。主要的特征找到了，就可从现有的简单畸形中寻找合适的参照，那么治疗就有了可以借鉴的方法。这将使复杂问题快速得到简化，便于畸形的治疗。

在复杂的畸形中，有时最典型的畸形只有一种，比如非常严重的凸起，下方有凹陷，这种畸形最鲜明的特征应该是凸起，因此可参照鸡胸的手术做治疗。如果是巨大的凹陷合并其他部位的凸起，则应该视为凹陷型畸形。凹陷如果位于正中，则参照漏斗胸；如果位于下方呈沟状，则应该参照沟状胸；如果位于一侧，则应该参照侧胸壁凹陷畸形。总之，只要抓住了最典型的特征，就等于认识了主要的畸形，接下的问题就不再是问题了。

当一种特征非常明确时，认识较为简单。但是，有时畸形会同时存在两种特征，此时比较理性的做法就是同时接纳两种特征。这类似于复合型畸形，既有前凸又有凹陷。两种畸形都存在，就需要同时解决两个畸形。除了这些畸形外，有的畸形会更复杂，同时有三种主要的特征。此时依然一样都不能忽略，必须同时给予重视，否则不但不能认识清楚，反而会影响治疗。

比如一个漏斗胸手术失败的患者，第一次手术时，医生只使用一条钢板做塑形，结果术后效果不佳，依然存在畸形。从外观看，畸形似乎非常复杂，用一般的方法几乎没有办法予以描述。但是，如果寻找其主要的特征，就能发现，这个患者的主要问题依然是正中的凹陷，而除此之外还有其他的特征性畸形，比如前胸壁其他部位前凸，以及最下方肋弓的前凸。这些特征都非常明确，不能忽视。这个畸形显然就有了三个特征。如果要做治疗，就需要同时针对三个问题进行处理，只有这样才能获得令人满意的效果。

对畸形主要特征的认识直接关系到畸形的治疗，因此不管多么复杂的畸形，都要认真对其主要特征进行分析，只有这样才能抓住主要矛盾，选择正确的手术方式。

（2）注重局部细节。抓住主要特征后，畸形的诊断就基本没有太大问题。但是，要想精确地把握畸形的特性，还要对畸形的细节进行描述。描述得越清晰，认识得就越彻底，也就更能掌握畸形的本质属性。掌握本质属性的目的是方便治疗，所以从治病的目的来看，细节的问题非常重要，甚至关系到成败。

胸廓畸形的手术有两种基本的特性：一个是治病，一个是整形。在所有被当作病的属性需要治疗的特征中，主要的特征只有一种，那便是凹陷。只有凹陷才会压迫心脏和肺，导致症状，使畸形表现出疾病的特性，因此治病就是消除这个畸形。如果单从治病的角度来看，相关的手术可以是没有底线的，但是，治病永远不是畸形手术的全部，医生更多需要考虑的也许是整形。既然是整形，就需要有美容的属性。美容是一个非常精细的学科，注重的全是非常精细的细节。胸廓畸形的手术一旦沾上美容的属性，就必须同样注重细节。于是细节的东西便成了格外重要的内容。

在临床实践中，当大的畸形消除后，很多患者并不会对手术效果非常满意，因为对于切口的位置、手术的疤痕等，患者会有更高的期望。而随着生活水平的提高，人对美的追求也更强烈，这便对手术有了更高的要求。那么要想把手术做得更好，就要在小的细节方面下功夫了。

但是，重视细节会使认识的过程变得烦琐，会有喧宾夺主的嫌疑。怎样才能繁简适中呢？这是一个度的问题。如何掌握好度，考验的是人的水平，而这也是能力的体现。好的外科医生总能做出恰如其分的决策，既不耽误太多工夫，还能收到更好的效果，这无疑体现了很高的技术水平。

（3）畸形的分解。在认识复杂畸形的过程中，要想认清畸形的本质特性，必须讲究技巧，有一种技巧就是将复杂畸形分解，当成简单的畸形进行研究。比如鞍状胸畸形，在系统分类中，其被视为一种单一的畸形。这种认识非常精确，可以为接下来的治疗提供很好的方向。但是，要想获得令人满意的效果，还需要换一种思维来认识。比如说，可以将其视为既有凹陷又有凸起复合型畸形。基于这个认识，鞍状胸就成了三个简单畸形的组合，即正中的"凸起"畸形，外加两个侧胸壁的凹陷畸形。复杂的畸形由此变得简单，条理变得清晰，特征也更加明显。

在上述的认识过程中，鞍状胸的"凸起"被当作一种独立的特征描述出来，这明显与事实不符，因为所谓的正中"凸起"并不凸出前胸壁，真正的畸形应该只有两侧的凹陷畸形。很显然，这里说的"凸起"只是相对凸起罢了，不能说是真正的凸起。那么，为什么要把本不存在的"凸起"畸形专门强调出来呢？从认知的角度来看，似乎完全没有必要。但是，如果考虑到治疗，考虑到手术的设计，就很有必要了。在我们设计的手术中，有一种方法会用到 Wenlin 手术，这种手术是针对凸起畸形而设计的。如果能认识到鞍状胸这种"凸起"的特性，就能很容易想到 Wenlin 手术，这会使此畸形的手术大大简化，最终成为一种非常容易治疗的畸形。但是，如果没有这个意识，就会错过 Wenlin 手术这种极其有效的"风景"。

将鞍状胸当成三个畸形的做法，是最基本的畸形分解过程。复杂的畸形简化了，问题就极简了，也就有答案了。当然，在分解的过程中需要注意方法或者方向，比如鞍状胸，除了上述的方法外，还可以当作两个凹陷畸形的组合，根据这样的认识也可以设计出不错的手术方式。不同的分解意味着不同角度的认知，不能用简单的对与错去评价这些认知。但是，只要有简化了的认识，就一定会有对应的简化了的治疗方法。这才是认识畸形的目的，也就是说，一切为了治疗。如果不是为了治疗，那么畸形的分解也便失去了意义，否则就是将简单的问题复杂化了。

（4）极端的简化。为了更好地认识畸形，有时可以尝试使用一种极端的认知方法，即将畸形彻底简化。这种简化需要一个更大的视野、更大的胸怀，从完全不同的角度去观察畸形，从而获得一种更加高效、更与众不同的视觉结果。

比如左右排列的复合型畸形，表面上看，这种畸形特征明显，有凹陷有凸起，是一个地地道道的复合型畸形。但是，我们把视线向凹陷的正前方转移，当我们看到凹陷而不考虑脊柱的位置、肋骨的位置、胸骨的位置时，畸形显然就只剩下凹陷了，其一侧的凸起并不构成特殊的异常，因为对于每一个以凹陷为主的畸形来说，其周围的边缘本来就是高高耸起的。此时所谓的凸起，恰好构成了凹陷的边缘，并不是其他畸形。

本来是两种畸形构成的复合型畸形，经过如上视角的转换后，变成了一个标准的、典型的、绝对的只有凹陷的单一畸形。此时如果完全按照凹陷畸形的原理做手术的设计，一定会获得非常好的效果。我们曾针对该畸形设计了一种非常巧妙的手术，也就是 Willine 手术。表面上看，这种设计是针对两种畸形的，一侧相当于针对凹陷的 Nuss 手术，另一侧相当于针对凸起的 Wenlin 手术。从小的视野看，Willine 手术是两个手术的统一。但是，经过视觉转化后再来看这个手术，是不是本来就是 Nuss 手术呢？和标准的 Nuss 手术相比，二者几乎没有实质的区别，有也只是支点部位不同罢了。

上述的认知过程是特例，不一定在每一种复杂畸形中都存在。但有了大的视野后，必然会有更进一步更有益的认识，那么按照这样的认识去解决问题，接下来的方法也便有更宽广的空间了。矫正凹陷畸形不是只能用 Nuss 手术，很多时候还可以用我们设计的 Wang 手术。那么，既然上述的复合型畸形已经被简化为一个凹陷畸形，既然 Nuss 手术可以完成治疗，为什么 Wang 手术不行？

Wang 手术当然行。于是，手术的方法就更加多样了。在凹陷底部做个小切口，将底部的肋骨或者肋软骨提起，然后固定于其表面的一条或者两条钢板后，Wang 手术便完成了。

认知极端了，看问题的角度高远了，很多问题就真的简化了。这才是最高境界的极简。

（5）思维的灵活转换。认识事物的过程是一个主观的过程，因为是人的活动，所以必须有能动性。能动性体现的不是机械僵化的照搬照抄，而是见机行事的灵活。灵活可以发现问题，可以化解困难，可以获得更好的认知。

比如上述的鞍状胸，既可以理解为两个侧胸壁凹陷的组合，又可以理解为两个凹陷与一个"凸起"的组合。这样的理解并不是随意的，而是灵活的。灵活更有利于理解畸形的特征，可以从不同部位看，不同场合看，不同个体看。看问题的角度不同，获得的要领就不同，就更能反映畸形的全部特征，由此也会更有助于治疗。

沟状胸是一种特殊的畸形，以往被普遍当作漏斗胸。如果只是将其当作凹陷畸形而不涉及治疗的话，这种认知并没有什么不可。但是，正是因为使用了漏斗胸的 Nuss 手术后每每失败，才使人意识到，这并不是漏斗胸。

沟状胸最显著的特征就是沟状的凹陷。这种畸形被当作一种单一的畸形时，不会有太多的争议。但是，对其进行治疗却并不容易。那么，有没有好的方法能完成该畸形的矫正呢？此时就要重新认知此畸形了。

沟状胸是一个横行的沟状凹陷，如果仅从凹陷的特性来看，沟状胸与漏斗胸的差别，除了形状的不同外，还有另一种不同，这同样需要从一个大的视野来观察凹陷的空间构成。沟状胸与漏斗胸都有中间部位的凹陷，但沟状胸的凹陷显然不止这个部位的凹陷，其凹陷尚包括两侧的凹陷。用这样的视野观察沟状胸之后，该畸形的特性也许就彻底弄清楚了。也就是说，沟状胸实际上相当于一个漏斗胸加上两个侧胸壁凹陷畸形。这个描述使人们对该畸形的认识彻底改变，是与以往描述完全不同的描述。这样的认识，对治疗起到了非常有益的作用。

既然中间部位存在漏斗胸，则可以先考虑用 Nuss 手术将中间的凹陷顶起，此部位顶起后，两侧胸壁的凹陷会更加明显，除了凹陷还有周边的凸起边缘，此时再针对两侧的凹陷做治疗，Wang 手术成了很好的选项。当然，此时的手术需要同时兼顾两侧的病变，实际上是联合的 Wang 手术，也就是类似扁担的手术，而这样的手术实际上恰好就是 Wenlin 手术。

在临床中，除了将复杂的畸形转换为简单畸形外，还可以进行相反方向的转换，即将简单的畸形转换为复杂畸形。这种转换同样可以有助于畸形的治疗。这也是灵活思维的一个体现。

在临床中经常见到一种不对称性漏斗胸，这种畸形特征明显，凹陷位置偏向一侧，凹陷两侧缘高度不同，一边明显高于另外一边。这种畸形的凹陷虽然不位于正中，但仍涉及胸骨，因此不能被认定为侧胸壁凹陷畸形。既然诊断上没有疑问，那么选择治疗方法时同样不会有太大的争议。对于不会做 Wang 手术的医生来说，Nuss 手术是他们唯一的选择。使用钢板从凹陷底部将其撑起并没有太大的难度，但问题是，当凹陷被撑起后，凸起的部位同样会被连带撑起，此时会凸起得更加明显。凹陷虽然消失，却也会形成新的鸡胸畸形，这将是 Nuss 手术最大的遗憾。

那么，如何才能从根本上克服这样的弊端呢？这便需要思维的灵活转换了。既然患者有明显的凹陷，又有明显的凸起，我们不妨将其"复杂化"，视为并排排列的复合畸形。有了这样的认识，选择上面提到的 Wenlin 手术就十分合理了。而考虑到凹陷距离胸骨较近，Wenlin 手术实施起来比较困难，那就可以不选这种手术，而选择 Sandwich 手术。

表面上看，一个本来较为简单的漏斗胸畸形被"复杂化"之后，接受了 Sandwich 手术，这似乎与极简法则的要求相违背。但是，在简单的手术没有办法完成治疗的时候，将问题考虑得复杂一些，并不一定是真正的复杂化，而会是更为周到的选择。客观地说，这种畸形本身也许并不适合当作不对称型的漏斗胸处理，复合畸形才是其本来的面目。那么，选择相对复杂的手术来完成治疗，反而是适得其所，恰如其分，不存在复杂化的问题。在这样认知的基础上再看这种观念上的转换，就是另一种层面的真正的极简。

当然，可以直接对不对称型的漏斗胸实施 Wang 手术，这种手术简单、安全，可获得一石二鸟的功效，不但可以消除凹陷，而且能消除凸起，最终获得令人满意的效果。

需要特别交代的是，在治疗不对称型漏斗胸时，由于凹陷位置截面的角度可能较小，或者局部骨骼过于坚硬，实施 Nuss 手术时，如果注意不到细节问题，比如没有做充分的预塑形的话，有可能连凹陷都无法撑起，这样毫无例外地会导致手术失败。失败后的畸形将成为左右排列的复合型畸形，对于这种畸形，如果以我们设计的 Willine 手术或者 Sandwich 手术实施治疗均没有太大的问题。但是，如果从另一方面转换思维，将这种复合型的手术失败后的畸形当作不对称型漏斗胸的话，Wang 手术这种最简单最安全的手术又有了用武之地，使用该手术可获得非常好的效果。

在极简认知的过程中，多做一些换位的思考，灵活应对各种畸形，是需要牢记的法则。这个法则表面上与极简法则无关，实际上却几乎是相同的道理。当一种复杂的畸形经过换位思考变得简单时，本身就是极简思维的内容。

综上所述，在认识复杂畸形的过程中，极简法则是必须遵循的规律。这种规律不仅关系到畸形的正确诊断，而且关系到手术方式的选择。离开了这样的法则，复杂畸形将无法获得令人满意的治疗效果，就只能选择"大修"了，那将是患者最大的不幸。

继发性胸廓畸形手术

正常的胸廓形状是固定的，一旦形状出现了异常，便成了所谓的胸廓畸形，这种畸形一般都是原发的。关于原发的含义可以有很多解释，比如说先天性的，原因不明的，或者由胸廓自身的病变引起的等，都可以被当作原发的因素。在我们讨论胸廓畸形的时候，如果没有特殊说明，那么指的都是这种畸形，因此所谓的原发是不需要作特别说明的。但临床上还会有一类畸形，它们并不是原发的，它们既不是先天性的，也不是无原因的，而多是由胸廓外的因素导致的。为了方便介绍，我们将其称为继发性胸廓畸形。

继发性胸廓畸形最鲜明的特征就是有明确的致病原因，包括如下几方面：①外伤；②胸腔内的感染；③胸壁手术；④其他手术。上述原因各不相同，导致的结果却基本相同，即引起胸廓形状的改变。

外伤导致的胸廓畸形常发生于胸廓骨性结构外伤，大面积的胸壁骨折如果没有进行彻底固定，就会出现畸形愈合，从而出现相应的畸形。这种情况可见于多根多处肋骨骨折或者胸骨及其周围结构的骨折。这种外伤一般较为严重，多数医院会为患者做固定，因此出现畸形的情况较少见。但是，如果没有

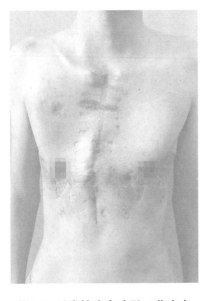

图 24 继发性胸廓畸形（此患者曾接受心脏手术，术后前胸壁出现畸形）

及时处理，就可能发生畸形。单根肋骨骨折或者局部的骨折一般不会有明显的外表畸形。

胸腔内的感染导致的胸廓畸形曾经非常多见，而随着医疗水平的提高，这种畸形已经很难看到。但是，目前在一些边远地区依然会经常遇见。感染灶来源可以有两个：一个是肺内的感染，一个是胸膜腔内的感染。两处的感染最终都表现为胸膜增厚，纤维板形成，然后牵拉胸壁导致畸形。这种病变的形成往往需要较长的过程，因此患者年龄一般较大，与原发性胸廓畸形形成鲜明对比。

胸壁手术导致的畸形主要见于胸壁结构的切除手术。如果术后未对切除的部分做重建，就可能导致局部形状的异常，此时最主要的表现是局部的缺损。

其他外科手术导致的胸廓畸形以往较为多见，主要来自胸壁切口的损伤或者主动性的胸壁结构破坏。在开放性手术时代，切口往往非常长，经过牵引后，切口周围的骨性结构可能会发生骨折等改变，术后如果处理不妥当，则有可能出现继发性的胸廓畸形。主动性的结构破坏指的是胸廓改良手术，这种手术主要是针对胸腔内难以治愈的感染灶而设计的，由于病灶较大且内部有空腔而自身不能使空腔消除，为了闭合空腔而通过手术的方法使局部胸壁塌陷，主动消除空腔以达到治疗的目的。随着外科技术的进步，目前胸外科医生很少使用开放性手术，因此因手术而致的胸廓畸形已经非常少见。胸廓改良手术也基本上被其他手术替代，临床上几乎不再使用这种方法治疗。

从结构上看，继发性胸廓畸形与原发性胸廓畸形有明显的区别，主要表现为如下几种形状：

其一，局部的凹陷畸形。这是较为常见的畸形，主要继发于外伤或者一般的开放性胸外科手术。其形成的原因主要是局部骨性结构形状的改变。凹陷可位于侧胸壁，也可位于前胸壁正中。与原发性胸廓畸形相比，可以对应出相关的形状，但这种情况非常少见。

其二，侧胸壁大面积凹陷畸形。这种畸形可以看作是胸廓改良手术标志性的改变，一般表现为侧胸壁局限性凹陷，面积较大，形状不一定规则，局部会有明显的手术疤痕。

其三，侧胸壁整体塌陷。这种畸形常继发于胸腔内感染，形状与原发性胸廓畸形形状都不同。患者肋间隙变窄，向下方倾斜，经常在肋膈角附近聚集，并通过增厚的纤维板融合在一起。胸腔内一般都有较厚的纤维板，肋膈角处增厚最严重。从外表看，侧胸壁整体塌陷，两侧胸廓不对称，脊柱有明显侧弯，患者身体明显变形。

继发性胸廓畸形的原发病不同，病理改变不同，对患者的影响也不同。面积较小的局限性畸形一般不会有原发病之外的明显症状，但是，当胸壁存在大面积凹陷或者塌陷时，就可能压迫肺和心脏，导致心肺功能异常，对患者造成严重的影响。另外，由于继发性胸廓畸形多是不对称型畸形，因此常存在脊柱侧弯，也会引起相关的症状。

继发性胸廓畸形是由不同的原因造成的，这些原因非常特殊，直接影响了治疗。对于手术导致的畸形，如果是一般的胸外科手术切口造成的，则会被当作手术的代价。既然是必然的代价，一般不会有人再关心其进一步的整形问题。如果是胸廓改良手术导致的畸形，则更不可能有人对其做治疗，原因很简单，因为畸形本来就是手术要达到的目的。对于胸腔内疾病导致的畸形，以往医生都会将注意力放在胸腔内的病灶上，即便做手术治疗，也只是清除胸腔内病灶，而不会对胸廓畸形进行处理。外伤引起的畸形也类似，在人们看来，外伤本身是非常严重的问题，而一旦外伤得到救治，畸形的问题就不会再是问题，因此此类畸形也基本上不再被治疗。总之，继发性胸廓畸形有明显的原因，而这些原因往往会受到更多的关注或者重视，而此类胸廓畸形则长期不被关注，很少有人针对此类畸形实施手术治疗。

我们以往也不关注继发性胸廓畸形，但有两个原因提醒我们不得不关注：其一，观念的改变。在开放性手术时代，治病被当作手术的唯一目标，切口的大小及术后胸廓的形状没有人关注。但是，随着生活水平的提高，人们对治病之外的需求逐渐增多，即便以往做了开放性手术，也希望胸廓外表更美观。其二，患者的症状。有的患者会因为胸廓畸形而出现明显的症状，这些症状会严重影响患者的正常生活和工作，这使得患者有强烈的手术愿望。

开始关注继发性胸廓畸形后，我们做了大量相关的工作，发现很多患者是适合手术治疗的，因为手术能够给这些患者带来巨大的好处。这让我们逐渐加大了相关工作的力度，并从中总结出一些经验来，这些经验也为后面更进一步的手术奠定了基础。

对于外伤导致的胸廓畸形，我们遇到的并不多，主要是侧胸壁和前正中的凹陷畸形。如果此类畸形为原发性畸形，处理起来并不困难。但是，外伤导致的畸形一般都会有局部的粘连，这些粘连往往会位于深处，与胸腔内的结构紧密联系，这使得手术具有很大的风险。对于这样的畸形，采用经过骨性结构深处的操作显然不合适，最简单的方法就是在表面做操作，这样会降低手术难度和风险，可以获得很好的效果。

胸腔内感染导致的胸廓畸形是我们遇到的最多的继发性胸廓畸形。我们总的处理原则有两个：一个是清除胸腔内病灶，一个是针对畸形做矫形。

继发性胸廓畸形的原发病一般都较严重，而且都是慢性病。所有患者都有胸腔的问题，可能是慢性脓胸，也可能是脓胸后的胸膜增厚。除了胸膜疾病外，很多患者会有肺部的慢性病灶。这些病灶是手术治疗的重点，具体做法是胸膜剥脱加肺部病灶的清除。到目前为止，外科医生几乎都只做胸腔内的手术而不做胸廓畸形矫正，这可能与四个方面的原因有关：其一，认识不到胸廓畸形是一种病。表面上看，这种认识的存在似乎不大可能。但是，不可否认的现实是，很多医生确实不把畸形当作病。既然不当作病，自然就不会想着去治病，于是也就不会同时完成胸腔内外的手术了。其二，觉得没有必要做手术。这种情况主要是指医生虽然认识到畸形的危害，却并不给予足够的重视，认为胸腔内的疾病才是危害人体健康的重点，胸廓畸形即便存在也不是主要的问题，因此没有必要做处理；其三，认为感染病灶不可以做。持这种观点的人多认为由于胸腔内存在慢性感染灶，如果进行手术，那整个术野都会受到感染，因此不能同期实施手术。其四，不会做手术。即便有人认识到畸形的危害，并认为有必要手术，也会因为不会做手术而最终放弃手术。

但是不管怎样，继发于感染的胸廓畸形还是需要治疗的，具体的手术方法有多种，由于必须与胸腔内手术同期完成，因此不可能选择微创手术。具体方法可以根据情况而定。我们曾做过两种类型的手术：第一种是用长的钢板从凹陷下方将凹陷撑起，因为这种畸形多较局限，凹陷明显；第二种是将多根肋骨切开后再延长，这种操作经常用于单侧胸壁明显缩窄的畸形。第一种方法类似于 Nuss 手术的做法，但由于病理结构与漏斗胸完全不同，因此不能简单地套用 Nuss 手术，具体做法要根据实际的结构特征进行设计。第二种方法需要将每一根肋骨游离，先将其内侧和肋间的纤维组织和病灶结构清除干净，然后用材料将每一根肋骨加长、固定，使整个凹陷的胸壁得到重新塑形。

感染导致的胸廓畸形由于病程长、病变重，不可避免地会伴发脊柱侧弯。由于纤维组织的牵拉及胸廓结构的限制，这种脊柱侧弯是不可以直接做脊柱手术的。但是，脊柱侧弯的存在，会限制胸廓畸形的矫正。所以即便矫正的动作很大，最终却会因为脊柱侧弯的存在而很难使胸廓外表完全正常。这显然是一个不小的矛盾。但不管怎样，塑形的必要性是存在的。理由有如下几方面：①即便不能十全十美，也可以有所缓解。胸廓外观可能很难像原发性胸廓畸形那样得到彻底矫正，但是，即便矫正了一部分，对患者来说也是意义重大的。从生理方面来说，当胸腔内病变被清除后，患者症状会明显好转，而如果胸壁的骨性结构持续凹陷的话，压迫是无法解除的，这意味着术后不久可能会再次出现症状，那么手术的效果也就会打折扣了。相反，如果做了畸形的矫正，这种可能性就会被消除。即便不能百分之百消除，只要做了矫形，对术后患者生理功能的维持或者恢复都有积极意义。②胸廓畸形的改善有利于脊柱侧弯的矫正。由于病程较长，脊柱形状的可塑性会受到影响，也许仅凭胸廓畸形手术难以使脊柱畸形得到矫正。但是，从最基本的力学角度来分析，只要前胸壁凹陷的一侧得到矫正，脊柱受到的外力就会改变，在此力的作用下，脊柱形状不可能不改变，而这种改变必定是朝着改变脊柱畸形的方向变化的，因此肯定有利于脊柱侧弯的矫正。

感染导致的胸廓畸形患者中，感染灶可能始终存在，也有可能被机体消除，转化成纤维组织和钙化灶。对于此类患者，手术必须考虑术野，处理问题。对于有感染灶存在的患者，有人认为同期实施矫形会影响愈合。其实这样的顾虑不需要有。试设想，如果这种患者不做矫形手术，其术野同样需面临感染的问题。但是，以往从来没有人因为这个问题而不做手术，比如脓胸的手术就是一个非常典型的例子。所以说，这种顾虑完全没有必要。但是，必要的防范措施是要有的。只要这些措施实施了，也就没必要有顾虑了。

另外还有一个问题，那便是对术后胸腔内残余空腔的顾虑。空腔的存在来自两方面的因素：一个是胸腔内病灶的清除腾出的空间，另一个是胸廓整形后扩大的空间。空腔存在对患者来说不是个好事情，那么，空腔的自然命运如何呢？将怎样消除？这个问题其实类似于全肺切除。空腔消除也会来自多方面的因素：其一是渗出液体填充，其二是膈肌上抬，其三是纵隔的偏移，其四是肺的膨胀，其五是胸壁的塌陷。这些因素有的会有利于术后的康复，有的则不利于康复。如果是不利因素，只能将其视为手术的代价了。只要整体有利于患者病情的改善，这些不利的因素应该可以接受。

胸壁骨性结构的切除导致的畸形一般属于胸壁重建的内容，我们会在其他章节中介绍，这里不做赘述。一般的胸部手术后的畸形，如果由手术切口引起，一般不会过于明显，也不会有明确的症状，因此可以不做处理。不过，如果患者有美观方面的需求，做相应的处理就有必要了，此时仅将其当作美容手术处理就可以了。由于所有操作完全局限于胸壁，且有一个现成的手术疤痕可以利用，因此手术不会有太大难度。

胸廓改良手术是一种破坏性极大的手术，在实施该手术时，胸壁结构与胸腔内的结构会被牢牢地挤压在一起，这会使术后二者的关系异常紧密。如果想通过一般的方法将局部的凹陷撑起来，几乎不可能。此时如果想做矫形，方法不是没有，但工程会相当巨大，且手术会因为局部结构的很多问题而没有确定的效果。因此，从这个角度来看，这种手术似乎没有必要做。不过话说回来，如果患者真有这样的渴求，尤其是从美观角度来看，手术则有必要完成。

继发性胸廓畸形是一类非常特殊的畸形，手术治疗往往较为棘手，正因为如此，一般人不会做相关的手术。但是，患者会因为这样的畸形而承受巨大痛苦，因此对治疗的需求是现实存在的。既然患者有需求，医生就有必要通过自己的努力满足患者的需求。如果因为手术困难就放弃的话，那只能说医生无能。

那么，如何才能顺利地完成这种棘手的手术呢？此时需要的依然是简化手术。正因为手术复杂，才尤其彰显出简化之意义重大。在平时的工作中，我们一直在自觉地践行着极简法则。我们试图从各个方面将问题简单化，手术不仅变得可行，而且简单、实用且有效。

比如处理各类凹陷畸形时，我们会优先使用最简单的 Wang 手术实施矫形，这样不仅可使手术大大简化，避免操作风险，而且可以获得尽可能微创的效果。这无疑是极简法则的体现。而对于胸膜剥脱后的大面积凹陷畸形，我们会优先采用 Nuss 手术。由于术野完全在直视下，且不存在粘连的障碍，此时的 Nuss 手术会比较简单。如果此手术无法实施，我们会选择更直接也更简单的方法完成操作，即直接延长肋骨。这种操作虽然内容较多，但难度不是太大，同样是极简法则的体现。

在我们的手术中，极简法则会体现在很多方面。比如切口的实施，我们会选取最简单的切口完成手术。对于继发于感染后的畸形手术，我们一般会采用斜行的纵切口，不仅可以方便地显露所有操作部位，而且操作简单，难度不是太大，整个手术都变得相当简单。再比如胸膜剥脱的问题，如果按部就班地从某个肋间入胸做剥离，那将是非常困难的工作。我们的方法是从多个肋间做剥离，这样可简化剥离的操作，很多剥离起来非常困难的部位都可以较轻易完成。还有材料的获取方面，我们也会采用简单的方法予以处理。我们经常会切除自体肋骨进行塑形，之所以这样做，是因为很多患者的肋骨会完全融合到一起，即便截取其中的一整条也不会在局部造成缺损。这种方法简单有效，对患者是相当有利的。这同样符合极简法则的要求。

综上所述，继发性胸廓畸形是一类非常麻烦的畸形，对任何一个外科医生来说都是巨大的挑战。但是，不管问题多么复杂，只要能够按照极简法则做工作，那么问题就将不再是问题，总会有解决的办法。

再次手术

在临床工作中，经常会遇到一些非常特殊的胸廓畸形患者，这些患者全经历过一次甚至多次手术治疗，但畸形依然存在，需要再次手术完成治疗。这些患者在临床中处理起来最棘手，不但手术风险巨大，而且手术相当复杂。正是因为这样，以至于很多医生不敢或者不愿意做这样的手术。

根据前期手术的不同，此类患者大致可以分成如下几种情况：①胸廓畸形手术失败，畸形依然存在；②原本有胸廓畸形，但前期接受胸部手术或者心脏手术时未做处理，胸廓畸形依然存在；③原本没有胸廓畸形，胸部手术或者心脏手术后出现了新的畸形。不管是哪种情况的畸形，经历过前期的手术后，多会出现如下的问题：①胸腔内粘连；②明确的畸形；③其他的并发症。胸部手术后，只要进入胸腔，术后一般都会出现不同程度的粘连，这些粘连多位于胸腔内，也可以位于纵隔内。而很多畸形的矫正手术需要经过这些部位才能完成，这无疑会增加手术的难度。经过前期的手术，畸形有可能减轻，但需要再次手术的患者畸形常常会更加严重。此时针对畸形的手术就已经不易，如果再将其他因素考虑进去，手术就会变得更为复杂。前期的手术过后，由于畸形没有得到矫正，因为畸形的存在可能会导致新的问题。比如对心脏的压迫，又或者对脊柱的影响，这些新问题的出现，都会对再次手术的实施造成不利影响。

在临床工作中，最常见的再次手术包括如下情况：①漏斗胸手术失败后复发畸形的再次手术；②心脏手术后的漏斗胸手术；③心脏手术后的鸡胸手术。

漏斗胸手术失败后复发的畸形再次手术是最多见的再次手术案例。这种情况之所以常见，与漏斗胸手术的普及有关。患者前期接受的手术可能是开放性手术，也可能是 Nuss 手术。近年来 Nuss 手术开展得相当普遍，开放性手术已经非常少见，但是在一些年龄较大的患者中，开放性手术导致的失败依然存在。

漏斗胸的开放性手术多指 Ravitch 手术和胸骨翻转手术。不管是哪种手术，一旦出现了需要再次手术的情况，问题都会非常复杂。首先，由于第一次手术创面过大，粘连都会相当严重，不但胸腔内有粘连，纵隔内的粘连也会很明显。这将给再次手术造成巨大的困难。其次，前期手术后，胸壁的结构已被大幅度改变，一旦存在畸形，则往往非常复杂，处理难度极大。

Nuss 手术是目前最流行的手术方法，如果技术要领掌握得好，一般不会出现凹陷复发。但是，正是因为开展的范围较广，失败的情况才较多。这样的患者也会有粘连的情况存在。粘连的部位主要在纵隔，但因为钢板经过了两侧胸腔，因此胸腔内往往也会有粘连存在。Nuss 手术的基本原理是用钢板撑顶凹陷，一般来说，做了这样的手术后，凹陷都会有所减轻。但是，在一些特殊的患者中，畸形不但没有减轻，反而变得更为复杂。这无疑也增加了再次手术的难度。

心脏手术后的漏斗胸可以分为两种情况：一种情况是心脏手术前便有漏斗胸存在，但手术中只完成了心脏手术并没有对漏斗胸做处理；另一种情况则完全是于心脏手术后出现的新畸形。两种情况虽然不同，但当需要再次手术时，面临的困难却基本相同。这类手术最大的问题是纵隔内的粘连，这是制约再次手术的主要困难。

心脏术后出现鸡胸的情况非常多见，尤其对于低龄的心脏手术患儿，这种畸形更容易发生。鸡胸出现的原因主要与胸廓完整性的破坏及固定方法有关。此时虽然纵隔会有粘连存在，但由于鸡胸的手术不进入胸腔，一般不会影响手术的操作。但是，正中切口处的粘连或多或少会增加手术的难度。

综上所述，在常见的胸廓畸形再次手术中，手术的难度都会明显增加，手术的风险会变大，操作本身也会更加复杂，这些因素将直接影响手术的效果。面对这样的情况，一般医生很难有勇气做再次手术，即便做了手术，也不敢保证能有好的效果。当大多数医生都觉得手术有风险、有难度、效果不确定之时，此类畸形的再手术便成了胸廓畸形领域里最具有挑选性的手术。

从病理结构的角度分析再次手术的畸形，可以大致分为两大类：一类是凸起型畸形，一类是凹陷型畸形。当然，更多的时候是两类畸形同时存在的复合型畸形。不管畸形多么复杂，如果要处理，基本的原则依然只有两种，即针对凹陷的处理及针对凸起的处理。

以往针对凸起畸形的处理方法一般均是采用开放性手术，很少有人会采用微创手术去处理。近年来微创手术已成为治疗凸起畸形的主流，因此即便是对于再次手术的凸起畸形，也同样要采用微创手术。针对凹陷畸形的手术是近年来开展的最多的手术，微创手术同样是最常采用的手术，多数医生会采用 Nuss 手术。

Nuss 手术需要在心脏和前胸壁之间放置钢板。对于第一次手术的患者，这种操作并没有太大的难度。但是，第一次手术结束后，心脏与前胸壁之间会存在严重粘连，考虑到两侧胸腔也可能存在粘连，此时如果使用胸腔镜显露术野并分离粘连，难度无疑会很大，同时风险也相当大，稍有不慎，就可能损伤心脏而威胁患者生命。而即便能够在胸腔镜下成功将钢板放入心脏与前胸壁之间，在翻转钢板的过程中，钢板可能会撕裂心脏与前胸壁之间的粘连，这个过程同样相当危险，最大的危险是将心脏撕裂。由此可见，在再次手术中应用 Nuss 手术是一个非常危险且难度极大的选择。

再次手术的危险性和复杂性，决定了手术的不易。那么，有没有可能将手术简化，使之变得安全且简单呢？方法是有的，这便是我们这些年一直在努力做的工作。

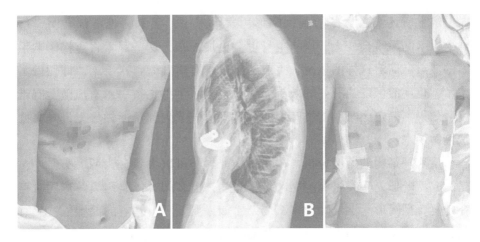

A：漏斗胸 Nuss 手术失败后的胸壁外观；B：第一次手术后钢板的位置；

C：再次手术后的胸壁外观

图 25　再次手术（患者曾经因漏斗胸接受 Nuss 手术，术后畸形复发，

需要再次矫正，我们采用 Wung 手术 + Wang 手术完成矫正，畸形彻底消失）

从本质上分析所有的再次手术，最大的麻烦其实就是粘连。如果粘连的问题能得到解决，不管再次手术的畸形有多么复杂，都不会有太大的风险和难度，此时的畸形与未做过手术的畸形不会有本质的不同。

表面上看，再次手术相当复杂，而当把所有的问题简化成粘连这一个问题时，问题就相当简单了。将大量纷繁的问题简单化，最终汇总成一个最根本的问题，这便是极简法则在认识此类畸形时的应用。有了这样的认识，接下来的所有问题其实都不再有太大难度。

如何解决粘连的问题呢？在胸腔镜的协助下冒着生命危险做分离，不是合理的选择，合理的方法是寻找安全的通道。我们将这样的通道称为辅助切口，即通过这些辅助切口完成对粘连的处理，从而增加操作的安全性。

我们做的第一个辅助切口是剑突下切口。心脏外科医生对这样的切口并不陌生，因为标准的心脏手术均需要经过此处开始做正中的切口。剑突下切口虽然大小受限，不可能无限延长，却可以尽可能接近操作的部位，即心脏与前胸壁的粘连处。经过合理的牵引后，分离粘连的操作几乎可以在直视下完成。一种操作如果能在直视下完成，那么危险程度就可大大降低。每一个具备起码操作素质的外科医生应该都能轻松完成这样的操作，失误的可能性很小。

当然，由于胸骨下端的遮掩，分离粘连的操作范围有限，不可能向上方做大面积的分离，但这个分离范围对一般的再次手术来说就已经足够。如果需要放置两条钢板，或者需要分离更大范围的话，也不存在太大难度，只是需要做些额外的操作就可以。这里说的额外操作，是将胸骨下端从正中劈开，这样的操作其实在二次心脏手术中非常常见。如果配上摇摆锯之类的工具，做起来就更为方便。此时只要将胸骨下端稍微锯开，显露就会大大改善。此时的分离依然在直视下完成，没有太大的风险。

剑突下切口是最常用也是最有效的辅助切口，如果能够熟练完成这样的切口操作，那对再次手术将具有极大的帮助。

在一些高位凹陷畸形的手术中，需要分离粘连的部位较高，而此部位距离剑突下切口较远，如果仍选用这样的切口往往难度较大。此时应该注意到一个事实，即第一次手术后的粘连部位问题。如果第一次手术是 Nuss 手术，则纵隔内粘连的部位一般位置较低；如果再次手术中需要在较高的部位放置钢板，此部位一般不会有粘连，可以用直接穿通的方法放置钢板，此时不会有太大的难度。如果第一次手术后整个纵隔内都有粘连存在，则说明第一次手术一定是做了正中的胸骨切口，这样的患者前胸壁正中必然会有长而明显的疤痕，此疤痕为第二个辅助切口提供了可能，此时的新辅助切口可选择胸骨旁切口。这是我们经常使用的另外一个辅助性切口。

实施胸骨旁切口时，首先要明确放置钢板的平面。平面明确后，先切开正中的疤痕，然后向两侧游离，显露至胸骨旁肋间，经肋间入胸，由肋间紧贴胸骨后壁做分离，一般能非常安全地完成粘连的分离操作。这样的切口还有另外一个好处，即可以同时在两侧胸腔内实施操作。由此可见，该切口是一个非常有效的辅助切口。

与剑突下切口相比较，胸骨旁切口的操作并非完全直视。但是，由于有胸骨后壁骨性结构坚硬的参照，只要紧贴胸骨后壁实施分离，操作就不会有太大的风险。这种切口最大的弊端是需要在正中做切口，如果没有第一次手术的正中切口疤痕，这样的辅助切口就不是太合适。但是，如果没有第一次的正中切口，也就不会有高位的粘连，那么这样的辅助切口也就没有实施的必要。由此可以看出，当再次手术中没有别的选择而只能选胸骨旁切口做辅助时，第一次手术往往会为这样的选择做铺垫，由此使该切口变得合情合理，成了顺其自然的不二选择。

手术的粘连问题解决后，所有其他的问题都也就迎刃而解，此时复杂的问题已经变得极其简单。尽管具体的操作依然会有复杂与简单的区别，但只要按照极简法则进行处理，最终都能找到简单的办法，获得好的效果。

如上所述，再次手术面对的畸形虽然可能很复杂，但其基本的畸形也不外乎两种，即凸起畸形和凹陷畸形。对于凸起畸形，由于所有操作均在胸壁而不涉及胸腔内操作，手术不会过于复杂。尤其对于心脏手术后的鸡胸来说，如果有必要，甚至可以经第一次手术后的正中手术疤痕做辅助切口，这样可极大程度地方便手术的实施，因此手术会很容易完成。但需要一个前提，那便是选对手术方法。如果手术方法有问题，则同样难以有好的效果。在我们的手术中，我们通常会采用 Wenlin 手术来完成这类操作。由于操作本身极其简单，再次手术的复杂性也不复存在，最终可转化为简单的小手术。

对于凹陷型畸形，再次手术采用 Nuss 手术的话，尽管危险重重，且操作难度极大，但如果按照上述的方法处理，完成手术也不成问题。但是，我们始终觉得这样的手术并不简单，那么，有没有可能使此类畸形的手术彻底简化，成为真正安全的、让人省心的手术呢？经过长期的摸索，我们最终发现，Wang 手术是更好的选择。

对于凹陷畸形的再次手术来说，剑突下切口几乎是无法避免的辅助性切口。如果为了做 Nuss 手术，这样的切口只是相当于一个分离粘连的通道，最终都是要在胸壁凹陷的深部做撑顶。此时的操作需要大范围的分离，手术的绝对风险不可能消除。但是，如果改用 Wang 手术，则问题会大大简化。首先，Wang 手术不需要做胸骨后大范围的分离，这会使手术中最危险的操作得以消除，手术风险大大降低，操作也变得比较简单；其次，操作全部是直视下的操作，手术难度明显减小；最后，由于采用了模板塑形，手术的效果会更有保障。除了如上的优点外，对于第一次手术中有正中切口的畸形患者来说，Wang 手术几乎是唯一的选择。这种情况主要见于心脏手术后的漏斗胸手术。心脏手术一般均会经过正中切口完成，如果经现成的正中手术疤痕完成 Wang 手术，不但可以避免两侧胸壁再做新切口，还可以保证正中有足够大的切口来完成所有操作。除了心脏手术后的情况外，经历过传统开放性手术的患者的正中也可能有陈旧性的手术疤痕，此时同样可以选择 Wang 手术。

由开放性手术到 Nuss 手术再到 Wang 手术，其操作越来越简单，风险越来越小，安全系数越来越高，而且手术效果越来越好。这种理念和操作方法的改变，恰好符合极简法则的根本要求。

当然，对于极其复杂的再次手术畸形，并不是所有患者都可以通过简单的 Nuss 手术、Wang 手术或者其他单一的微创手术完成治疗的。此时只要牢记手术处理的原则，熟练应用极简法则，任何复杂的畸形就都可以简化为简单的畸形，并通过简单的操作完成治疗，最终获得令人满意的效果。

联合手术

在我们谈论胸廓畸形手术时，一般指的都是单一的手术，也就是单纯的胸廓畸形手术。但是，手术是一种非常现实而且需要解决实际需求的工作，如果患者有治病的需求，而这样的需求又不仅仅局限于胸廓畸形手术时，只要医生的能力允许，就应该尽可能地为患者解决问题。此时的工作显然与单纯的胸廓畸形手术有很大的不同。我们将这种手术称为联合手术。

在临床工作中，经常会遇到联合手术。需要同时完成的手术可以涉及很多部位，比如一个患有漏斗胸的患儿妈妈要求我们在术中请泌尿外科医生一起给患儿做包皮手术，还有的患儿家长要求同时完成扁桃体的手术，这些手术与胸廓畸形的手术部位相差甚远，而且要由不同专业的医生完成，即便真的要同期完成，相互之间一般也不会有太多的干扰，可以非常从容地完成，因此不是这里要讨论的问题。我们需要讨论的是与胸廓畸形位于同一个区域，有可能由同一组医生完成操作的不同手术，这才是需要关注的问题。具体来说，这种问题主要有两种：一种是合并心脏病的情况，一种是合并肺部疾病的情况。心脏病和肺部疾病都在胸部，都需要经过胸壁的切口完成，且对胸壁手术有各种相互的影响，要使这些手术得以顺利完成，就需要对相关的问题进行探讨。

当手术涉及两个甚至多个脏器且需要同时手术

时，与单一的手术相比肯定会有很多的不同，手术也会变得非常烦琐，手术的难度和风险也都会相应增加。这些手术如果能尽可能简化的话，不管对医生还是患者，都将有巨大好处。

将复杂的工作彻底简化，是一件具有挑战性的工作，这要求医生必须统筹安排，合理布局，对手术的流程和细节进行系统规划，只有这样才能保证手术顺利完成。在这个过程中，极简法则是需要考虑的基本原则。只有做到极简，才可能避免烦琐的步骤，才可能保证基本的效率，才可能获得令人满意的效果。

极简法则是所有的手术都应该遵循的基本准则，为了满足准则的要求，在对联合手术进行设计时，需要考虑4个方面的基本要求：①做好总体规划；②消除烦琐的操作；③合并重复的操作；④简化普通的操作。这4方面的要求满足了，极简的目标也就达到了。

胸廓畸形与合并疾病的手术本来是各自独立互不相干的手术，在各自的手术操作中，为了获得更好的效果，可以从很多方面考虑，把手术操作设计得细致而周到。但是，当两种手术同期完成时，为了获得更好的效果，必须做总体规划，这是同期完成手术的基本需求。这样的要求似乎可有可无，但更多的时候却是唯一的选择，如果不做这样的规划，可能在完成一种手术后根本就没有办法完成第二种手术。这便是联合手术与众不同的特殊性。打个比方，比如心脏手术与漏斗胸手术需要同时完成时，如果先做了漏斗胸手术，且在术中放了钢板的话，再从正中开胸做心脏手术就成了笑话，那是绝对不可能完成的工作。由此可以看出，联合手术绝对不是两个手术的简单相加，而是相互影响相互融合的一种新手术。如果不对总体的手术进行全面的设计与规划，不仅无法获得好效果，甚至根本就没有办法完成手术。

第二个要求是简化烦琐的操作。每一种手术中都可能有一些特殊的操作，这些操作为了不同的目标而可能被设计得较为复杂。在独立的手术中，这些操作也许没有太大的问题。但是，需要同时完成两种手术时，由于二者之间可能有相互的干扰，此时便不能再按照以前的步调来完成治疗了。在联合手术中，必须简化操作，否则很难保证手术顺利完成。比如漏斗胸合并心脏病的情况，由于前胸壁凹陷的存在，开胸后要想撑开切口本就非常不容易，此时的心脏手术如果能做选择的话，必须采用简单快捷的方法而不能过于复杂过于耽误时间，否则不仅会使心脏手术操作起来更困难，还会影响整个手术的进程。

第三个要求是合并重复的操作。当两种手术同时在胸部进行时，可能会有重复的操作，重复意味着耽误时间，也意味着会增加同样的创伤，因此这样的操作必须合二为一。比如切口的问题，漏斗胸手术有自己的切口，心脏手术也有自己的切口。独立进行手术时，切口可以不重复，但是，当两者同时进行时，切口就有必要进行整合，采用尽可能少的切口完成不同的手术，不仅可以减少创伤，而且能够提高效率。

最后一个要求是简化具体的操作。任何手术对手术时间都有特殊的要求，手术时间过长的话，将对患者产生非常不利的影响。对于单纯的胸廓畸形手术，我们始终要求一定要简化操作，缩短手术时间。当合并肺部或者心脏手术时，由于手术时间会被大大延长，此时如果没有时间观念，将会明显增加手术的创伤，影响术后的效果。举个例子，很多心脏手术本身需要的时间就比较长，考虑到操作的损伤尤其是体外循环的影响，机体往往会受到很严重的打击；如果再因为附加了胸廓畸形手术而耽误时间的话，可能会引起很多意想不到的并发症。因此，不管胸廓畸形手术还是心脏手术，必须尽可能快地完成所有操作，只有这样才能减少创伤，获得令人满意的效果。

有了上述总体要求之后，联合手术的操作便有了行动指南，接下来就可以对具体的手术细节进行设计了。一般说来，可以从以下几个方面考虑：①手术切口的实施；②显露或者操作共同通道的建立；③手术方式的选择；④手术的次序安排；⑤借力发力。

第一个问题是切口的问题。单纯做一种手术时，不管是胸廓畸形手术还是胸腔内手术，首先要完成的操作就是切口的操作。按照最基本的要求，胸廓畸形手术的切口一般应位于侧胸壁较为隐蔽的部位，且数量一定要尽可能少。这个要求与其他胸部手术并不冲突，但考虑到病灶的部位及操作的特殊需求，其他手术的切口位置有可能较为特殊，比如心脏手术的胸骨正中切口，以及肺部手术的其他切口等，这些切口显然与胸廓畸形的切口位置不符。那么，要想完成两种手术，肯定不能各做各的切口，那是最愚蠢的做法，理智的做法是通过同一个或者尽可能少的切口同时完成两种手术。要达到这个目的，就要对切口进行合理的设计。此时需要考虑如下几个问题：第一，有没有可能通过一个手术的切口来完成另外一个手术？第二，一种切口能不能同时兼顾两种手术？第三，通过相同的切口完成两种手术有没有潜在的风险？第四，通过相同的切口操作，会不会增加手术的难度？第五，通过相同的切口操作，会不会影响最终的效果？这些问题都是非常现实的问题，它们得到解决了，切口就有了最佳方案。

相对于胸腔内的手术或者心脏手术来说，胸廓畸形手术切口的选择更加灵活，也就是说，在多数情况下，经过胸腔内手术或者心脏手术的切口完全可以完成胸廓畸形的手术。据我们自己的经验，有时使用这些切口来完成胸廓畸形手术似乎更简单。正因为如此，切口的选择似乎不是太大的问题，但问题是，并不是所有的医生都有这样的觉悟。也就是说，当采用其他手术切口来完成胸廓畸形手术时，很多医生会不知所措，不知道从何下手。对于这些医生来说，最不幸的事情就没有办法避免了，他们会按部就班地老老实实地分别使用两种手术各自的切口来完成手术。这显然不是一种好做法，更不符合极简的要求。

第二个问题是共同通道的建立。切口通常是指皮肤上的操作口，再深一步讲，最多是指胸壁上的通道，但这种通道显然不能包括操作所需要的全部路径。在胸廓畸形的手术过程中，经常会通过切口完成相关器械或者材料的通行道路，比如胸壁的隧道及胸骨后的隧道，这种操作通道是手术顺利完成的基本条件。在实施胸腔内手术或者心脏手术时，同样需要经过特定的路径或者通道来完成操作。不同的操作如果能经过相同的路径或者相同的术野完成的话，不但能够减少创伤，而且可以减少操作的内容，最终提高手术的效率。为了增加共同通道使用的可能，需要对手术的具体路径进行合理设计，这是设计手术操作时尤其需要注意的内容。

一般来说，胸腔内的操作或者心脏的操作通路均较宽阔，这种路径更容易被胸廓畸形手术使用。如果能合理借用这些路径，操作会变得更方便，而且可能减小术后的风险。

第三个问题是手术方式的选择。在分别实施不同手术时，由于疾病特点不同，手术操作的最优选择也可能不同。比如漏斗胸手术，对于低龄患儿来说，比较合理的选择是 Wang 手术。但是，如果与其他手术同时实施，比如漏斗胸手术合并肺手术时，肺手术的切口必须经侧胸壁完成，而此时如果坚持要实施 Wang 手术，就需要在正中做切口。这种做法并没有太大的毛病，然而，如果进行另外一种考虑，比如经侧胸壁切口实施 Nuss 手术的话切口会更便利，也许此时选择 Nuss 手术更合理。如果是漏斗胸手术与心脏手术同时完成，由于正中切口不可避免，Wang 手术就成了更合理的选择。

单独实施一种手术时，医生可以根据自己的习惯做出适合自己的手术设计，而当两种手术或者多种手术需要同时完成时，单种手术的最佳选择不一定是整体手术的最佳选择，此时必须对所有的操作做统一的、全局性的考量，只有如此，才能使每一种疾病都得到效果更好的治疗。

第四个问题是手术次序的安排。两种手术需要同期完成时，次序问题是一个必须考虑的大问题。胸廓畸形手术一般都需要放置塑形材料，这些材料一旦放入体内，切口将不再可能被牵引。为此，一般都需要先完成胸腔内的操作，最后在关胸的时候再实施胸廓的矫形。

目前在多数医院里，胸廓畸形手术与胸腔内的手术都由相同的医生完成，手术的步骤问题不会存在太大的麻烦。而在另外一些医院里，由于心脏外科完全独立，此时要完成联合手术，则需要由心脏外科医生共同参与。按照如上关于手术顺序的要求，一般先由心脏外科医生完成心脏手术，最后由胸壁外科医生完成胸廓畸形的手术。这样的操作似乎没有任何问题，但是，一些细节如果不安排好就会出现问题。当胸廓存在严重畸形时，心脏外科医生一般很难实施显露的操作，此时最熟练的医生则是胸壁外科医生。这意味着，胸壁外科医生必须先按照要求做切口，切口操作完毕后再将切口牵引开来使心脏的操作部位彻底显露，然后再将接下来的工作交由心脏外科医生完成，等心脏手术操作完成后，再由胸壁外科医生"关胸"，也就是做胸廓畸形的矫正手术。在这个过程中，胸壁外科医生的操作相当重要，不但关系到心脏的显露问题，还关系到畸形的最终矫正效果。因此必须与心脏外科医生进行全方位的合作，只有这样才能获得更好的效果。

我们单独成立胸壁外科之前，科室为心胸外科，除了做胸外科的手术外还会要做心脏手术，在我们的科室完成这种手术不牵扯心脏外科医生参与的问题，这无疑会方便手术的实施。对于专业完全分开的医院来说，在二者的合作中，胸外科医生做的工作容易被看作是下级医生的工作，这会严重影响胸外科医生与心脏外科医生合作的热情。这样的情绪一旦产生，必然会影响患者的治疗。本来可以一期完成的手术，往往会由胸外科医生和心脏外科医生单独完成，于是成了两次独立的手术。两次手术本就会增加患者的痛苦，而如果考虑到一种疾病手术后会对第二种疾病手术产生不利的影响，那患者付出的代价将会更大。这种做法显然不是合理的选择。考虑到分开手术的种种不利情况，最合理的选择还是合作，这不仅对患者有利，对医生也有好处。

在考虑手术的设计时，最后一个应该考虑的问题是借力发力，也就是说，使一种手术的操作方便另一种手术的操作。由于两种手术的性质不同，操作内容不同，如果安排不合理，很可能会使一种手术操作影响到另外一种手术的操作，那样将不利于手术的实施。那么有益的手术设想应该是两种手术相互为对方提供便利，这样才能使手术更容易地完成。

对于合并心脏病的重度漏斗胸来说，如果切口的牵引不能很好地完成，心脏手术就无法完成；而如果做了正中切口依然要做 Nuss 手术的话，由于胸廓的完整性受到了影响，那么畸形的矫正效果同样会受到影响。这样的问题出现在医生的面前，如果不能妥善处理，整个操作就会变得一团糟，畸形手术会影响心脏手术，心脏手术又会影响畸形手术。

但是，如果换一种思维对待两种手术，比如切口牵引的问题，如果在牵引的过程中顺势完成预塑形的话，不但心脏操作的显露效果会出奇地好，而且能够为畸形矫正提供更好的结构基础，这便是借力发力的实例。当然，这是最理想的结果。理想的结果并不会轻易到来，需要认真设计与准备。不过，只要能够彻底领会两种手术操作的真谛，那么做到借力发力就不再困难。

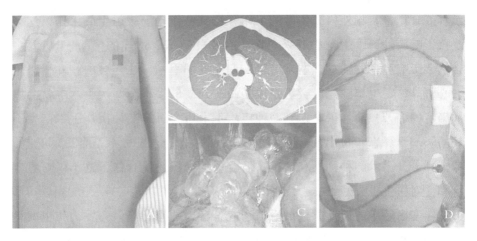

A：胸廓外观；B：CT 显示左侧自发性气胸；C：胸腔镜下可见大量肺大疱；

D：畸形矫正后的胸壁外观

图 26　重度胸廓畸形合并双侧肺大疱、左侧自发性气胸的同期手术

（先在腔镜下完成双侧肺大疱结扎，然后经相同的切口完成胸廓畸形的矫正）

在对独立的胸廓畸形实施手术时，极简法则的道理大家都懂，都会尽可能按照这样的法则做事情。而当合并了更多的疾病需要同时手术时，需要操作的内容增加了，彼此间的影响难以避免了，手术变得更为复杂了，此时极简法则更有了用武之地。

当极简法则被应用之后，联合手术可能会比单独畸形手术更简单；相反，如果根本没有极简的意识或者概念，手术就可能做得一塌糊涂，不仅不能获得应有的效果，手术还很可能会失败，那将是最让人遗憾的结果。

胸壁感染手术

　　胸壁外科收治的病种当中，感染是一个重要的内容。感染可为急性，也可为慢性。需要外科处理的多半是慢性感染，常年迁延不愈，反复发作，是不太容易处理的疾病。

　　胸壁感染可以由很多种原因引起，根据病因不同，其可分为原发性感染和继发性感染。原发性感染起始于胸壁局部小的病灶，病灶不及时予以治疗会形成大的慢性感染灶。继发性感染常见于手术、放疗或者外伤后，由各种原因导致局部感染而发病。

　　感染较轻时，病灶可局限于软组织层，但多数会侵犯胸壁全层，有的甚至会侵犯到胸腔内，不仅可能会形成脓肿，而且可能会形成窦道。全层的感染可以累及骨骼，表现为慢性骨髓炎，病灶内除了脓液分泌外，经常有坏死组织。

　　胸壁感染的治疗一般非常困难。分析原因，应该与如下因素有关：其一，病原菌耐药。感染一般都有明确的病原体，如果病原菌耐药没有合适的抗生素能控制的话，就非常难以治疗。其二，引流不畅。引流是治疗感染性病灶的基本方法，引流不畅时，感染源会始终存在，肯定无法愈合。其三，有异物。病灶内有异物存在时，异物可能为病菌提供生长与繁殖的载体，而不利于感染的治疗。其四，与胸腔内病灶相通。如果胸壁感染灶与胸腔内病灶相连通的话，要想彻底治疗就必须同时进行处理，否则就很难使胸壁感染灶得到治疗。

胸壁感染诊断比较容易，一般都有明显的破口，有脓液溢出，破口内有坏死组织或结构，继发性感染会有明确的病史，比如手术、创伤或者特殊的治疗史，这些都有助于诊断的完成。

对感染灶进行诊断时，不仅要确认感染灶的存在，还要详细了解感染的性质，这往往需要借助检查来完成。病原学检查可以明确病原的种类，胸部的 X 线或者 CT 检查不仅有利于检查病灶，还可以显示病灶与周围结构的关系。三维成像技术是最先进的检查方法，如果涉及骨性结构的重建，则其会有更大的帮助。

胸壁感染的治疗有两种基本方法：一种是保守治疗，另一种是手术治疗。保守治疗主要是通过换药或者局部的非手术处理进行的，其疗效有限，多数情况下，胸壁感染都需要手术治疗。

胸壁感染是一种非常特殊的疾病，其特殊性主要在于感染。由于感染病灶很难彻底清除，因此即便做手术治疗，也常常难获得令人满意的效果。为了增大手术成功的可能性，手术前需要做好充分的准备工作，主要的工作有两项：①尽可能培养健康组织，使创面缩小；②改善血液循环，使创面的血液供应尽可能好。这两项工作可以通过反复换药来达到目的，也可以通过负压吸引来完成。如果能预先完成这些工作，对成功实施手术无疑会有巨大帮助。然而，有的感染是无法进行这些准备的，或者即便做了准备也并无效果，这样便只能直接手术了。

胸壁感染是一种疾病，手术作为治病的一种手段，其直接的目的肯定是治病。但对于这种胸壁外科疾病来说，手术目的又要从两个层面理解。基本的目的当然是治病，也就是消除病灶使创面愈合，而更深层面的目的则不仅要消除病灶，还要尽可能有美观的外表。对目的的理解不同，手术操作的内容必然也不同，而最基本的操作内容只有两个：①彻底清除病灶。要将病灶内所有坏死的组织、异物全部清除干净，直到露出健康组织为止。②重要结构的修复。胸壁的主要功能有两个：一个是维持胸廓正常的形状和外表，另一个是为呼吸运动提供必要的支撑。术后要想维持这两个功能，必须维持其完整性，这便需要对相关结构进行修复。一般需要修复的结构有两个：一个是骨性结构，另一个是软组织和皮肤。骨性结构的修复需要恢复骨性结构的形状，可以借用各种材料进行修复。但是，考虑到感染病灶的基本特性，对于材料的使用要谨慎。感染病灶清除后，经常会有局部的皮肤和软组织发生缺损，这些缺损必须得到修复，这是病灶愈合的基础。对皮肤和软组织的修复可通过各种皮瓣完成。简单的皮瓣可由胸壁外科医生完成，复杂的皮瓣要与整形外科医生同台完成。

感染性病灶性质特殊，对手术的要求极高，如果不注重手术的细节，手术就可能失败。一般来说，以下细节决定了手术的成败：其一，病灶的清除程度。感染病灶本身会有感染源，如果不清除干净，那么感染源就会一直存在，那样肯定不利于愈合，所以必须尽最大可能将感染灶清除干净。这是关系到手术成败的最重要因素。其二，血运问题。良好的血液循环是愈合的基本保障，同时也有利于提高抗感染能力。如果病灶清除后的组织血运有问题的话，手术就很难成功。其三，异物。病灶内的异物必须彻底清除，这是手术最基本的要求。但是，要想使局部结构得到重建，又经常需要放置新的异物。另外，术中使用的缝线实际上也属于异物的范畴。因此，在具体操作时需要对这些问题进行妥善的处理。其四，消毒问题。感染病灶类似于污染病灶，如果消毒不彻底，手术后的术野必然会再次感染，这等于没有做手术。其五，引流问题。病灶切除后的结构要想较好愈合，必须紧贴在一起，而当病灶内有液体存在的时候，组织便不可能紧密接触，不接触就很难愈合。另外，积液可能成为病原的培养基，积液不消除，就可能使感染复发。因此，所有的手术都必须放置合适的引流装置，以消除可能的积液，这同样是手术成功的基本保证。

临床上最常见的胸壁感染有四种：第一种是慢性胸壁结核感染导致的冷脓肿，第二种是乳腺癌放疗术后的慢性感染，第三种是慢性骨髓炎，第四种是胸外科手术后的切口感染。四种感染特征不同，需要做不同的处理。

结核性脓肿可以局限于软组织，也可以累及胸壁全层，甚至可以侵犯胸腔内结构，其最大的特征是病灶的不确定性。在治疗过程中，需要对病灶进行仔细探查，彻底清除所有的病灶，这是治疗此类感染病灶的基础。

乳腺癌放疗术后的感染可以表现为局部的皮肤和胸壁其他结构的缺损。这种手术难度相当大，主要困难体现在三个方面：一是病灶的清除问题，二是缺损的修复问题，三是皮瓣的设计问题。由于这样的患者均做过乳腺的手术，局部的胸大肌几乎都不再存在，其皮肤往往直接贴紧骨性结构，当病灶被彻底清除后，胸壁局部将有大的缺损，因此在清除病灶时必须掌握合适的度，不仅要保证病灶彻底清除，还要尽可能保留健康的结构。如果病灶清除后胸壁出现了巨大的缺损，对于这种缺损，不可能直接进行缝合，必须用足够的组织进行重建。重建需要重建材料，如果用人工材料，则等于又放入了异物，肯定不利于愈合；但不做重建又会影响术后胸廓的完整性，最大的危害就是反常呼吸，其将会对术后的呼吸功能造成严重影响。正因为重建中存在如此矛盾，所以在具体操作中必须根据实际情况进行处理，这将是对医生技术和决策能力的考验。一般的建议是先消除感染，二期再做整形。缺损重建完成后，需要考虑的问题就是皮肤缺损的修复问题，此时通常需要用各种皮瓣完成修复。由于此类缺损较大，周围的皮瓣很难完成修复，多需要远处的皮瓣。这个工作如果胸壁外科医生能熟练完成，当然是最好的结果；如果不熟练，最好的做法是与整形外科医生联合完成手术。

慢性骨髓炎是一种较少见的胸壁感染。病灶存在于肋骨或者胸骨，其骨髓有慢性炎症。病灶反复不愈，分泌的脓液由皮肤破口流出，破口反反复复，无法彻底愈合。慢性骨髓炎是一种非常顽固的疾病，手术如果只清除软组织病灶，那几乎不可能治愈，必须将骨性结构彻底清除才可以获得好的效果。在实际的操作中，最重要的内容是寻找或者鉴别病变的骨性结构，只要存在感染，就都要彻底清除。

胸壁感染中最常见的类型是胸外科手术后的切口感染。这种感染可能发生在侧胸壁切口，也可能发生在正中切口，其中以心脏手术后的切口感染更常见。侧胸壁切口内有较多的肌肉，肌肉内多有丰富的血运，这样的切口感染较少见，尤其在微创手术越来越流行后，大的切口已经很少见，因此侧胸壁切口的感染很难遇到。而即便有这样的感染，处理起来也相对容易。正中切口附近肌肉少，骨骼到皮肤之间只有少量的皮下组织，锯开与关闭胸骨切口会伤及局部的血运，再加上关胸时切口内有钢丝、缝线等异物，切口感染的机会大大增加。正中切口一旦感染，经常会累及胸骨，并可能通过胸骨间的缝隙扩散到纵隔，因此正中切口感染一般非常严重，且治疗的难度极大。如果处理不妥，会导致严重后果。

切口感染的处理方法首先是换药，通过换药，可以清除局部的感染病灶和坏死组织，并可以实施一定的局部治疗。如果感染不严重，可以获得较好的疗效。但在多数情况下，这样的措施只能当作正式手术的准备工作，不能彻底治愈感染。对于这样的切口感染，需要尽早实施手术治疗。

按照一般的手术原则，手术的重点依然首先是清除感染灶，接着是修复。考虑到修复材料异物的特性，为了增加成功的可能性，一般可以不考虑骨性结构的修复。

切口感染的具体手术方法包括如下内容：①彻底消毒。消毒范围不仅包括切口，还要对深层的感染灶进行消毒。消毒结束后，要保护好周围的皮肤，并保证及时更换手术器械，避免造成新的污染。②彻底清除坏死组织。术中要先切除皮肤的坏死部分，然后清除坏死的皮下组织，接着清除骨性结构的坏死部分。如果感染侵犯了纵隔或者胸腔内结构，还要把这些部位的所有坏死结构都清除干净。③肌肉瓣的填充与修复。清除坏死结构后，局部会形成缺损，不能直接缝合。为了保证胸廓稳定性，需要用自体组织做填充。对于侧胸壁切口，可以考虑用切口周围的肌肉组织做填充，由于肌肉较丰富，填充一般没有太大难度。对于正中切口，一般要用胸大肌做填充，具体方法有两种：一种是顺行的填充，一种是逆行的填充。顺行填充是将胸大肌正中及下方的附着缘切断，然后向正中牵拉，将肌肉的游离端放入正中切口填充缺损。逆行填充的方法是将胸大肌于锁骨中线外的部位切断，然后翻转至中线处，将两侧的胸大肌游离缘同时放入切口做填充。用胸大肌做修复具有三个明显的优点：其一，胸大肌有良好的血运，有强大的抗感染作用；其二，肌肉位于胸骨与皮肤之间，肌肉相当于厚实的皮下组织，有利于切口的愈合；其三，胸大肌组织量大，可以满足手术的需要。正因为胸大肌有如上的优点，极其棘手的正中切口感染便有了有效的治疗途径。为了保证手术的顺利完成，术中还需要做好如下的处理：①在固定胸大肌时，需要实施减张缝合，这样不仅可以加强两侧胸骨间的联络，还可以起到稳定胸廓的作用。②彻底引流。必须在所有可能存留液体的间隙放置引流管，这些间隙包括纵隔内、肌肉间隙、皮下间隙等。如果有必要，甚至可以接负压吸引。只有充分引流，才能保证切口良好愈合。③缝合皮肤。由于手术开始时已经切除一部分皮缘，此时如果直接缝合，张力可能会较大。为了避免张力过大，需要将皮肤向两侧胸壁游离，游离过程中要尽可能多带皮下组织，这样会更有利于愈合。另外，为了更大限度减小张力，需要做减张缝合。

胸部切口感染手术是具有很大挑战性的手术，虽然有不少医生做过该手术，但多以失败告终。究其原因，最主要的问题还在于手术的技巧。这种手术的基本内容虽然依旧是切除加修复，却是在感染病灶中进行操作，所以手术所有的操作都必须紧紧围绕消除感染这个中心问题进行。感染处理妥善了，手术也便成功了。

切口感染对任何一个医生来说都是很不幸的并发症，没有哪位医生做了心脏手术或肺、食道手术后会希望患者的手术切口发生感染，尤其对于心脏外科医生来说，一旦遇到这样的并发症，医生会受到很大打击。为了能给患者一个好的交代，一些医生会尝试再次实施手术治疗，但效果往往并不好，这对医生来说意味着更大的打击。

那么，遇到这样的问题，怎样处理才合适呢？其实非常简单，那便是让专业的人来处理这样的事情。心脏外科医生或者胸外科医生的专业应该是完成在心脏或者胸腔内脏器的手术，而切口感染属于胸壁外科的疾病，既然胸壁外科已经独立成科，那就应该由胸壁外科的医生完成这样的工作。

在胸壁外科的 5 种基本病种中，胸壁感染是一种非常复杂也非常麻烦的疾病。如果没有好的思路和技术，几乎不可能完成手术。因此，这种疾病可以说是最考验医生技术的疾病。那么，如何才能安全有效且便捷地完成手术呢？还是极简法则，依然需要按照极简的思路去认识和治疗这种疾病，只有这样才能获得令人满意的效果。

胸壁感染往往会呈现出很多复杂且严重的临床表现，但这些都不是病变的实质，要想认清该疾病，必须首先了解其实质。实质认识清楚了，问题也就简单了，就符合极简法则的要求了。那么胸壁感染的实质到底是什么呢？说起来很直白，就是感染。很多人会认为这是废话，等于没说，但这貌似很简单的问题却总是被人忽略。当人们看到巨大的破口不住地流出脓液和坏死组织时，经常会只关注视觉所看到的表象而想不到其实质。认识到感染的实质很重要，这样不仅能帮助人们找到工作的重点，而且可以有的放矢，设计出好的方法，使手术变得简单。

胸壁感染的认识简单了，接下来就是操作的简化。真正实施手术时，考虑到复杂的临床表现，整个操作都可能极其烦琐，这显然不符合极简法则的要求。怎么才更极简呢？首先要有一个总体的规划。留下必要的步骤，合并重复的步骤，消除多余的步骤，使整个手术的思路都变得简洁。其次要使具体的操作极简。在具体操作过程中，要保证每个操作步骤都尽可能简化，比如游离肌肉的操作、减张缝合的操作，甚至消毒的操作，都要尽可能简单。当每一个操作都变得简单可行时，涓涓细流终将汇聚成滔滔江水，最后展现出极其鲜明的极简效果。

胸壁肿瘤手术

胸壁肿瘤是胸壁外科的主要疾病之一，可出现于胸壁的每个部位，累及胸壁各种结构。软组织的肿瘤可单独存在，也可侵及骨性结构；骨性结构的肿瘤可以只局限于骨性结构本身，也可以侵及软组织结构。从生长方向看，胸壁肿瘤可沿胸壁生长，或者向体表生长，也可以向胸腔内生长。胸腔内的肿瘤可有完整包膜，也可以侵犯肺或者其他结构。良性肿瘤位置多局限，恶性肿瘤有可能向远处转移。总的来说，胸壁肿瘤虽位置表浅，但生长情况复杂，如果处理不妥当，可能带来很多问题。

肿瘤不管发生在什么部位，其治疗原则一般都相同，即彻底切除。但是，由于肿瘤位置不同，切除后的相关处理也有所不同。对于发生于身体内部的肿瘤，完整切除是对手术的唯一要求。而对于发生于体表尤其是胸壁的肿瘤，由于涉及胸壁的功能及美观问题，除了切除外还要完成其他的操作。从手术的性质来说，胸壁肿瘤的手术同其他胸壁外科手术一样，也具有两方面的属性：一个是治病，另一个是整形。治病指的就是对肿瘤的彻底切除，而整形则是对肿瘤切除后遗留的胸壁缺损进行重建与修复。具体实施时，手术包括三部分：肿瘤切除、骨性结构重建、皮肤缺损的修复。

对于单纯软组织肿瘤，如果病变范围局限，且没有过多皮肤受侵犯的话，处理较为简单，直接将病变切除后缝合皮肤就可以完成治疗。此时不涉及重建的问题，手术比较简单。当骨性结构发生肿瘤或者骨性结构遭肿瘤侵犯时，由于骨性结构和周围的软组织必须切除，且可能是较大范围的切除，此时处理起来可能较麻烦，要严格按照上述的三部分操作内容进行处理。

肿瘤切除是胸壁肿瘤手术中的核心操作，是整个手术的基础。由于胸壁肿瘤位置多较表浅，显露非常方便，所有手术都可以在直视下完成，因此多数情况下肿瘤切除的操作都较简单，不会有太大难度。但是，操作时必须考虑一些特殊因素，包括如下方面：①创伤因素；②术后的美观因素；③特殊结构对显露的阻碍；④特殊位置的显露问题；⑤肿瘤自身的特性。以下分别对这些因素进行叙述。

第一个影响操作的因素是创伤因素。肿瘤对人体来说是一种非常严重的疾病，即便是良性肿瘤，其危害也不能忽视。正是因为这样，以往在切除肿瘤时多只关注切除操作本身，不会对其他问题有过多要求。但是，随着生活水平的提高，患者对手术的要求也在改变，患者不仅会要求彻底切除病变，还会对手术的体验提出要求，比如创伤的问题，就是很多患者关注的问题。随着微创概念的深入人心，患者普遍渴望接受微创手术，对于开放性的大手术，如果不是没有其他选择，一般都不太愿意接受。胸壁肿瘤的手术位于体表，很难用最常用的微创手术装置比如胸腔镜来实施手术，因此要想像胸腔内手术那样做腔镜下的微创手术几乎没有可能。但是，并不是说就不可能使创伤尽可能缩小。微创手术还可以通过小切口完成，这其实是最经典的微创手术。不过，当切口的因素必须考虑时，手术的难度可能就会增加。这是微创必需的代价。

第二个影响操作的因素是美观问题。由于手术部位位于胸壁，而这个部位容易暴露，因此很多患者会关心术后局部的美观问题。美观涉及两个方面：一个是胸廓的形状，一个是切口的疤痕。肿瘤切除后，胸廓的完整性会遭到破坏，要想不影响美观，必须对胸廓进行重建。手术疤痕是难免的，为了不影响美观，术后的疤痕应该尽可能小，尽可能隐蔽，缝合方法也要尽可能无痕。总的来说，不管是胸廓的重建还是切口的相关处理，都会对手术的具体操作产生影响，必须给予足够的关注。

第三个影响操作的因素是特殊结构对显露的阻碍。在各类胸壁肿瘤中，位于前胸壁和侧胸壁的肿瘤的显露相对容易，手术较为简单。但是，一些部位的肿瘤会因为特殊结构的存在而不容易显露，这些特殊结构主要包括两个：一个是女性乳腺，一个是肩胛骨。当肿瘤因为乳腺的存在而不得不避开乳腺做切口并且乳腺的存在会影响肿瘤显露时，手术的难度无疑会增加。另外一种情况是，如果肿瘤位于肩胛骨深面，显露同样会异常困难，手术的难度也会随之增加。

第四个影响操作的因素是特殊位置肿瘤的显露问题。由于胸壁内部有重要的脏器，当肿瘤位于一些特殊位置时，可能靠近重要脏器，此时的风险和难度就会明显增加。比如位置较高的肿瘤，当位于上位肋骨或者附近时，不仅显露较困难，而且可能靠近周围的血管与神经，此时手术的风险和难度将大大增加。

第五个影响操作的因素是肿瘤自身的特性。良性肿瘤周围有完整的包膜，手术一般较简单；多数恶性肿瘤呈浸润生长，与周围界限不清，手术难度较大。肿瘤的组织学属性也会对手术的操作产生影响，比如血管瘤，由于随时有破裂的风险，因此手术的风险和难度都较大。

综上所述，肿瘤切除本身的操作比较简单，而一旦涉及一些特殊因素的影响，操作就会变得复杂，手术难度也会大大增加。

胸壁肿瘤切除完成后，第二个需要考虑的问题是重建。重建包括三部分内容，即骨性结构的重建、软组织的重建和皮肤的重建。非常局限的骨性结构被切除后，一般不会对胸廓外观造成影响，可以不做骨性结构的重建。但是，如果范围较广，就有重建的必要了，不然不仅会影响胸廓外观，还可能导致反常呼吸，影响术后呼吸功能。

对于前胸壁或者侧胸壁的单纯肋骨切除后的缺损，重建手术并不困难。这些部位显露简单，肋骨形状固定，手术不复杂。但是，对一些特殊部位的骨性结构缺损进行重建时，手术难度会明显增加。这些特殊的部位包括如下内容：

其一，胸骨的缺损。胸骨是胸廓前部唯一的承重结构，此处如果有缺损，会影响两侧胸壁骨性结构的附着，从而影响整个胸廓的完整性、稳定性，因此必须进行重建。但是，由于胸骨结构特殊，且与周围关系复杂，重建会有很大难度。这就对手术提出了很高的要求，任何一个细节处理不好都会影响效果。

其二，特殊位置的肋骨缺损。这种情况可见于极其高位的肋骨或者位于肩胛骨深面的肋骨，这些部位显露困难，操作难度大，重建很不容易。

其三，一些特殊形状的肋骨缺损。多数肋骨形状规整，尽管有一定的弧度，其弯曲的程度并不大，因此重建较为简单。但是，侧胸壁下位肋骨的某些部位往往会有较大的成角，此处如果需要重建，固定较为困难，手术难度较大。

以上是骨性结构重建时会遇到的一些困难。除了这些因素之外，手术操作时的其他事项也会对手术产生影响，比如，材料的选择就是一个重要因素。骨性结构的重建往往需要特殊的材料，但医生获得的材料会有很大差别。如果材料理想，手术会很容易开展；相反，如果材料不理想，操作就会非常困难。

胸壁重建除了骨性结构的重建外，还包括软组织的重建和皮肤的重建。在很多情况下，皮肤和软组织可作为一个整体进行重建，采用的一般是各种类型的皮瓣，因此放在一起讨论。皮瓣首先要利用缺损周围的皮瓣，可以用转移皮瓣的方法进行直接修复。如果周围没有可以利用的皮瓣资源，则需要将目光转移到远处，运用带血管蒂的皮瓣进行修复，这个操作需要特殊的技术，有时还需要整形外科医生协助。

胸壁肿瘤位于胸腔的外表，与胸腔内的肿瘤相比，这种肿瘤一般不会进入胸腔，即便需要切除骨性结构，也多不涉及胸腔内的操作，因此胸壁肿瘤手术自然而然地会被看成较简单的手术。但是，由如上的分析可以看出，胸壁肿瘤手术并不总是很简单，在一些特殊情况下会非常复杂，尤其要进行骨性结构、软组织和皮肤缺损的重建时，甚至是极大的挑战。

胸壁肿瘤手术涉及问题多，操作内容繁杂，和胸腔内的肿瘤相比显然难度更大，正因为如此，不少医生会望而却步，不敢轻易触碰这种手术。但是，再复杂的问题都可以有简单的解决办法，胸壁肿瘤手术也是如此。那么，到底应该怎样做才能使手术变得简单呢？这便又需要极简法则出马了。按照极简法则的要求，要想使复杂手术简化，应该从如下几个方面下功夫：

其一，简化操作理念。胸壁肿瘤手术涉及很多内容，从切口选择，到肿瘤切除，再到重建的细节，这些问题放在一起会显得非常庞杂，如果样样工作都想做得细致入微的话，那整个手术就会变得极其复杂。手术考虑得过于仔细并不是缺点，但必然会影响整个手术的进程，那样反而不会有好的结果。因此，在实施操作之前，必须有一个极简的理念，从观念上排除过于复杂的操作，只有这样才能有一个良好的指导思想，才能保证手术的简化。

其二，简化操作内容。胸壁肿瘤手术主要涉及两部分内容，但如果细分起来的话，会有很多细节，细节顾及太多会影响操作进程，因此必须彻底简化操作内容。比如说，切除肿瘤时，有人会先将肿瘤拿掉，然后再对骨性结构进行修整，这种操作其实根本没有必要。要想简化操作内容，完全可以直接从健康的骨性结构附近切开，将肿瘤连同胸壁周围需要切除的健康结构一并切除，这样不仅便于显露，便于操作，还可以节省步骤。如此处理后，手术便不可能不简单了。

其三，简化操作方法。要想简化手术，操作方法的简化也是一项重要内容。胸壁肿瘤经常会侵犯周围的结构，如果想将肿瘤完整切除，有时会非常麻烦，尤其当肿瘤位置非常特殊，比如位于肩胛骨深面时，要想切除非常困难。那么如何使手术简化呢？其实非常容易，可以直接用器械将肿瘤组织一块块咬掉，等肿瘤大部分除掉后，显露便会非常清楚，然后再清除剩余的组织，这样会使手术变得比较简单。再举个例子，比如大的囊性肿瘤。很多医生在切除时总希望将其完整切除，为了达到这个目的，医生的操作会变得非常复杂，但真正操作的时候，囊肿经常在半途中突然破裂，这会使前期的所有功夫都白费。其实换个角度想，如果一开始就将囊肿打破或者将其中的液体抽出的话，操作不就很简单了吗？

其实操作方法的简化可以在很多操作中得以实现，只要留心总会有简化的办法。比如用 MatrixRIB 重建缺损时，一般会要求用螺丝进行固定，但是，对于深部的肋骨残端，要想完成这样的操作非常困难，此时要想简化操作就必须想办法。我们的办法是直接用钢丝将钢板与肋骨固定，这个方法非常简单，甚至可以用于所有部位的固定。经过这样的变化，操作无疑会变得比较简单。

其四，简化重建材料。胸壁肿瘤手术的重要内容之一是胸壁的重建，这也是该手术中最复杂的操作之一。要完成此操作，重建材料是至关重要的。材料不同，操作方法也不同，因此要想使手术简单，必须选择便于获得、便于使用的材料。从重建效果来说，最新的数字材料应该是最合适的材料，但这种材料必须提前多天进行准备，不仅要获得特殊的数据，而且要经过数据处理、手术模拟、材料加工等诸多流程，这会使材料的准备过程比较漫长。材料准备一般必须在住院期间完成，而且医生必须参与材料准备的全过程，这无疑增加了医生工作的内容，使整个流程都变得比较复杂。那么要想简化手术，就需要简化材料，可以选择其他可随时使用的材料，这些材料或许某些性能比不上数字材料，但操作更简单。如果从简化手术的角度来考虑，这些材料倒是更合适的选择。

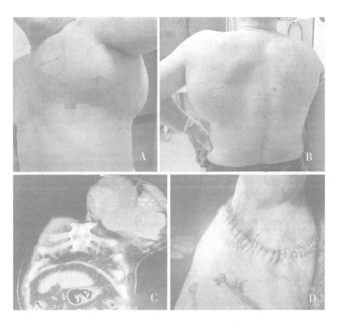

A：肿瘤的前胸壁和侧胸壁部分；B：肿瘤的背部部分；C：肿瘤的 CT 图像；

D：手术切除后的胸壁

图 27　胸壁巨大肿瘤的切除与胸壁重建手术

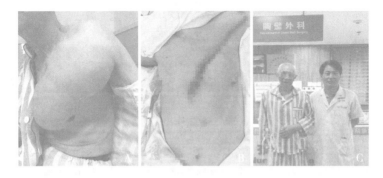

A：胸壁巨大肿瘤；B：肿瘤切除并完成胸壁重建后的胸壁外观；C：康复出院

图 28　73 岁患者的胸壁巨大肿瘤切除与胸壁重建手术

综上所述，胸壁肿瘤手术是一种较为烦琐的特殊手术，正因为烦琐，相关工作均会受到较大影响。与其他部位的胸外科手术或者其他类型的胸壁外科手术相比，此类手术的开展情况不尽如人意，很少有医生能够熟练完成这样的手术。要想使更多患者得到令其满意的治疗效果，有必要尽快改变这种现状。非常欣慰的是，这种改变并不复杂。只要能严格按照极简法则的要求设计并实施相关操作，必然会大大简化手术，最终使之成为既不复杂也没有太大风险的简单手术。

胸壁创伤手术

胸壁创伤特指发生于胸壁的各种损伤，它与传统的胸外伤不是一个概念，胸外伤不仅包括胸壁创伤，还包括胸腔内所有脏器或者结构的创伤，是所有创伤的总和。所以说，胸外伤包括所有的胸壁创伤。

胸壁外科研究 5 种基本疾病，创伤是其中一项重要内容。按照损伤结构的不同，胸壁创伤可以分成两种基本类型：一种是软组织创伤，另一种是骨性结构创伤。软组织创伤的处理主要涉及清创缝合，操作内容较为简单，总的来说不算是胸壁外科讨论的主要内容，而要讨论的重点是骨性结构创伤。骨性结构创伤指的是骨折，所有胸壁骨性结构的骨折都属于胸壁创伤讨论的范畴，其中包括胸骨骨折、肋软骨骨折、肋骨骨折等。骨折可以单独发生，但由于不同骨性结构之间有密切联系，因此常同时存在。

胸骨是前胸壁的主要承重结构，胸骨的结构完整性关系到胸廓的完整性，胸廓则可保护胸腔内脏器。胸骨是一个粗壮且质地坚硬的骨性结构，胸骨一旦发生骨折，往往意味着遭受到了强大的外力。由于胸骨与其他结构紧密连接在一起，因此经常会同时发生其他部位的骨折。

胸骨骨折一旦发生，胸廓的完整性就会受到影响，这不仅会影响胸廓的形状，而且会影响其相关功能，主要的表现有局部的畸形、疼痛及对呼吸和循环功能的影响。由于邻近心脏和大血管，骨折明显错位时，甚至可能直接破坏这些结构。因此，对于胸骨骨折，必须予以妥善处理。

肋软骨是胸廓的一个特殊结构，构成胸廓的第 1 ~ 10 肋骨全部通过肋软骨直接或者间接与胸骨相连接，因此肋软骨具有桥梁的作用。肋软骨发生骨折时，即便胸骨和肋骨形状完整，也会出现一系列问题，最常见的问题就是胸廓的稳定性会受到影响。因此，肋软骨骨折也需要进行处理。不过，由于肋软骨较柔软，一般单纯的肋软骨骨折较少见，其主要与胸骨和肋骨骨折合并存在，此时需要一并予以处理。

肋骨是构成胸廓的重要成分，与肋软骨一起构成了胸骨与脊柱间的连接结构。其功能尤其重要，不仅构成了胸壁所有结构的支架，而且具有重要的生理功能。而由于肋骨分布广，缺乏弹性，因此是最容易受伤的胸壁骨性结构。肋骨骨折后，会出现一系列特有的症状与体征，同样会造成很多不利影响，因此肋骨骨折也需要进行处理。

胸壁位于体表，创伤的诊断较为简单，一般的创伤通过单纯的物理检查便可以诊断清楚，复杂的创伤可以通过影像学检查确诊。肋软骨结构特殊，普通的 X 线检查不成像，利用 CT 图像做三维重建时，如果参数设置有问题，肋软骨也会不成像，因此需要经过特殊的处理才能显示出来。胸骨和肋骨的检查较简单，普通 X 线检查便可以获得较多的信息，但三维成像可以呈现这些结构的全景图，如果条件允许可以做相关检查。

像身体其他部位的骨折一样，胸壁创伤涉及的骨折也有两种处理方法：一种是保守治疗，一种是手术治疗。骨折部位局限、没有明显离断或者错位时，可以选择保守治疗，不需要手术治疗。但是，如果骨折严重，有离断或者错位，或者合并有胸腔内结构损伤的话，就需要进行手术治疗。手术治疗就是对骨折局部做内固定。

保守治疗的一般原则是制动、止疼、防止并发症。保守治疗可以免除开刀之苦，节省费用，因此很多人愿意接受这样的治疗，尤其在骨折固定材料不理想的早年，保守治疗是首选的方法。但这种方法的缺陷也有目共睹，比如疼痛时间长、恢复慢、并发症较多、效果不确切等。正是因为保守治疗有这么多弊端，很多人才更愿意接受手术治疗。手术治疗虽然也有一定缺陷，但治疗的快捷、精准是保守治疗无法比拟的，因此手术治疗越来越受欢迎。

胸骨骨折可表现为不同程度的骨折，线性骨折或者没有完全离断的骨折可以保守治疗，一旦有断裂或者错位，就必须进行手术治疗。胸骨骨折的手术原则也是固定，固定材料可以是钢丝，也可以是其他特制材料，固定方法因材料而异。肋软骨如果发生完全离断的骨折，也需要进行手术，可以直接缝合断端，也可以用材料固定。肋骨骨折是最常见的骨折类型，以往更多的是保守治疗，除非骨折严重或者合并有胸腔内的创伤，否则一般不做手术。但是随着观念的改变，尤其是一些新材料和新术式的问世，手术越来越受到重视，并逐渐成为主流的治疗方式。

在所有胸壁创伤中，肋骨骨折是最常见的创伤类型，也最受人关注。受到的关注多了，相关的研究便也开展得很多。这些研究主要集中于两方面：一个是固定材料的研发，另一个是手术方式的改进。

肋骨骨折固定材料的研发是一个相当活跃的领域。目前临床上有三种比较成熟的材料：第一种是记忆合金肋骨固定材料，这种材料的最大优点是使用方便，在手术中不需要特殊的器械就可以完成操作；第二种是钛合金固定材料，这种材料的使用也较方便，但术中必须配套特殊的器械，与记忆合金材料相比稍有不便；第三种是肋骨的固定板，代表产品是MatrixRIB，这种材料的最大特点是固定精确，不足之处同样是需要特殊器械。每种材料都有各自的优点，也都有相应的缺陷。正因为有了这些缺陷，才为更先进材料的研发提供了动力。只要临床有需求，只要现有材料有缺陷，新材料研发的步伐就不会停止。

肋骨骨折手术方式的改进与材料的研发是同步进行的。在上述固定材料没有用于临床之前，手术材料均为普通的骨科材料，那是极不专业的材料。手术方法也不标准，主要是开放手术，在骨折附近做切口，充分显露骨折后在直视下做固定。上述三种材料用于临床后，早期的手术方式仍是开放性手术，即完全在直视下完成操作，这些手术因固定材料的改进而有了巨大的进步，但并没有改变开放手术的实质。当胸外科进入微创时代后，一些有识之士开始设想通过微创的手段实施肋骨骨折的固定。但是，这样的想法似乎很不现实，主要的原因为：①胸外科所谓的微创，指的是胸腔镜下的手术，胸腔镜之所以可以在胸腔内使用，是因为有一个巨大的操作空间也就是胸腔存在，这个空间不仅是一个操作平台，也为获得足够的视野提供了方便。但是肋骨骨折表面有肌肉等组织直接附着，要想通过胸腔镜操作，操作空间的问题很难解决。②肋骨位置表浅，显露这种结构本就已经非常方便，如果再用胸腔镜的话，会有多此一举的嫌疑。由此可以看出，如果通过常规的胸腔镜来完成肋骨骨折手术，似乎有很大的障碍。但是，在所有手术都向微创方向发展的时代里，开放手术是无论如何都不会让人满意的。不满意就会有创新，于是各种微创手术的尝试便开始了。

第一种尝试是最朴素的尝试，也就是小切口手术。创伤的大小与很多因素有关系，最直接的因素肯定是切口的大小。对于胸腔内的手术来说，切口的创伤不一定是创伤的全部。但是，对于胸壁的手术来说，除了胸壁操作没有其他部位的额外操作，因此小切口手术更接近于创伤小的手术。这种做法最直接，也最容易实施，但微创程度有限，遇到大面积的骨折，尤其是多根多处的骨折时，小切口便很难解决问题。

第二种尝试来自一些非常精巧的设计，比如使用 MatrixRIB 材料的 MI-PO 技术，其可以通过较小的切口完成远处的骨折固定。这种方法严格说来依然是小切口的范畴，但不可否认的是，这种技术使肋骨骨折手术又前进了一大步，因为它使以往通过小切口无法完成的微创手术成了可能。

小切口手术虽然并不是真正意义上的微创手术，但是，在胸外科微创进程的早期确实发挥了很大的作用，这种手术相当于一种启蒙手术，为后来的胸腔镜手术奠定了基础。在肋骨骨折手术的进步过程中，小切口手术同样扮演了启蒙的角色。而受胸腔镜手术的启发，人们最终还是将目光放到了胸腔镜之上，于是真正的微创时代到来了。

较为直接的尝试是从体表直接实施的。有人会以特殊的装置先在肋骨表面充气，人为制造出操作空间，然后利用胸腔镜完成操作。这种尝试有很大的难度，且使用范围有限，并不是可以大面积推广的技术。表面完成手术有限制，怎么才能实现最终的目标呢？很显然，剩下的路子只有一条，那便是经胸腔内实施肋骨固定。这种路子应该是一种顺理成章的思路，但如何使之成为现实呢？这便是材料和器械研发者的工作了。有需求就有动力与可能，产品很快被研发出来，微创手术成为现实。

胸腔镜下肋骨骨折固定技术的出现，无疑是肋骨骨折治疗技术的一场革命，它使传统骨折手术终于搭上微创的快车，赶上了时代的潮流。

从开放性手术到小切口手术再到胸腔镜下的微创手术，肋骨骨折的治疗过程几乎完全重现了胸腔内手术发展的模式，这无疑是一个正确的发展方向。但是，方向正确不能代表意见一致，围绕肋骨骨折治疗的问题一直存在争议，这些争议表现在如下几个方面：

其一，应不应该手术的问题。这个问题本不应该成为问题，因为早年的教科书与各种专著上的相关观点已经非常明确，比如对于单根单处肋骨骨折，是不主张手术的，但是，如今很多医生会积极促成这种手术。再比如多根多处肋骨骨折，以往几乎一致的观点均认为需要手术治疗，而如今依然有人会反对这种手术。这反映出两种基本的倾向：一种过于保守，一种过于激进。两种倾向都不是好的思路。而不管哪种思路，如果都有令人信服的理由做支撑的话，只要不造成严重后果，自然可以在临床上实行。但有一个问题却越来越引人关注，那便是过度医疗的行为。这种行为主要体现在对一些不应该手术的骨折实施手术，比如并没有错位或者离断的骨折，这种骨折是绝对不需要手术的，如果实施手术了，就是过度治疗，这样的行为显然成了违反医疗常规的操作。

其二，手术时机的问题。适应证明确的肋骨骨折是必须手术的，但不同的医生会依据不同的观点对手术的时机提出自己的观点。这种争论其实没有太大意义，因为总的原则并没有显著差异。只要病情允许，手术当然是越早越好。如果生命体征不平稳，自然要先等到病情稳定后才可以手术。

其三，手术方式的问题。由于材料和器械的限制，不同的医生会采用不同的方法实施手术。由于每种产品都有各自的优点，对于不同产品很难做出客观的对比评价。但是，手术方式之间却有差别，比如开放性手术与微创手术的差别是非常明显的，这也是评价的主要内容。从创伤的角度来看，微创手术当然更容易被人接受，而一旦考虑到手术的诸多细节和缺陷，依然会遭到不少诟病。对于这样的观点，可以理解，至少说明当前的技术不够成熟。认识到不足便会有动力，可以不断推动技术向前进步。

胸壁创伤是胸壁外科一项重要的收治内容，如果用简单的观点来看这类疾病，可以很简单地予以处理。但是，如果用一种非常复杂的思维去考虑这类疾病的话，不排除将其做得更深更细的可能，而最终的目的如果不是将问题简单化的话，那一定是走偏了路子，不是正确的方向。所以归根到底，极简法则依然是胸壁创伤工作总的指导法则，这样的法则是不可以随意变更的，否则就很难把如此简单的工作做好。

取钢板手术

胸壁外科手术是一种性质较为特殊的手术，除了一些特殊的疾病外，多需要放置材料。这些材料有多种，其功能与属性也不同。有的疾病放置的材料是永久的，有的材料则不可以长时间放置，需要在一定的时间取出来。这使得相关疾病的治疗成了两个手术，先放钢板治病，再为治病而取钢板。一放一取，治疗又多了新的内容。

胸壁外科疾病的手术中，缺损的重建材料一般是永久的，不需要取出；肿瘤手术如果有大面积缺损，重建材料也不需要取出；对于创伤尤其肋骨骨折的固定材料，有人认为需要取，有人认为不取也可以；胸廓畸形几乎全部都需要放置钢板，而且钢板的类型也几乎全都相同，这样的材料被认为需要取出来，不能长时间放置。

鸡胸手术的钢板位于骨性结构的表面，取钢板的操作相对容易；其他放于骨性结构表面的钢板也都较容易取出。但是，放置于胸腔内的钢板，比如最常见的 Nuss 手术中的钢板，则不大容易取出。

对于 Nuss 手术取钢板的操作，人们有不同的看法，有人认为手术非常简单，是小手术，甚至主张在门诊于局麻下完成操作。这种说法并不妥当，因为在不少情况下，取钢板的手术不仅困难而且危险，以局麻取钢板几乎等于开玩笑。

取钢板的难度首先来自钢板的形状。Nuss 手术的钢板是以弧形放入胸腔后经翻转才被固定的，此时钢板的弧度与胸廓的弧度相当。取钢板的时候，如果想沿着这样的弧度自然取出的话，由于患者为平卧位，直接往外牵拉会被手术台面阻挡，不仅牵拉困难而且会污染术野，因此这种方法并不理想。为了避开手术台面的遮挡，有医生会将患者向手术台的一侧挪动后再取出钢板，此时阻挡虽不再有了，但钢板的一端会伸到台面之下，可能会导致手术台的污染，因此在术中搬动患者的做法也不是个好办法。那么，有没有可能将钢板翻转回来再取呢？这种想法约等于妄想，因为经过几年的放置后，钢板周围会形成组织鞘，这种结构非常坚硬，要想将钢板翻转，就要突破鞘的约束，先不说其破坏力有多大，仅其阻力就不是一般的力量能克服的。另外还有一个问题，那便是对心脏的影响。即便翻转过程中可能不会造成局部的撕裂或者其他损伤，有一种损伤是不能忽视的，那便是弧形钢板翻转过程中对心脏的压迫。这种压迫一旦发生，心脏就可能会发生意外，所以绝对不能翻转后再取出。

与钢板有关的麻烦还有另外一个，那便是钢板末端的凹齿。如今临床上使用的钢板有多种，末端的结构有两种基本类型：一种是光滑的，一种是有凹齿的。光滑的类型在抽出钢板的过程中不会有阻力，很容易被取出。但是，很多情况下使用的是有凹齿的材料，当遇到有骨痂或者纤维组织阻挡时，凹齿的存在可能使取出钢板的操作极其困难，而且有巨大风险。

除了钢板的因素外，手术中还可能有其他困难的情况，包括如下方面：

其一，钢板的一端陷入胸腔。Nuss 手术中，钢板的正常位置应该位于骨性结构的表面，如果位置不发生变化，钢板可以很容易被找到并显露，接下来的手术操作就很容易完成了。但是，在一些特殊情况下，钢板会陷入胸腔内，使显露和取出的操作都变得非常困难。为什么会出现这样的情况呢？可能的原因有如下几个：①钢板太短，一端滑入胸腔。钢板太短的情况一般不会发生，但是，如果真的不够长，则会很容易陷入胸腔。②随着时间的推移，钢板慢慢切断肋骨，然后陷入胸腔。这种情况常发生于钢板在体内存留时间较长的情况下。钢板压力加载于肋骨上，肋骨会发生结构改变，钢板先是把肋骨压断，然后继续向胸腔内移动，最终彻底陷入胸腔。钢板一旦陷入胸腔，可能只局限于胸壁的内表面，并在局部形成粘连，但严重时可能继续陷入肺组织并被肺组织包绕，这将是一种非常严重的并发症，不仅会给取钢板造成麻烦，还可能需要更大的手术才能将钢板取出，有时甚至需要将肺组织切除。我们曾遇到一位患者，该患者在 Nuss 手术后 5 年来我院取钢板。由于时间过长，钢板右端陷入胸腔并直接陷入右肺中叶，导致肺不张而完全失去功能，取钢板的时候局部出血，最终不得不将右肺中叶切除。

其二，钢板穿破心包。在放置钢板时，有时钢板会穿破心包，从心包穿入又穿出，这样在钢板放入后，局部会形成较大范围的纤维增生。而在取钢板的时候，如果钢板两端有凹齿，则纤维增生和心包有可能阻挡钢板，使钢板不易拉出。

其三，钢板表面有骨痂形成。有时钢板两端的表面会形成坚硬的骨痂，这样的骨痂常常分布均匀，将钢板两端彻底包埋。游离了局部的软组织后，有时根本看不到钢板的位置，这使显露钢板变得很困难。而即便知道了钢板的位置，要想将其从坚硬的骨痂深处拉出来也不容易，必须先将骨痂清除干净，而骨痂的清除有时也不是一件简单的工作。

其四，钢板移位不容易被找到。有人会想当然地以为，钢板末端位于切口周围的小范围内，且位于骨性结构的表面，寻找应该很简单。然而事实并非如此，有时真的不容易找到。为什么会出现这种现象呢？如上所述，钢板被骨痂包埋时或者陷入胸腔时，寻找起来确实困难。还有另外一种情况是，由于取钢板的切口往往较小，再加上切口内组织增生与粘连，有时寻找起来也会非常困难。找不到钢板，取钢板的工作就困难重重。

取钢板的操作不容易，还反映在取钢板的风险上。由于钢板要从心脏表面经过，损伤心脏的风险始终存在。第一种风险是会导致心律失常，这主要与钢板对心脏的挤压有关。由于钢板被取出时普遍带有弧度，而末端刚好会从心脏表面划过，难免会对心脏造成挤压。心脏受到挤压，就有出现心律失常的可能；第二种风险是会对心脏造成损伤，这种损伤也发生在钢板末端划过心脏的过程中，轻微的损伤可能是划痕，严重的损伤可能是破裂出血。心律失常多为一过性伤害，不会引发严重问题。但是，有时也会引起室颤甚至直接停搏，此时就会非常危险，需要格外谨慎。心脏出血的情况非常少见，但国内有因取钢板致心脏出血死亡的案例，所以在取的过程中一定要非常谨慎。

除了损伤心脏的风险外，取钢板的操作还可能有其他的风险，比如纵隔出血，这也是需要格外注意的情况。此时的出血多从隧道中流出，如果出血量较大，需要排除心脏出血的可能。单纯的纵隔结构出血往往并不严重，多会自行停止。如果出血量较大，可采用填塞的方法止血，一般能获得较好效果。从隧道中流出血的情况还可能为胸廓内动脉的损伤出血，此时出血量大，且为动脉血，会误以为是心脏出血，这种情况必须紧急处理。

除了心脏与血管出血外，我们还遇到过肺出血的意外。上面提到的那台 Nuss 手术 5 年后取钢板的手术中，我们从左侧将钢板拉出后，右侧切口有鲜血涌出。我们延长切口进行探查，发现右肺中叶完全实变，中间有血管破裂出血，考虑到肺部组织已经失去功能，为了彻底止血，我们将右肺中叶切除了。这个患者术后纵隔也有出血，而且相当严重，我们反复探查后确定不是心脏出血，就直接采取压迫止血，最终使其脱离危险。

由上面的叙述可以发现，取钢板的手术虽被很多人认为非常简单，事实上非但不简单，而且有很大的风险。那么，如何才能将钢板安全顺利地取出呢？我们有如下体会：

其一，工具的选择问题。Nuss 手术是一种设计非常精巧的手术，不仅钢板设计精巧，手术器械的设计也非常巧妙。在放置钢板的时候，这些器械发挥了很好的作用。但是，在取钢板的时候很多人认为用最简单最常规的器械就可以，这种想法存在很大问题。钢板经过心脏表面放置于人体内，中间在胸腔内，两端别在肋间，这样的位置如果没有特殊器械帮助的话，怎可能轻易取出？所以工具的选择问题是安全取出钢板的前提。

其二，工具的使用问题。在取钢板的过程中，如果大家想到了使用工具，首先要明白工具是用来做什么的，想达到怎样的目的。有了目的才会有目标工具，接下来才是工具的使用问题。由于 Nuss 手术专用的工具需要临时消毒，使用不方便，早期我们使用的工具是普通的老虎钳。这个工具不是配套的工具，使用起来不太方便，但依然可以有很好的效果。关键的问题是用法。用老虎钳的目的不是拖拉钢板，而是为了改变钢板的形状，这是手术的关键。在后来的操作中我们常规使用专业的工具，这种工具的用法与放钢板时的用法完全不同，需要一定的技巧，而一旦掌握熟练，取钢板手术便会变得比较容易。

其三，技巧问题。取钢板是一个技术活，需要在多方面下功夫：①寻找钢板的技巧。多数情况下寻找钢板并不困难，但是，在骨痂包埋的情况下，在钢板陷入胸腔的情况下，寻找起来会很困难。此时最有效的方法是于切口内直接切开肋间肌进入胸腔，用手指在胸腔内寻找钢板。这是最简单的方法。有时局部骨质增生过于明显，周围的肋间可能被骨痂全部填充包埋，此时可以先清除骨痂，如果依然找不到，可以切除一段肋骨后再在胸腔内寻找，这是最极端的方法，一般不会采用。②将钢板掰直。弧形的钢板紧贴胸廓，要想按照原弧度取出钢板非常困难，那种将患者挪动到手术台一边来取钢板的做法极不靠谱，因此需要从其他方面进行考虑。其实取钢板的操作并不难，困难的根源在于钢板的弧度。如果不再有弧度，问题不就解决了吗？上面我们提到的老虎钳与 Nuss 手术特殊工具的应用，其实就是为了改变钢板的弧度。弧度改变了，钢板变直了，就可以很容易地取出了。③钢板的松动。如上所述，钢板存留于体内时，周围可能形成一个坚实的鞘，而这种鞘有可能发生钙化，一旦发生钙化，会给取出钢板造成极大的麻烦。为了消除这样的麻烦，需要将钢板沿轴向方向转动，这样就可以轻易破坏周围的钙化，使钢板松动，从而轻易地被取出。

其四，意外的处理。如上所述，与钢板取出关系最大的风险是出血，这种出血主要来自隧道。少量的出血可以通过简单的填塞来止血。如果出血量大且血色鲜红，则一定要明确到底是什么出血，此时有必要向正中延长切口做探查，以做出适当的处理。出血是最紧急的意外，一旦发生必须迅速处理。除了出血外，还可能发生其他的意外，因此要根据情况做出相应的处理，以防发生更大的意外。

在众多意外中，有一种情况需要格外注意，那便是钢板穿破心包的情况。我们曾接诊过一名患者，该患者在 4 年前于某院做了 Nuss 手术，由于术后效果不好，需要做第二次手术。手术中需要先取出第一次手术中的钢板。我们先将钢板掰直，然后希望从右侧切口取出，而将钢板拖到中途时，遇到极大阻力。钢板是有凹齿的钢板，当时担心凹齿被心脏表面的组织勾住，因此没有再强行拖拉，此时我们改方向，试图从左侧送出钢板。而稍往左侧传送后，就遇到了更大的阻力，而且患者出现了频发的室性早搏。分析当时的情况，认为只有一种可能，即钢板位于心包内。这种情况是在何时发生的呢？难道发生在取钢板的过程中吗？这种可能性几乎没有。如果心包本来完整，那么钢板与心包之间将有纤维组织增生，这些增生是钢板鞘的一部分。假设这样的结构在拖拉钢板的过程中有所阻挡的话，当将钢板送回左侧胸腔后，由于有心包与组织鞘的双重保护，钢板很难突破这种双层结构而进入心包。但是，还有一种可能，那便是放钢板的时候钢板已经捅破了心包，位于心包内。在这种情况下，向右侧拖拉钢板时肯定容易被心包破口阻挡，而当往左侧送钢板的时候，由于钢板的左侧端已经被拖入了心包，如果继续向前送的话，很难找到心包左侧的破口，于是便只能位于心包内并将心包顶起了。心包被顶起，心脏就会大幅度移位，所以就会发生心律失常了。

做了如上的分析后，我们最终断定钢板已经被卡在心包内，向右拉不出，向左送不动。此时要想将钢板取出，唯一的方法是显露心包直接将钢板取出。我们将左侧切口延长，然后经肋间向心包方向做探查，结果正如我们所料，钢板的左侧端恰好位于心包内。问题找到了，处理自然就简单了。我们将心包局部切开，将钢板从心包切口拉到左侧胸腔，然后再从左侧胸壁切口拉出。此过程中未再发生阻拦，钢板被顺利取出。

由如上的叙述可以看出，取钢板的手术千变万化，简单的手术会非常简单，复杂的手术却惊心动魄。怎样才能使所有的手术都能顺利完成呢？除了上面提到的各方面经验外，我们认为最重要的一条经验就是极简法则。极简法则有很多要求，而在取钢板的过程中，最需要做的就是想办法将复杂的问题简化。当遇到复杂操作时，由于有各种可能的风险，绝对不能粗暴地强行将钢板拖出，否则等于是拿患者的性命开玩笑。此时需要做的就是做减法，将复杂的问题彻底简化。局部显露不好时，可以延长切口；骨性结构表面找不到钢板时，可以在胸腔内找；钢板无法活动时，就先松动然后再取出；一个肋间不行就换个肋间；一侧切口不行就换另一侧切口。换一个方向操作，可能会非常顺畅；而换一个角度思考，可能会发现一条捷径。

工作中经历的各种不同难题，使我们掌握了安全成熟的方法。我们与很多同行交流过，相比之下，我们的方法更安全，也更简单，这恰好是极简法则在我们的工作中结出的丰硕成果。因为极简，我们一次次成功化解了风险；因为极简，取钢板手术不再困难，更不再惊心动魄。

创可贴手术

外科医生的技术水平取决于实际的操作水平。那些关乎手术成败、手术质量的主要操作往往被认为是外科医生手术水平的具体体现。这几乎是所有外科医生的看法，当然也是患者的看法。胸外科有各种各样的手术，其他专业也有各种各样的手术。在手术中，真正关键的操作、体现水平的操作全部由主刀医生完成，除此之外的所有其他操作则由其他医生完成。这是手术台上一般的规则或习惯。正是因为有了这种规则和习惯，一般医生都不会过于看重表面的东西，比如切口的缝合、敷料的包扎等细节，他们会认为这与手术质量无关，甚至与医生的技术水平无关。因为这些工作不被看重，所以会理所应当地由下级医生完成，上级医生一般不会亲自去缝切口，包敷料。如果那么做了，不仅不会让人敬重，反而会让人有其他的想法。

对于一些临床工作，当上级医生不重视的时候，会产生连带效应，导致下级医生也不重视。这道理很简单，就是所谓的上行下效。上级医生的一言一行都会潜移默化地影响下级医生，他们会依照上级医生的思维规划自己的观念与工作。上级医生重视的东西，下级医生也会重视；上级医生认为不重要的东西，下级医生就会敷衍。如果某种工作连下级医生都不重视了，就会出现临床上常常看到的景象：本来缝得整齐漂亮的切口，却可能被弯弯扭扭极其难看的敷料给遮掩了。这样的视觉效果也许并不会影响患者的感受，可能也不会影响患者家属的心情，毕竟，大家都会有一种善良朴素的想法：手术都做好了，而且医生们都说非常成功，包扎得难看点又有何关系呢？于是不管多么难看的包扎都会被人体谅和理解。

但是，设想一下这种场景：如果同样的疾病，同样的手术，两个患者切口包扎得完全不同的话，也就是说，一个极其难看，而另一个却极其整洁美观的话，看了切口敷料的人也许都会有不一样的感觉。此时便能体现出包扎方法的重要性了。

没有比较就没有伤害。在如今绝大多数医院中，院内或者一个科室内的观念几乎是相同的。既然相同，就没有比较，大家对包扎切口的观点基本相同。要不重视大家都不重视，于是也便没有了伤害。

对切口包扎的轻视可以说是一种通病，这种通病流行甚广，以至于几乎所有的外科医生都不会太重视这个问题。当比较来到医院外，当不同地区、不同医院的医生都不重视这个问题时，就会达成一种共识，所有的医生和患者都不把这个事情当回事了。但是，天下外科医生太多了，大家的想法不可能全部相同。在多数医生不重视切口包扎这种小问题时，如果有个别医生将其当成事情了，便会有不同，便会有比较，便会出现伤害。

比如说，在同一家医院同一个科室的同一间病房中，有的患者切口包扎得很整洁，有的患者切口包扎得却非常随意，患者会有相同的感受吗？患者会不会觉得医生的水平有差异呢？

切口包扎是众多不起眼工作中的一个，类似的工作其实还很多。当上级医生不重视这些工作时，整个团队、整个科室的医生也就都会不重视。此时一旦有人重视，水平的差异就会显现出来。这是很多医生不曾意识到的问题。

重视操作意味着用更多的规则约束医生的行为，这将使医生的行为变得不自由，因此有人会认为与极简法则相悖。一般的理解是，简单的东西都是乱糟糟的、随意的，是不修边幅、不整齐的，这样的东西似乎才更简单，更符合极简的法则。但是，有规律或者整齐的东西并不一定非常复杂，整齐与复杂并不是同义词，甚至连近义词都不是。当谈论整齐时，并不一定非要耗费更多的功夫，消耗更多的能量。整齐本身可以简单，甚至是视觉与行为统一的简单，因此整齐与极简法则并不矛盾。

再回到上述的切口包扎问题上。当有人注意到包扎美观的重要性之后，就会花时间花功夫把切口包扎美观，这样可能会使工作量增大，使整个工作都变得更烦琐。但是，为了获得好的效果，花多一些功夫似乎天经地义。这样的工作不仅很有必要，而且非常有意义。而从理论上讲，也符合极简法则的要求。

当认识到一些小问题的重要性之后，给予充分的重视就有了必然的理由。但是，这似乎与普通的思维习惯有冲突。一般人的心目中，大专家都是专门做大手术的医生，大专家总给人一种不拘小节的印象。既然不拘小节，就不应该过于追求细节。细节的东西弄多了，反而会坏了专家们伟岸的形象。

在很早的时候，我对这个问题的认识也如普通人一样，所以不会对小问题有过多要求，因此也像很多主刀医生一样，完成主要的操作后就会将剩余的操作一概交给下级医生去完成，且并不会过问，比如放置胸腔闭式引流管、关闭切口、缝合皮肤、包扎切口等问题。

但是，当手术做到一定阶段，当我意识到有的小问题会影响到手术质量、手术效果，甚至我个人的名誉和品牌时，我才发现这些小问题的重要性，于是一些细节问题就走入了我的视野。

比如切口缝合的问题，有一段时间我发现切口的愈合存在问题。我的手术切口一般都是非常小的切口，如此微小的切口按理说应该是很容易愈合的，不应该出现问题的。为了弄清楚原因，我开始关注下级医生的缝合方法，于是很快就发现了问题。我对问题有所留意了，缝合方法也就优化了，这使得相关问题迎刃而解，后来再也没有出现那样的问题。

除了一般切口的缝合外，我还会格外强调皮肤的缝合。胸壁外科手术的位置表浅，切口比较容易显现，多有美容的属性，尤其对于胸廓畸形的手术来说，美观普遍被患者看得很重。为了获得更好的效果，我不但会努力将胸廓畸形矫正得更完美，更要求所有的手术切口都要做美容缝合，而且不仅要做一般的美容，还要用我们自己设计的特殊技巧进行缝合，使切口疤痕尽可能小，尽可能隐蔽，尽可能不留痕迹。这样的切口无疑会让患者更满意。

在我们开展胸壁外科手术的早期，我们并没有过分强调这些问题，由于其他医院的医生也不注重这些问题，所以大家就都不在乎。而当我们意识到问题的重要性之后，不管是医生还是患者都开始重视这些问题了，其效果很快就显现出来，我们的手术更受人欢迎了。

我到很多医院协助做过手术，每次主要操作完成后，当地的主任总是非常客气地请我到台下休息，关闭切口、放置引流管、缝合皮肤等工作会交给下级医生来处理。按理说，我不应该不信任这些医生的水平，因为这些工作对胸外科医生来说都不是什么难事。但是，能不能做得像我要求的那么令人满意，就是另外一回事了。而事实总让我哭笑不得。我好不容易把非常严重的畸形矫正好了，却看到当地的医生用粗针大线间断缝合草草了事。他们做起来省心了，我付出的心血却被他们葬送了。术后家属看到弯弯扭扭的缝合，一定以为那是我的"杰作"。家属也许不一定会把切口的事情当回事，但是，万一他当回事的话，我的牌子就砸了。这种景象每每让我心惊胆战，所以每次我下手术台之前，都会先把缝合的重要性讲清楚，然后教大家怎么弄，最后才会忐忑不安地脱下手术衣。

其实很多医院的医生都不注重切口的缝合，不仅我去过的很多医院不重视，我接诊过很多复查的或者别的医院做坏的手术患者，他们的切口缝合都有问题。当所有其他的医生都不重视这个问题时，问题就真的来了。

除了切口缝合的问题外，同样进入我们视线的还有很多其他经常被忽视的问题，比如切口的长度问题，就是我们关注的重要内容之一。在很多医生的手术中，手术的安全是第一位的。为了完成手术，且能保证手术的质量，切口往往被当作手术必然的代价，因此即便切口过长也会被认为理所应当。很多医生认可这样的观点，但我却坚决反对。

胸廓畸形手术本身是整形手术，此手术的主要目的之一就是追求美观，因此不但要整形，还有必要做些美容的工作。如果为了消除凹陷、凸起等畸形而必须用长而大的疤痕作代价的话，这样的手术本身就是有问题的。因此，我们始终在为缩短切口的长度而努力，这成了我们众多细致工作的一部分。为了达到这个目的，我们研究出了专门实施小切口手术的方法。正因为有了这个方法，我们的手术切口越来越小，即便放两条、三条钢板，切口的长度也很少会超过2cm，而我们多数手术切口的长度只有1cm左右，可以说，已经到了长度的极限。

要想通过1cm的切口完成庞杂的操作，需要同步改进很多相关的技术。手术操作是一个有机的整体，一个技术提高了，整体技术就会跟着上一个台阶。当所有相关技术都得到同步发展时，我们的手术效果就很容易超过别人。

切口的问题是众多小问题中的一个，除此之外，我们还关注了其他的小问题，比如敷料包扎的问题。

在我们留意切口包扎的问题之前，包扎总是随意的。敷料由手术室提供，而其形状和型号相对固定，所以在选择敷料时，医生没有太多选择的余地，也不会过多关注这个问题。但是，问题最终还是被我们发现了。在我们将胸壁外科完全独立之前，我们的科室也做普胸手术，除了胸腔镜手术外，开放性手术偶然也会开展，这类手术的切口往往较大。此时我们会与自己的手术做对比。

比如一个胸外科的手术，切口长5cm，术后我们会用一款长10cm的敷料包扎切口。当我们做胸廓畸形手术时，切口长只有1cm，而由于手术室没有更小的敷料，我们依然只能用这种10cm长的敷料进行包扎。从外表看，看不到敷料下面的细节，于是对于关心切口长度的患者和家属来说，似乎没有差别。如果两种手术的患者住在同一间病房里的话，他们就会做比较。患者和家属不知道切口到底有多长，胸廓畸形患者意识不到自己的切口只有1cm，也不会想到自己的切口被处理得有多精细。而当他看到自己的敷料长度竟然与做胸外科手术的敷料长度相同时，那种失望的感觉不言而喻。

两种手术都是我们做的，我们自己也会做比较，我们会比较两种手术患者的感受和心情，会设身处地地想象他们的感受和心情，于是问题就显现出来了，包扎的问题不再是小问题。

其实与敷料包扎相关的问题并不少见，最常见的问题包括如下方面：①敷料过大；②敷料不整齐；③敷料包扎的方向有问题；④敷料包扎的部位有问题；⑤敷料表面不干净。所有这些问题都是临床中常见的问题，当没有发现这些问题时，没有医生对此提出异议。但是，如果想到这些问题带来了不良影响的话，相信大家都会承认其重要性。

如上所述，当我们意识到敷料的问题需要重视的时候，我们做了非常重要的工作，那便是对切口的敷料进行精心设计。很多情况下，我们会直接用创可贴包扎切口，而不再用任何制式敷料。如果没有创可贴，我们会对现成的敷料做裁剪，最终依然做成创可贴的模样。通过这样的努力，我们的敷料外观终于与我们极其微小的切口匹配了。此后当我们的患者再看到切口敷料时，那种感觉尽在不言中，不仅患者自己满意，其家属也非常开心。

从上面的叙述可以看到，我本人对很多细节都格外重视。按理说，作为科室的主任，作为手术的主刀医生，不应该挑剔太多的毛病，挑剔多了，会被其他医生看成是我个人的毛病。但是，有个问题总是被大家忽略，那就是，在患者和家属眼里，与手术相关的一切细节都是主刀医生的责任。比如切口的问题，一旦出现感染或者延期愈合，家属不会把责任认定于下级医生身上，他们会怪主刀医生没做好手术；再比如皮肤缝合的问题，如果下级医生用间断缝合，留下一个蜈蚣般的大疤痕，患者及其家属也不会认为是下级医生技术不行或者不负责任，他们依然会将责任推到主刀医生身上，认为这样的医生技术本来就如此，难看的疤痕便成了一个极其不光彩的标签。下级医生如果处理不好细节问题，上级医生就会为其背黑锅。下级医生的水平比较有限，有些问题认识不深刻，尤其当自己的身份只是一个助手的时候，上级医生不提醒注意的话，他们可能就不会认真负起责任。手术做得好是上级医生的光荣，做得不好也不会怪到他们头上，结果就是上级医生成了冤大头，不得不为下级医生的失误买单。

在平时的临床工作中，相信很多上级医生都有过为下级医生的失误背黑锅的经历，但非常遗憾的是，没有太多人去吸取教训，注意那些容易造成失误的细节。细节问题解决不好，问题就会没完没了地出现。

非常幸运的是，我很早就意识到了这些问题的重要性，并将我的理解与所有下级医生分享，于是很快就达成了共识。当所有下级医生也开始重视这些问题后，我们手术的档次很快得到提高，优势也便自然而然地显现出来了。

再继续聊敷料的问题。当我的团队成员都清楚敷料的重要性后，敷料的问题自然不再是包扎伤口的物品那么简单了，其重要性得到提升，最终被定位于我们手术和我们整体技术的一个标签，是我们自己的名片。只要看到了我设计的与众不同的敷料，患者、家属甚至同行都会知道这是我的"作品"。

用创可贴包扎切口，本不是我们的创意，这种东西设计出来本来就是用来包扎伤口的。但日常生活中的经验告诉大家，创可贴包扎的伤口与手术的切口绝对不是一种性质和级别的口子。当这种东西用在我们的患者身上时，即刻发生了一连串的化学反应，其诸多的优点被显现出来。

其一，这种方法给人的最大印象是，手术非常微小。在一般人的眼里，胸廓畸形手术是不得了的大手术。虽然，我不否认某些手术确实不是小手术，但是，如果能让患者从心理上减轻对大手术的恐惧，可以使患者以积极的心态面对手术，这对术后的康复将有重要意义。当患者发现自己手术的敷料只是一个小小的创可贴时，对手术创伤的认识会被彻底颠覆，其可能会联想起日常生活中用创可贴的场景，也可能会想到那些用大敷料包扎的大手术。此时如果恰好病房中有包着硕大敷料的普胸手术患者同住的话，那其心情便可想而知了。对于这样的患者来说，对比不再有伤害，反而成了安慰。

其二，可以更加彰显外科医生技术的精湛。在一般人的印象中，胸廓畸形手术虽然是微创手术，但切口的长度并不一定非常微小，这几乎是大家对切口达成的共识。但是，当外科医生将切口缩小到只需要用一个创可贴便可以完全覆盖的时候，便可猜到切口有多么微小。切口如此微小，工程如此巨大，患者对医生的技术自然会刮目相看。

其三，包扎更为方便。用创可贴包扎切口，其便利性不言而喻。而即便手头没有创可贴，将现成的大敷料剪成小的创可贴形状也非常简单，所以操作非常方便简单。

其四，换药更为方便。与大敷料包扎切口的换药相比，用一个创可贴做更换，其难易程度可想而知。

其五，少了并发症。大敷料包扎切口时，由于周围大范围的皮肤均密不透风，很容易导致皮肤过敏等并发症。另外，出汗等因素可能会直接影响切口的愈合。而当大敷料换成小的创可贴后，这些问题将不复存在，因此更有利于切口的愈合与康复。

其六，患者感觉更舒服。敷料贴于身上，有的患者会有异样感觉，尤其皮肤过敏的患者可能会痒痛难忍，而如果换成了小的创可贴，异样的感觉自然会减弱，患者会感觉舒服很多。

切口的包扎本来是一个不起眼的小问题，经上述的分析可以发现，这些问题汇集起来已经成了一个不得了的大问题。既然问题如此重大，我们需要为其命个正规的名字，应该起一个怎样的名字呢？

一位患者家属给出了一个最简洁的建议："为什么不直接命名为'创可贴手术'呢?"在这位家属之前,我们也曾考虑过这个名字。当时考虑到这名字过于直白,便直接被我们自己否定了。当这个患者家属再次提及时,突然发现这个名字应该是最合适的选择,于是便最终选定了这个名字。后来很多次再仔细回味这个名字时,感觉它应该就是最合适的叫法。关于这个名字的好处,感觉有如下两方面:

首先,名字接地气,容易被人牢记。创可贴是日常生活中常见的东西,一般人都知道其功效。用这个名字命名我们的技术,会让大家感到亲切且熟悉,进而很容易牢记在心。

其次,名字非常形象,容易产生联想。创可贴是大家熟悉的东西,当一种手术以此命名的时候,会首先联想到那种最微不足道的小皮肉伤。如果一种手术用这种小东西就可以包扎的话,等于是在告诉人们,这种手术与小的皮肉伤差不多,小到只用创可贴就可以包扎完毕。这无疑会对患者产生极大的安慰。

以创可贴覆盖切口,除了上述的好处外,还有一个特别的意义,那便是可使相关的操作更符合极简法则。首先,包扎切口的操作更简单,甚至连术后的换药也更便捷,所以符合极简法则。其次,创可贴手术真正的本质是在强调切口的微小,而为了达到这个目标,医生会主动通过各种手段缩小切口,这等于牵一发而动全身,使很多相关的操作都得进行改进。这样的改进不仅需要优化流程,而且需要简化操作,以满足微小切口内完成手术的需要,由此可以使更多操作细节得到简化。

以上说了创可贴手术的好处。但是,任何一种事物都有两面性,我们也曾反思:会不会因为过于追求细节而使我们的操作更烦琐更复杂,最终走向极简的反面呢?

这样的可能当然存在。但是,当我们发现了这样的问题后,我们便有了解决问题的动力,于是我们会进一步改进技术,使技术在更高难度下变得更简单、更容易。如此一来,不但不会增加手术的难度,反而会不断为我们技术的革新提供灵感与动力。

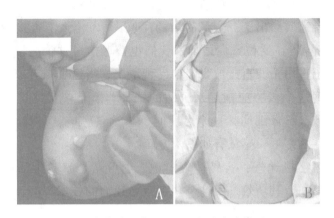

A：术前胸壁外观；B：术后胸壁外观

图29　创可贴手术（漏斗胸患儿接受 Wang 手术，术后仅用创可贴包扎切口）

细节决定成败，我们把很多技术细节看得格外重要，这不是吹毛求疵，不是不务正业，更不是瞎耽误功夫。我们的经验表明，当大家用足够的耐心做其他人忽略的事情时，就会做得比其他人更出色。牛顿曾说：把大事做小，会发现规律；把小事做大，会成就新领域。当没有人去关心的时候，创可贴永远是一个微不足道的创可贴；而一旦相关的问题被当真并潜心研究时，谁能说创可贴手术不是一个完整的理论体系呢？

与创可贴手术相关的话题非常多，研究太多了，内容似乎又不极简了。但是，如果我们紧紧围绕胸壁外科这个话题做研究，则会将这个单一的话题研究得更透彻，这同样是极简法则的体现。

赤脚医生的土办法

在所有的外科技术中，切口的换药应该是最基本的操作之一。在医学生接受手术学的教育过程中，如果教育足够正规，应该有统一的换药方法。但是，现实却是各单位换药的方法均有很大的区别。除了基本技术的差别外，当一些商业性的敷料或者装置出现后，换药更是五花八门，换药的性质也在发生改变。

目前基本的换药方法有如下几类：①先用酒精或者碘伏擦拭切口，然后在外面覆盖敷料；②直接用敷料覆盖切口；③用药物敷在切口上，然后再覆盖敷料；④用各种合成的敷料直接覆盖切口。

一般来说，换药有两个基本的目的：一个是观察，另一个是治疗。观察主要是为了了解切口愈合的情况，治疗主要是指对各种愈合不好的情况做处理，其中包括清洗伤口、放置引流、放入治疗性药物，甚至还包括可能的缝合处理。观察与治疗可以是独立的过程，而多数情况下是合二为一的。换药的目的不同，做出的具体操作也会不同。因此，在换药之前必须有明确的意图，否则换药就失去了意义，也不可能有良好的效果。

由于换药与很多个人习惯有关系，因此到目前为止，即便在正规的医科院校中，换药的习惯也有较大的不同。不过，不管是怎样的不同，有一个原则是相同的，那便是无菌原则。在保证无菌原则的前提下，只要能为切口提供一个适合生长的环境，就可以获得良好的效果。

在正规的医院中，处理切口的方法基本上都是反复更换敷料。即便切口愈合良好，在患者出院的时候也会用敷料包扎。有的患者甚至在出院后很久还会用敷料包扎，唯恐伤了切口，甚至损坏切口的痂。

用敷料保护切口和痂，一般都认为是合乎情理的，毕竟切口和痂都很脆弱，用敷料完成保护使命理所应当。但是，很多人会发现这样的现象，即敷料包扎后，切口的痂反而不容易保留，尤其在夏天或者容易出汗的部位，经常会出现痂的反复破坏，这对切口的彻底愈合非常不利。

其实在切口的愈合过程中，早期包扎是没问题的。痂往往会在几天内出现，一旦出现了痂，痂就可以保护切口。痂对于切口其实是一种最天然的保护措施。有了这样的保护，便不需要进一步用敷料进行保护了。这也是一般的常识。

在很多年的外科实践中，我受的一直是正统的外科学培训，因此我对切口的愈合和痂的形成遵循教科书上的基本认知。也就是说，在患者整个住院期间，切口和切口表面的痂是一定要用敷料覆盖的，即便出了院，也会交代患者不要过早去掉敷料，要在当地换几次敷料。我的这种观念持续了很多年，直到 2002 年，我到某著名医院做进修医生时，我的观念被彻底颠覆，因为他们的所有患者均在术后第 2 天就去掉敷料，而改用"红药水"涂抹，然后让切口完全裸露，不再做任何包扎。

最初看到这种做法时，我几乎惊呆了。因为这让我想起儿时村里赤脚医生的做法，即便是新鲜的外伤，也不会用敷料包扎，而是直接擦了药水走人。印象中除了红药水之外，尚有紫药水，两种药水相当于赤脚医生的神药。赤脚医生是正规医生最看不起的对象，同样也是批判的对象，他们的这些做法显然是难登大雅之堂的。而这种方法竟然被著名的大医院里的大医生们使用，而且当成了常规，这真是天方夜谭的事情。但是，我看到的一切都是事实，他们不但在用，而且用得特别起劲，并产生了很好的效果。这让我不得不进行深刻的反思。

为了弄清其中的道理，我首先反思的是切口愈合的过程。按照书本上的讲述，切口愈合的过程相当复杂。但是，有一个明显的分水岭，也就是痂的形成。痂一旦形成，切口就开始了痂下的愈合和修复。之前的过程如果有敷料保护，并提供一个无菌的环境，当然有利于愈合。然而，即便没有这样的保护，就如平时小的皮肉损伤一样，机体也会将切口处理得非常得体，一般不会有意外发生。痂出现之前有敷料保护并不为过，尤其对于切口较大、机体抵抗力不足的患者，很有必要用敷料包扎。但是，对于已经结痂的切口，如果再做包扎的话，显然是多此一举了。此时的包扎可能带来如下的弊端：①可能摩擦痂，使痂脱落；②可能会使局部出汗，损害痂；③当局部有渗出时，可能与敷料粘连在一起，影响痂的形成；④隔绝了痂与空气的接触，影响痂的进一步发育。由此可以看出，一旦痂形成，就没有必要再用敷料包扎了。但是，痂一般在什么时候出现呢？人们对痂的印象也许是成熟后的那种痂皮，其实真正的痂在术后 2~3 天就形成了，这种新鲜痂只要能形成，就会在切口与外界之间形成屏障，切口便能得到保护，因此，此时的敷料也就多余了。

那么，此时的红药水起到了怎样的作用呢？为了弄清楚这种"神药"的功效，我专门对其做了研究，结果发现，这种药水的主要作用是收敛，如果加上可能的抗菌作用的话，这种东西擦到切口上简直就是真正的神药。它可使切口收敛，还可抗菌，此时由于没了敷料，又可使切口迅速干燥。这多重作用的结果，可以使切口快速结痂，其速度要比自然结痂的速度明显更快。痂形成了，切口的愈合也就得到保障了。

发现红药水的作用后，在随后的工作中，即便是在进修结束后回到我自己的单位，我也经常会把这种"神药"用于我的术后患者，效果几乎全都非常神奇。特别是对于一些浅表的胸壁皮肤擦伤，用这种药水绝对会收到奇效。另外，还有一种情况同样会收到奇效，那便是一些局部渗出较多、愈合不良的切口。这种切口如果只是反复换药的话，一般都极难被治好。由于切口始终有渗出，敷料每每与切口粘在一起，每次换药，切口都被掀起一层组织，这样的做法几乎看不到愈合的希望。此时最有效的绝招就是用红药水擦涂，且根本不用再包扎。使用红药水擦涂切口后，在药水收敛、抗菌、干燥的作用下，切口会在很短的时间内结痂，从而为彻底愈合打下基础。

红药水的作用如此神奇，使我每想起来都要感谢那个著名的大医院。我经常在想，如果当初不是在大医院而是在一个小医院里看到这样的用法，我一定会极其鄙视这样的做法。但是，正因为那医院大且正规，才有了说服力，才让我对赤脚医生的做法有了正确的看法，并最终学会了这个神奇的方法。我要感激那个医院，更要感激当初发明了这个方法的赤脚医生。我经常在想，我虽然没有经历过赤脚医生行医的时代，我儿时却接受过赤脚医生们的医治，他们高超的医术使年幼的我一次次从感冒、发烧、拉肚子中挺了过来，让我有了一个健康的身体，并最终成为一个正规的医生。我这个医生是赤脚医生的患者，他们无数次将我从病魔的手中救下来，如今我怎可能忘本呢？

红药水的作用是不会再忘却了，我又想到了紫药水。红药水的学名叫红汞，紫药水的学名叫龙胆紫溶液，后来药店里卖的甲紫溶液，也是同一类产品。有很长一段时间，我听说这样的药水属于不正规药水而被取缔了，我不知道取缔的真正原因，这曾让我遗憾了好一阵。但是，到了后来，至少甲紫溶液是可以在药店里买到的，这才让我放下心来。

关于切口的处理我上面说了很多，我想说的真正的问题依然是本书讨论的话题，也就是极简法则的问题。

胸壁手术的切口普遍都比较小，这样的切口如果均按照以往常规的处理方法进行处理的话，敷料会盖很久，而且最容易出现的问题是，切口若被敷料盖久了，就很容易发生难愈合的问题。

胸壁外科手术多需要放置钢板，钢板是异物，当切口内存在异物时，愈合本来就有难度，需要格外小心。如果切口一旦愈合不良，钢板会暴露于切口内，此时如果再想让切口愈合，往往需要付出巨大的代价。因此在术后处理切口时，我们会格外谨慎。我们的做法一般是在术后第三天去掉最初的敷料，然后涂上甲紫溶液，敞开切口，不再做任何其他处理。

临床医生每天有大量的工作需要做，尤其对于一线的医生来说，每天除了手术、查房、书写病历外，拆线换药是其中一项极其繁重的工作。如果患者术后需要每天或者定时换药的话，那就要花费太多的时间。医生的工作量多了不说，还明显与极简法则相违背。那么，怎样才能在保证切口良好愈合的基础上使工作尽可能简化呢？赤脚医生几十年前都在用的老办法，简单、高效且并不昂贵，将是最合适的选择。

这种方法如今已经成了我们的常规操作。据了解，在胸壁外科手术中，用这种方法处理切口的医院唯有我们一家。这不是我们的独创，但也算是一种技术上主动的大胆回归。这样的回归不但使我们的操作进一步简化，而且获得了更好的效果。这应该是极简法则给我们带来的另一个巨大的实惠。

对于各类胸廓畸形术后的患者，由于切口局部有钢板或者钢丝存在，如果其较为瘦弱，或者局部没有包埋足够软组织的话，术后较容易出现愈合不良的问题。如果钢板或者钢丝直接露出切口，处理起来较为复杂。但是，如果只是皮肤裂开，或者愈合延迟，即便局部有浅表的感染，也可以尝试直接擦拭甲紫溶液，此时经常会收获奇效，可以使切口在短时间内愈合。

切口愈合延迟是一个非常棘手的问题，很多医生会为此而烦恼，但用紫药水轻轻一擦就能解决问题，这是不是极简法则最典型的应用呢？

当然，按照所谓的教科书的做法去处理的话，可以在无菌原则、抗感染原则、换药原则等规则的指导下，按部就班地进行治疗。我相信很多医生都那么做过，而且同样相信最终的效果并不令人满意。切口无法愈合，耽误功夫不说，还会引起很多现实问题，那将更让人揪心。

很多患者的切口一旦出了问题，在各种正规医生正规方法的处理下，会越处理越麻烦，最终不得不提前取出钢板。我在想，为什么只知道正规的做法，却不知道尝试一下赤脚医生的绝招呢？

当然，在处理切口的时候，有医生会采用另外一类神药，那就是各种奇特的膏药。说实话，真正的西医是极其反感膏药的，虽然膏药并不一定都如狗皮膏药一样骗人，但对于新鲜切口，或者愈合不良的其他切口来说，膏药只能把事情搞得越来越坏。所以我对膏药没有好感，但这并不影响我对赤脚医生的好感。我讨厌膏药的另外一个原因是，那是很多江湖游医的"杰作"，而与赤脚医生无关。

赤脚医生们虽然没有全面掌握系统的医学知识，他们所学的技能却恰好是最简单、最实用的。如果用本书的理论来描述的话，则恰好是最符合极简法则的技术。这样的技术为什么要被否定呢？

当初的赤脚医生之所以那么大胆，不知是不是无知者无畏，反正，我认为他们是掌握了最精华的东西。正因为精华，才更高效，更便捷，更实用，更符合极简的法则。

手术效果评价

胸壁外科有 5 种基本的疾病，每种疾病的属性不同，手术的目的也不同。目的不同，手术效果的评价标准就会有差异。由于胸壁肿瘤、感染、创伤及缺损的情况相对复杂，很难对效果进行具体评价，因此这里不做讨论，主要讨论胸廓畸形的效果评价问题。

胸廓畸形手术有两个目的：一个是治病，一个是整形。手术效果的评价，实际上就是看目的有没有达到，也就是说，病有没有治好，畸形有没有消除，这是评价手术效果的本质。

从治病的角度看手术效果，要结合畸形的具体特征来定。胸廓畸形种类繁多，如果将其当作一种疾病，最直接的表现应该是症状。但并不是所有的患者都会有症状，这与畸形的种类密切相关。胸廓畸形被分为两类：一类是凸起型畸形，另一类是凹陷型畸形。对于凸起型畸形来说，由于其很少会引起明显的肺或者心脏功能异常，因此表现出来的疾病特征并不明显，术后如果用症状改善来衡量手术效果的话，意义不太大。另一类畸形则不同，对存在凹陷畸形的患者来说，尤其当凹陷位于左侧胸壁，或者有大面积、严重凹陷存在时，对重要脏器功能的影响便不能忽视，此时治病应该成为检验治疗效果的一项重要指标。如果术后依然有明显症状的话，手术效果就要打折扣。

治病效果的评价主要通过观察主观的症状来完

成，因此会受到很多人为因素的影响。脏器功能虽然可以用一些客观的检查衡量，比如肺功能检查，但这种检查同样会受到很多人为因素的影响，因此依然不是客观的指标，只能与症状一样粗略地做出评价。

胸廓畸形手术另外一个目的是整形。整形效果的评价其实就是看胸廓的形状，形状越是接近正常，效果越是令人满意。这样的效果可以用两种办法衡量：一种是较为客观的指标，也就是影像学检查；另一种指标较为主观，也就是观察外表形状。

影像学检查种类繁多，要想最真实地反映骨性结构的塑形效果，可以用最先进的三维重建技术，将所有的骨性结构及周围的脏器组织均显示出来。这种效果最直观，塑形好坏一目了然，即便没有医学常识的患者和家属也可以看得清楚。如果这样的影像结果非常令人满意的话，医生和患者可以获得共识。但是，有一种情况必须考虑，那便是骨性结构的形状与胸廓外观形状的差异问题。患者和家属更关心的往往是外观问题，不管骨性结构矫正得多完美，如果外观不能让患者满意的话，反而会影响患者对影像结果的信任。另外，由于目前临床上三维重建检查并没有得到普及，因此很难使每一个患者都能在术后看到这种检查结果。既然这种检查不能常规实施，如果依然要对骨性结构进行影像学评价的话，就只能用较为普通的检查比如 CT、X 线检查进行了，但这些检查并不直观，需要有专业的知识才能看懂。患者和家属一般都看不懂这些检查结果，要想让医生和患者从影像学检查结果中找到共识，将是一件非常困难的事情。

影像学这种较为客观的评价手段不适合，剩下的就只有主观的评价了，那便是对外观的评价。从理论上说，如果术后胸廓的外观基本接近正常胸廓的形状，医生和患者会很容易达成共识，一般不会对结果有争议。这种状况下做出的评价似乎是比较客观的。受主观因素影响最明显的是那些手术结果不太令人满意的情况。医生可能会认为手术后畸形已有明显的改善，而患者和家属常常会有过高的期待，于是分歧就无法避免了，此时就很难有一个统一的评价。

胸廓畸形手术的塑形效果如果靠胸廓外观形状来评价，那么评判标准就只有人的眼睛。不同的人有不同的评价标准，就会有不同的评价结果。如前所述，当塑形效果非常好，几乎与正常形状一样时，不同的人看到的结果可能大致相同，也就不会有太大的意见分歧。但是，当形状并没有达到正常水平时，分歧就会产生了。哪些情况会引起分歧呢？具体来说包括如下的内容：

其一，畸形矫正不全。这种情况是比较常见的，也就是指最终塑形的胸廓外观没有达到正常水平。畸形可以有不同程度的改善，但并没有彻底消除。凹陷依然有凹陷，凸起依然有凸起，复杂畸形可能部分改善，而总的效果并没有让医生和患者满意。矫正不全的畸形总的来说是有效的，说明医生的工作已经有了效果，只是没有达到最优的效果罢了。

其二，恶意矫正不全。如果说畸形矫正不全是医生努力后但不令人满意的结果，那么这种恶意矫正不全便是一种完全不同的结果了，而且是一种恶意做坏的结果。看到这里大家也许会感到不解，既然是医生看病，怎可能有如此险恶的做法呢？如果不是亲眼所见，我也不敢妄言有这样的事情，但我确实见过这种事情。我曾遇到一位患者，他患的是复合型畸形，上胸部凸起，下方凹陷，是一种上下排列的复合型畸形。理论上说，这种畸形应该用 Wenlin 手术加 Nuss 手术完成治疗，也就是说，先用钢板将凸起的部位压平，然后将凹陷的部位顶起。这两种手术实施起来其实并不困难，但有个问题，那便是需要特殊的钢板才能完成治疗。这种钢板是通用的，市场上有几种钢板可以选择，而且获取并不困难。既然钢板获取没有太大的难度，这个患者的手术也应该很容易完成才是，但是，那个患者找我看病时，他的上胸壁是凸起的，而且下方侧胸壁有手术疤痕。我问他为什么当时没有做凸起的矫正手术，他说医生告诉他，凸起不需要治疗。听了患者的话我感到奇怪，这位医生把患者的凹陷都给治疗了，竟然说凸起不需要治疗，凹陷是病难道凸起就不是病了吗？这种做法让人感到不解，接下来当我给患者做了检查后，终于知道了这个医生不做上面凸起手术的真实原因。原来，他在手术中用的是一种非常特殊的钢板，这种钢板由他自己设计加工，据说已经上市销售，而这种钢板与目前市场上流行的其他钢板不同，不能用于凸起的矫正。既然不能使用，他便干脆不给患者矫正。很显然，这个医生给患者手术的目的不是治疗畸形，而是为了使用他自己设计的钢板，这才是他开刀的唯一目的。经过这个患者的手术，医生的钢板终于用出去了一块，至于那没有矫正的凸起畸形，显然是被有意忽略了。这便成了恶意的矫正不全。从科学的角度或者医疗常规的角度看，这种做法是十分不妥的，这等于是故意留了一个畸形不做处理，术后如果医生不能给患者一个合理理由的话，会让患者很不舒服。

其三，矫枉过正。一般的畸形矫正都是为了消除一种畸形，但是，在施加外力的过程中，有可能用力过猛而造成相反的畸形。比如本来是凹陷畸形，术后却导致局部凸起；本来是凸起畸形，却造成了新的凹陷。这种情况可能发生在几乎所有手术中，不管是 Wenlin 手术、Nuss 手术还是 Wang 手术，都可能发生这样的情况。一般来说，矫枉过正是一种不理想的结果。但是，很多时候医生会有意做得过一点，人为获得一种矫枉过正的效果。为什么要这样做呢？主要是考虑到延期塑形的作用，或者为了避免术后的复发而故意稍微矫正过分一些，以获得更好的效果。这样的矫枉过正多是一过性的，如果不持续，就会获得令人非常满意的效果。然而除了这种有意而为的矫枉过正外，其他的矫正过度就无法令人满意了。

其四，以一种畸形代替另外一种畸形。这样的情况类似矫枉过正的情形，但又有不同。矫枉过正是获得一种完全相反的结果，依然发生在原畸形的位置，但这里所说的新畸形却与原来的畸形无关，是另外一处的新畸形。比如 Nuss 手术中，本来是要消除前胸壁正中凹陷的，但因为钢板两端压迫过重，却导致两侧胸壁出现新凹陷，这等于是继发性鞍状胸，相当于用一种新的畸形替代了原有的畸形。还有一种情况，比如复合型胸廓畸形，当只对其中一种畸形做矫正的时候，另一种畸形就会随之加重，这将使术后的胸廓由复合型畸形转化成一种严重的单一类型的畸形。举个例子，患者上胸壁为前凸畸形，下方有凹陷，术中如果仅将前凸向下压迫的话，下方凹陷会更加严重，术后会形成一个重度的漏斗胸，这等于是由复合型畸形转变成了漏斗胸畸形。很显然，这种结果很难让患者满意。在上面提到的恶意矫正不全的例子中，其实也是用一种新畸形替代了原有畸形，因此本质上也属于这种情况。手术的目的本来是为了消除原有的畸形，如果术后又出现了新畸形的话，手术就失去了本来的意义。

其五，局部的瑕疵。在矫正畸形的过程中，由于所有的操作都针对大的畸形进行操作，不可能面面俱到，因此难免留下小的瑕疵。这便是整形手术与美容手术的差别，也体现出整形手术的不足。整形手术只包含了美容的部分属性，却不同于美容手术，因此局部小范围的瑕疵在所难免。对于这样的瑕疵，医生要向患者解释清楚，不然同样会影响效果的评价。

其六，切口的疤痕。胸廓畸形手术的效果是一个视觉的综合评价，既然要用眼睛看，就不仅包括整体的外观，还会包括一项重要的内容，那就是手术疤痕的问题。疤痕越长越明显，就越不会受人欢迎。相反，如果疤痕既隐蔽又短小的话，患者就会非常喜欢，当然，医生自己也会给予更好的评价。

其七，畸形恶化。任何手术都有失败的可能，上述的诸多情况或多或少都使畸形有所改善，但有一种情况却恰好相反，那便是会使畸形恶化。这样的情况似乎很难让人理解。说好是要给患者做矫正治疗的，怎可能不但没有效果反而使畸形更加严重呢？其实这样的情况并不少见，究其原因，问题的根源在于医生的技术。患者接受医生的手术治疗时，绝对不能高估医生的技术，任何行业都有滥竽充数之人，医生这个行业里同样也有。患者最容易轻信医生的场合经常发生在级别、名气很大的医院。患者患了胸廓畸形，找到了最有名的胸外科医生，以为这样的医生可以轻而易举地完成手术，但有些问题大家却不清楚，那便是医生的专长问题。目前绝大多数胸外科医生做的工作都是胸腔内的手术，胸壁的手术很少有医生会做。如果患者找到的医生恰好又是个很要面子的著名医生，那么问题就严重了，在手术中各种稀奇古怪的现象都可能出现，结果便什么情况都可能发生了。当然，有一种情况发生的概率会很小，那便是满意地完成手术。

其八，直接毙命。不管是哪一种矫正不满意的情况，即便是导致了畸形恶化，也还有机会通过再次手术矫正成功。但是，有一种不成功的案例后果却非常严重，一旦发生就再没有机会救治，那便是患者的死亡。这种情况在漏斗胸的 Nuss 手术中会常常遇见，几乎每年都有不幸的案例发生。很显然，这依然是医生技术的缘故。

如上所述，对于畸形矫正非常满意的结果，医生也好患者也好，都会有相同或者相似的看法，大家的意见不会有太大的分歧。但是，一旦出现了矫正不满意的情况，分歧就难以避免了。对于医生来说，毕竟是自己做的手术，不管内心里多么遗憾多么愧疚，表面上却多会对自己的工作表现出极大的宽容，因此会给予较好的评价。即使真的不太满意，为了避免一些纠纷，也会极力为自己辩解，给予更好的评价。

对于患者来说，其花了钱，受了罪，付出了很多代价后，都想有个好的结果。一旦遇到不满意的情况，就可能将这种损失及不满意放大，于是与医生的分歧就难免了。患者家属与患者的意见经常会非常一致，但由于牵扯到很多复杂的因素，因此也可能有不符的情况。比如有时家属为了安慰患者，不得不无奈地接受现实，此时多会表现出对结果的宽容。但也有更严苛的家属，本来患者对手术结果还算满意，而家属却鸡蛋中挑骨头，于是患者和家属之间也会出现分歧。当所有人对效果评价都没有异议的时候，评价很容易进行。但是，如果大家意见不一，最终的评价就难以进行了，那将是一种公说公有理、婆说婆有理的场景，偏向任何一方都不合适。

关于术后效果的评价方法，一些医生做了一些设计，试图使评价标准尽可能被大家都认可。但是，这样的目的往往很难达到。

手术效果的评价不是一个简单的事情，要想使更多的人信服，必须尽可能迎合所有人的审美标准，那意味着要设置很多细致的指标。但是，对于评价这个特殊的事情来说，越是复杂的东西也许越不精确，否则会得到适得其反的效果。

如上所述，真正的分歧往往发生在效果不令人满意的时候，此时的评价完全由不同的人来完成。既然是人，就少不了主观的东西存在，主观的东西本身就具有极强的不确定性。对于本身不确定的东西来说，如果非要用复杂的、细致入微的尺度进行衡量的话，就会更加偏离准确的轨道。因此，真正理智的方法是力求简单，也就是用尽可能极简的方法完成评价。方法越是简单，人为因素的干扰就越少，就会更客观、更可信。

按照极简法则，我们设计了一种非常简单的评价方法，这种方法将医生、患者和患者家属三方的意见都考虑进去，采用一种折中的方法以相同的权重让大家打分，然后对最终的评分做总的评价。这种方法综合了三方的意见，权重相同，分配合理，避免了偏见，因此更科学也更精确，最后的结果也更容易被大家接受。与其他方法相比，这种方法非常简单，由于没有偏倚任何一方，因此更中立，也更可信。

像很多其他的主观行为一样，当缺乏客观尺度的时候，用简单的方法做评估是一种值得借鉴的方法。这里说的方法是同时针对医生、患者和家属的，是为了消除异议而不得不做的事情。但是，不管医生还是患者，当其在内心审视结果时，如果不是出于某种特殊的目的，其实都会做出最贴近事实的评价。

比如对于医生来说，关于手术的好与坏，医生自己心里比任何其他人都清楚。此时医生自己心中会有一个隐形的尺度，这个尺度虽然看不见摸不到，却可以很客观地履行其职责，只是医生不大愿意将真实的结果告诉患者和家属罢了。

对于患者和家属也是如此。他们为手术付出了代价，主观上会有过高的期望，这样的期望虽然会影响最终的评价结果，却不一定是他们内心中真实的想法，尤其当出现一些纠纷，患者和家属希望讨说法或者索要赔偿时，就离真实的想法更远了。但是，不能否认，每个人的心中都会有一个较为客观的尺度，会用一种最简单最朴素的方法去衡量手术的效果。每一个人其实都在心中默默地自觉自愿地践行着极简法则，只是不轻易告诉别人罢了。

并发症处理

任何手术都是有风险的，风险包含很多内容，其中之一就是发生各种并发症。并发症对患者是不利的事情，这样的事情当然是越少越好。但是，只要是手术，就不可能绝对避免并发症的发生。这与很多因素有关，有患者的因素，有疾病的因素，当然也与医生有直接关系。从医生的角度来说，想要保证自己的患者不出现意外或者并发症，一般是不可能的。那么，既然并发症不能避免，就必须正确面对事实，一方面要尽可能避免并发症的发生，另一方面则要采取各种应对措施处理并发症。

并发症的种类繁多，不同的手术可能会有相同的并发症，相同的手术也可能会有不同的并发症。按照发生时间的不同，并发症可以分成三个主要的类型：其一是发生在术中的并发症；其二是发生在术后早期的并发症；其三是发生在术后晚期的并发症。并发症发生的时间不同，处理的原则和方法也不同。

发生在术中的并发症一般都较为紧急，不仅关系到手术的成败，还会危及重要器官的功能，甚至可能使患者有生命危险。对于这样的并发症，必须迅速果断地进行处理。发生在术后早期的并发症一般不太紧急，多不会危及患者的性命，因此可以从容地进行处理。发生在术后晚期的并发症会是一些影响远期效果的并发症，危害也许更小，因此同样可以根据具体情况妥善考虑后再予以处理。

对并发症的处理，重要的是看效果。在没有时间要求的情况下，可以慢慢研究，反复斟酌，只要时间允许，便可以找出较好的应对方法。但是，对于多数并发症来说，时间都是有限的，发生在术中的并发症的处理时间有限，发生在术后的并发症的处理时间同样有限。患者是并发症的承受者，一旦发生并发症，就意味着危险与痛苦，因此必须考虑时间的问题。时间的问题其实就是效率问题。时间越紧，就越要有高效率。除了效率外，要有好的处理效果，还必须有好的方法。好的方法有很多特征，但公认的特征也许就是简单、便捷、实用。由此可以看出，这依然是极简法则的要求。这就是说，在处理各类并发症的时候，如果能按照极简法则进行操作，应该会有一个不错的结果。

发生在术中的并发症中，最常见也是最危险的并发症就是出血。具体到胸壁外科手术，一般较大的出血主要指血管和心脏的出血。较小的血管出血控制起来较简单。可以不当作并发症的内容。大的出血常见于胸廓内动脉、心脏底部大血管或者心脏的出血。对于直视手术来说，比如直视下的胸壁重建术，一般的出血都不怕，只要暂时压迫，就能控制住出血，然后再进行结扎或缝合，基本上都可以获得令人满意的效果。难以控制的出血多发生在两种情况下：一种是破口过大，出血凶猛；另一种是显露不良，没有办法快速找到出血部位，无法控制出血。遇到这样的情况，就要考验医生的实力了。此时采用极其复杂的方法，往往会使事情变得更糟，有效的方法往往是最简单的方法，这样的方法也更实用，更有效。很显然，这种时刻依然需要极简法则发挥作用。

极简法则要求操作必须简单、高效。这恰好是出血这种紧急情况下需要采取的措施。如何做能满足这样的要求呢？具体来说，可以采取如下措施：

首先，换一个角度，换一个视野，把问题简单化。遇到大出血，比如胸主动脉出血，如果可以压迫止住出血，接下来的处理当然简单。但是，有时出血会非常凶猛，压迫根本无济于事，如果任由其出血，会非常危险。此时就必须换个角度去考虑问题，既然局部止血止不住，可以考虑用钳子直接将主动脉完全夹闭，只要没有将主动脉夹碎，这应该是最简单也最有效的操作。当然，考虑到其存在的风险与弊端，不到万不得已肯定不适合使用。但是在万分危急又实在没有好的办法时，这将成为救命的一招。

其次，权衡利弊，计较得失，以最直接的方法迅速控制风险，将风险控制到最低。在处理出血问题时，最重要的就是显露的问题。很多胸壁外科手术都是微创手术，比如漏斗胸手术，切口往往距离出血的部位非常远，由于显露极差，不可能通过切口完成止血。但是如果不及时处理，患者可能会出现生命危险。此时最紧要的事情就是将切口直接切到破口周围，先完成显露，再实施止血。要想完成这样的操作，意味着必须将侧胸壁的切口直接延长到胸骨旁，或者通过其他途径的切口完成显露，这对医生来说是一个很大的考验。漏斗胸手术本来是个微创手术，切口尽可能小是手术的要求之一，如果要将切口延长，很多医生就会有顾虑。此时医生必须考虑利弊的问题，如果不延长切口，患者生命可能就此终结，那将是最可怕的结果，因此，如果为了救命而不得不延长切口的话，再长的切口都是值得的。此时操作的要领就是，一刀下去，直奔主题，讲究的也是极简。此时不能再顾忌小的出血，比如肋间动脉的出血甚至胸廓内动脉的出血，这些都是次要的。

术中除了出血外，还可能出现别的并发症或者意外，但相对来说都不是太紧急，因此没有特别需要关注的东西。不过有些意外也会非常棘手，令人措手不及，这些意外与患者生命安危无关，但会影响手术的进行。

在各类胸廓畸形手术中，经常会用到特殊的器械和材料，比如 Nuss 手术的钢板和与之配套的材料。由于手术对材料有特殊的要求，并不是所有材料都能满足手术的需要。如果发生了与材料和器械相关的意外，会造成不可估量的后果。

我们的科室是专业的胸壁外科，由于每天都要常规开展相关手术，因此所有材料和器械的供应都比较充足，一旦出现问题，就可以用新的合适的材料或者器械替代。但是，除了我们这样的专业胸壁外科中心外，国内几乎所有开展类似手术的单位都是零星做相关手术的，正是因为零星，所以不管是材料还是器械，准备的数量都有限。术前必须对器械和材料做严格的消毒，而这样的工作又需要花费较长的时间，因此，如果没有准备充分的话，临时准备肯定会来不及，否则将给手术造成极大的麻烦。

我曾到国内 400 余家单位协助开展过手术，这些单位的器械和材料准备情况几乎都相同，也就是没有准备多余的东西。在这些单位的手术中，一旦出现了与材料或者器械相关的意外，就会非常麻烦，此时如果没有合适的对策，就必然会影响手术的进行。

与材料相关的意外包括如下几种：①钢板过短。由于术前测量不精确，钢板的长度无法满足手术需要，而临时又没有备用的钢板的话，问题就会非常严重。②钢板过长。与钢板过短一样，同样是因为术前准备不足，而又没有替代的钢板，这同样会造成很大的麻烦。③钢板数量不足。术中实际需要的钢板数量多于准备的数量，钢板不足必然影响塑形操作。④钢板折断。有时在塑形过程中，如果用力不当，可能导致钢板折断，这将给手术带来灾难性后果。⑤钢板掉落。这是一种不可思议的失误，但确实是一种实际发生过的问题。如果没有替换的钢板，就将严重影响手术的进行。

对需要靠材料进行塑形的手术来说，材料出了问题，手术可以说根本没有办法完成。而这些问题几乎都是在已经做了麻醉、做了切口之后才发生的，如果此时终止手术，则无疑会构成大事故，这对医生和患者来说都不是好事情。那么，怎样才能在材料出现问题的情况下尽可能完成手术呢？这便需要技巧了。而此时的指导思想依然是极简法则，即充分利用现有的条件，尽可能简化手术，获得尽可能好的效果。

比如说钢板短的情况，在正常的手术中，支点间的长度是一定的，因此钢板必须有足够的长度才能完成操作。在钢板过短的情况下，要想完成手术，唯一的方法就是将支点尽可能向中线方向移动。从标准的手术操作角度看，这个操作也许并不容易，但从另外一个角度来看，恰好是最简单的方法。操作的关键是将切口向正中方向移动，此时医生便有了采用简单方法完成手术的足够理由。

钢板过长的情况也非常麻烦。过长的钢板处理不好，不仅会影响整体塑形效果，还会导致末端顶起皮肤，患者会不舒服，而且可能会顶破皮肤，导致很麻烦的后果，因此过长的钢板也需要处理。最简单也是最直接的处理就是截除多余的钢板，可以利用翻转扳手完成，当然也可以借助骨科的大力剪完成。如果实在没有这些东西，可以采用更直接的操作，即将钢板末端的弧度尽量弯曲，使之沿着胸廓的弧度向背部延伸。这是最无奈的做法。不过，这种做法虽然不是最好的选择，却可以避免很多问题的发生。

钢板数量不足的问题是较麻烦的事情，因为数量的问题与长短的问题不同，这有点类似巧妇难为无米之炊的状况。此时如果实在不能满足手术需要的话，最简单的办法就是结合开放性手术的某些技巧来实施手术。这也是极简法则的体现。

钢板折断的问题表面上看似乎很严重，事实上并不见得。折断多发生在钢板塑形的过程中，发生的部位多在两端而不在中间，因此，即便折断，也不大可能会使总长度发生明显的缩短，因此一般不会严重影响操作。

相比之下，钢板掉落的事故就麻烦了。如果手术室允许快速消毒，问题可能就不太严重；如果手术室坚决要求长时间消毒的话，这种难题就几乎等于无解了。

与器械相关的意外情况包括：①器械毁坏。一般来说，用于胸壁外科手术的器械是不大容易坏的，但是，也会有坏的时候。我们在术中就遇到过很多次器械坏的情况，比如塑形钳直接卡死或者根本没法用，此时如果没有替代，则根本没有办法塑形，也就无法开展手术。②器械掉落。这种情况也是非常意外的事情，一般来说好像是没有理由发生的，但我们在手术中真的就遇到过这样的情况。

不管器械是坏掉还是掉地上，其后果都一样，就是都会直接阻碍手术的进行。比如最常用的塑形钳，如果发生了如上的问题，就没有办法对钢板塑形。此时该怎么办？这是个非常考验人的事情。最初遇到这样的问题时，我们会用大号的老虎钳替代，但使用起来会非常困难而且不精确。后来我们很快找到了更简单的解决办法，那便是用翻转扳手对钢板进行塑形。事实证明，这种方法甚至比那些手柄较短的塑形钳更好用。另一个简单的方法是仍然用塑形钳做塑形，当然，这不包括掉到地上的情况。一般的塑形钳是像普通的钳子那样使用的，但当钳子卡死的时候，虽然不能当钳子使用了，却可以换一个思路，仍然用这个钳子，只是需要从另外一个角度发力，便可以获得同样令人满意的效果。这些方法其实都相当简单，为什么可以当作应急的方法使用呢？原因很简单，是我们换了一种思维来使用这些器械，于是便发现了其新功能，反而成了更为简单的操作。用一种更简单的方法解决貌似不可能解决的问题，这无疑是符合极简法则的基本要求的。

以上介绍的是术中并发症或意外的应对情况。能够妥善地消除术中并发症，手术就基本成功了，但要想彻底康复，尚必须合理应对术后的并发症。

术后早期的并发症可能有很多，具代表性的有两个：一个是切口的愈合问题，另一个是钢板早期的移位问题。这两个问题也需要基于极简法则进行处理。

胸廓畸形手术都需要放置钢板，钢板会位于切口内，这样的切口经常会有愈合的问题。一般的观点认为，当切口内有异物时，一旦愈合有问题，就需要将异物取出，否则就很难保证切口愈合。

钢板位于切口内，作为切口内的异物，很多人坚信只有将钢板取出来才能使切口愈合。但是，对于胸廓畸形手术来说，如果术后早期就因为切口愈合的问题而将钢板取出的话，那手术就等于白做了。因此，钢板是绝对不能取出的。既然钢板不能取出，那应该怎样处理切口呢？

很多医生会因为切口的情况而感到绝望，总以为如果不取出钢板，唯一的办法就是反复换药了。但是，我们从来不会如此消极。我们的方法积极而简单，也就是直接缝合。经过缝合，绝大多数切口都会一期愈合。这也是极简法则的体现。

当然，要想使缝合后的切口愈合得更好，切口需要做一些特殊处理，而缝合的时候同样要注意方法，这些要点做好了，切口愈合便有望了。

术后早期还有一个常见的并发症，那就是钢板的早期移位。发生这种问题的原因有两个：一个是钢板的固定本身就有问题，另一个是患者过度活动的结果。遇到这样的问题该怎样处理呢？很多医生的选择是保守治疗，但可以想象，胸廓的塑形完全是靠钢板来完成的，一旦钢板移位必然影响手术效果，等于是手术失败。那能怎么办？难道要保守治疗吗？肯定不行。最简单的方法就是再次手术，调整钢板的位置。由于手术才结束，钢板周围和切口附近不会有太严重的粘连，因此二次手术并不困难。另外，由于多不需要新钢板，所以手术不会给患者增加太重的经济负担。在术后的早期完成这些操作，效果一般会有较好的保障。但是，如果不做的话，后果就可想而知了。

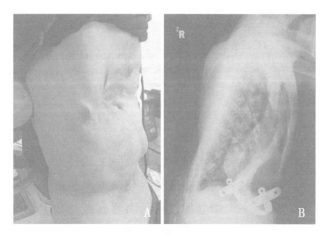

A：术后外观；B：X 线显示钢板位置异常

图 30　钢板移位

以上是手术中和术后早期常见并发症的处理。到了术后晚期，因为钢板依旧存在于体内，并发症依旧难免。但是，较为典型的并发症已经非常少见。不过，有一个问题会在此时逐渐显现出来，那便是手术的效果问题。如果手术效果不好，便会在此时显露出来。这无疑也是一个不能忽视的并发症。按照极简法则来处理，那便是再次手术。

术后康复

手术对人是一个巨大的打击，在此过程中，患者要经受心理和生理两方面的折磨，因此术后需要一个康复的过程。康复有被动和主动两种。被动的康复也就是不施加任何康复措施，患者任由身体自行修复。主动康复则不同，是主动采取一些措施帮助机体快速达到健康水平，获得更好的康复质量。这里要讨论的就是这种主动的康复。

胸壁外科手术是一种非常特殊的手术，由于胸壁的深部为肺，而肺每时每刻都在进行呼吸运动，这使得胸壁必然会受其影响。从生理的角度来看，胸壁的运动本来就是呼吸运动的一部分，胸壁会一直因呼吸而起伏。这样的运动虽然与四肢的运动不同，却同样是空间位置的移动，因此无疑会对胸壁术后的康复造成影响。从大的结构方面看，胸部为躯干的重要组成部分，而胸廓是胸部重要的支撑结构。人要维持正常的姿势，胸廓就必然参与其中，因此术后的姿势也会对胸廓造成影响。而从大的运动方面看，机体任何运动都会有躯干的参与，胸廓作为躯干的组成部分，也必然参与其中。

胸壁外科手术多涉及骨骼的手术，因此实质上更像骨科手术，所以术后应该尽可能保持制动休息，但由上述分析可以看出，胸壁会因为结构和生理的特点始终处于一种运动和姿势的维持中，这对患者的康复肯定是不利的。患者很容易受各种因素的影响而感到疼痛，而疼痛一旦发生，患者就不敢尝试更多的运动，甚至连必要的康复锻炼都不想完成，这样无疑会影响整体的康复。

那么，如何指导患者做好康复工作呢？正确的做法是，首先要让患者知道胸壁外科手术后康复的特殊性，其次是要告诉患者康复的目的，最后是要指导具体的内容。有了这样的总体思路，康复工作就可以有条不紊地进行了。

但是，由于一些医生并不了解康复的科学知识，会凭自己的理解随意给患者灌输所谓的康复理念和知识，结果不但帮助不了患者康复，反而会影响其康复。常见的错误做法有如下特点：

（1）态度不科学。康复是一项重要的工作，在很多人的心目中，都被认为是重要的内容。正是基于这样的认识，一些人对康复的问题格外重视，唯恐会出现丝毫的差错。重视问题是一种好现象。但是，重视并不等于兴师动众，过分关注反而不利于患者的康复。另外一些人会走向相反的极端，认为只要手术做完了，就一切万事大吉了，根本不需要做康复。这样的态度同样会导致一些严重问题的发生。因此，在患者康复的过程中，必须有科学的态度，既不能不重视，也不能过于小心谨慎。

（2）指导思想不科学。从本质上说，康复的过程是一个过渡，也可以说是一个桥梁，是帮助患者以最快的速度从手术的打击中恢复到正常的健康状况。因此康复有两个重要的目的：一个是让创伤尽快消除，另一个是恢复机体的功能。两个目的都与特定的器官与脏器相关联，因此必须紧密结合脏器功能和结构的特征，并根据手术的特殊要求来制订科学有效的方案进行康复锻炼，而不能想当然地随意乱指导。只有实施科学的指导，才能有良好的结果。现实的操作中，很多医生的康复理念并不科学，可能会增加患者的痛苦。比如早期下床活动的问题，在很多手术后，医生都会让患者尽早下床活动，这种做法对于胸壁外科手术患者来说，就极不科学。在四肢骨折的手术后，没有哪个医生会让患者第二天就下床活动的。为什么不这样要求呢？因为担心会影响骨折固定，否则不仅会影响手术效果，而且会给患者造成痛苦。在骨科其他的手术中也都会有这样的要求，早期制动更有利于骨骼的愈合，更有利于患者的康复。很多其他专业的要求与骨科的要求则明显不同。比如腹部外科，胃肠手术后患者会被要求及早下床活动。这样的观点似乎在一般的胸科手术后也会被应用。胸壁外科虽然来自传统的胸外科，但如前所述，由于多数操作是针对骨骼完成的，因此实质更像是骨科手术。既然是骨科手术，若依然用早期下床活动的理念要求患者的话，患者的痛苦就会很大。一些患者会将自己术后的体验发布在网络上与其他患者和家属分享，他们的经历往往令很多其他患者望而却步，大家会因此而认定手术后本来就该如此痛苦。这显然是最大的误解。而相反的是，如果按照科学的做法制订康复计划，早期让患者安静地卧床休息的话，患者的体验也许会有大的改观。

（3）内容安排不科学。当康复得到重视后，一些医生会指派专人对患者进行康复指导，这些专人会给患者制订非常翔实的康复计划，罗列很多具体的内容。这样的做法从形式上看是非常科学的，但如果内容并不科学的话，那便只能是表面文章了。有的人会将内容安排得过于繁杂，唯恐错过了康复的要点，几乎面面俱到。但内容安排得过于翔实，有可能是一种缺乏自信的表现，似乎哪个项目做不好的话就会导致康复失败。康复的重要性没有任何人能否认。但是，如果过于啰唆，不仅会对患者康复造成影响，还可能让患者怀疑医生的手术水平。这一点可能是很多手术医生想不到的。一般情况下，主刀医生只负责开刀，术后康复的事情会交由下级医生、护士或者康复科的医生完成。如果主刀医生不过问康复的问题而任由其他人员随意指导，很有可能影响患者对手术的评价。

（4）具体方法不科学。关于康复的认识，很多人会有很不科学的观点。观点不科学，就会影响具体的操作。比如上述早期下床的问题，就是一种非常不科学的做法，而类似的做法还有很多，比如锻炼的问题。很多患者是因为美观的问题才接受手术的，手术后，当骨性结构的畸形消除后，患者往往渴望让整个外表都健美起来，于是会在医生的指导下进行健美运动。这样的做法其实是不合适的。健美运动针对的是胸部的肌肉，肌肉丰满了，外表看起来自然会很健美。但是，有一个特殊的问题是不能被忽略的，那便是取钢板的手术。如果肌肉过于发达的话，会给取钢板的手术造成麻烦。取钢板时就不得不切断肌肉，那无疑会得不偿失。取钢板本来是个小手术，但如果患者拼命练肌肉，可能就会变成一个大手术。这些道理是很多人都想不到的，想不到却要想当然地做，结果肯定会弄巧成拙。其实关于运动的问题应该分时间做安排，哪个时期做什么样的运动，都要有科学的依据。只有按照科学的依据进行康复训练，才能有好的效果。

（5）患者自己采用不科学的方法做康复。康复的很多内容是在出院之后完成的，由于没有医生的直接指导，实施时患者往往不能按照医生的指导来完成具体内容。而有的患者则要么干脆根据自己的想法随心所欲去做康复，要么就道听途说，按照一些不科学的方法做康复。医学是门科学，任何相关的行为都需要有科学理论的指导，不能乱做，做得不好会出大问题。非医生指导的内容缺乏科学性，因此绝对不能想当然地尝试。

我们的科室是胸壁外科，除了完成大量手术外，康复也是工作的重要内容。由于我们非常科学地理解了胸壁外科的专业属性，我们的工作也就有了很多与众不同之处。我们工作的最大特征就是极简。在制定了明确的康复目标后，我们会尽可能减少康复项目，简化操作内容，使患者能以最快的速度完成康复。

在反复实践的基础上，经过认真细致的总结与研究，我们将康复的过程分成4个阶段：第一阶段是术后早期的康复，指的是手术后到切口愈合之前的阶段；第二阶段是术后晚期的康复，指的是切口愈合到术后3个月之内的阶段；第三阶段是取钢板前的康复，指的是术后3个月到取钢板之前的阶段；第四个阶段是取钢板之后的康复，指的是取钢板之后的阶段。

康复的第一个阶段，机体尚处于围手术期，切口未完全愈合，体内的损伤未完全恢复，此时患者尚在住院。如果对此期间的康复做详细规划，可以罗列出一大堆的内容来。内容多，意味着治疗的内容或者需要患者做的内容就多。表面上看对患者的康复是有利的，实际上却是瞎折腾，反而不利于患者的康复。其实此阶段康复的总原则应该是休息而不是其他内容，更不是运动。休息对刚刚经历了手术的患者非常有必要，患者需要尽快从手术的创伤中恢复元气。此期间康复的总体原则类似于骨科手术后的原则，不能剧烈运动，也不建议早期下床活动。当然，休息并不意味着不做任何活动，不下床活动也不等于不活动。在自我感觉允许的前提下，可以先在床上活动，然后在室内做简单的活动，这样对机体的康复会有很大的好处。但活动必须有限度，否则不仅会增加患者的痛苦，而且会导致一系列并发症。

此阶段有一项工作需要重视，那便是咳嗽。由于手术的原因，很多患者术后会怕咳嗽。咳嗽对于术后的康复相当有必要，要鼓励患者咳嗽。咳嗽不仅有助于消除肺部的一系列并发症，而且可以使患者早日适应术后胸廓的改变，消除对疼痛的恐惧，加快康复的进程。

第二个阶段一般指的是出院后 3 个月内的康复期。此时患者切口已经完全愈合，创伤造成的打击虽然还存在，但已经逐渐减弱，患者身体处于一个非常重要的恢复期。此时患者的康复内容是尽可能快地让自己恢复到术前的状况，以便回到正常的工作和生活中去。为了达到这个目的，康复的内容要发生改变，此时的主要内容是活动。活动的总原则是循序渐进、力所能及，主要做一般性的日常活动，而不是剧烈运动。活动可以逐渐恢复机体运动系统的功能，对整体的康复也有好处。

到了第三个阶段，手术造成的打击基本上已经消除，此时的重点是恢复体力，达到健康水平。为了实现这个目标，运动便成了康复的主题。在这个阶段，由于机体已经不再因为手术的创伤而存在很多的不适，因此进行适当的体育运动对患者整体健康具有重要的意义。但是，运动不等于健美，千万不能为了贪图胸廓外观的健美而做强烈的健美运动，否则会影响接下来的取钢板手术。

第四个阶段指的是取出钢板后的阶段，此时机体虽然再次经受了手术的打击，但损伤一般并不严重，经过短时间的康复，手术的损伤就可以消除。在这个阶段，因为手术导致的健康问题就基本不存在了。但是，矫正手术的美观问题会受到患者的重视，因此此阶段康复的重点应该是胸部的健美。这是弥补手术可能的不足、改善胸廓形状的必要内容。

纵观我们的康复理念，其实同样是极简法则的体现。我们将漫长的康复过程分为简单的 4 个阶段，每个阶段又有鲜明的主题与特点。紧紧围绕各阶段的主题，患者只需要进行简单的配合与参与就可以获得很好的效果。与很多烦琐的康复指导相比，我们的方法显然更简单、更实用，也更高效，这无疑是真正的极简，也是更好的康复模式。

随　访

对任何一种手术来说，随访都是一件非常重要的事情。随访之所以重要，一是可以了解手术的效果；二是可以了解患者的恢复情况；三是可以及时发现一些并发症并进行必要的处理；四是可以收集大量有意义的数据资料，用于研究。正是因为随访如此重要，国内外学者都非常重视术后的随访。比如对一些手术方式的评价，如果没有随访的数据，就不可能让人信服。随访的数据越翔实，总结出来的文章就越受人欢迎。随访如此重要，医生自然知道其价值，因此会给患者制订详细的随访计划，让患者按时返回医院做复查。随访的主要目的是了解手术的效果，这对患者来说也是重要的事情，因此患者也会非常重视，于是随访便成了医生和患者共同关注的工作。

从随访的意义上看，随访的次数越多，检查的项目越丰富，似乎对患者有更多的好处。但是，这样的好处不是免费的午餐，而是有很大代价的。这些代价表现在如下方面：

（1）经济上的代价。术后的随访不是医生上门的免费随访，而是患者定期的返院复查。由于多数患者并不在当地居住，有的甚至在数千里之外，如果为了随访而不得不多次返回医院的话，仅路途的花费就将是一笔不菲的开支，在医院复查的费用更是数量相当可观的一笔花费。这些费用如果因为随访而不得不支出的话，就成了患者术后一个很大的负担。

（2）时间上的代价。很多患者的居住地在很遥远的省份。为了复查，患者必须一次次从遥远的他乡赶到医院，路途中花费的时间不说，在医院也需要花较长的时间。花费时间与花费金钱几乎是一样的代价，患者不得不做相关的安排。

（3）康复的代价。一些医院会要求患者在术后早期返回医院复查，而此时患者身体尚没有完全康复，如果必须早期从很远的家乡返回医院做复查的话，折腾与劳累不仅会增加患者的痛苦，而且会影响患者的康复。

（4）健康的代价。在医院进行复查时，并不是通过医生简单的问诊或者物理检查就能达到目的，很多医生会给患者开一些特殊的检查，X线检查几乎是最常规的检查，CT检查也会经常考虑，而遇到一些夸张的医生，他们甚至会要求患者做三维重建检查。这些检查对观察术后胸廓形状有一定的帮助，但对患者身体的副作用也相当严重。反复多次的检查，反复多次的辐射，反复多次的折腾，对患者的健康非常不利。

由此可见，随访其实并不是一件非常轻松的事情。正因为有如上的代价，所以更需要合理评估其合理性与必要性，并对复查频次和内容做出科学的决策，不能因为医生工作的需要就增加患者的负担。但是，非常遗憾，一些医院的医生似乎并不在乎患者付出的代价，这使很多患者不得不饱受术后随诊的痛苦。

在平时的工作中，除了我们自己的术后患者外，我会接触到很多在其他医院接受手术的患者，因此对很多医院的随访计划都有所了解。医院不同，医生的思维习惯不同，随访计划也会有很大的差异。

某一线城市一家著名医院的复查计划是：第一次复查于术后一个月完成，第二次复查于术后第三个月完成，此后每半年复查一次。复查的内容除了见医生之外，每次常规的检查包括胸部的X线片、CT、心电图，还包括一些血液方面的检查。

我曾认识一位湖北的患者家属，他的儿子在那家医院做的手术。他曾告诉我说，手术后最怕复查，去一趟医院本来就不容易，到了还要排队挂号，而号又很紧张，有时甚至挂不到号。接下来的检查更麻烦，缴费、检查都要排队，有时检查还约不上当天的。好不容易做完检查，又要隔天才出结果，等把结果盼到，还要再排队挂号才能让医生看结果。这样复查一回几乎要一个星期的时间，每次花钱受罪折腾人，真的太不容易了。这家长对复查有很大的意见，而且他还特别强调，每次复查时都会遇到不少像他们一样的患者和家属，其实大家都不容易，都有意见，但医生要求了，为了术后的安全，大家只能老老实实按照要求做。

另外一个一线城市的一家医院，他们术后随访的安排也差不多，具体方案是：第一次复查在出院后 1 个月，第二次复查在出院后 3 个月，第三次复查在出院后 6 个月，第四次复查在术后 1 年，其后每年复查一次，直到取出钢板。每次复查内容更多：①血常规；②胸部 X 线；③胸部增强CT，同时做三维重建检查；④心电图。这些检查是常规的复查项目，必须完成，否则医生不会看结果，不会给出复查的结论。

在这个医院完成手术的患者我也接触过，他是因为手术失败而找我做第二次手术，我这才偶然间看到了其复查计划。我并没有感到吃惊，但患者却有很多抱怨。他家在河北，离医院所在的城市一千多公里，来回一趟自然特为不易。

由上述随访的安排和内容可以看出，随访对于医生来说，好处自然是很多的，医生可以通过患者的复查得到相当丰富的数据，这些数据可以从理论上为手术评价提供支持，便于医生写各种"伟大"的文章。但是，对患者来说却是个很大的麻烦。其他一些医院也制订了类似的复查计划，患者和家属不得不在术后多次往返医院，其中的艰辛与无奈很难诉说清楚。

患者和家属虽然会抱怨，但是，由于是非专业人士，他们不知道随访到底是怎么回事，如果不按照医生的指示做，他们心中会有莫大的恐惧，好不容易花钱受罪做了手术，如果因为不复查而万一出了什么问题的话，肯定会追悔莫及。

关于复查的必要性和不复查的危害，很多医生会在患者出院时说得非常清楚，当然重点是危害。刚刚经历了手术的患者是无论如何都不想让自己的手术因为不随访而失败的，因此无论多么艰辛都会按照医生的嘱咐跋山涉水去医院进行复查。

一般来说，随访本应该是一个附加的或者附属的工作，不应该让患者付出这么大的代价，而一些医院的要求反而使其成了一项烦琐且复杂的工作。如此高频的复查表面上是对患者负责，实际上却严重增加了患者的负担。这显然不符合极简法则。

我们不反对科学的随访。如果随访计划设计得合理，会非常有利于患者的康复，同样也会利于术后效果的观察。但是，如果只是为了搜集更多的数据，甚至是恶意创收，就毫无节制地增加患者随访负担的话，那就不仅仅是不极简的问题了。

胸廓畸形患者的手术是一种结果相当稳定的手术，只要出院时患者的一般情况没问题，出院之后多半不会有严重并发症。因此，对于这些患者来说，随访完全没有必要过于频繁，且随访的内容也应该相当简单。胸廓畸形位于外表，手术效果的评价重点也是看外表。如果术后有任何意外或者并发症发生的话，首先会在外表上表现出来。正是因为这样的缘故，我始终认为，随访过程中，如果没有特殊的问题发生，肉眼观察胸廓的形状可以是唯一随访内容。至于 X 线或者 CT 检查，如果没有形状的异常，根本没有必要施行。对于这样的观点，我相信任何真正理解这种手术精髓的医生应该都会认可。那么，既然肉眼检查就可以完成的随访工作，是不是一定要让患者从数千里之外来医院做复查呢？这种做法真没有必要。要知道，在资讯手段高度发达的今天，患者可以通过很多途径将自己胸部的照片或者视频传递给医生，医生和患者甚至可以直接视频交流。当医生可以跨时间和空间完成对患者的随访时，传统的随访理念就需要改变了。如果依然要患者千里迢迢赶往医院复查的话，就实在太不合适了。我不想说他们另有所图，单就观念来说，他们的做法就非常落伍了。如果医生连观念都落伍的话，谁敢指望他们能做出非常好的手术呢？

其实，随访也是医生自信心的一种体现。如果医生对自己的手术足够自信的话，就不会要求患者频频复查。如果手术没有问题，那为什么要复查？这应该是医生不希望听到的患者的质疑。正因为如此，谨慎的医生也不应该安排太多复查。而非常遗憾的是，现实中很多医生似乎太不在乎患者的想法，这要么是盲目的自信，要么就是糊涂。但不管怎样，如果医生根本不在乎或者从没有想到这样的可能，那便只能说是另有所图了。

在平时的工作中，我们从来不要求患者返院随访，不但不要求，而且还会特别强调，有问题可以通过微信或者电话联系，千万不要动不动就来医院复查。我们的做法会令患者和同行都感到诧异。大家之所以感到不解，是因为不了解我们如何做随访。

为了方便，我们会与所有的患者保持微信和电话联系，患者出院后可

406

以 24 小时全天候与我们进行沟通。从接诊的那天起，这样的热线就已经开通，且不会因为患者出院而关闭，这对于双方的交流无疑非常重要。患者只要有任何不舒服，都可以第一时间向我们寻求帮助；而当我们想了解患者的病情时，也可以随时与患者进行交流。我们以这样的方式做随访，最大限度地方便了患者，无疑会比那种当面随访的做法更受欢迎。

有人担心如此交流会明显增加工作量，这其实是一种误解。事实上，这并没有明显增加我们的工作量，因为胸廓畸形患者出院后几乎不会有太多的异常，患者也极少会通过微信或者电话对我进行信息轰炸。这种表面看似工作量极大的随访方法，实际操作时却相当省时省力，是一种极简的随访方式。

胸廓畸形手术只要没有失误，术后患者就极少会发生并发症，因此一般在返院取钢板之前根本不需要返回医院做复查。这样的做法对于一些专门搞科研的人士来说也许会有些遗憾，但是，我们并不认为我们这样做就不能做科研，只不过我们观察的指标与那些所谓的科学工作者的指标不同罢了。我们的观点是，对于单纯的手术来讲，重要的不是罗列数据，而是看手术后的效果。这才是最好也是最科学的随访指标。

必须强调的是，在我们的随访方法中，最大的受益者是我们的患者。他们从来不需要因随访而奔波劳顿，他们省了花费，省了麻烦，省了太多他们原本根本不需要付出的代价，也得到了安慰，得到了实惠，得到了随时随地的关爱，得到了幸福。而这一切全部都是免费的。正因为如此，我们的方法深受患者的欢迎。

如果将我们的随访模式与他人的随访做对比，其中的差异不言而喻。我们首先是将传统的随访活动变革为线上的随访，然后又将烦琐的内容简化为最简单的问诊与视诊，这使得传统的随访活动得到最大程度的简化。我们的内容虽然极其简单，却具备了最根本也是最必要的功能。因此，这种简化是一种非常高效的简化。由这些特征可以看出，我们对随访行为的变革完全符合极简的法则，是一种非常合理的理念与方法。

我始终认为，任何医疗活动都应该有度，在一定程度制约下进行的医疗活动都是可行的，但是，如果超出了这个制约，就会受到质疑，工作的性质就会改变，那样对患者是不公平的，他们将成为最大的受害者。

发明与设计

　　人类文明有悠久的历史。文明之前的状况是原始的、荒蛮的。何谓原始？没有人活动的痕迹就是原始。而人的活动是有目的的。当人懂得如何使用工具为自己的目的服务时，文明便开始了，人类发明的历程也便起步了。

　　发明是人区别于动物的重要标志，是人以自己的智慧设计或创造出前所未有的新东西，使之为人服务的实践活动。由这个表述可以看出，发明有三个基本要素：其一，一定是新的东西；其二，一定是有用的东西；其三，一定是人设计或者创造出来的东西。三个要素缺一不可，否则就不能构成发明。

　　第一个要素是新的东西。所谓新，就是以往不存在的东西。以往存在的东西要么是大自然已有的东西，要么是别人早就设计出来的东西，如果拿过来当自己的发明，那等于是抄袭，也叫侵权。所以发明最鲜明的特征就是前所未有。这是其最重要的标志。

　　第二个要素是有用的东西。人是有智慧的动物，可以按照自己的意愿随心所欲地设计出很多东西。但是，这些东西不一定有用。发明是特指那些能服务于人的工作、生活、学习等实践活动，能满足人的某种特定要求的东西。所以有用是发明另一个重要标志。当然，在评价有用这个要素时，会有不同的标准。有的发明用途极大，有的发明则没有太大的用途。用途大的自然是好的发明，用途如果不大，则不是好发明，但不影响其发明的本质。

第三个要素是人的痕迹，也就是说，必须由人的智慧创造出来。这一点似乎不容易被理解。不理解其实也无所谓，因为发明之所以是发明，是因为在创造这个概念的时候就已经强行做了规定：发明必须由人来完成。按照新的与有用的标准，在自然界中可以找到很多这样的东西。这些东西首先很有用，而且第一次走进人的视野，是新的东西，似乎可以被当作发明，但实际上却并不是，这只能算是发现。发现与发明最大的差别就是人的活动。发现的过程中没有人用自己的智慧加工的过程，而发明则必不可少。

临床医学是人类一项非常伟大的实践活动，我们平时使用的几乎所有东西都是发明的结果。这些东西不管多么微不足道，都具备了发明的三大要素。比如最常用的听诊器、体温计、注射器、手术刀，都曾是新事物，都是被人设计的，都十分有用，因此都是发明。

任何一种发明的用途都是鲜明的，但用途会随着时间的推移而改变。一件以往非常有用的东西，经过一定时间的使用，也许会丧失用途而变得无用。这样的东西便不再被当作发明。但是，旧的发明无用了，会有新的发明出现。紧跟时代的步伐，是发明的一个鲜明特征。而这种特征恰好是其第一个要素的具体反映。

人为什么要发明？了解人发明的意图，是理解其各种要素的基石。如上所述，发明的基本要素之一是有用，这其实就是人发明的最朴素意图。当人还处于动物的阶段时，人的活动也有意图，那是为了维持基本的生命活动。但是人不会通过自己主动的有意识的活动制造一些可以服务自己特定目标的物件，也就是所谓的工具。没有这样的实践活动，人就不会进化为文明的人，人就还是动物。所以发明一定是服务于人的活动的，一定可以满足人的某种需求。而不管发明的用途有多大，只要用途存在，就可以将不可能的行为变成可能，就可以使难做的工作变得简单，就可以改变工作流程，提高工作效率。所以有用的另外一个表述就是可提高工作效率。那些将不可能变为可能的发明，则不仅是使工作效率提高，更应该是使工作效率发生飞跃。那是最有用的发明。

坊间有一种说法，认为发明是懒惰的人才能做出的事情。这种说法是一种调侃，但也有一定的道理。任何事情都不可能一帆风顺，都会有困难，需要人通过付出脑力或者体力去完成。懒惰的人是最不情愿付出体力或者脑力的一群人，他们时时刻刻都想偷懒。当因为偷懒便无法完成工作的时候，那些既懒惰又聪明的人便会行动起来，他们是最可能成为发明家的人。基于自己的设计，他们可以使自己的付出大大减少，同时又能完成该做的工作。他们提高了效率，简化了流程，使不可能的工作变得可能，使复杂的东西变得简单。他们因发明而使人类的实践活动变得极简，是极简法则的践行者。

人类有很多的实践活动，就像我们在外科的临床工作中每天要做的那些，有的工作非常烦琐，与极简法则完全不符；有的工作则非常简单简洁，是极简法则的体现。发明是人类实践活动中一项非常特殊的工作，与极简法则有着天然的联系。

其一，发明的基本理念与极简法则完全相符。发明是为了解决问题，是希望将不可能变为可能，将复杂的事情变得简单，这样的出发点恰好是极简法则的基本要求。

其二，发明的目的反映了极简法则的基本要求。发明是为了创造出有用的东西，有用最朴素的理解就是便于工作，既然工作因为发明而变得便利，变得容易实施，则一定是变得简单了。这正是极简法则对工作的一贯要求。

其三，发明实体的改进符合极简法则的要求。发明是为了解决问题，而早期的发明实体往往并不简单，有的甚至非常复杂，比如第一代的计算机，第一代的蒸汽机车，第一代的照相机，都是相当复杂的设计。但是，每一种发明都会沿着极简法则的方向不断改进，实体会变得越来越简单，操作会越来越方便，效率会越来越高，效果会越来越好。这一切恰好顺应了极简法则的要求，是极简法则的体现。

其四，发明前进的方向与极简法则的要求相符。发明的最基本动力是需求。人活在世界上，会有各种各样的需求。只要有需求，就为发明提供了可能。人的需求层次会有不同，不同时期会有不同的需求。需求不断变化，发明也会随之而变，这便是创新。创新是发明的灵魂，而极简法则的灵魂其实也是创新，因为创新而更高效，更简洁，发明与极简法则因创新而统一。

如上所述，临床中的每一样东西几乎都是发明，这些发明其实都与极简法则有关联。就拿注射器来说，这种发明就是极简法则的体现。在注射器第一次被拿出来供医护人员使用的时候，也许没有人认为这是个极简的东西，有人甚至会觉得操作复杂，有风险，不愿意接受。但是，客观地说，这个东西依然符合极简要求。之所以做出这样的评价，是因为任何评价都需要参照，都需要有一个对比的标准。将注射器的操作与以往那种口服的治疗方法来对比，确实复杂了许多。但是，如果将治病的整个过程作为参照的话，就会发现治疗因为注射器的发明而变得更高效、更便捷，因此这当然是极简法则的体现。其他的发明也是同样的情况。比如胸腔镜的手术，与一般的开放性手术相比的话，似乎是非常复杂的。但是，如果将整个治疗效果作对比的话，结果便一目了然了。尤其当所有的胸外科医生都能熟练掌握胸腔镜技术之后，其极简的特性便表露无遗。

发明都是新的东西，作为新生事物，新发明出来的东西都需面临一个被人逐渐接受的过程。在出现的早期，也许不被人认可，没有太大的作用，不能充分体现极简法则的要求。但是，随着认识的加深，如果发明能最终被大家认可，则一定是其用途或者好处被看到了。有用的东西都是解决问题的东西，都满足了人的需求。从这个角度看，这些东西便一定是极简的。所以看待发明应该有一个辩证的观点，既要看到发明的复杂性，又要看到其极简的本性。

发明是有用的东西，好东西，新东西，正因为发明有了这些鲜明的标签，才会受人关注、受人欢迎。有人欢迎与关注了，发明者就会收获名气和利益。而人是最喜欢追逐利益的动物，当发明可以一本万利的时候，很多人便会趋之若鹜。

积极投身于发明事业是一件好事情，是社会进步的动力。但是，因为看到了发明带来的利益，有的人就会为了逐利而打着发明的旗号做一些自认为是发明的东西。这些东西一旦被做出来，便会被吹嘘得格外神奇，而事实上却毫无用途。这样的东西如果被当作发明的话，那一定是伪发明，不是真正的发明。

伪发明打着发明的旗号出现在人们的视线里，往往具有极大的欺骗性。由于人不可能清楚所有专业的知识，如果有人利用其专业知识搞伪发明的话，欺骗性就更强。

各行各业都有伪发明，而重灾区似乎一直在医疗行业。如今，在电视、电台、报纸及厕所的墙壁上经常可以看到所谓的专利产品与发明。一般的民众没有医学常识，不懂得如何甄别，很容易上当受骗。大家受骗的原因就是看到了发明这样的名称，但那其实不能算作发明。

真正的发明都是有用的，临床外科工作中的很多发明确实都有用。但是，如前所述，发明的用途却不完全相同。有的发明非常有用，有的却只有一丁点的用途。后者虽依然是发明，却不是好的发明。

举个例子，有一种专门用于做荷包的钳子，就不是个好发明。缝荷包本来是一个非常简单的操作，用此发明虽然也可以完成荷包缝合的操作，也就是说确实有用，却并不好用，这等于是把简单的操作复杂化了。这样的东西如果说是个发明的话，一定是最拙劣的发明。如果考虑到对工作的影响，甚至与极简法则的冲突的话，几乎可以当作是伪发明。

另外一种东西，比如胸外科有一种关闭胸骨切口的蝶形钢板，也有类似伪发明的意味。按照最传统的关胸骨切口的方法，如果直接用钢丝进行缝合，操作并不复杂，效果也很确切，且皮肤切口缝合后不会有明显的钢丝痕迹，这将有利于切口的愈合。这种蝶形钢板设计的初衷当然是想简化操作，获得更好的效果，但实际上操作不但没有变简单，反而更复杂了。另外，由于钢板过厚，其会在皮肤缝合结束后明显凸出于皮肤表面，不仅影响愈合，还会影响美观。再者，这种钢板的固定效果不一定牢固，这是此钢板最大的弊端。一种号称为发明的钢板，如果其使用比最传统的钢板都更复杂且无法保证效果的话，这所谓的发明就值得商榷了。

胸壁外科是一个从古老的胸外科中走出来的新专业，这种出身使其工作必须既有继承又有创新。继承是一个去伪存真的过程，以往好的东西要保留，糟粕的东西则要去除。创新本身便意味着发明，所以在胸壁外科的工作中，发明是一个常态，没有发明，就不可能有活力。

胸壁外科中的很多手术都是以往就存在的手术，比如 Nuss 手术，就是一个较为古老的手术。与传统的开放手术相比，这种手术是一个创新。围绕这个创新，很多手术材料和器械被发明了出来。可以说，这些发明是非常有意义的工作。但是，任何发明都不是十全十美的，都有其局限性，都会有弊端，这恰好是不断改进不断有新发明出现的源泉。

就拿 Nuss 手术最经典的钢板来说，其设计就有很明显的缺陷。这种缺陷主要表现在两个方面：其一是钢板两端的凹齿，其二是专门用于固定的短固定板。这种钢板的设计初衷是好的，凹齿可以用来放置钢丝，更便于固定；短固定板与主钢板垂直，刚好与肋骨走向垂直，可以使固定简化。如果不考虑手术现场的各种操作，比如放钢板的过程和取钢板的操作，也不考虑肋骨实际走向的话，这种设计是合理的。而在实际的手术中，其弊端便显露出来。这些弊端为其他发明提供了理由。

在随后的发明中出现了三种产品。第一种是韩国人 Park 发明的材料，该材料消除了主钢板两侧的凹齿，并用一种绞索结构替代了短固定板。这种产品有了明确的优势，但固定的方式却不尽理想。第二种产品来自中国，钢板被设计成一端固定、另一端游离的特殊形状，以期通过一个切口完成操作。这种设计不能说没用，其鲜明的特征就是将切口数量减少了，可通过一个切口完成操作。但是，手术风险及钢板的使用范围却令人担忧。第三种产品也来自中国，号称是超微创设计，这种设计只能算是形状上的改变而已，不但创伤没有减小，反而使手术更复杂，因此同样有很大的问题。

以上三种产品都是所谓的发明，都有一定的用途，而如果用极简法则来评价这些产品的话，会得出不同的结论，有的产品甚至会遭到批判，被视为伪发明。

在 Nuss 手术相关的器械中也存在类似的问题，比如钢板的塑形钳，本来已是一个非常巧妙的设计，有的产品还将手柄设计得非常短小，这样虽然看起来小巧玲珑、十分可爱，但使用起来却非常不便。其设计中最不科学的地方是采用了极其短小的力臂，力臂直接决定力矩，不考虑力矩，就会让塑形的操作变得极其困难。很显然，这种器械的设计者更适合做艺术品设计，而不适合设计手术器械。

还有一种有问题的设计，就是翻转扳手的设计。为了使用方便，有的产品提供了不同弧度、不同角度以供选择。这种眼花缭乱的选择也许可以满足不同患者的需要，但选择太多的时候也许会适得其反，反而无从选择。这也不符合极简法则的要求，所以也不是好的设计。

另外一种设计也存在这样的问题，那就是导引器。有的产品会提供不同弧度的导引器，以方便医生使用。在具体操作中，确实需要不同的弧度，但是，在操作现场有塑形钳的情况下，导引器的弧度本来是可以通过塑形钳来轻易改变的。如果将这样的因素考虑进去的话，太多的选择就多余了。这同样不符合极简法则，因此这也不是好设计。

Nuss手术最大的风险是会损伤心脏，只要这种风险存在，就为发明提供了理由。有一种发明是专门为改善视野而发明的，是在导引器的尖端装上镜头，使整个过程在可视状态下完成。理论上讲，这种设计很高明。但是，如果结合手术的具体操作来分析的话，便是多此一举。这种设计用于轻度的漏斗胸是可行的，而轻度的漏斗胸即便用普通的胸腔镜甚至像我们那样不用任何镜子也可以轻易完成手术，因此对于轻度的漏斗胸来说也是没有意义的。而对于重度的漏斗胸来说，由于心脏大面积紧贴胸壁，即便导引器尖端有了镜头，也绝对看不清楚，这意味着此发明徒有其表，毫无使用价值。

当人们将一些高精尖的技术用于一些发明中的时候，常会有极大的欺骗性，这就如江湖郎中动辄将量子力学理论、纳米技术用于膏药一样，听起来高端大气上档次，实际上却毫无作用。

我是一个喜欢动脑的医生，在过去的工作中，我已经取得了60多项专利。除了这些专利外，我还做了很多改进和尝试。我做的工作不一定会被所有人认可，但有一个底线我是始终恪守并敬畏的，那便是极简法则。如果一个设计背离了这个原则，我宁愿不去尝试，想都不会去想。

另外，我还设计过很多新手术，这些手术经常需要一些特殊的器械和材料，这为发明提供了理由。为了满足新手术的需要，我曾申请过多项专利，有的已经有了现成的产品，这些产品很大程度地满足了手术的需求。但是，像所有的发明一样，任何产品都不可能完美无缺，随着使用的开展，一些现实问题会被发现，这就为下一次发明奠定了基础。

胸壁外科是一个新专业，新事业，正因为新，所以需要更多的创新，也需要更多的发明。但是，要想把这些发明做得更合理，一方面要严格依照发明的要素做工作，另一方面要时刻牢记极简法则。两者结合完美了，就相当于给理想与信念插上了理性的翅膀，做出来的设计一定会非常有用。

为了做好设计与发明，应该做到如下要点：其一，有用更要能用。能用指的是原理上合情合理，符合科学规律，能解决手术中遇到的大问题，且不会造成巨大伤害。这是发明存在的基石。其二，有用更要实用。实用指的是开展起来较为便利，不需要特殊的条件，没有太多限制和要求。其三，有用更要好用。好用指的是操作方便，不需要太多的培训，不需要过多的准备，没有太大难度。

有用，能用，实用，好用，都是紧盯着使用下功夫。如果外科医生能紧紧围绕手术技术、手术器械、手术材料的使用做工作，那么他们都可能成为发明家，都可以将自己的手术做得得心应手，都会成为了不起的外科医生，都会成为极简法则忠实的践行者。

数字材料

胸壁外科是一个特征鲜明的专业，由于相关疾病全部位于体表，因此手术具有两方面的属性：一个是治病的属性，另一个是整形的属性。治病的属性一般要求尽可能清除病灶，而病灶往往并不孤立，不仅会侵犯正常结构，甚至还可能彻底破坏正常结构，因此，从治病的角度看，这样的手术多具有破坏性。这就是说，切除病变组织不可避免地要切除正常结构。而整形的属性则恰好相反，需要尽可能保护正常结构，使术后胸廓的外观尽可能维持正常。胸壁外观的正常形状需要通过两种结构来维持：一个是皮肤，一个是深层结构。深层结构的重要内容是骨性结构。骨性结构如果被侵犯或者被切除，胸廓的正常形状便无法维持，所以骨性结构的完整性是整形的基础。在实施胸壁外科手术时，治病的属性往往是第一位的。为了治病，胸壁的有关病灶必须切除。如果同时考虑整形的属性，就必须对切除的结构做修复，否则将严重影响术后的外观，不可能获得令人满意的效果。

骨性结构是胸壁的基本支撑。要想使胸壁有完整的外观，骨性结构的修复是最重要的内容。骨性结构的修复需要特殊的材料，这些材料可以来自人体自身，即从身体其他部位切取自体骨性材料移植到胸壁来修复缺损。但是，自身的材料毕竟有限，而且如果移植到胸壁，则其他部位将会出现结构的缺失。另外，身体其他部位似乎也很难提供大量能满足胸壁缺损修复的骨性结构，因此用于修复的自身材料非常有限。自身材料有限，理想的材料就只有人工材料了，这几乎是胸壁外科手术中的唯一选择。

胸壁外科包括5种基本疾病，5种疾病的手术虽然都有整形的属性，具体的内容和要求却不同。畸形与创伤的整形更注重塑形，即改变骨骼的形状。畸形本就是骨骼形状出现了问题，因此手术的目的是改变骨骼形状，使其恢复正常。此时的骨骼并不缺失，因此不需要额外修复，这种手术的实质是塑形。对于创伤，需要重点处理的是骨折。骨折如果发生错位，手术的目的就是复位与固定，这依然是塑形的内容。如果没发生错位，原则上不需要手术，也就谈不上塑形了。不过，即便此时需要手术，固定也应该属于塑形的范畴。胸壁缺损由于存在骨性结构的缺失，因此重建是该手术的重要内容。胸壁肿瘤需要将胸壁结构切除，切除后胸壁将出现局部缺损，此时整形的重点也是重建。胸壁感染的手术常涉及骨性结构的切除，同样需要考虑重建。由此可以看出，胸壁疾病种类不同，整形的重点也不同。

塑形和重建是两种性质不同的手术，但又有共同的特性，那便是都需要特殊的材料。手术的性质不同，需要的材料也就不同。创伤和畸形需要的是塑形材料，缺损、肿瘤、感染手术需要的则是重建材料。原则上讲，两种材料应该有很大的差异，是从不同角度满足手术的需要，而在实际操作中，材料的制作有时难以达到理想的目标，于是两种材料的界限也便不是那么分明了，很多时候材料的使用会有交叉。也就是说，用于塑形的材料有时会用于重建，而用于重建的材料也会用于塑形。目前临床上常用的塑形材料包括各种合金板，比如 Nuss 手术钢板、肋骨的接骨板，以及一些特殊的材料，比如 MatrixRIB 板等。这些材料在临床中使用较广，可以获得较满意的效果。相比之下，重建材料的情况并不乐观，既有的重建材料种类繁多，有钢板、钛网、有机玻璃、骨水泥、各种合金材料等。这些材料各有特点，各有用途。但这些材料都有明显缺陷，比如材料的形状、大小、结构等，常常不能满足手术的需要。仔细分析这些缺陷，最大的问题是缺乏个性化的考量。以往的材料都被制成固定的规格和大小，实际应用时，需要根据操作的需要临时做修整。这样的用法虽有其便利的一面，但对于一些较为复杂的重建来说，可能无法满足手术的需要。这就是说，这些材料缺乏个性化的设计，所以就不可能最大限度满足特定患者特定手术的需求，手术就不可能做得足够精细，最终也便无法得到令人满意的效果。

胸壁外科手术需要重建材料，而以往的材料不能很好地满足手术需求。这样的需求会化作强大的动力，在动力的刺激下，新的材料必然会被研发出来，于是重建材料的状况便随之发生了改观。

首先被研制出来的是3D打印材料。该材料是针对患者病灶特征设计的一种个性化重建材料。其主要的方法是，先获得患者病灶的具体数据，然后利用三维重建技术制作数字化模型，在此模型基础上再模拟具体的手术操作，根据手术需要设计重建材料，最终利用3D打印技术制作出手术所需要的产品，满足手术的需要。

由3D打印材料加工的过程可以看出，这种材料始终针对患者的病灶和手术需求进行设计，具有鲜明的个性化特征。与以往的材料相比，这种材料更能满足患者手术的需要，因此被认为是重建材料的一场革命。但是，任何材料都不可能十全十美，3D打印材料同样有缺陷。就概念本身而言，3D打印强调的是输出端的技术，而没有体现出前端大量数据处理的内容，这使得数字处理这个重要的步骤被忽略。而从技术的角度来分析，打印强调的是一次性成形这种属性，并没有强调个性化设计的特性，打印的产品可能会非常"生硬"而不能全方位满足手术需要。花费的代价很大，最终的产品不一定好用，是3D打印材料真正的硬伤。

3D打印的材料有缺陷，但提供了一种有价值的借鉴，那便是通过数字化处理获得个性化材料的理念。这样的理念富有建设性，如果能基于此理念对材料制作流程和方法进行改进，则很可能做出更好的产品。经过大量的技术攻关，新一代的修复材料终于问世，那便是专门用于胸壁重建的数字材料。

数字材料是我们提出的一个新概念，此概念与以往的材料都不同。该材料是对患者胸壁结构的数据进行精确分析模拟后，按照手术的具体要求采用特殊工艺制成的重建材料。广义的数字材料包括所有依据数字信息加工的材料，3D打印材料也是其中的一种，除了这种材料外，常见的数字材料是利用数控机床加工的材料，目前临床上使用的定制材料就是这种材料。

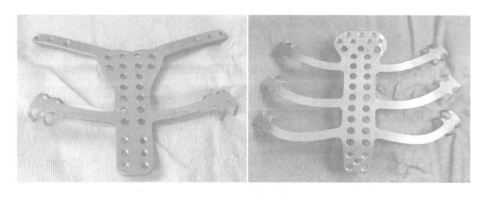

图31 数字材料

数字材料的制作需要 5 个基本步骤：①获取患者胸壁数字信息，获得精确的原始数据；②三维重建数字模型，显示病灶及周围结构的三维图像；③模拟手术场景，明确切除范围、切除结构、重建范围、重建方法；④设计重建材料，获得精确数据；⑤准确输出数据，加工修复材料。

由上述流程可以看出，数字材料的制作包含了三个关键词，即数据、模拟和加工。三个关键词从不同角度对数字材料的基本特性进行了解释。

第一个关键词是数据。数据是数字材料的灵魂，在其设计与加工过程中，每一个环节都以数据为基础，由此使与之相关的各种特性都表露得格外清晰。

任何手术都可以看作是一门技术，更是一门手艺，很多时候手术的开展凭借的是医生个人的经验，经验性的东西在手术操作过程中往往显得弥足珍贵。但是，经验不能排斥科学，医学本身就是关于经验的科学，因此科学性始终是医疗行为的根本。数字材料制作的每个环节都紧紧围绕数据来进行，这些数据直接来自患者，不仅包括病灶的数据，还有大量与之相关的机体结构的数据，这些数据为材料的设计提供了最直接也是最可靠的依据，由此奠定了其科学性的基础。而在数据处理的过程中，又始终依照科学的程序进行，既符合逻辑，又符合生理，还能满足手术的实际需要，这使数字材料的科学性得到最大程度的体现。

制作数字材料的过程中，数据直接来自病灶，因此是最原始也是最翔实的数据。建立在此基础之上的数字材料，能最忠实地反映手术的需求，因此具有极强的准确性。这就是说，数字材料可以最大程度地根据手术的实际需要进行设计，二者可实现高度吻合，完美对接。

　　数据还确定了数字材料的另外一个特性，那便是精细化。目前临床上获得的数据均为高分辨率的 CT 图像数据，扫描的层面厚度一般为 0.8 ~ 1.0mm。胸壁外科手术中，如果涉及重建手术，重建的范围往往较广，一般会在 10cm 左右，有的范围甚至更广。相对于手术重建的范围，CT 扫描的厚度显然足够精细，这使数字材料从根本上具有格外精细的特性。而依据精细的数据采用精细的加工工艺制作的材料，每一个环节都忠实地记录并刻画了病灶的本来面目，因此产品必然非常精细，最终精细成了数字材料的鲜明特性。

　　除了上述的特性外，数字材料还有另一个鲜明的特性，即个性化。数字材料的个性化体现在两个方面：其一，特殊患者个体的个性化设计；其二，具体病灶的个性化描述。在数字材料的加工过程中，每一份数据都来自特定患者，不同数据代表了不同人的尺寸，因此数据是专一的、定向的，不是随意的。而数据又直接指向特殊的病灶而不是其他结构，故目标更明确、更精准，更能体现出个性化的特性。

　　数字材料的制作过程中第二个关键词是模拟。模拟的过程首先是一个模仿的过程，其次是拷贝的过程。不管是模仿还是拷贝，都可以使最终的结果更能满足病灶手术的需要，由此也更能体现出材料的科学性、准确性、精细化、个性化。

　　加工是数字材料制作过程中第三个关键词。强调加工是为了突出材料制作过程中输出端的作用。一般的 3D 打印材料的最终输出端为打印，数字材料的输出端步骤涵盖范围更广，包含所有直接加工产品的工艺。其中的某些工艺可能比 3D 打印更精准、更完整，更能体现个性化的特性。

　　重建材料的最终用途是手术，是为了替代人体的结构，而人的结构在很多时候是有功能的，因此最终的材料还必须考虑功能的因素。比如胸骨、肋软骨、肋骨、锁骨等多种结构遭受损坏时的整体重建，除了考虑简单的缺损重建外，功能的修复也是需要重视的内容。就拿胸锁关节来说，如果不考虑功能，则可能在术后给患者带来不适，因此功能的问题必须考虑。为了使功能得到体现，在制作重建材料时可能需要设计出特殊的结构，比如人工关节，这是数字材料最后的加工工艺中需要完成的，而单纯的 3D 打印工艺很难完成这样的工作。3D 打印做出的材料是一次性成型、结构固定的材料，一些特殊的结构不大容易被打印出来。数字材料的加工工艺可以是人工的，既然是人在做，就可以根据手术的需要进行特殊的设计，将更多适合操作的因素考虑进去，最终使材料更便于手术。由此可以看出，与一般的 3D 打印材料相比，数字材料的加工制作可以更加灵活，具有更强的实用性。

2019 年 6 月 27 日，我们在国内率先开展了数字材料的胸壁重建手术，该患者为胸壁肿瘤术后复发，病灶范围广，胸壁破坏严重。经过精心设计，我们根据肿瘤的范围和手术的特征加工出了理想的数字材料。在具体操作中，该材料与缺损完美对接，使重建手术顺利完成，获得了令人非常满意的效果。在随后的临床工作中，我们将这种材料广泛应用于各种重建手术，均获得了良好的效果。

数字材料融合了先进的理念，以数据为依托，充分体现了各种优越性，可最大限度满足手术的需要，从理论上讲，应该算是一种理想的修复材料。但是，这种材料也存在争议，主要表现在如下方面：

其一，材料制作门槛过高，不适合广泛应用。在数字材料的整个制作过程中，从数据采集到产品最终加工成型，都需要很好的技术和条件，一般地区和医院很难有这样的条件。没有条件就无法开展工作，也就没有办法使技术得到推广。

其二，材料制作时间过长，十分耽误工夫。从采集数据到最终完成加工，通常需要一周甚至十天的时间。而采集数据一般不能在院外完成，患者必须住院，这将使住院时间一定程度延长。漫长等待对患者来说不是一件好事情，不仅耽误治疗，还会增加费用，并且，有的疾病也不允许慢慢等；而对医生来说也不是好事情，因为正常的医疗工作会受到很大影响。

其三，价格较为昂贵，不能常规使用。由于数字材料涉及很多高科技的因素，而且需要很多特殊的环节和步骤，因此往往需要不菲的花费。材料费用过高，也不利于推广。

综上所述，数字材料既有明确的优越性，也存在一定的不足。那么，怎样才能合理利用该材料，使其价值得到充分体现呢？我们认为需要做如下的工作：

其一，合理选择患者。考虑到数字材料的不足，在选择患者时需要非常谨慎。对于局限于肋骨的缺损，由于有其他的制式产品可以使用，因此可以不考虑数字材料。而对于涉及多种结构的大面积缺损，比如胸骨连同肋软骨、肋骨的缺损，由于现有材料很难获得理想效果，因此最合适的选择应该是数字材料。

其二，合理优化流程。制作时间过长是数字材料的一个弊端，那么要想加快速度，必须优化整个流程。流程合理了，效率就会加快，就不会太耽误功夫。

其三，科学模拟手术。个性化设计是数字材料的灵魂，要想尽可能满足特定患者特定手术的实际需求，要求整个过程尽可能客观，尽可能去除人为因素的影响。在制作流程中，数据本身是客观的，但其他过程都是主观的，都会受到主观因素的影响，于是便会形成很大的矛盾。那么怎样才能尽可能客观呢？这便需要充分调动人的能动性，具体的方法就是严格按照科学的原则做事情。只有当每一个步骤都做得科学了，主观的不利影响才能降到最低水平。

其四，紧贴临床需求。制作数字材料的最终目的是将其应用在胸壁的缺损处，这是其唯一的用途。因此，所有的制作环节都必须紧紧围绕临床需求进行。临床需求得到最大限度满足了，做出的东西才能用，才好用，才实用。

数字材料是一种新材料，是一种新生事物。新生事物都有极强的生命力，是一些积极的、上进的、理想的因素促成的结果。这种材料要想满足临床的需要，一个基本的原则不能忽视，那便是极简法则。但是，从很多方面看，数字材料表现得似乎并不极简。首先，从加工过程来说，整个过程不仅费时而且烦琐。其次，从外科医生的工作内容来看，外科医生必须参与数字材料的制作过程：搜集数据，模拟手术，提供建议，监督加工，而其本来是只负责手术的，如今却要做这么多额外的工作。如果医生自己表示做了十分极简的工作，那大概是为了安慰自己受累的心罢了。

对任何问题的看法都有两方面，当看到制作过程的繁杂时，也应该看到繁杂的原因和意义。在一般的胸壁外科手术中，如此费时费力的材料也许真的太烦琐，如果让医生选择，其也许更乐意选择其他古旧的材料。然而，胸壁外科的手术不总是简单与微小，很多时候会非常庞大，大到找不到现成的材料做重建。比如前胸壁的大面积缺损，当胸骨、锁骨、肋软骨、肋骨等一众骨头都缺损而需要一并做修复的时候，如果找不到其他可以选择的材料，唯一可以选择的只有加工极其费时费力的数字材料时，能怎么办？难道依然要嫌弃这材料不极简吗？

其实，审视一种新生事物时，一分为二地看待它，也许就会发现值得自己包容的东西。虽然数字材料的加工过程十分不极简，但最终加工出来的东西却是一个集多种结构于一体的、统一的、简洁的、便于手术操作的东西。这样的东西虽然加工起来复杂，但是使用起来却可让手术变得更简单，这难道不是极简的内容吗？

其实类似的例子在其他行业中也随处可见。比如最常见的计算机，计算机的设计加工比数字材料更复杂、更耽误工夫。但是，用户使用后，却能大大提高工作效率，很多事情都变得很简单，难道可以说这样的行为不符合极简法则吗？

极简的特性之所以受到怀疑，可能来自医生的参与。医生参与加工的事宜过多，就会影响医生使用该材料的体验，所以才会否定材料的极简。但是，对于数字材料这个新生事物来说，早期用户参与进来并不奇怪。我们有理由相信，随着数字材料制作过程的不断成熟，外科医生参与的工作会越来越少，最终必然可以完全脱离材料加工的过程。到了那时候，也就是产品完全成熟的时候，医生会成为真正的单纯的用户，必将尝到极简产品的甜头。那才是极简法则为外科医生带来的美好结果。

敬畏与习惯

医生，尤其是外科医生，其行为分分钟关乎人的性命。因此，做工作的时候必须有所敬畏。敬畏的东西首先是法律法规，其次是医疗护理常规，再次是各种特殊的制度。这些规矩都认真遵守了，医生才有可能是一个合格的医生。但是，这样的医生是不是非常优秀还要看其他方面的素质，其中对极简法则的敬畏，也是考验医生水平的一个尺度。

医院的手术室是一个多学科交流的场合，很多医院的手术室会有一个共同的现象，即手术室人员分享各专业科室工作的情况。这可以说是每个科室工作作风的集体展现。有的科室手术非常快，有的科室则恰好相反，拖泥带水，啰里啰唆，两种科室形成鲜明对比，给人留下截然不同的感觉。

在我们医院，胸壁外科是所有外科专业中行动最快的科室。为什么会快呢？原因很简单，是因为简单，也就是说符合极简法则。手术做得简单而快捷时，医生自己开心，手术室的医生护士也开心。而手术室人员总会拿我们的手术与其他科室的手术相比，此时某个科室某个医生的手术就会拿出来被"批斗"。这医生来自某个外科，很早就获取了正高职称，但做起手术来极其磨蹭，别人做两个小时的手术，他可能需要做一整天。为什么会这么磨蹭呢？难道是他的手术比别人的更精细吗？完全不是，不仅不精细，反而更粗糙。因为粗糙，手术细节没有章法没有条理。操作条理不清时，自然会耽误很多功夫。

自己手术的时间明显比别人的时间长，按理说，这样的医生应该会有很大的压力。我听说很多护士在台上都会对他的操作提出批评，我相信他也知道大家对他手术的看法。但令人感到惊奇的是，多少年过去了，他从来都我行我素，该磨蹭还磨蹭。这医生是博士出身，理论方面我不能说他没有，他甚至还可能有较强的辨别是非或者好坏的能力。那么对于手术磨蹭这个问题的好坏，相信他是十分清楚的。但是，他多少年如一日地依照他自己的步调做着手术，并没有理会别人对他的批评，这倒是令人想不通了。

我在想，这个人如果不是正高职称，如果只是一个住院医师或者主治医师的话，其上级医师一定会强行改变他的这种坏毛病。而十分不幸的是，他年轻的时候并没有养成好习惯，等到已经晋升正高职称，没有人再敢指责他的手术时，便彻底学坏了。也不能说他是学坏了，我倒认为他是缺乏一种敬畏，也就是对极简法则的敬畏。他不怕自己因为不极简而遭别人鄙视，不在乎别人的冷眼，于是便彻底放任自己了。其实别人没有必要批评他，只是他这样的做法会使别人不舒服，不仅患者会因为过长的手术时间而受损失，连那些与他同台手术的麻醉医生和护士也都深感煎熬，于是每个医生护士都不愿意和这样的医生搭台。

在我们医院的所有科室中，胸壁外科的手术做得最快。除了速度快之外，我还对科室医生提出要求，一定要尽早进入手术室。每天早上我们交班时间极短，一般不会超过 5 分钟。我会要求我们科室的医生在 8 点半之前一定要到手术室。这样的速度当然会受到手术室人员的欢迎。

我们科室的手术总会以最快的速度完成。我们自己不希望和别的科室做比较，但是，手术室的人员会做比较。没有比较就没有进步，与我们科室相反的是另外一个科室，几乎是反面的典型。此科室在手术室很出名，但不是因为技术出名，而是因为拖沓出名。一般的科室都会在 9 点前开刀，但这个科室却长期在 10 点以后开刀。所以，经常看到的景象是，我们的手术已经完成两台了，他们的手术间里麻醉医生和护士还在焦急等待。即便患者已经麻醉成功躺在手术台上，也依然要望眼欲穿地等待这个科室的医生。这种景象着实令人感到愤懑，但没有人能改变。这个科室的医生在主任的带领下，永远是不紧不慢、慢慢悠悠地做手术。后来我了解到，这个科室每天早上的交班会持续很长时间，有时会到 10 点左右才结束。交班这么漫长，肯定是有很多事情要做。先不说这些事情是不是应该在这个时间段做，也不说这些事情是不是应该以最快的速度完成，且说这种行为本身，似乎就无法让人接受。

全院的手术都是在一早进行的，手术室要在一早安排第一台手术，他们的医生不进手术室，不仅会耽误他们科室患者的治疗，耽误手术室医生护士的工作，最重要的是将浪费一个手术台，他们不做手术，别的科室也不能利用他们科室的手术台做手术。即便他们自己的工作做得合情合理，对于医院整体工作来说，这种做法也是不合理的。我听说手术室的人员多次与这科室的主任交涉，希望他们尽早进手术室，但最终都没有用。医院分配手术室的原则是，每个科室固定手术室，他们不来，别的科室也不能用。这成了他们为所欲为的理由。他们之所以如此不讲究，如此肆无忌惮，原因其实很简单，那就是缺乏一种敬畏。首先是对医院规章制度的敬畏，其次则是深层次的敬畏，比如对极简法则的敬畏。

每个医院都会有自己的拳头科室，科室的学术带头人说话经常会很大声。这样的人如果不是很出名的学霸，也经常会表现得如某种霸道的人士。人一旦真的霸道起来，有时候就会缺乏敬畏。像上面提到的那个科室，其主任也许真的把自己当成这样的人士了，于是不把规矩当回事，所以坏了科室的名声。

刚从学校毕业的那段时间，我曾在某个著名医院的心脏外科进修，当时也遇到一个非常霸道的主任。那个医院很讲究规矩，不同级别的医生等级分明，工作绝对不能越界。当时每个高级职称带一个组，有一个组的高级职称是其科室主任。每天早上这个主任要在办公室接待患者和家属，这是其多年来的习惯。患者少了，他可以早点抽身去做手术；患者多的话，就会很晚才能去。他同组的年轻医生会很早进手术室，麻醉科的医生护士都很配合，会很早做好麻醉，手术组的医生会开胸，建立体外循环，然后开始等这位主任。由于等级的问题，接下来的操作一定要由主任来做，即便最简单的房缺或者室缺手术，也一定要等主任过来完成，下级医生绝对不敢再往前做一步。但主任总是姗姗来迟，大家只好坐着等。等人是一件十分不爽的事情，在手术台等人的感觉更令人不爽。且不说台上等其主任的医生是怎样的不爽，如果想象一下患者的状况，则几乎要骂人了。患者的胸腔已经打开，体外循环已经建立，本来接下来的工作非常简单，可以很快完成，但因为大家惧怕主任，于是便不得不牺牲患者的安全而没完没了地等待。在这个科室中，等级意味着秩序，意味着规矩，大家对规矩都有敬畏。但是，在这敬畏的背景下，却映衬出其主任对规矩的漠视。因为他的漠视，手术时间被无情地延长，患者受了伤害，其他医生也跟着受煎熬。

上述几个例子是在手术室经常见到的场景。在其他场合，类似的例子也不少。比如学术会议的发言，几乎每一次会议中都会有此类不守规矩之人。

开学术会议时，内容往往较为丰富，会安排得满满当当，按理说此时对时间的敬畏尤其重要，不管是前面发言的专家，还是后面发言的专家，如果大家不守时，则会让所有与会的专家不舒服。像很多其他同仁一样，我经常会参加学术会议，这个圈子里有不少"极品"，几乎每次发言都要超时，而且是超得无法无天，肆无忌惮。

大会发言时，专家为了向与会人员展示自己的成果，想尽可能详细地介绍，心情可以理解。但是，考虑到时间的限制，专家应该对发言的内容有所取舍，把最精华最概要的内容拿出来与大家分享，而不应该事无巨细地耽误大家的时间。发言时间长了，就不简单了，就与极简法则相悖了，就遭人讨厌了。

如今的学术会议越来越多，参加的次数多了，就会发现很多会议的发言者越来越不守规矩，这与知识分子应有的严谨作风很不相配。为什么会有这样的问题呢？仔细观察，其实与个别人带头不守规矩有很大关系。

学术会议其实是一个江湖，发言的先后顺序都有格外的讲究。最开始发言的往往是最高级别的人士，随后按照地位的不同依次排列。如果这些先发言的人守规矩，则会开一个好头，下面发言的人多不好意思拖时间。但经常见到的景象是，一开始最重要的人士便不守规矩，本来安排30分钟，他可能会占用一小时。如此著名的人士都这样不守规矩的话，下面的人就会纷纷效仿。好端端的学术会议，最终会因为专家们的随意拖延而使大家都不舒服。很多经常参会的人会深有感触，开会经常比开刀更累。

在很多类似的案例中，对规矩的漠视总与某些个体的品质有关。如果某个有权势的人总是不守规矩，则会使整个团队或者集体的工作受到影响。面对这样的行径，周围的很多人会束手无策，即便知道其中的弊端，也没有能力改变。这往往是一种有意识的不守规矩，等于是知法犯法。知法犯法是一种丑恶的行径，所有人都会唾弃。

除了这种个别人的有意识坏规矩的事件外，还有另外一种情况，即无意识的坏规矩，这往往表现为一种集体的缺乏敬畏。

在大家的印象中，普通外科是最讲究操作技巧的。严格按照规定做操作，是外科医生的基本素质。但是，如果一成不变地墨守成规，则不一定是件好事情，尤其在一些特殊情况下，这种做法反而会坏了事情。

胸外科传统手术的切口是很长的，而与很多其他专业相比，胸外科切口的缝合又是最简单最快的。一尺多长的口子，如果让熟练的胸外科医生缝合，半小时应该能全部完成。看惯了胸外科的手术，当突然看到其他科的手术时，我会感到很奇怪。当然，每个专业有自己的操作习惯，我不能拿胸外科的习惯去评价其他专业的习惯。但是，当这样的习惯严重妨碍总体工作时，就难免令人对其习惯有看法了。

我们科的手术多，自己的手术台不够用的时候，会接其他外科的台。我最怕的就是接普通外科的台。腹部即使不太长的切口，他们也会如绣花般缝合，他们缝合切口的时间甚至比我们全部的手术时间都长。尤其令人感到奇怪的是，即便后面等着接台的医生已全部在旁边等，他们仍不紧不慢、悠闲地享受缝合的乐趣。这令人感到十分不可思议。

普通外科的习惯我不懂，但外科的基本原则我都明白。腹壁切口我们以前也经常做，比如做食道手术时，或者做腹部大血管手术时，我们也会做腹壁的切口。处理这样的切口时，我们会按照与胸壁切口一样的规矩做缝合，术后的效果也非常好，从来没有出现过任何并发症。后来了解多了，发现也许这个专业的医生都是这样的习惯。有一次在北方某著名医院做手术演示，演示的是 Wang 手术，由于一上午安排了很多台，我不得不在两个手术间中来回穿梭手术。我的手术一般在 10 分钟左右就完成了，由于麻醉没有办法跟上我的节奏，为了不让我等，麻醉科临时决定在第三个手术室内做另外一台手术。那个手术间先前做的是腹腔镜手术，腹壁上只有两个 1 厘米长的小口子。让我接那个台，是因为之前的操作已基本完成，剩下的只是缝合两个小切口而已。按照胸外科一贯的做法，这两个口子的缝合应该在几分钟内就可完成。但令我极其震惊的是，三个医生缝两个切口，竟然缝了40分钟才结束。那一天我感触甚深，我的感想是，整个团队的思维也许都成习惯了，这不是某个人的事情。

在平时的工作中，大家集体漠视规矩，也许没有太大的危害。但是，在一些特殊的情况下，就可能造成极大的伤害。

有一次，我们接诊了一个非常危重的外伤患者，这个患者在工地上作业时不慎从高空中摔下，以至于7根钢筋穿入身体内，当时患者伤情非常危急，需要多科室配合完成抢救。

当时伤者第一时间送到我们科，因为涉及多个部位的损伤，我们很快请了所有相关科室的人员进行会诊。伤者有一条最长的钢筋从胸腔一直插到臀部，所以最大的危害可能来自胸腔脏器的损伤。按理说，应该先解除胸部的钢筋，再处理其他的钢筋。但是，由于腹部的钢筋影响了患者的体位，如果不将这根拔出，根本没办法用合适的体位完成胸部的操作。经大家协商，决定先取出腹部的钢筋。当时伤情非常危急，外表虽然没有太多的出血，但患者已逐渐有了休克的表现。所以此时的手术必须分秒必争，以最快的速度完成操作。

普外的医生先开始操作，按部就班地切皮、做切口，慢条斯理，看到这样的做法我几乎忍无可忍。但考虑到对其专业的尊重，我强忍着怒火没有提出异议。钢筋终于拔出来之后，他们开始缝切口，让我没有想到的是，他们竟依然在十分悠闲地缝。我实在看不下去了，提醒他们患者马上就没命了，不能这样缝。手术医生意识到事情的严重性，只好按照我说的方法以最快的速度缝合完毕。处理完腹部的伤口，我们以最快的速度开进胸腔，看到胸腔里全部是鲜血，足有2 000毫升，钢筋从左肺中间穿过，血管损伤，幸亏抢救及时，不然患者必然丧命。

个人坏规矩并不可怕，即便是权威，也不会有太大的危害。凡是坏规矩的行为，之所以被大家看到并发现，是因为大家都知道事情的对错，知道那样做不对。既然有这样的意识，说明大家心中尚存着最基本的良知，有一个是非对错的尺度。有尺度在，坏的行为迟早会被纠正。因此，在我们心中，这样的行为始终存在改正的希望。但是，另外一种行为是令人绝望的，那便是集体的无意识，这意味着集体的麻木不仁。当所有的人都不敬畏规矩，而他们又没有意识到自己不守规矩时，才是最可怕的行为。那是一种无可救药的、令人崩溃的集体无意识。

医生的工作非常特殊，直接关乎患者的生死。因此，任何一个合格的医生都应该有所敬畏，不仅敬畏医院的各项规章制度、各项规定，还要对一些约定俗成的规矩有所敬畏。极简法则可能不算是这些规矩中的一种，也没有任何人要求医生对这个规则有所敬畏。但是，如果一个医生能够自觉地按照这种法则做事情，往往会把事情做得很出彩，很与众不同。

胸壁外科的明天

胸壁外科的出现并非偶然，是多种因素促成的必然产物，正因为必然才具有强大的生命力。按照如今的势头发展下去，此专业必定会逐渐成熟起来，最终成为临床中完全独立的专业。

像其他所有独立的临床专业一样，独立的胸壁外科将具有如下的特征：

（1）有完善的理论体系。2008 年我们提出胸壁外科的概念，当第一个胸壁外科挂牌后，胸壁外科的理论逐渐有了基本的雏形。在此后的数年中，理论方面的不断发展使其得到了更好的补充。这一切为胸壁外科的临床实践提供了良好的理论指导，但距一个成熟学科的要求尚有差距。随着临床工作的深入开展，相关理论也会更加完善，最终必然会形成一个完全独立的、不同于其他专业的、属于自己的理论体系。

（2）有完全独立的临床科室。学科独立的重要标志是科室架构的存在。第一个胸壁外科挂牌后，全国各地多家医院纷纷效仿，成立了自己的胸壁外科。这种做法值得肯定，但绝大多数科室并没有完全独立，而是在传统胸外科的框架下开展工作。科室不独立，就很难说学科独立。因此，科室的建设问题是学科发展的关键。随着胸壁外科理念的不断传播，学科独立是迟早的事情，因此独立的科室架构也必然会不断出现。

（3）有官方认可的学术组织。胸壁外科出现后，为了满足学科发展的需要，全国多个省市成立了相关的学术组织。这些组织的成立，为推广胸壁外科的理念传播相关知识做出了突出的贡献。但是，这些组织并不是传统意义上官方认可的学术组织。胸壁外科完全独立后，会有越来越多的学术组织出现，其中肯定不乏官方组织的身影，这将是学科独立的另外一个重要标志。

（4）有专业的学术刊物出现。学术刊物是学术交流的基本平台。对于独立的临床专业来说，专业的学术刊物将是重要的标配。因此可以设想，将来的胸壁外科也必然会有自己的刊物。

（5）有大量胸壁外科患者得到专业的治疗。胸壁外科完全独立后，将会有完整的诊治体系，接诊患者的数量将会明显增加，患者接受的治疗将更专业、更有效。

以上是胸壁外科独立后一般性的特征。除了这些特征外，这个专业也将有自己独有的特征，这些特征多表现在与其他专业的相互关系上，包括如下方面：

（1）架构的设置问题。胸外科是一个古老的专业，在临床外科的众多专业中，胸外科是一个相对较小的专业。在大的医疗中心，胸外科可能会有很大的规模，而在多数基层医院，其规模都较小。对于基层医院的胸外科来说，要想分出胸壁外科相当困难，因此即便胸壁外科成了完全独立的临床专业，在基层医院中也很难有独立存在的科室，多数情况下依然会保留在胸外科的框架中。这一点将类似于骨科与脊柱外科的关系，在大的医疗中心，脊柱外科完全独立是没有问题的，但在小的医疗中心，只有大骨科而没有独立的脊柱外科。因此，即便在胸壁外科发展得非常成熟的将来，独立与不独立并存的状况将持续存在，不可能彻底消失。

（2）与胸外科专业的划分问题。胸壁外科关注的范围只有胸壁，这个区域有明显的界线，理论上的胸壁外科疾病不可能超越此界限。但是，胸壁与胸腔内结构本来就是一个有机结合的整体，胸壁的疾病经常会影响胸腔内结构，而胸腔内的疾病同样会影响到胸壁，二者天然的联系不可能因为专业的划分而完全割裂开来。因此，即便胸壁外科完全独立，也会涉及大量胸外科的工作。这是任何时候胸壁外科的工作都必不可少的内容，二者的联系会始终存在。

（3）与骨科的关系。传统胸外科治疗的疾病可以大致分为两种，一种是胸腔内的疾病，一种是胸腔外的疾病，后者也就是胸壁的疾病。由于胸壁外科的疾病几乎全都涉及胸壁骨骼的问题，因此从本质上讲，胸壁外科又可以称为胸壁骨科。既然是胸壁骨科，其治疗的理念和原则就会与真正的骨科有很大的共性。骨科是非常古老的专业，发展已经非常成熟。当用骨科的思维审视胸壁外科时，可以充分利用骨科成熟的理念和技术来完成胸壁外科的工作，这将是无比巨大的财富。

（4）与整形外科的关系。整形外科是针对身体结构做形状改变的专业。从本质上讲，胸壁外科的很多工作都与整形外科有相同之处。像骨科一样，胸壁外科也可从整形外科成熟的技术中获取滋养，从而与整形外科的工作发生深刻的联系。

（5）与乳腺外科的关系。乳腺是胸壁上的重要结构。但是，由于乳腺外科发展较早且相当成熟，因此很难强行将乳腺疾病归属到胸壁外科中。在胸壁外科独立的早期，没有人会做乳腺方面的工作。然而，随着学科的不断发展，胸壁外科医生治疗乳腺疾病的优势会逐渐显现出来，乳腺疾病有可能纳入胸壁外科的治疗范畴。

（6）与小儿外科的关系。胸壁外科疾病中的主要内容之一是胸壁畸形，由于不少畸形发病年龄较早，因此以往都由小儿外科医生实施治疗。胸壁外科存在于综合医院中，不存在收治患者年龄的限制，所以收治的患者将与小儿外科有一定的交叉。交叉有可能产生矛盾，但同样也可以互补。换一个视角考虑问题，可能会有不同的收获。因此在胸壁外科发展的过程中，小儿外科先进的理念和技术可不断被借鉴过来，最终融化为本专业的内容。

胸壁外科是一个全新的专业，是一个新生事物，新生事物有强大的生命力，但可以预见的是，发展的道路会充满艰辛，会有各种各样的障碍。这样的障碍可能来自如下方面：

（1）传统观念的障碍。新生事物要发展，遇到的第一个障碍往往来自传统观念。不利于胸壁外科发展的传统观念有很多，比如关于发病率的认识问题，很多医生会觉得胸壁外科疾病极其罕见，根本没有必要将其单独分出来成立独立的科室。类似的观念其实非常流行，这将严重打击医生建设胸壁外科的热情。再比如关于手术必要性的认识问题，很多医生会因为客观或者主观的原因而反对胸壁外科手术，尤其在对待胸廓畸形时，这种态度会更坚定。这些医生如果不是因为自己不会做此类手术而心虚的话，则完全是不懂得胸壁外科疾病的真正危害。而可以想象的是，随着生活水平的提高，胸壁外科疾病的患者会越来越多，他们有自己的痛苦，有治疗的渴求，他们最需要专业的胸壁外科医生给予帮助。如果医生不能理解患者的痛苦，就会影响胸壁外科工作的开展。

（2）传统势力的障碍。胸壁外科首先来自胸外科，需要由胸外科医生率先开展这样的工作。但是，像所有传统的专业一样，胸外科的话语权掌握在少数人的手中，而他们几乎毫不例外全都是做胸腔内手术的人士。这些人可能连最简单的漏斗胸手术都不会做，那么要让他们放下手中的胸腔镜而做胸壁手术，就几乎没有可能。而这些人不仅掌握了学术的话语权，更掌握了各种各样的资源。如果这些人不积极参与的话，学科的发展肯定会举步维艰。

（3）来自山头的障碍。学术的圈子是个大江湖，涉及各种利益或者势力。新专业划分出去意味着势力范围的缩窄，某些既得利益者不会轻易允许这种事情发生。早年在心胸外科分家的时候，最大的阻力就来自顶层的人士。如果胸外科再分出胸壁外科的话，顶层的人士同样会极其不情愿。因为不情愿，所以他们会通过种种手段来阻碍专业的发展。这将是胸壁外科发展过程中无法回避的大障碍。

（4）来自利益的障碍。在建设独立科室的过程中，与传统胸外科之间的冲突将无法避免，冲突的根源直接来自各方面的利益。胸壁外科成立后，胸外科的业务量将会有所下降，这意味着利益减少。如果胸壁外科的带头人不是胸外科原来科室主任的话，这种障碍就会更加直接地显现出来。这将成为科室建设的又一阻力。

（5）来自行政领导的障碍。学科要建设，必须首先经过医院领导的同意，而各个医院不同领导的魄力、视野和胸怀不一，如果遇到十分保守的领导，学科发展就会有很大的困难。

（6）医生的信心问题。每一个胸壁外科的开设都有一个过程，不可能从一开始便非常成熟。此时非常考验医生的信心，如果对这个专业没有信心，医生就很难下决心开始相关的工作。这无疑会影响胸壁外科的发展进程。

对于胸壁外科这个新生事物来说，发展的道路注定会充满艰辛与坎坷。如何才能克服障碍，使专业快速发展起来呢？

第一要有远见。任何新生事物的出现都符合事物发展的方向，只是这个方向并不是一般人能预见的。要想把握住这个方向，必须善于思考，让自己拥有远见和洞察力。胸壁外科疾病本不是独立的疾病，而存在于传统的胸外科疾病当中。在所有的胸外科医生都将注意力集中于胸腔内疾病的时候，如果没有冷静的思考，没有远见，就不可能意识到胸壁外科疾病发展的潜力，就很难在这个领域有所作为。因此，要想把这个专业的工作做好，必须有远见。

第二要有科学精神。胸壁外科作为一个崭新的专业，虽然继承了胸外科很多优秀的传统，但多个方面都是空白，需要大家去努力构建。在此过程中，如果没有科学的精神，学科存在的根基就会受到影响，最终会影响专业的长远发展。

第三要有宽广的胸怀。胸壁外科的出现会涉及很多现实的问题，如果没有宽广的胸怀，就很难厘清其中的各种矛盾，这将严重影响学科发展。只有拥有了宽广的胸怀，懂得包容，懂得取舍，才能从各种纷争中解脱出来，专心致志做学术，使学科得到真正发展。

第四要有务实精神。胸壁外科的建设是一项伟大的事业，要想使这项事业得到好的发展，必须脚踏实地，务实发展。离开了务实精神，就很难有扎实的基础，那将严重影响专业长远的发展。

第五要限制江湖习气。有人的地方就会有江湖。胸壁外科的工作是由人来完成的，因此必然存在江湖。江湖的存在无法避免，那么江湖习气也必将存在。由此可见，要想杜绝江湖习气几乎没有可能。但是，必须充分认识到江湖习气的危害。只有尽可能限制江湖习气，才能使胸壁外科有一股清新的学风，才能使学科更健康地发展。

第六要遵循极简法则。极简法则是事物发展过程中客观存在的规律，胸壁外科的产生与发展也必然遵循这个规律的要求。在开展胸壁外科工作的过程中，必须时刻牢记极简法则的要求，按照这些要求规范各种行为，只有这样才能使学科得到良性发展。

胸壁外科发展至今，经历了不平凡的历程，尽快困难重重，依然取得了不少的成绩。可以设想，在有识之士的共同努力下，胸壁外科必将披荆斩棘，取得更辉煌的成绩。

参考文献

[1] WANG W, LONG W, LIU Y, et al. Progress in chest wall surgery [J]. International journal of surgery science, 2022, 6 (4): 161 –166.

[2] WANG W. Basic theories and concepts of chest wall surgery [J]. International journal of surgery science, 2022 (6): 12 –14.

[3] WANG W. Chest wall surgery: chest wall plastic surgery or chest wall orthopedics [J]. International journal of orthopaedics sciences, 2022 (8): 82 –84.

[4] WANG W, LONG W, LOU Y, et al. Basic principle of chest wall reconstruction [J]. International journal of case reports in surgery, 2022, 4 (2): 72 –74.

[5] WANG W, LONG W, LIU Y, et al. Wenlin triad of pectus excavatum [J]. International journal of case reports in surgery, 2022, 4 (1): 16 –18.

[6] WANG W, LONG W, LOU Y, et al. Wenlin index of pectus excavatum [J]. International journal of surgery science, 2022, 6 (3): 84 –87.

[7] WANG W, LONG W, LIU Y, et al. Wang technique: a simple and practical steel bar fixation technique in thoracic deformity surgery [J]. International journal of surgery science, 2022, 6 (3): 78 –83.

[8] WANG W, LONG W, LIU Y, et al. Wenlin principle in the treatment of pectus excavatum [J]. International journal of surgery science, 2022, 6 (4): 72 –73.

[9] WANG W, LONG W, LIU Y, et al. The highest level of surgical treatment of pectus excavatum [J]. International journal of orthopaedics sciences, 2022, 8 (3): 217 –219.

[10] WANG W, LONG W, LIU Y, et al. Application of preshaping

technique in Wung procedure of severe asymmetric pectus excavatum [J]. International journal of case reports in surgery, 2022, 4 (2): 1 – 4.

[11] WANG W, LONG W, LIU Y, et al. Acute angle deformity: a special local lesion of chest wall bone structures [J]. International journal of case reports in surgery, 2022, 4 (2): 25 – 27.

[12] WANG W, LONG W, LIU Y, et al. Death cases related to Nuss procedure [J]. International journal of surgery science, 2022, 6 (4): 8 – 10.

[13] WANG W, LONG W, LIU Y, et al. Fundamental principle of Nuss procedure [J]. International journal of surgery science, 2022, 6 (4): 11 – 13.

[14] WANG W, LONG W, LIU Y, et al. Application of MatrixRIB in the operation of secondary thoracic deformity caused by empyema [J]. International journal of case reports in surgery, 2022, 4 (2): 28 – 30.

[15] WANG W, LONG W, LIU Y, et al. Surgical treatment of secondary thoracic deformity caused by empyema [J]. International journal of case reports in surgery, 2022, 4 (2): 31 – 33.

[16] WANG W, LONG W, LIU Y, et al. Simultaneous operation of empyema and secondary thoracic deformity [J]. Journal of surgical case reports, 2022 (11): 1 – 3.

[17] WANG W, LONG W, LIU Y, et al. Minimally invasive surgery of Wenlin chest [J]. International journal of case reports in surgery, 2022, 4 (2): 59 – 61.

[18] WANG W, LONG W, LIU Y, et al. Surgical treatment of Wenlin chest [J]. International journal of case reports in surgery, 2022, 4 (2): 62 – 64.

[19] WANG W, LONG W, LIU Y, et al. Surgical treatment of Wenlin chest after spinal orthopedics [J]. International journal of case reports in surgery, 2022, 4 (2): 65 – 67.

[20] WANG W, LONG W, LIU Y, et al. Operation of Wenlin chest [J]. International journal of case reports in surgery, 2022, 4 (2): 68 – 71.

[21] WANG W, LONG W, LIU Y, et al. Wenlin chest: an independent thoracic deformity [J]. International journal of case reports in surgery, 2022 (4): 13 – 15.

[22] WANG W, LONG W, LIU Y, et al. Morphological characteristics of Wenlin chest [J]. International journal of case reports in surgery, 2022 (4): 22 – 24.

[23] WANG W, LONG W, LIU Y, et al. Reoperation after failure of Nuss procedure on severe Wenlin chest [J]. International journal of surgery science, 2022, 6 (4): 14 – 17.

[24] WANG W. Minimally invasive surgical treatment for severe Wenlin chest [J]. International journal of case reports in surgery, 2022, 4 (2): 129 – 132.

[25] WANG W, CHEN C, LONG W, et al. Wang procedure for treatment of pectus excavatum [J]. SL clin exp cardiolog, 2018 (2): 113.

[26] WANG W, CHEN C, LONG W, et al. Wang procedure: novel minimally invasive procedure for pectus excavatum children with low age [J]. Case reports and images in surgery, 2018 (1): 1 – 2.

[27] WANG W, LONG W, LIU Y, et al. Wang procedure: a reasonable choice for reoperation after failure of Nuss procedure for pectus excavatum [J]. International journal of surgery science, 2022 (6): 68 – 71.

[28] WANG W, LONG W, LIU Y, et al. Wang procedure: background, characteristics and application [J]. International journal of surgery science, 2022, 6 (3): 96 – 100.

[29] WANG W, LONG W, LIU Y, et al. Wenlin procedure: a novel surgical technique for pectus carinatum [J]. International journal of case reports in surgery, 2022 (4): 10 – 12.

[30] WANG W, LONG W, LIU Y, et al. Wenlin procedure for treatment of pectus carinatum [J]. International journal of surgery science, 2022, 6 (3): 74 – 77.

[31] WANG W, LONG W, LIU Y, et al. Application of Wenlin procedure in the treatment of thoracic deformity [J]. International journal of surgery

science, 2022, 6 (3): 88 - 91.

[32] WANG W, LONG W, LIU Y, et al. Wung procedure: a minimally invasive operation for pectus excavatum [J]. International journal of case reports in surgery, 2022 (4): 19 - 21.

[33] WANG W. Minimally invasive surgical technique for barrel chest [J]. Surg case rep, 2018 (1): 1 - 2.

[34] WANG W, LONG W, LIU Y, et al. Wenlin procedure for treatment of barrel chest [J]. International journal of orthopaedics sciences, 2022 (8): 43 - 45.

[35] WANG W, LONG W, LIU Y, et al. Wenlin procedure: an ideal minimally invasive surgery for barrel chest [J]. International journal of advanced research in medicine, 2022, 4 (2): 37 - 39.

[36] WANG W, LONG W, LIU Y, et al. Wenlin procedure: minimally invasive surgery for barrel chest [J]. International journal of surgery science, 2022, 6 (3): 32 - 33.

[37] WANG W, LONG W, LIU Y, et al. Minimally invasive surgery for flat chest: Wung procedure + Wenlin procedure [J]. International journal of case reports in surgery, 2022 (4): 8 - 10.

[38] WANG W. Minimally invasive technique for mixed - type asymmetric thoracic deformity [J]. Surg case rep, 2018 (1): 2.

[39] WANG W, LONG W, LIU Y, et al. Groove chest: an independent thoracic deformity [J]. International journal of surgery science, 2022, 6 (3): 92 - 95.

[40] WANG W, LONG W, LIU Y, et al. Saddle chest: a special thoracic deformity [J]. International journal of clinical and diagnostic pathology, 2022, 5 (3): 50 - 53.

[41] WANG W L. Minimally invasive operation for costal arch deformity [J]. Surgical case reports, 2018, 1 (2): 1 - 3.

[42] WANG W. Surgical treatment of a 36 - year - old patient with asphyxiating thoracic dysplasia [J]. Interact cardiovasc thorac surg, 2022 (34): 153 - 155.

[43] WANG W. Surgical treatment of asphyxiating thoracic dystrophy with median thoracic expansion and Nuss procedure [J]. International journal of surgery science, 2022 (6): 9 – 11.

[44] WANG W, LONG W, LIU Y, et al. Wang procedure for treatment of asphyxiating thoracic deformity [J]. Journal of pediatric surgery case reports, 2022 (85): 102404.

[45] WANG W, LONG W, LIU Y, et al. Wenlin procedure for aphyxiating thoracic dystrophy with severe pulmonary hypertension [J]. International journal of case reports in surgery, 2022 (4): 11 – 12.

[46] WANG W, LONG W, LIU Y, et al. Bilateral correction of asphyxiating thoracic dystrophy [J]. Journal of surgical case reports, 2022 (8): 1 – 3.

[47] WANG W, LONG W, LIU Y, et al. Novel median thoracic expansion for asphyxiating thoracic dystrophy [J]. Journal of surgical case reports, 2022 (8): 1 – 2.

[48] WANG W, LONG W, LIU Y, et al. Median thoracic expansion combined with Nuss procedure for asphyxiating thoracic dystrophy [J]. Journal of pediatric surgery case reports, 2022 (84): 102342.

[49] WANG W, LONG W, LIU Y, et al. Surgical treatment of an overgrown asphyxiating thoracic dystrophy patient [J]. Journal of surgical case reports, 2022 (11): 1 – 3.

[50] WANG W, LONG W, LIU Y, et al. Wenlin procedure combined with Wung procedure for treatment of severe pectus carinatum [J]. International journal of case reports in surgery, 2022 (4): 5 – 7.

[51] WANG W, LONG W, LIU Y, et al. Wenlin procedure combined with Wung procedure for treatment of severe pectus carinatum [J]. Journal of surgical case reports, 2022 (11): 1 – 4.

[52] WANG W, LONG W, LIU Y, et al. Surgical treatment of pectus excavatum after cardiac surgery: Wung procedure + Wang procedure + Wenlin procedure [J]. International journal of surgery science, 2022, 6 (3): 15 – 18.

［53］ WANG W, LONG W, LIU Y, et al. Application of Wenlin procedure combined with Wung procedure in operation of severe pectus carinatum ［J］. National journal of clinical orthopaedics, 2022, 6（3）: 9 – 16.

［54］ WANG W, LONG W, LIU Y, et al. Surgical treatment of severe complex thoracic deformity with Wenlin procedure and Wung procedure ［J］. International journal of orthopaedics sciences, 2022, 8（3）: 177 – 180.

［55］ WANG W, LONG W, LIU Y, et al. Minimally invasive operation of severe complex thoracic deformity with Wenlin procedure and Wung procedure ［J］. Journal of surgical case reports, 2022（10）: 1 – 3.

［56］ WANG W, LONG W, LIU Y, et al. Reoperation after failure of Nuss procedure on Wenlin chest with Poland syndrome ［J］. International Journal of orthopaedics sciences, 2022, 8（3）: 396 – 399.

［57］ WANG W, LONG W, LIU Y, et al. Reoperation after the failure of Wang procedure on pectus excavatum: Wung procedure + Wenlin procedure ［J］. Journal of surgical case reports, 2022（10）: 1 – 5.

［58］ WANG W, LONG W, LIU Y, et al. Reoperation 10 years after Nuss procedure failed: Wung procedure combined with Wenlin procedure ［J］. Journal of surgical case reports, 2022（12）: 1 – 5.

［59］ WANG W, LONG W, LIU Y, et al. Reoperation 20 years after Ravitch procedure on pectus excavatum: Wung procedure + Wenlin procedure ［J］. International journal of case reports in surgery, 2022, 4（2）: 82 – 85.

［60］ WANG W, LONG W, LIU Y, et al. Reoperation for chest wall deformity after repair of cardiac rupture caused by NUSS procedure: Wung procedure ［J］. International journal of case reports in surgery, 2022, 4（2）: 78 – 81.

［61］ WANG W, LONG W, LIU Y, et al. Wenlin procedure for treatment of compound thoracic deformity after cardiac surgery ［J］. Journal of surgical case reports, 2022（12）: 1 – 4.

［62］ Wang procedure for secondary thoracic deformity after simultaneous operation of sternal cleft with congenital heart disease ［J］. Journal of surgical case reports, 2022（12）: 1 – 4.

[63] WANG W. Modified Wang procedure after the failed Nuss procedure [J]. International journal of case reports in surgery, 2022, 4 (2): 133 - 136.

[64] WANG W. Minimally invasive operation for pectus excavatum after cardiac operation [J]. International journal of case reports in surgery, 2022, 4 (2): 137 - 139.

[65] WANG W, LONG W, LIU Y, et al. Reconstruction of chest wall with MatrixRIB plate after sternal tumor resection in children [J]. International journal of orthopaedics sciences, 2022, 8 (3): 236 - 238.

[66] WANG W, LONG W, LIU Y, et al. The fourth operation for chest wall malignant tumor: resection and reconstruction with MatrixRIB [J]. International journal of case reports in surgery, 2022, 4 (2): 75 - 77.

[67] WANG W, LONG W, LIU Y, et al. Chest wall reconstruction with MatrixRIB after resection of primary chest wall abscess and sternal osteomyelitis [J]. International journal of case reports in surgery, 2022, 4 (2): 90 - 93.

[68] WANG W, LONG W, LIU Y, et al. Wenlin procedure for chest wall reconstruction after tumor resection [J]. Journal of surgical case reports, 2022 (11): 1 - 3.

[69] WANG W, LONG W, LIU Y, et al. Chest wall reconstruction with digital material after sternal tumor resection [J]. International journal of case reports in surgery, 2022, 4 (2): 125 - 128.

[70] WANG W, LONG W, LIU Y, et al. Reconstruction of chest wall with digital material after resection of sternal tumor [J]. International journal of case reports in surgery, 2022, 4 (2): 86 - 89.

[71] WANG W, Chen C. Minimally invasive repair of pectus carinatum: bar number and technique [J]. Ann thorac surg, 2018, 106 (4): 1265 - 1266.

[72] WANG W. Modified ravitch procedure or Nuss procedure? [J]. Ann thorac surg, 2018, 106 (4): 1261 - 1262.

[73] WANG W. Is thoracic outlet syndrome common after Nuss procedure? [J]. J plast reconstr aesthet surg, 2018, 71 (5): 773 - 774.

[74] 王文林, 陈春梅, 龙伟光, 等. 高龄漏斗胸治疗的经验 [J].

实用医学杂志，2015，31（7，增刊）：311 - 312.

［75］王文林，龙伟光，陈春梅 . Wang 手术用于低龄漏斗胸治疗［J］. 南方医科大学学报，2019，39（2）：249 - 252.

［76］王文林，陈春梅，李学军，等 . 胸廓畸形的整体分类法［J］. 中国胸心血管外科临床杂志，2018，25（11）：981 - 985.

［77］王文林 . 鞍状胸的命名与形态学特征［J］. 实用医学杂志，2017，33（增刊）：380 - 381.

［78］王文林 . 沟状胸的命名与形态学特点［J］. 实用医学杂志，2016，32（2）：335 - 336.

［79］王文林 . 侧胸壁局限性凹陷的命名［J］. 实用医学杂志，2015，31（增刊）：196.

［80］王文林，陈春梅，龙伟光，等 . 漏斗胸发病的"胸廓缺陷假说"初探［J］. 实用医学杂志，2015，31（增刊）：200 - 201.

［81］王文林，陈春梅，龙伟光，等 . 不对称胸廓畸形的单侧矫形手术［J］. 实用医学杂志，2015，31（增刊）：349 - 350.

［80］王文林，陈春梅，龙伟光，等 . 漏斗胸 SDP 三维分类法［J］. 中国胸心血管外科临床杂志，2018，25（10）：880 - 884.

［83］王文林 . 二次漏斗胸手术 39 例临床分析［J］. 中国胸心血管外科临床杂志，2016，23（10）：1026 - 1028.

［84］王文林，龙伟光，陈春梅，等 . 鸡胸的超微创手术［J］. 实用医学杂志，2015，31（5）：863 - 864.

［85］王文林，龙伟光，陈春梅，等 . 鸡胸发病机理的分析［J］. 实用医学杂志，2015，31（增刊）：313 - 314.

［86］JIANG R，LIAO L. Wenlin Wang：a "weird doctor" in defiance of the Matthew effect［J］. Journal of thoracic disease，2019，11（7）：E90 - E95.

［87］王文林，龙伟光，陈春梅，等 . 窒息性胸廓发育不良的外科治疗［J］. 中国胸心血管外科临床杂志，2021，28（8）：984 - 989.

［88］龙伟光，刘洋，蔡斌，等 . 无管化技术应用于胸廓畸形矫治术的初步探讨［J］. 实用医学杂志，2019，35（23）：3717 - 3720.

［89］刘洋，王文林，龙伟光，等 . 无管化技术在鸡胸超微创手术中的应用［J］. 世界最新医学信息文摘，2021，21（25）：60 - 61，64.

［90］商宏伟，娄霞，孙盛斌．Wang 手术治疗低龄漏斗胸一例 ［J］. 临床外科杂志，2019，27（3）：217－218.

［91］陈丽华．3 例漏斗胸的 Wang 手术患者的护理体会 ［J］. 中西医结合心血管病电子杂志，2020，8（4）：144－145.

［92］商宏伟，李超，孙盛斌，等．Wang 手术治疗漏斗胸应用体会 ［J］. 实用医学杂志，2021，37（9）：1230－1234.

［93］商宏伟，李强．漏斗胸外科治疗进展 ［J］. 中国胸心血管外科临床杂志，2021，28（9）：1119－1124.

［94］李军，刘相燕．胸壁外科疾病的治疗进展 ［J］. 中国胸心血管外科临床杂志，2022，29（1）：121－126.

后　记

胸壁外科是我们提出的新概念，既然把这个概念提出来，就希望让更多人接受。但凭空让大家接受是不可能的，需要先将这个概念充实起来，使其变得有血有肉有足够的内涵，只有这样才能让大家看清楚它的本来面目，才能最终理解并接受它。

在过去的这些年中，我写过很多关于胸壁外科相关概念的文章，这些文章先是在网络的各种平台上推送，然后就是通过公众号"胸廓畸形手术专家"宣传，这些文章为传播胸壁外科理念起到了很大的作用。在完成这些文章的同时我还做了另外一项工作，那便是撰写专业书籍。第一本胸壁外科的专著为《胸壁外科学》，已经完稿。在撰写这本书的同时我还写了另外几本书，包括《Wang 手术》《Wenlin 手术》《Wung 手术》《胸壁外科学原理》《胸壁畸形手术学》等。这些书籍的写作一直在交叉进行。由于临床工作繁忙，撰写进程较缓慢。但我一直持续不断地在做这些工作，所以，最终结果令人欣慰，这些书基本上都接近完稿。为了严肃地介绍胸壁外科的理念，这些书籍都写得相当专业，是真正的专业书籍。而在撰写的过程中我发现，仅仅写这样的书籍不足以满足传播的需求，因为一般的读者看不懂过于专业的书籍。为此我又有了另外的想法，即撰写一些不甚专业的著作。这些著作可以当作科普作品，但又与完全的科普不同。我是想从另外的角度介绍这个专业，以获得不同的认知。

这样的想法产生后，另外几本书的撰写计划逐渐形成，这就是我接下来需要完成的工作。而现在呈现的这本书是第二阶段工作中第一本完稿的作品，但愿能让人读懂我的初衷。

这本书的重点是阐述胸壁外科与极简法则的关系。为了把这种关系说清楚，我从多个角度对其进行了介绍。首先是大的理论方面的关系，接下来是具体问题之间的关系。这些关系的论述结合了我个人的很多理解和感受，显得非常主观，但更多的是必然因素。这些因素体现在如下方面：

第一，胸壁外科的产生顺应了极简法则的要求。任何一种理念或者技术都是向着更简单更简洁的方向发展的，这是一个客观规律，这个规律就是极简法则，而胸壁外科的产生恰好符合这个规律的要求。传统胸外科是一个庞杂的大专业，不仅包括胸腔内的工作，还涉及胸壁的工作。早期的临床实践中二者关系密切，没有本质的区别，但是，随着微创概念的提出，尤其当胸腔镜被广泛用于胸外科手术中之后，二者的分歧越来越明显。这种分歧使本来较为单一的胸外科工作变得复杂，变得不再单一或者简单。另外，随着科技水平的不断提高，当越来越多的力量投入胸外科的临床与科研中之后，很多问题的研究会不断深入，这意味着研究的内容会更加庞杂。在这种大背景下，亚专业的研究将成为必然。而相对于大的胸外科专业而言，亚专业研究本身就是研究工作的简化，就是极简法则的体现，因此当胸壁外科作为一个亚专业出现时，恰好是极简法则发挥作用的直接结果。由传统胸外科发展到胸壁外科，如果没有按照极简法则的方向发展，不仅不会有生命力，而且会失去生存的土壤。可见，胸壁外科自从产生的那天起就有了极简法则的基因，这种基因将为专业的发展提供先天能量。

第二，胸壁外科理论体系的构建符合极简法则要求。在构建胸壁外科理论体系的过程中，我们始终对极简法则怀有敬畏，从不敢做任何有悖于此法则的工作。从基本收治范围、基本概念、基本理论、基本定律，到基本的处理原则、处理方法等，无不严格按照极简法则进行设置，最终使整个理论体系处处都能呈现出极简法则的身影。

第三，胸壁外科各种技术体现了极简法则的基本要求。胸壁外科是一个专门的学科，除了基本理论外还存在大量的具体技术。由于这个专业刚刚起步，技术难免会有传统胸外科的痕迹，但新的技术有其鲜明的特征。

这些新技术之所以能理直气壮地出现在新专业中，最根本的原因是简单高效，换句话说，就是符合极简法则的要求。极简法则使每一个具体技术具有强大的生命力，因此更适合存在于胸壁外科这个新生事物中。

第四，胸壁外科技术的发展符合极简法则的要求。任何学科都不是僵化的学科，都有发展的潜力。胸壁外科从产生之日起就一直在持续不断地向前发展，而在此过程中，极简法则规定了其发展的基本方向。就拿手术技术来说，手术始终向着更简单的方向发展，由 Ravitch 手术到 Nuss 手术，再到 Wung 手术及 Wang 手术，技术越来越简单，越来越能体现出极简法则的基本要求。可以预见的是，所有技术的发展将按照这样的方向发展下去，这将成为技术发展的必然方向。

总的来说，胸壁外科与极简法则有着密不可分的关系。胸壁外科是学科发展的必然产物，而极简法则是事物发展过程中的一个客观规律，二者之间产生联系也是必然的结果，因此当将二者放在一起讨论时，尽管表面上都是我个人的观点，实际上反映的却都是事实。我只是介绍了客观的联系罢了，不能因为我个人的观点就否认了二者必然的联系。

当然，任何人的观点都不可能是完全中立的，尤其当涉及自己的一些工作成果时就更可能走向极端。由于胸壁外科的很多概念和技术都出自我之手，因此介绍的时候难免夹杂很多个人的观点，这无疑是很大的问题。我非常清楚这种问题的危害，也知道其对这本书整体观点的不利影响。正因为如此，我一直努力站在尽可能客观的立场来介绍这些概念和技术。我不想过分地对这些东西予以肯定，那不是写本书的目的。我的目的只是想说明极简法则的作用，这才是我心中最有价值的内容。

在谈论具体技术时，每个人对操作的细节可能有不同的理解，也许有人不认可极简法则影响下的技术。比如 Nuss 手术，有人会觉得使用两个胸腔镜从两侧胸腔进行观察以方便钢板的放入是个好技术。从狭隘的个人的视角看这种观念，也许十分合理，但这种观念不是本书要褒奖的内容，因为从宏观的技术发展来看，这样的技术无疑是糟糕的技术，一旦拿出来和那些体现了极简法则的技术相比，则显得笨拙且愚蠢，应该是批驳的对象，而没有理由去肯定。对于这样的人来说，极简法则很可能并不被认可，但是，作为一个客观的规律，少数人甚至有时多数人不认可都无关紧要，紧要的是其本身确实客观存在，并客观地发挥着作用。这才是我要坚定地写这本书的底气。如果有人不认可极简法则，或者认为胸壁外科的发展不需要遵循这种法则的话，完全可以理解，我也会很包容。但可以肯定地说，这些人的观点并不会影响这个专业最终的发展方向。

极简法则作为社会领域的一个通行法则，本身与医学科学没有天然的联系，因此当介绍胸壁外科极简特性的时候，与专业书籍的内容会有很大的差异。而正如前文所述，这种差异尤显珍贵，因为可以从相对通俗或者十分特殊的角度介绍这个专业深层的特性，这对认识专业的本质有更重要的意义。

但是，不得不说明的是，理论体系的构建只能算是理想化的工作，在开展具体的临床工作时，会遇到各种具体的问题。由于习惯性思维的影响，一些与极简法则格格不入的思维方式肯定会影响具体工作的开展，这样的工作方式虽然有其合理性，却不一定是最理想的工作模式。正如传统的胸外科里经常遇到的景象一样，有的单位或者医生做事情雷厉风行，处处能看到极简法则的影子，而另外的单位或者医生却完全相反，做事拖沓磨蹭，毫无极简可言。对于后者来说，尽管不能说其工作违反了医疗护理常规，却无疑显示出了其愚顽落后的本性。全国有太多的胸外科，大家水平也并不同，而极简法则几乎是可以衡量水平差异的唯一尺度。

胸壁外科是一个全新的专业，是一个新生事物，任何人和单位都有参与此专业的自由。由于习惯和信念的不同，不能保证每一个参与者都能忠实地履行极简法则，这将是这个专业不得不面对的现实。但是，这样的现实并不悲哀，相反，倒是其活力的体现。当那些信奉极简法则的单位或者个人从中受益匪浅的时候，不信奉者可能会受到惩罚甚至最终会被这个专业无情淘汰。优胜劣汰是事物发展的好机制，胸壁外科如果能良好地发挥极简法则的作用的话，将是整个专业发展的福音。我个人十分坚定地认为，只有那些真正信奉极简法则的人，才可能取得骄人的成绩，才会真正推动专业的发展。他们是让我肃然起敬的人，是我的知音。

2023 年 1 月